Restaurações Estéticas

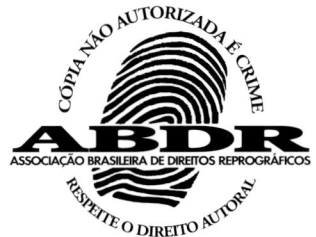

R436   Restaurações estéticas: compósitos, cerâmicas e implantes / organizado por Ewerton Nocchi Conceição ... [et al.]. – Porto Alegre : Artmed, 2005.

1. Odontologia – Restauração – Estética. I. Conceição, Ewerton Nocchi. II. Título.

CDU 616.314-74:615.464

Catalogação na publicação: Mônica Ballejo Canto – CRB 10/1023

ISBN 978-85-363-0422-9

Restaurações Estéticas

Compósitos, Cerâmicas e Implantes

Ewerton Nocchi Conceição
e colaboradores

Reimpressão 2007

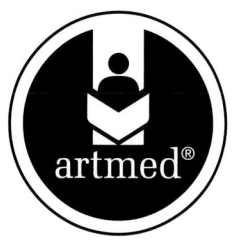

2005

© Artmed Editora S.A., 2005

Capa:
Amarílis Barcelos
Arte sobre o original de Ewerton Nocchi Conceição

Ilustrações esquemáticas computadorizadas:
Alexandre Masotti

Preparação de originais:
Alda Rejane Barcelos Hansen

Supervisão editorial:
Letícia Bispo de Lima/Heloísa Stefan

Projeto gráfico e editoração eletrônica:
TIPOS design gráfico editorial

Reservados todos os direitos de publicação, em língua portuguesa, à
ARTMED® EDITORA S.A.
Av. Jerônimo de Ornelas, 670 – Santana
90040-340 – Porto Alegre, RS
Fone (51) 3027.7000 Fax (51) 3027.7070

É proibida a duplicação ou reprodução deste volume, no todo ou em parte, sob quaisquer formas ou por quaisquer meios (eletrônico, mecânico, gravação, fotocópia, distribuição na Web e outros), sem permissão expressa da Editora.

SÃO PAULO
Av. Angélica, 1091 – Higienópolis
01227-100 – São Paulo, SP
Fone (11) 3665.1100 Fax (11) 3667.1333

SAC 0800 703-3444

IMPRESSO NO BRASIL
PRINTED IN BRAZIL

AUTORES

Ewerton Nocchi Conceição
Professor adjunto de Dentística da Faculdade de Odontologia da Universidade Federal do Rio Grande do Sul (UFRGS). Coordenador do Curso de Especialização em Dentística da Faculdade de Odontologia da UFRGS. Especialista em Dentística Restauradora pela Faculdade de Odontologia da Universidade Federal de Santa Catarina (UFSC). Mestre e Doutor em Materiais Dentários pela Faculdade de Odontologia da Universidade Estadual de Campinas (UNICAMP). Membro Credenciado e Diretor da Sociedade Brasileira de Odontologia Estética.

Alexandre Masotti
Especialista em Dentística Restauradora pela Faculdade de Odontologia da UFRGS. Mestre em Materiais Dentários pela Faculdade de Odontologia da Pontifícia Universidade Católica do Rio Grande do Sul (PUCRS). Professor do Curso de Especialização em Dentística da Faculdade de Odontologia da UFRGS.

Álvaro Dillenburg
Especialista em Dentística Restauradora pela Faculdade de Odontologia da UFSC. Mestre em Prótese Dental pela Faculdade de Odontologia da Universidade Luterana do Brasil (ULBRA). Professor do Curso de Especialização em Dentística da Faculdade de Odontologia da UFRGS.

Ana Maria Sphor
Professora de Materiais Dentários da Faculdade de Odontologia da PUCRS. Especialista e Mestre em Dentística Restauradora pela Faculdade de Odontologia da PUCRS. Doutora em Materiais Dentários pela Faculdade de Odontologia da UNICAMP.

Andréa Brito Conceição
Mestre e Doutora em Dentística pela Faculdade de Odontologia da Universidade de Pernambuco (FOP-UPE). Professora do Curso de Especialização em Dentística da Faculdade de Odontologia da UFRGS.

Ariovaldo Stefani
Professor assistente dos Cursos de Estética e de Pós-Graduação em Implantodontia do Centro de Educação para Saúde do SENAC-SP. Especialista em Periodontia pela Faculdade de Odontologia de Piracicaba – UNICAMP. Membro da Sociedade Brasileira de Periodontia. Membro da Academia Brasileira de Odontologia Estética. Membro da International Society for Laser in Dentistry.

Celso Orth
Professor do Curso de Especialização em Dentística da Faculdade de Odontologia da UFRGS.

João Felipe Mota Pacheco
Professor de Materiais Dentários da Faculdade de Odontologia da UFRGS. Mestre e Doutor em Materiais Dentários pela Faculdade de Odontologia da UNICAMP.

Lucas Venturella Ramos da Silva
Especialista em Cirurgia Buco-Maxilo-Facial pela Faculdade de Odontologia da ULBRA.

Luiz Antonio Gaieski Pires
Professor de Materiais Dentários da Faculdade de Odontologia da ULBRA. Mestre em Prótese Dental pela Faculdade de Odontologia da ULBRA. Doutorando em Materiais Dentários pela Faculdade de Odontologia da PUCRS.

Mário Fernando de Góes
Professor de Materiais Dentários da Faculdade de Odontologia da UNICAMP. Mestre em Patologia Bucal pela Faculdade de Odontologia da UNICAMP. Doutor em Reabilitação Oral pela Faculdade de Odontologia de Ribeirão Preto – USP.

Mauro Forgiarini Nunes
Professor de Materiais Dentários da Faculdade de Odontologia da ULBRA. Mestre em Materiais Dentários pela Faculdade de Odontologia da Universidade de São Paulo (USP). Mestre em Dentística pela Faculdade de Odontologia da Universidade da Carolina do Norte (EUA).

Oswaldo Scopin de Andrade
Professor dos Cursos de Estética e de Pós-Graduação em Implantodontia do Centro de Educação para Saúde do SENAC-SP. Mestre e Doutor em Prótese pela Faculdade de Odontologia de Piracicaba – UNICAMP. Pós-Graduação em Prótese e Oclusão pela New York University – College of Dentistry. Clinical Teaching Fellow do Departamento de Prótese e Odontologia Restauradora da New York University – College of Dentistry. Membro da Academia Americana de Osseointegração. Membro da Academia Brasileira de Odontologia Estética.

Rodivan Braz
Professor de Dentística da Faculdade de Odontologia da Universidade de Pernambuco (FOP-UPE). Coordenador dos Cursos de Mestrado e Doutorado da Faculdade de Odontologia da Universidade de Pernambuco (FOP-UPE). Mestre e Doutor em Dentística pela Faculdade de Odontologia da Universidade de Pernambuco (FOP-UPE).

Ronaldo Hirata
Professor de Dentística da UNICEMP (PR). Professor dos Cursos de Especialização em Dentística da Faculdade de Odontologia da UFRGS, da Universidade Federal do Paraná (UFPR) e da Pontifícia Universidade Católica do Paraná (PUCPR). Especialista em Dentística Restauradora pela UFPR. Mestre em Materiais Dentários pela Faculdade de Odontologia da PUCRS. Doutorando em Dentística pela Faculdade de Odontologia da Universidade Federal do Rio de Janeiro (UFRJ).

Sidney Kina
Professor de Prótese Dental da Faculdade de Odontologia da Universidade Estadual de Maringá. Coordenador do Curso de Especialização em Prótese Dental da Faculdade de Odontologia da Universidade Estadual de Maringá. Mestre em Prótese Dental pela Faculdade de Odontologia da UNICAMP.

AGRADECIMENTOS

Quando se chega à fase de conclusão de um projeto como este, é fundamental refletir sobre o tempo considerável consumido na sua execução, sobre as dificuldades e dúvidas enfrentadas, sobre os questionamentos técnicos e científicos envolvidos durante a elaboração de cada capítulo, enfim, sobre tudo o que cerca a sua realização. No entanto, o mais gratificante é perceber que durante a confecção deste livro tive a oportunidade de contar com a colaboração de inúmeras pessoas que também têm o desejo de participar, de expor suas idéias, de discutir pontos polêmicos e buscar uma evolução no que fazem em seu dia-a-dia. Essa energia positiva que envolve o desenvolvimento de um livro é capaz de dar força para não desistir em alguns momentos difíceis, de proporcionar novas amizades e fortalecer as já existentes. Ela também é imprescindível para que sempre possamos ter consciência de que nada tem verdadeiro valor – em particular no meio acadêmico – se não for construído em equipe e para ser dividido com o maior número de pessoas possível. Citar os nomes de todos que auxiliaram direta ou indiretamente é impossível. Contudo, quero mencionar o incentivo do editor Celso Kiperman e de toda a sua equipe, pelo apoio em mais este projeto; comentar o auxílio de todos os professores colaboradores (Alexandre Masotti, Álvaro Dillenburg, Andréa Brito Conceição, Ronaldo Hirata, Mário Fernando de Góes, Mauro Nunes, Celso Orth, João Felipe Pacheco, Luiz Gaieski Pires, Rodivan Braz, Ariovaldo Stefani, Oswaldo Scopin, Sidney Kina, Lucas Silva, Ana Maria Sphor), que brilhantemente contribuíram na elaboração de diversos capítulos; e citar o apoio dos professores substitutos de Dentística da FO/UFRGS (Juliana Rolla, Julieta Tavares e Rafael Melara), que me auxiliaram a conduzir a disciplina nesse período, dos professores do curso de Especialização em Dentística da FO/UFRGS e do curso de Atualização em Odontologia Estética da ABO/RS (Alexandre Masotti, Álvaro Dillenburg, João Felipe Pacheco, Mauro Nunes, Clarissa Soares, Andréa Brito Conceição e Luiz Gaieski Pires), que contribuíram para a realização dessas atividades, das funcionárias da Dentística da FO/UFRGS (Ana Luiza e Delma), que tanto nos apoiaram nesse período, e dos alunos de graduação, especialização e atualização, que muito nos estimularam a elaborar esta obra. É necessário ainda citar o apoio de profissionais vinculados a empresas do ramo odontológico que têm aproximado e possibilitado uma interação indústria/universidade, apoiando pesquisas e trabalhos por nós desenvolvidos. Em especial, gostaria de agradecer o contato mais próximo das empresas J. Morita, Angelus, FGM, Ivoclar Vivadent e 3M ESPE, que incentivaram este projeto, e, finalmente, agradecer o apoio incondicional e permanente de minha esposa, Andréa, e de minhas filhas, Luana e Marina, que compreenderam os inúmeros momentos de ausência durante a realização deste livro, assim como de todos os familiares dos colaboradores. Um agradecimento especial ao colega Alexandre Masotti, que se envolveu na elaboração e revisão do material para o livro, demonstrando uma grande amizade e espírito de enfrentar desafios, e à minha secretária da clínica particular, Sonia Peixoto, que tem me auxiliado por muitos anos na rotina de atendimento e documentação clínica. Finalmente, o meu reconhecimento e gratidão ao Prof. Dr. Mário Fernando de Góes e ao Prof. Dr. Sylvio Monteiro Jr. pelo exemplo pessoal e profissional e por aceitarem apresentar este livro – fruto do trabalho de um eterno ex-aluno.

EWERTON NOCCHI CONCEIÇÃO

APRESENTAÇÃO

Filho de mãe gaúcha e pai baiano, o "baúcho" Ewerton Nocchi Conceição chegou à Faculdade de Odontologia de Piracicaba da Universidade Estadual de Campinas (UNICAMP) em 1989. Recém-formado pela Faculdade de Odontologia de Porto Alegre – Universidade Federal do Rio Grande do Sul (UFRGS), estava ingressando no Programa de Mestrado do Curso de Materiais Dentários da FOP-UNICAMP.

Dedicando-se integralmente ao Curso de Pós-Graduação e com a visão no futuro, Ewerton trazia a aura dada apenas às pessoas predestinadas. Contratado, inicialmente, como professor na disciplina de Materiais Dentários na Faculdade de Odontologia da Universidade Federal do Rio Grande do Sul, tempos depois optou pela disciplina de Dentística.

Favorecido pelo conhecimento básico adquirido durante o Curso de Pós-Graduação (Mestrado e Doutorado) e pelo Curso de Especialização em Dentística concluído na Faculdade de Odontologia de Florianópolis – Universidade Federal de Santa Catarina, começara a ensinar que o sucesso clínico na odontologia restauradora dependia do desempenho do material usado. A correta seleção, a adequada manipulação e a aplicação dos materiais dentários seria a forma ideal para entender a estrutura, as propriedades e a longevidade clínica das restaurações.

Neste contexto e nessa época a odontologia estava estabelecendo clinicamente a *"era adesiva – estética"*. Com isso, as mudanças conceituais no preparo da cavidade, privilegiando a conservação da estrutura dental, associadas ao conhecimento científico mais apurado sobre os tecidos dentais e à técnica restauradora artística, delineavam na formação do Professor Ewerton os tópicos que são discutidos neste livro.

Os temas abordados enfatizam a potencialidade do compósito resinoso e da cerâmica para uso em restaurações estéticas e, ao mesmo tempo, evidenciam a união entre o material restaurador e os tecidos dentais, tanto no aspecto biológico como clínico, para estabelecer uma unidade biomecânica similar à do dente íntegro. Dentro dessa idéia, diversas opções de tratamento e indicações clínicas são discutidas independentemente da condição do dente. Assim, a ramificação da idéia desenvolvida pela *"odontologia adesiva"* também explora a reprodução da função e estética por meio de restaurações diretas e indiretas, mesmo quando existe a necessidade do uso de pinos intra-radiculares ou implantes para ancorar a restauração. Nesse sentido, o texto é privilegiado com sugestões que viabilizam a condição estética que pode ser obtida em cada situação clínica. Para isso, os capítulos estão organizados com ícones de diagnóstico, decisão e dica clínica, e com um protocolo clínico definido. Essa forma de apresentação proporciona a exploração científica do assunto e o entendimento claro e simplificado da idéia. Tudo isso complementado com ilustrações gráficas e fotografias clínicas de alta qualidade.

De maneira geral, este livro fundamenta e orienta os caminhos para o sucesso clínico. Ensina a unir o conhecimento científico à técnica para conseguir a melhor condição estética. Auxilia na geração da capacidade de conquista pessoal e amplia a possibilidade de realização profissional.

MARIO FERNANDO DE GÓES
Diretor associado
Professor Titular
Área Materiais Dentários
Departamento de Odontologia Restauradora
Faculdade de Odontologia de Piracicaba
UNICAMP

▶▶▶▶▶▶▶▶▶ APRESENTAÇÃO

Livro é instrumento de trabalho. Este livro é um texto, clínico, prático e magnificamente documentado. As informações que oferece são atualizadas. A qualidade das fotos e a larga escala de técnicas discutidas encantam o leitor e dão continuidade à tradição de excelência dos autores.

Os colegas Ewerton Nocchi Conceição, Celso Orth, Alexandre Masotti, Álvaro Dilenburg, Mauro Nunes, Mário Góes, Ronaldo Hirata, Andréa Brito Conceição, Rodivan Braz, Ana Sphor, João Felipe Pacheco, Luiz Gaieski Pires, Oswaldo Scopin, Sydnei Kina, Ariovaldo Bolzan e Lucas Venturella Silva, mais uma vez na vida, assumiram o privilégio e a responsabilidade, como profissionais da educação e da saúde, de promover vida boa e saudável para todos, trocando idéias baseadas na grande experiência profissional que possuem. Por isso, este livro deve ser fonte obrigatória de consulta para o estudante, para o clínico generalista e para o profissional estudioso. Sem mais preâmbulos, convido a todos a adentrarem na beleza e nos conteúdos dos capítulos que seguem e que serão, sem dúvida, úteis e gratificantes.

Gostaria também de destacar que no momento em que apresento este livro, vivo uma das mais carinhosas homenagens que já recebi na minha vida profissional.

SYLVIO MONTEIRO JUNIOR – MS, MSD, PhD
Professor Titular de Dentística da
Universidade Federal de Santa Catarina

PREFÁCIO

O momento atual que vivemos, em particular na Odontologia, é extremamente estimulante e ao mesmo tempo desafiador. Isso porque a profissão atingiu um estágio de desenvolvimento técnico-científico muito destacado. Podemos citar os avanços significativos no entendimento e no conseqüente controle da cárie e da doença periodontal, possibilitando realmente promover saúde bucal aos nossos pacientes. Houve também excepcional avanço na área de materiais dentários adesivos e estéticos que permitem a confecção de procedimentos restauradores menos invasivos e o restabelecimento da condição estética dental com previsibilidade e adequada longevidade clínica. A comprovação científica e a crescente indicação de implantes dentários experimentada atualmente representam mais uma alternativa interessante de tratamento restaurador. Enfim, é indiscutível o extraordinário avanço experimentado pela odontologia nos últimos anos, e os exemplos citados retratam um pouco desse quadro.

Contudo, o profissional não pode esquecer que ele é e continuará sendo sempre o ponto decisivo para que todo esse processo de evolução tecnológica e de conhecimento seja adequadamente experimentado, pesquisado e criticamente analisado, para enfim ser bem aplicado na população. Por isso, e felizmente, tanto se tem falado em evidência científica. Sem dúvida, acompanhar essa evolução e posicionar-se corretamente frente às alternativas de tratamento representa o primeiro grande desafio para o profissional. O segundo é a dificuldade de destacar-se no mercado de trabalho frente a todas as inquietudes econômicas, sociais, profissionais e de relacionamento vivenciadas atualmente. Entretanto, para vencer desafios na profissão é essencial estar aberto para receber novas informações, ter humildade para discutir idéias diferentes das suas e estar atento para atender a expectativa das pessoas. Esse último aspecto faz com que seja necessário ter uma maior amplitude de conhecimento e de estratégias que vão além do conhecimento técnico-científico específico da odontologia e que, por sua vez, geram uma mudança de postura na relação cliente-profissional.

Após publicarmos o livro Dentística: Saúde e Estética em 2000, que teve uma ótima aceitação por parte dos estudantes e clínicos, nos envolvemos na elaboração deste novo livro, que tem o objetivo de trazer uma visão mais ampla e atual da Odontologia Restauradora com ênfase na área estética. Esta obra aborda entre outros temas o gerenciamento da clínica, a sugestão de uma análise estética, o estágio atual do clareamento dental, as possibilidades restauradoras com o uso de compósitos diretos e indiretos, o uso de pinos intra-radiculares diretos estéticos e as alternativas restauradoras com as cerâmicas e com os implantes unitários.

A grande motivação na edição de um livro é que ele possa de algum modo ser útil para estudantes e profissionais da odontologia, mas que também possa representar uma parte do contínuo e interminável processo de amadurecimento profissional e, principalmente, que registre a amizade e dedicação de uma equipe de trabalho.

Meu muito obrigado a todos que, direta ou indiretamente, contribuíram para a publicação deste livro.

EWERTON NOCCHI CONCEIÇÃO

SUMÁRIO

1 | GERENCIAMENTO DE CLÍNICA VOLTADA À ODONTOLOGIA ESTÉTICA / 14
Celso Orth
Ewerton Nocchi Conceição

2 | ANÁLISE ESTÉTICA / 32
Ewerton Nocchi Conceição
Alexandre Masotti
Álvaro Dillenburg

3 | CLAREAMENTO DENTAL / 58
Mauro Forgearini Nunes
Ewerton Nocchi Conceição

4 | MATERIAIS E TÉCNICAS PARA O SELAMENTO DA DENTINA E A CIMENTAÇÃO DE RESTAURAÇÕES INDIRETAS / 86
Mário Fernando de Góes
Ewerton Nocchi Conceição

5 | REPRODUZINDO FUNÇÃO E ESTÉTICA COM COMPÓSITOS DIRETOS E INDIRETOS EM DENTES POSTERIORES / 102
Ewerton Nocchi Conceição
Alexandre Masotti
Ronaldo Hirata

6 | O POTENCIAL DOS COMPÓSITOS DIRETOS EM DENTES ANTERIORES / 144
Ewerton Nocchi Conceição

7 | PINOS INTRA-RADICULARES DIRETOS ESTÉTICOS / 174
Ewerton Nocchi Conceição
Andréa Brito Conceição
Rodivan Braz

8 | FUNDAMENTOS DOS SISTEMAS CERÂMICOS / 198
Ana Maria Sphor
Ewerton Nocchi Conceição

9 | ALTERNATIVAS RESTAURADORAS COM SISTEMAS CERÂMICOS EM DENTES POSTERIORES / 218
Ewerton Nocchi Conceição
Luiz Antonio Gaieski Pires
João Felipe Mota Pacheco

10 | APLICAÇÕES CLÍNICAS DOS SISTEMAS CERÂMICOS EM DENTES ANTERIORES / 250
Ewerton Nocchi Conceição

11 | IMPLANTES DENTAIS: CONSIDERAÇÕES CLÍNICAS PARA ELEMENTOS UNITÁRIOS / 284
Oswaldo Scopin de Andrade
Sidney Kina
Ariovaldo Stefani
Lucas Venturella Silva

ÍNDICE / 305

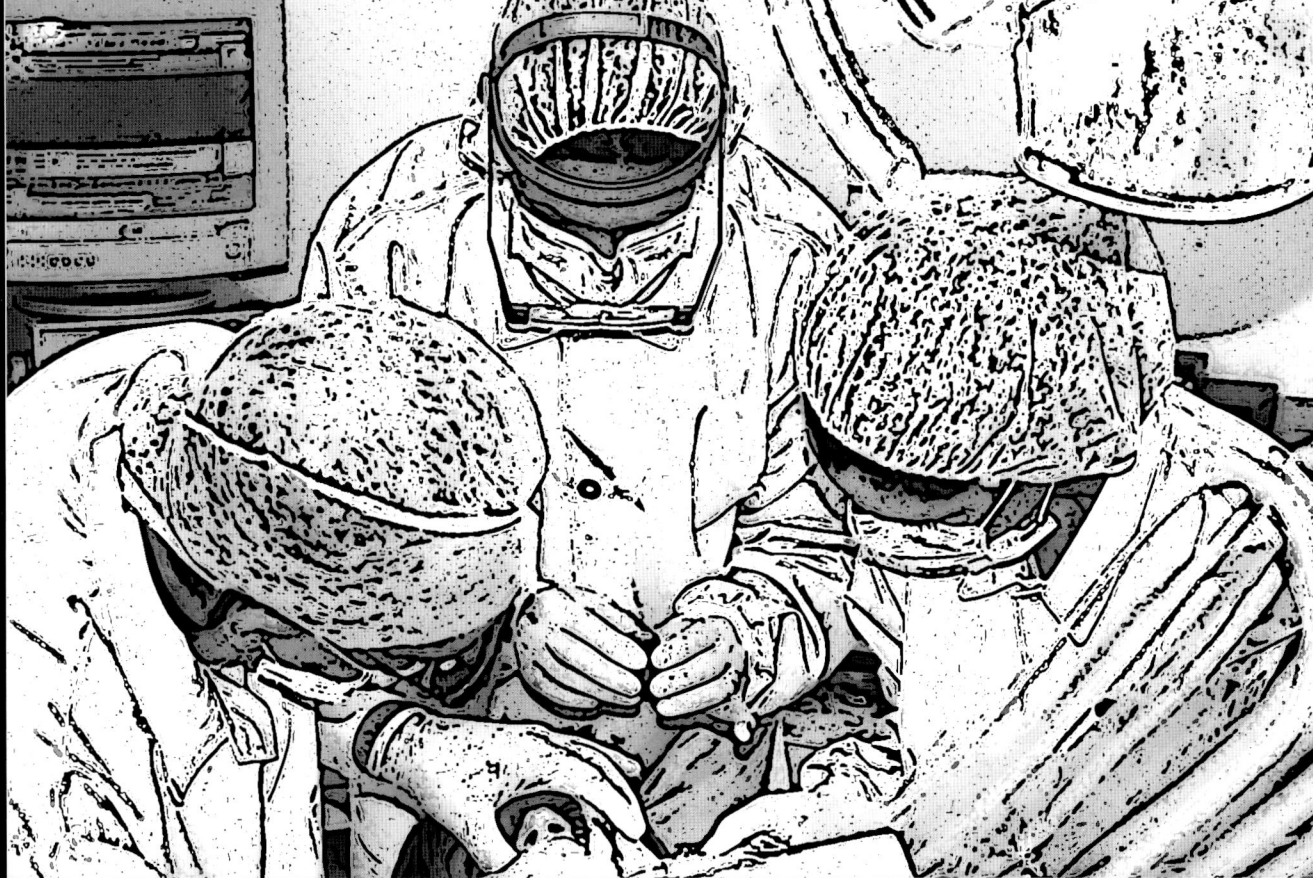

1
GERENCIAMENTO DE CLÍNICA VOLTADA À ODONTOLOGIA ESTÉTICA

CELSO ORTH
EWERTON NOCCHI CONCEIÇÃO

Quando se fala em odontologia hoje, o que pensamos de imediato é sobre a crise do mercado, o baixo poder aquisitivo da maioria da população, a competição desigual dos convênios e o excesso de profissionais atuantes, além de todos aqueles que estão por vir. O que não se pode esquecer é que essa crise sempre existiu e sempre existirá. Comparando com a situação há 25 anos, por exemplo, observamos que já se falava em crise. Naquele momento, a odontologia não tinha o reconhecimento da sociedade como tem nos dias de hoje, e quem pertence àquela geração reconhece que ela nunca esteve tão valorizada e nunca o dentista alcançou o *status* que possui atualmente junto à sociedade. Essa valorização deve-se, principalmente, ao advento da odontologia estética. A mudança foi muito grande nos últimos 10 anos, e quem não a acompanhou, ou não a está acompanhando, corre o risco de ficar desatualizado. Conforme o dito popular "plantar hoje para colher amanhã", quem não investiu, não apostou em mudanças, tem hoje enormes dificuldades para continuar no mercado.

A evolução das técnicas, dos materiais, dos equipamentos e da informação é tanta que, em um primeiro momento, chega a preocupar. Entretanto, ficar desatualizado e perder o ritmo alucinante em que tudo acontece é imperdoável. Isso é importante na medida em que muitos produtos são lançados na mídia por empresas poderosas, informando não apenas os profissionais, mas também os clientes que, inúmeras vezes, argumentam e questionam. O dentista de hoje tem a obrigação de acompanhar as novidades, não adquiri-las todas, mas conhecê-las para que não seja o cliente o portador das mesmas. Se isso acontece, corre-se o risco de os pacientes sugerirem a forma como deve ser conduzido o tratamento. É dever do profissional ter posições adequadas para discuti-las e ajustá-las no plano relacionado a custos e benefícios. As influências são dirigidas, muitas vezes, por intensas campanhas de *marketing* promovidas por grandes empresas. O discernimento de um profissional informado quanto ao real benefício de determinado material e/ou equipamento é decisivo nessa hora.

No entanto, é preciso considerar que as oportunidades são aproveitadas por aqueles que estão preparados. Nos períodos de crises, esses sobrevivem sem grandes sustos, mantendo seu poder de negociação e de investimentos, com isso aumentando os seus diferenciais.

Apresentamos, aqui, um pouco de nossa experiência nas rotinas do dia-a-dia de uma clínica interdisciplinar de odontologia, com práticas vivenciadas nos mais diversos níveis da profissão: desde atividades da odontologia mais simples, que é aquela sem perspectiva de crescimento profissional, exercitada nos primeiros anos de profissão exclusivamente com finalidade de sobrevivência, até uma odontologia rica em estímulo. Creditamos todo o crescimento a um trabalho de equipe eficaz, esse sim fundamental na ação diária de promover saúde e estética bucal.

Neste capítulo, são comentadas algumas atitudes e comportamentos na área da administração e da organização de um consultório, ou de uma clínica, voltado para a prática da odontologia estética. Esse é um assunto ainda pouco discutido no Brasil, tanto em cursos e congressos, como, em menor grau ainda, no ambiente das universidades. Nos Estados Unidos, os congressos de estética dedicam quase um terço da grade científica para focar tópicos que congregam, em última análise, todas as rotinas e os protocolos do dia-a-dia do dentista, da equipe e do relacionamento com o cliente.

Hoje não é mais aceitável que um profissional considere-se apto a enfrentar o mercado tendo somente o conhecimento científico, a habilidade técnica e a tecnologia como os pilares de sua carreira. É verdade que o gerenciamento de tudo isso, aliado a um competente capital humano, em constante aprimoramento na comunicação e no relacionamento com os clientes, torna-se o sustentáculo do sucesso na profissão.

Uma vez que é difícil construir toda uma política de gerenciamento em um só capítulo, ele foi dividido em tópicos, que serão comentados de forma abrangente e que julgamos importantes para serem discutidos e analisados pelos leitores. Esses provavelmente já tiveram oportunidade de ter algum contato com o que será relatado, mas os questionamentos que podem ocorrer dão suporte para futuras reflexões e possíveis alterações nas suas rotinas.

O objetivo deste capítulo é discutir os seguintes pontos a serem refletidos por quem deseja organizar sua clínica para trabalhar vinculado a uma prática da odontologia estética: estratégia, odontologia interdisciplinar, trabalho em equipe, fazendo-a funcionar, recepção do cliente, biossegurança, primeira e segunda consultas, orçamento/pagamento, comunicação com o cliente e entre laboratório e dentista, administração, agenda e ética.

DICA CLÍNICA

O profissional hoje tem o dever de saber além dos limites de sua área de atuação. Isso implica que, além de sua especialidade e dos conhecimentos multidisciplinares essenciais, o profissional do século XXI precisa conhecer processos de administração e capacitar-se em leis, contabilidade, publicidade, etc., ou seja, aprender a olhar além de seu ambiente de trabalho.

ESTRATÉGIA

A globalização determinou o fim do monopólio da informação, que era do domínio de poucos. Hoje, com a Internet e com a grande oferta de cursos, congressos, revistas e livros especializados, todos têm acesso à informação, porém a grande maioria não a procura e, com isso, ainda existe um contingente muito grande de profissionais desinformados na odontologia.

Considerando que cresce assustadoramente o número de profissionais formados a cada ano, que alguns cursos de graduação, atualização ou especialização tornaram-se fontes explícitas de arrecadação e não de ensino e que a maioria dos convênios utilizada por grande parte dos clientes paga honorários aviltantes, faz-se necessário um plano estratégico para direcionar metas dentro da nossa profissão.[1] É preciso estabelecer claramente o caminho, o que se quer e o que não se quer e nem deve fazer.

DECISÃO CLÍNICA

O profissional deve determinar que tipo de cliente pensa ter em seu consultório/clínica, que segmentos da sociedade, quais as classes sociais, que tipo de atendimento, convênios ou particular, ou os dois. Deve definir que áreas de atuação dentro da odontologia serão atendidas (clínica geral, especialidades), quantos profissionais vão estar envolvidos e quais suas atribuições.

Tudo isso deve ser pensado e avaliado de acordo com a estrutura da odontologia na atualidade, a rentabilidade e os fatores determinantes.

Estratégia correta é:

- estabelecer metas de receita a médio e longo prazos
- possuir produtos e serviços alternativos
- diminuir custos sem prejuízos à qualidade
- ter poder de negociação com fornecedores
- ter poder de negociação com clientes
- analisar os preços do mercado
- analisar o desempenho da concorrência

Estratégia errada é:

- buscar lucro de qualquer maneira, em qualquer oportunidade
- pagar salários baixos aos funcionários e usar materiais baratos
- realizar qualquer trabalho que surgir, em qualquer especialidade
- investir pouco em tecnologia e treinamento
- competir basicamente no preço
- imitar ofertas e campanhas de colegas
- buscar empréstimos a curto prazo em bancos

O profissional não pode esquecer que quando simplesmente divulgar o seu bom atendimento, a sua tecnologia e a sua técnica, aumentam as chances de ser imitado pelos concorrentes, sendo que, quando todos mostram semelhança no que têm para oferecer, a preferência dos clientes pelo profissional vai se basear no preço.

O profissional pode pensar em montar um consultório/clínica que busque alta produtividade com custos baixos, atingindo uma clientela de poder aquisitivo menor ou, então, com convênios e, a partir daí, com uma administração eficiente, obter lucros.

Outra maneira é diferenciar-se, fazendo parte de um grupo mais restrito de profissionais, praticando valores mais altos, procurando atingir clientes de bom poder aquisitivo, tendo um investimento maior na tecnologia, nas instalações e na comunicação, conseguindo, dessa forma, uma atividade rentável, substituindo volume de trabalho por personificação no trabalho.

Para estar no mercado, não basta ter um bom produto; isso é só o início. Hoje, os clientes não buscam somente o produto, buscam também preços e soluções, independentemente do produto. Se o produto for exclusivo ou diferenciado como um todo, o poder de negociação aumenta em relação ao item preços. Além disso, uma gama maior de soluções pode ser proporcionada.

Quando a organização como um todo não vai bem, é ineficaz investir em campanhas publicitárias na mídia, promover divulgação por meio de malas diretas, *folders*, etc. Deve-se, antes disso, acertar os mecanismos de toda a engrenagem da organização, diagnosticar com precisão quais os pontos fracos. Se o profissional expõe uma página na Internet de uma clínica odontológica em que os serviços em geral não estão bem, isso não será alterado: os serviços continuam não estando bem, apenas agora com acesso eletrônico.

A parte técnica é a mais fácil de planejar estrategicamente. Difícil é a parte humana em todos os aspectos que ela envolve. Em um plano estratégico, é isso que vai ser definido: a forma com que você quer ou pode participar do mercado.

Estratégia significa fazer escolhas. A essência da estratégia é optar por realizar atividades de maneira diferente da dos concorrentes.[2]

ODONTOLOGIA INTERDISCIPLINAR

A união de profissionais de diversas especialidades pode proporcionar um sem-número de oportunidades para a construção sólida de uma clínica odontológica (Figuras 1.1 a 1.3). Considerando que hoje a principal moeda é o tempo, sendo ele poupado ou desperdiçado, oferecer um lugar em que o cliente possa ter uma cobertura mais ampla, tornando desnecessários deslocamentos em busca de tratamento nas diversas áreas da odontologia é uma alternativa correta.

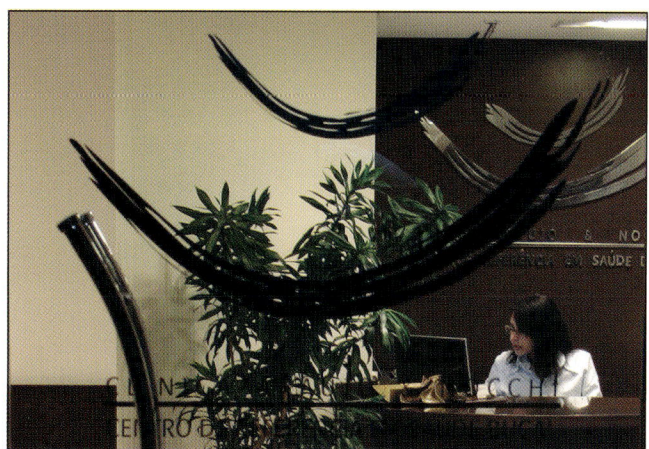

▲ **Figura 1.1**
Exemplo de clínica odontológica que reúne profissionais de diferentes especialidades com uma proposta de atuação integrada e focada em saúde e estética dental. Clínica Araújo & Nocchi – Referência em Saúde Bucal.

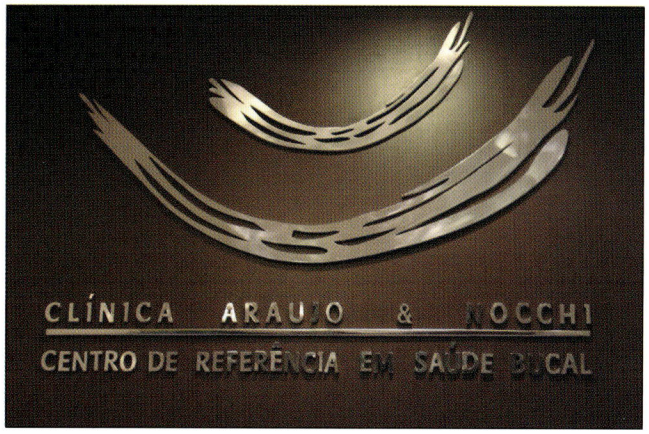

▲ **Figura 1.2**
Logomarca da Clínica Araújo & Nocchi – Referência em Saúde Bucal- posicionada na recepção para promover identificação visual.

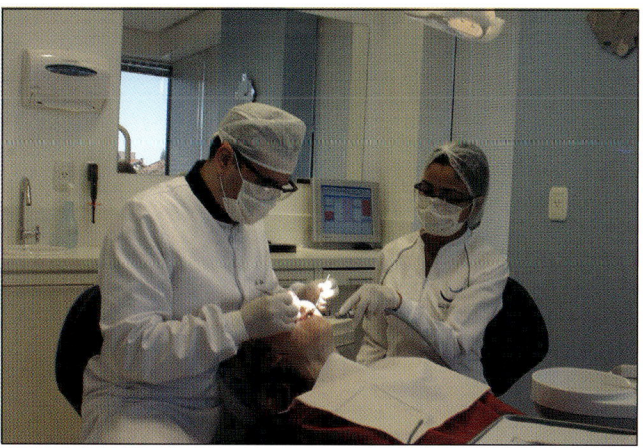

▲ **Figura 1.3**
Profissional responsável pela área de odontologia estética. Clínica Araújo & Nocchi – Referência em Saúde Bucal.

Podem ser consideradas como vantagens de uma clínica interdisciplinar:

- A elaboração de diagnósticos com diferentes abordagens.
- A expansão do conhecimento técnico e científico de toda a equipe.
- O prognóstico como um todo pode ser considerado com maior previsibilidade.
- O cliente sente-se protegido, pois a responsabilidade está inteiramente assumida pelos profissionais envolvidos que, em última análise, encontram-se em um mesmo local. (Explicações tradicionais como "o resultado não ficou bom porque o colega anterior não fez um bom trabalho..." não são mais aceitáveis.)
- As etapas do tratamento são agilizadas, já que os exames, em quase sua totalidade, e as consultas necessárias são agendados de acordo com a seqüência do plano de tratamento (Figuras 1.4, 1.5 e 1.6).

Existem, ainda, outras vantagens em trabalhar junto com outros profissionais, desde a carteira de clientes que cada profissional traz consigo e que pode, então, ser incorporada ao ativo da clínica, até a divisão dos custos fixos mensais.

Em uma atividade dessa natureza, deve estar muito claro que dificilmente existirá, entre os profissionais, um consenso absoluto; deve-se, sim, buscar um entendimento para que prevaleça o bom senso. Esse bom senso é alcançado de uma forma desprovida de culpas e ressentimentos, pois para uma pessoa ajustar-se a um convívio profissional, deve aceitar e valorizar as críticas, entendendo que a sua opinião nem sempre irá prevalecer e compreendendo que as divergências não são confrontos pessoais.

Quando é necessário contratar algum profissional para fazer parte da equipe, são colocadas algumas questões julgadas imprescindíveis para alcançar os objetivos e as expectativas.

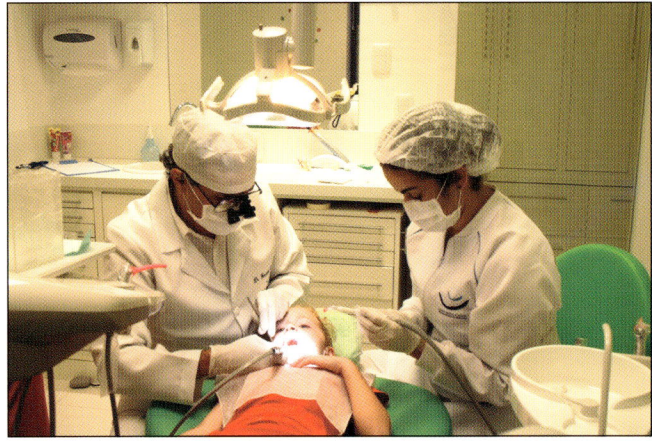

▲ **Figura 1.4**
Profissional responsável pela área de Odontopediatria. Clínica Araújo & Nocchi – Referência em Saúde Bucal.

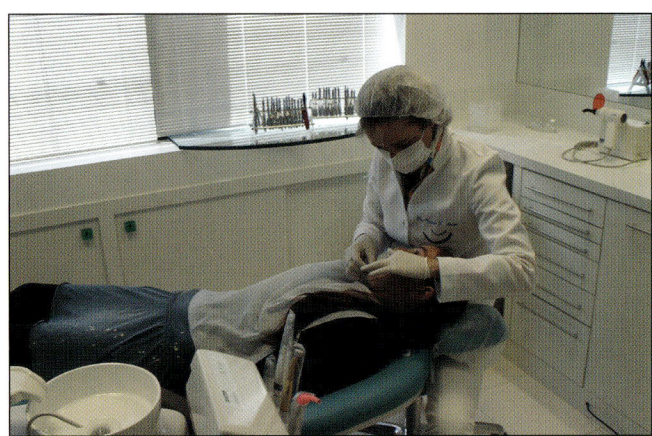

▲ **Figura 1.5**
Profissional responsável pela área de Ortodontia. Clínica Araújo & Nocchi – Referência em Saúde Bucal.

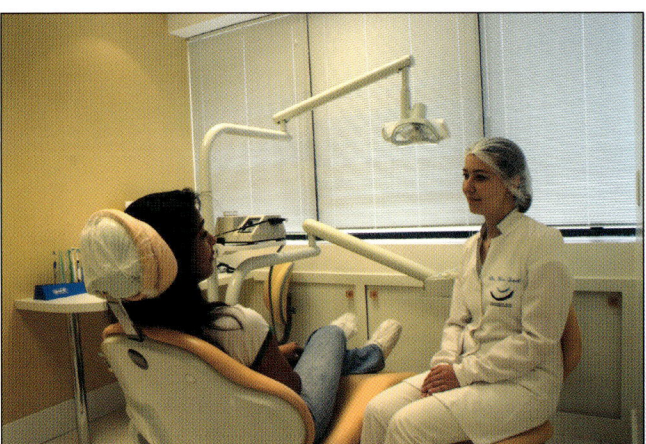

▲ **Figura 1.6**
Profissional responsável pela área de Periodontia. Clínica Araújo & Nocchi – Referência em Saúde Bucal.

→ DIAGNÓSTICO

Acreditamos que o currículo é importante, mas o comprometimento é o que pode desequilibrar na hora de finalizar uma admissão.

É preciso ter consciência de que formação educacional e conhecimento especializado podem ser adquiridos, habilidades práticas podem ser treinadas, experiência, o tempo propicia, mas o comprometimento com as pessoas da clínica, com os equipamentos, com os custos, com os clientes e com o crescimento da clínica como um todo é inerente ao caráter e à personalidade do indivíduo. São os valores interiores de cada um que devem estar perfilados com os valores intrínsecos e os declarados da clínica.

Quando, após entrevistas, conversas e obtenção de informações (por meio de pessoas conhecidas e de diversas outras maneiras), se puder fazer um diagnóstico preciso e identificar com clareza o atendimento aos pré-requisitos para a função que se deseja, as chances de contratarmos um profissional que poderá vir a ser de excelência são muito grandes.

Um outro dado importante e que deve ser considerado no momento da contratação é o humor da pessoa que poderá ser contratada. Admitir na equipe uma pessoa mal-humorada é um grande erro. A reparação vai exigir que ela seja demitida, sob pena de sua presença influenciar negativamente os outros membros da equipe. Pessoas negativas têm dificuldade em aceitar críticas e, na maioria das vezes, guardam mágoas e rancores de quem as faz.

Quando um bom profissional foi admitido, deve-se procurar, de todas as maneiras, não perdê-lo; não há esforços a medir para que pessoas talentosas, bem-humoradas e comprometidas permaneçam na equipe. O mercado oferece um bom número de bons profissionais, mas os melhores, os excelentes, com certeza ou já estão empregados ou estão estudando propostas. Contratar profissionais jovens mescla energia e dinamismo em um ambiente com pessoas que já estão há mais tempo no mercado: "pode-se ser um dentista antigo, mas não se pode pensar como um".

A decepção causada por má escolha de um profissional é, na maioria das vezes, fruto de uma entrevista mal-elaborada, de uma informação equivocada ou de uma entusiasmada primeira impressão de um currículo considerado fantástico em termos de títulos.

É importante a indicação de um profissional por outro que já trabalha na clínica. Quase sempre esse tipo de indicação é confiável – quem está indicando conhece tanto a filosofia do local de trabalho quanto a do indicado, assim, conhece as respostas que poderão ser esperadas de quem está sendo indicado e, ao mesmo tempo, quais as expectativas por parte da equipe.

É importante determinar um protocolo de entrevistas para os candidatos; ele deve ser amplo a ponto de tentar conhecer o máximo possível do entrevistado. Devem ser buscadas muitas informações e levantado o maior número de dados possível, não subestimando a rede de profissionais que nos cerca. Dados importantes normalmente são coletados quando se usa esse artifício.

Por fim, deve ser definido o perfil de quem vai ser o entrevistador; é importante que ele transmita com transparência o que representa a organização, que ele possa, com credibilidade, demonstrar para o entrevistado como é o lugar onde ele pode vir a trabalhar.

TRABALHO EM EQUIPE

Primeiramente, quando se fala de trabalho em equipe, deve-se ter em vista que é necessário atitude; isso se traduz em disposição, propósito, conduta e ação de cada membro e todos os dias. Ninguém é tão incompetente que necessite trabalhar em um local e em uma atividade de que não goste exclusivamente por salário. Lamentar-se diariamente pelo dia que se vai ter pela frente é no mínimo falta de coragem para buscar um novo caminho, uma nova profissão. É importante trabalhar em um lugar e em uma atividade em que se tenha prazer, onde se possa passar a maior parte do tempo motivado e onde, além de trabalhar, possamos nos divertir.

Deve ser evitado manter na equipe pessoas que não têm atitude, negativas, sem talento e lamuriosas.

 DICA CLÍNICA

Delegar responsabilidades e poder de decisão (*empowerment*) é a chave da motivação das pessoas que trabalham na clínica.[1,3]

DECISÃO CLÍNICA

Não é suficiente delegar responsabilidades ou tarefas, é necessário que se dê poder de decisão, que seja permitido aos profissionais terem iniciativa de resolver ou se posicionar frente a questões que lhes são afins.

A divisão da clínica em setores, com nomeação de responsáveis, agiliza o trabalho e diminui a burocracia, evitando adiamentos das soluções necessárias para um bom funcionamento da mesma.

- **Responsável pela recepção:** estabelece o primeiro contato da clínica com os clientes, os fornecedores e os colegas. Portanto, é quem passa a primeira imagem da equipe de trabalho. É essencial alguém que transmita simpatia, boa educação e iniciativa para suportar as diferentes solicitações dessa função. Manter uma linguagem corporal positiva, tratar as pessoas pelo nome, estar atento ao ambiente da recepção e aos comentários positivos ou negativos, que devem ser repassados para aprimoramento e/ou motivação da equipe, são qualidades importantes (Figura 1.7).

- **Responsável pela administração:** trata de todos os agendamentos, da coordenação do tratamento e da parte financeira, sendo o elo entre os profissionais da clínica e o cliente. É quem o recebe para uma triagem inicial coletando os seus dados e o encaminhando para o profissional que irá atendê-lo na primeira consulta. É o responsável direto pelo gerenciamento meticuloso de todas as ações que envolvem relacionamentos (Figuras 1.8a e 1.8b).

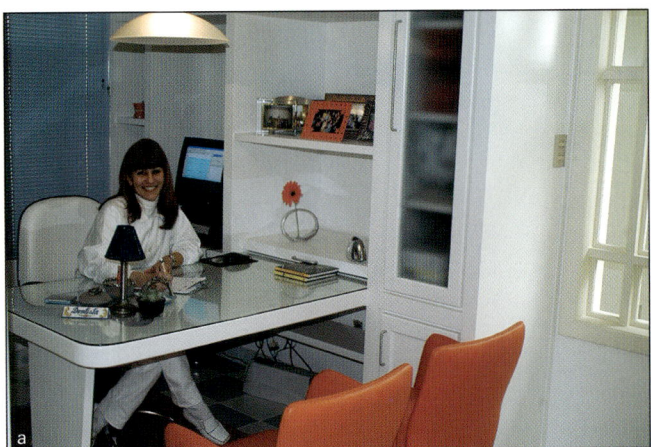
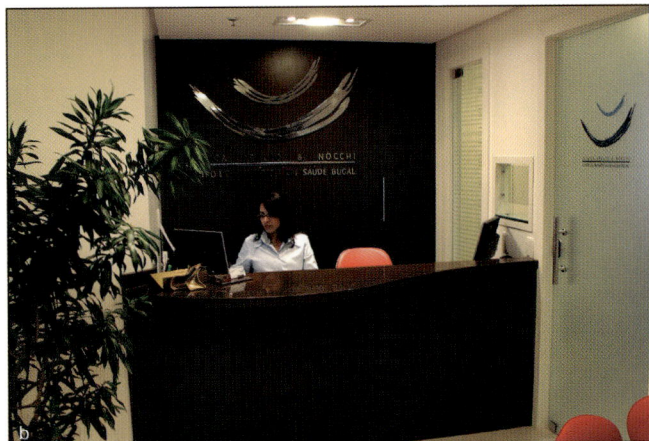

▲ **Figura 1.8**
(a) A administradora tem a função de gerenciar os tratamentos e interligar a equipe multidisciplinar. Clínica Orth.
(b) Secretária pode auxiliar no registro e na comunicação de informações para a administradora da clínica.

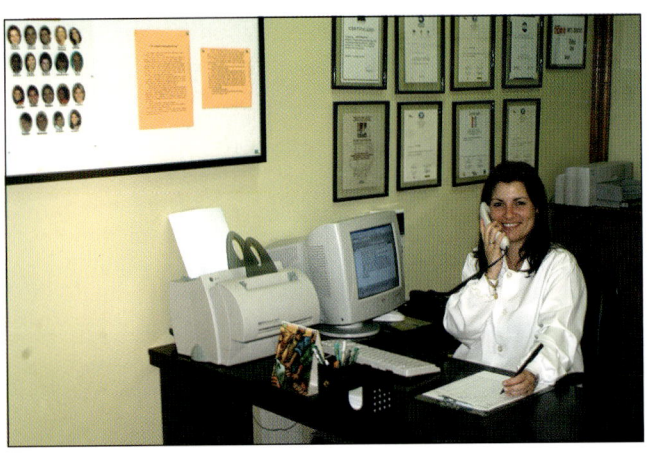

▲ **Figura 1.7**
O responsável pela recepção deve apresentar iniciativa e bom humor, pois é quem primeiro exterioriza a imagem da equipe. Clínica Orth.

- **Responsável pela biossegurança:** coordena todas as ações que visam manter os protocolos de controle de infecção na clínica/consultório, seja na sala de esterilização, seja nas demais dependências. Realiza os testes que aferem as autoclaves, físicos, químicos e biológicos. Fiscaliza a correta execução pela equipe de todos os processos que ocorrerem nos locais onde os controles são executados. Esse profissional tem por dever manter um alto nível de atualização sobre todas as atividades inerentes e estar sempre de acordo com as normas dos órgãos públicos competentes (Figura 1.9).

- **Responsável pelo auxílio ao profissional durante atendimento clínico:** organiza o material e instrumental necessários

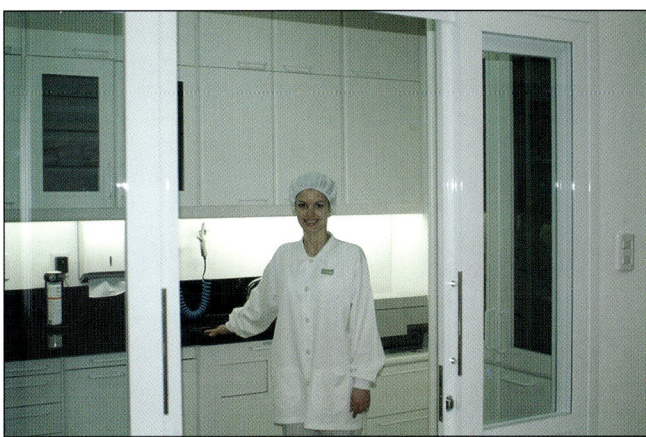

▲ **Figura 1.9**
Responsável pela biossegurança. Clínica Orth.

 DICA CLÍNICA

Deve ser dedicado tempo para informar, treinar, motivar e valorizar o auxiliar. Isso é essencial para estabelecer uma harmonia quanto à filosofia e ao modo de trabalho propostos pelo profissional.

para o procedimento clínico. Deve instrumentalizar o profissional com agilidade e total concentração nas diferentes etapas clínicas sem que haja solicitações desnecessárias. Isso demonstra sinergismo e oferece ao cliente a sensação de bom entendimento e organização da equipe, além de diminuir o tempo de atendimento clínico. É importante ter uma auxiliar com boa formação e apresentação, motivação e nível intelectual para poder interagir positivamente com o cliente e o profissional (Figura 1.10).

- **Responsável pelo estoque:** promove as cotações entre os fornecedores, avaliando e decidindo por aquele que, além de ter o melhor preço, possuir as características e os pré-requisitos necessários para oferecer produtos e materiais em perfeitas condições de armazenamento e de uso. É responsável pelo abastecimento das salas clínicas, nas diversas especialidades, sendo o único que tem contato com o estoque central, providenciando a saída e a entrada dos materiais, tendo-se, no final do mês, o volume e o custo do que foi consumido em cada setor. Isso evita um dos problemas enfrentados pela maioria das equipes: na falta de um material, dificilmente consegue-se identificar que profissional o utilizou pela última vez, gerando então um estresse desnecessário. O responsável pelo estoque deve apresentar, ao final de cada mês, um relatório em que é especificada a ocorrência ou não de variações nos custos e insumos (Figura 1.11).

- **Responsável pelo laboratório de prótese:** deve zelar pela pontualidade dos trabalhos agendados, evitando situações de atraso que, normalmente, elevam a tensão entre cliente e profissional, porque esse último deverá apresentar uma justificativa, que nem sempre é convincente. É im-

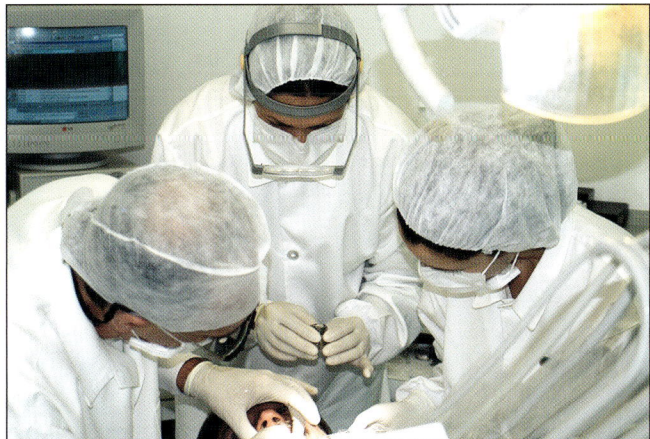

▲ **Figura 1.10**
O trabalho a seis mãos também é uma opção para dinamizar o atendimento clínico. Clínica Orth.

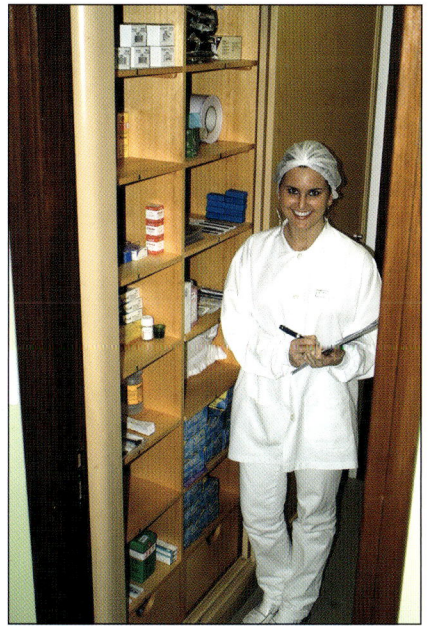

▲ **Figura 1.11**
O responsável pelo estoque de materiais tem uma função importante para o bom funcionamento da clínica e propicia economia por permitir planejamento nas compras. Clínica Orth.

portante que se mantenha o laboratório sempre limpo e organizado, pronto para receber um cliente ou uma visita a qualquer momento (Figura 1.12).

- **Responsável pela limpeza:** o responsável pela limpeza geral do consultório/clínica deve-se ater a todas as dependências, internas ou externas. A organização e a higiene de um lugar refletem o comportamento do profissional que lá está. Salas de espera devem ser ambientes agradáveis, com jornais e revistas atualizados constantemente, música, vídeo, murais, etc. Deve ser dada muita atenção aos sanitários, tanto os de uso público como os de uso dos profissionais. A impressão que se tem de um sanitário pode dar a exata dimensão do cuidado que se tem com a qualidade do estabelecimento inteiro. É importante manter o consultório/clínica como um ambiente agradável, auxiliando a diminuir o grau de ansiedade, desconforto e estresse dos clientes.

FAZENDO A EQUIPE FUNCIONAR

Algumas pessoas acreditam que é desnecessário realizar reuniões quando se trabalha com poucas pessoas na clínica. No entanto, ainda que trabalhem duas pessoas, as reuniões são importantes. Relatos, críticas, elogios, reclamações, mudanças de direção na estratégia devem ser apresentados nas reuniões, que devem ter uma pauta para que não fiquem confusas e desordenadas (Figura 1.13).

As reuniões devem ser periódicas, de preferência semanais, e devem ser de curta duração, com datas e horários previamente acertados, se possível mantendo o mesmo dia da semana.

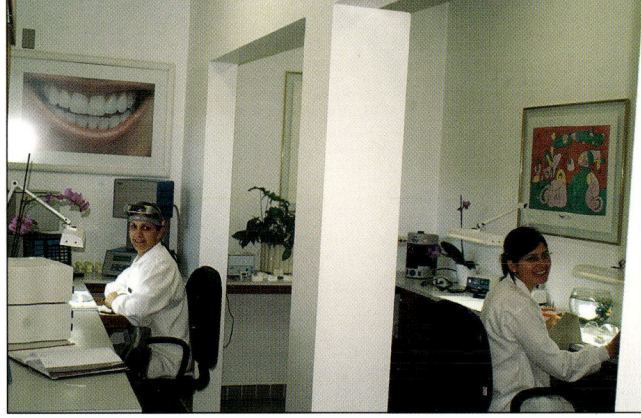

▲ **Figura 1.12**
O responsável pelo laboratório de prótese deve ter capacidade de organização e compromisso no prazo de entrega dos trabalhos, além de qualificação técnica. Clínica Orth.

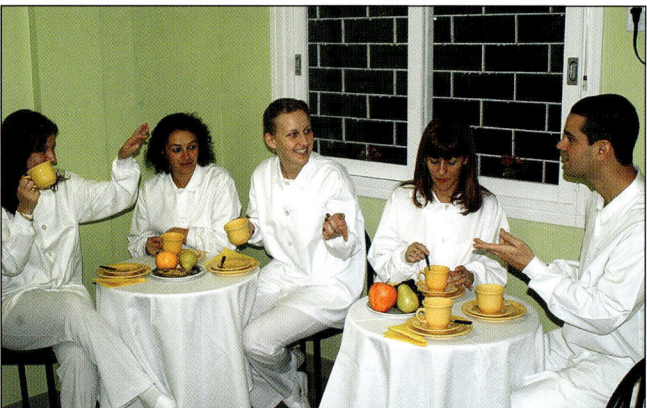

▲ **Figura 1.13**
Reuniões periódicas promovem integração e envolvimento da equipe na busca de melhor qualidade de atendimento. Clínica Orth.

A participação das pessoas com opiniões que possam ser debatidas pelo grupo, além de envolvê-las, promove uma dinâmica diferente daquela freqüentemente vista como um monólogo do chefe com os subordinados.

- **Pontualidade:** os primeiros a observar a pontualidade são os profissionais, para que se possa exigir o mesmo dos clientes. O profissional deve anteceder o cliente, para que possa discutir a agenda com as pessoas envolvidas, seja o auxiliar, seja a pessoa que fez o agendamento e que pode dar informações sobre o cliente. O profissional deve reservar tempo para ler as fichas clínicas e poder ficar seguro quanto aos procedimentos que foram e serão realizados, evitando ficar frente ao cliente mostrando dúvidas quanto ao que fazer.

- **Funcionalidade e agilidade nos atendimentos:** é preciso ter em conta que quando o cliente está deitado na cadeira, deve-se procurar não perder tempo com ações desnecessárias. Trabalhando a quatro mãos, com auxiliares treinados, agilizam-se os processos, reduzindo a hora clínica. Como conseqüência, uma melhor manipulação e dosagem dos materiais usados nos procedimentos vai promover também uma diminuição de custos. Isso, acrescido de outras atividades que somam no aspecto de atendimento ao cliente, deve ser considerado por todos aqueles que ainda relutam em trabalhar com auxiliar na sala clínica.

- **Atualização:** o profissional deve incentivar e motivar as pessoas que trabalham a seu lado para que busquem aumentar os seus conhecimentos, o que gera também um aumento na criatividade, elemento fundamental nas mais diversas relações de trabalho, incluídas aí a produtividade e a qualidade.

Devem ser estipuladas metas de freqüência e pontuação nas atividades de atualização, as quais devem ser atingidas por todos os membros da equipe. Deve estar claro que o mais importante dentro de uma organização são as pessoas e o grau de conhecimento que elas possuem.

- **Valorização:** muitos empresários consideram que, oferecendo um presente ou promovendo uma festa a cada final de ano, estão valorizando os profissionais que trabalham na organização. Valoriza-se uma pessoa o ano inteiro, não só em datas especiais. Valoriza-se tratando-a com respeito, de igual para igual, evidenciando os méritos da sua atividade, fazendo com que ela consiga compreender o seu significado e sua importância para o conjunto. Quando isso fica claro, os profissionais aumentam os vínculos de comprometimento e envolvimento com a organização.

- **Padronização:** quando se vai a um consultório/clínica, um dos primeiros itens que se percebe é a apresentação das pessoas que lá trabalham. O vestuário, a higiene, a maquiagem, os cabelos, os acessórios e a postura fazem parte de um conjunto que aparece e chama a atenção pelo equilíbrio. Isso inclui identificação, uma das formas de criar gatilhos iniciais de aproximação entre o cliente, que deve ser chamado pelo nome, e o profissional da equipe, que passa a ter uma identidade no relacionamento entre ambos. Preferimos estabelecer uniformes para o trabalho, o que simplifica a preocupação em como se vestir e mantém um padrão, que deve estar associado ao plano estratégico traçado. Uma regra que deve ser cumprida sempre é o uso de sapatos fechados para quem trabalha em salas clínicas, independentemente do uso de protetores ou barreiras para calçados. Calçados abertos devem ser proibidos nessas áreas, onde se inclui a sala de esterilização. Quando os profissionais são envolvidos e comprometidos com o seu local de trabalho, o uso de uniformes tem o caráter não de obrigação e sim de orgulho, porque os mesmos estão vestindo a imagem da organização.

RECEPÇÃO DO CLIENTE

Sempre que um cliente vem ao consultório/clínica, sua vinda deve ser saudada. Nunca o deixe sozinho ao chegar na sala de recepção sem dar atenção à sua presença. Muitas vezes o cliente chega antes do horário, e o pessoal da recepção ignora isso, raciocinando que ele será atendido na hora marcada e que isso é o bastante. Definitivamente não. É preciso recebê-lo como se recebe um convidado para jantar em nossa casa e que chegou antes da hora. Certamente ninguém deixaria esse convidado sozinho porque chegou antecipadamente ao horário previsto.

Chegar a um lugar pela primeira vez e não ser recebido de imediato ou ser tratado com indiferença é uma experiência desagradável. Nesse instante, não é aceitável que algum membro da equipe esteja envolvido com assuntos particulares, muitas vezes frente ao cliente, preterindo a sua chegada. É importante ressaltar que deve haver um cuidado muito grande com os diálogos que podem ser ouvidos pelo cliente na sala de espera, ao telefone ou não; o cliente, normalmente atento a tudo que acontece ao seu redor, percebe e interpreta à sua maneira o comportamento das pessoas frente às mais diversas situações do dia-a-dia.

A impressão de um cliente que vem pela primeira vez é muito crítica e pode inclusive assegurar ou não seu retorno (Figura 1.14). O profissional pode mostrar suas instalações,

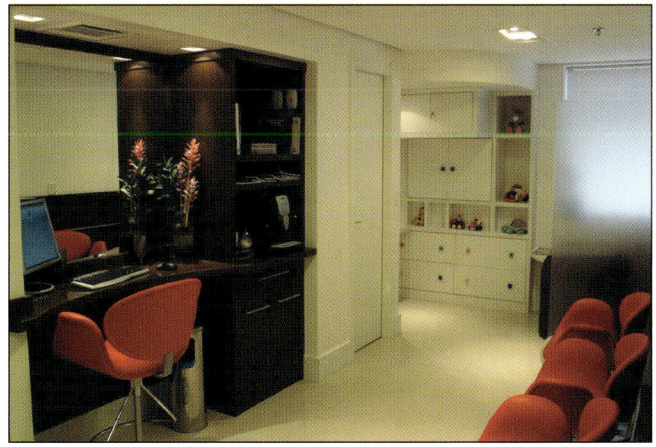
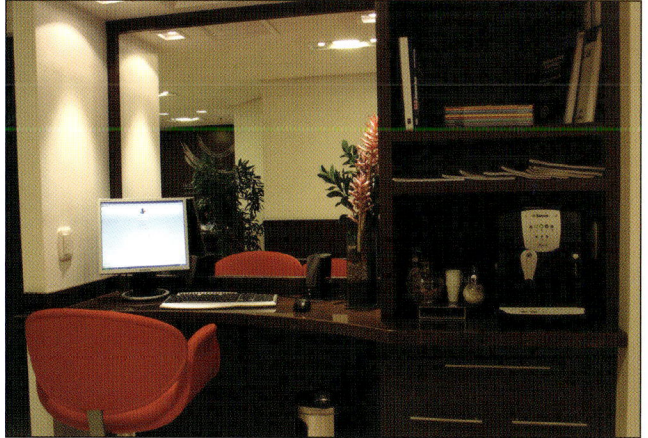

▲ **Figura 1.14**
Exemplo de ambiente de recepção que contemple diferentes espaços e disponibilize alguns serviços para os pacientes, como acesso à Internet. Clínica Araújo & Nocchi – Referência em Saúde Bucal.

seus investimentos na profissão e seus cuidados com a saúde dos profissionais e dos clientes. Inúmeras vezes o cliente não pergunta, mas gostaria de saber como é feito o controle de infecção do local; na primeira oportunidade, isso deve ser informado. Colocar-se no papel de cliente que está indo pela primeira vez a um lugar que não conhece e que não é um ambiente que lhe dê prazer ajuda a entender a necessidade de deixá-lo o mais à vontade possível.[4]

Um tratamento diferenciado e bem-humorado na recepção ajuda a construir um sólido relacionamento profissional. O profissional deve lembrar-se de que não está fazendo favor ao cliente tratando-o muito bem: essa é uma obrigação de quem presta o serviço, pois ele poderia escolher entre inúmeros outros colegas que estão no mercado.

AGENDA

Quando se pensa em agenda, o que primeiramente preocupa é mantê-la com muitos clientes marcados. O trabalho exigido para uma agenda bem-feita é muito grande: não se trata apenas de preenchê-la com nomes e horários. Ao agendar um cliente, há a necessidade de obter dados que possam, mesmo que prematuramente, identificá-lo com características pessoais e necessidades no plano odontológico. Essa identificação inicial é a primeira coleta de informações, que vai ser completada quando da primeira vinda ao consultório/clínica. Muitas vezes, pode haver a necessidade de uma triagem inicial para poder definir qual o profissional e qual a especialidade que vai iniciar ou dar a seqüência ao tratamento.

DIAGNÓSTICO

Os profissionais devem considerar a necessidade cada vez maior de conhecer a personalidade de seus clientes. Compreendendo isso, vão observar como a personalidade pode dirigir uma decisão em aceitar ou não um plano de tratamento que lhe é proposto.

Assim, quando do primeiro contato para agendar uma consulta, a telefonista ou recepcionista deve ter percepção de quem está telefonando, se está interessado em estética, em avanços tecnológicos, em soluções para seus problemas ou em odontologia de modo geral. Muitos profissionais ainda acreditam que o trabalho de telefonista pode ser exercido por qualquer pessoa e que se trata somente de atender telefone e fazer ligações. Isso não é verdade, pois é a primeira pessoa a estabelecer uma comunicação e exteriorizar o consultório/clínica. É o primeiro contato com o paciente, e a forma como ele é feito pode definir ou não o agendamento da consulta; mais que isso, começa a ser vista, nesse momento, a imagem da organização. É preciso considerar que a pessoa que entra em contato com a clínica pela primeira vez para agendar uma consulta pode associar um mau desempenho de uma telefonista com o atendimento que vai ser dado posteriormente por outros profissionais. Assim, essa função deve ser valorizada e exercida com competência.

Após o agendamento da primeira consulta, quando da vinda ao consultório/clínica, a equipe torna-se a principal fonte para assegurar o máximo de informações sobre o paciente – desejos, percepções, atitudes, assuntos, volume de voz, etc.

Quem vai coordenar o tratamento deve perceber que fatores levaram o cliente a decidir procurar a clínica e, então, desenhar um caminho para motivá-lo na opção de fazer o tratamento, antes mesmo de confrontá-lo com suas necessidades, tarefa essa sim do dentista que vai avaliá-lo clinicamente. Esse é o momento de percebê-lo mais profundamente para sentir suas atitudes e reações. Criar vínculos emocionais é uma forma que pode ajudar a identificar o tipo de cliente que se está atendendo (ou que será atendido).

Assim, uma agenda deve ser funcional, evitando contínuos cancelamentos, que, muitas vezes, são resultados de conhecimentos insuficientes sobre o cliente. É importante conhecer as disponibilidades de horários do cliente para que, em situações de emergência, possamos articular mudanças na agenda. Quando um cliente cancelar uma consulta, deve-se procurar saber o motivo e, se possível, deixar uma nova agendada.

Quando uma pessoa solicitar um horário em uma situação em que não se fixa o dia, (às vezes isso acontece em conversas informais), seu nome e telefone podem ser anotados numa lista de espera. Quando ocorrerem cancelamentos, poderão ser contatados, já que, por sua iniciativa, proporcionaram a abertura para se fazer o contato do agendamento.

Não se pode esquecer também de que, ao ligar em uma emergência, o cliente precisa, de alguma forma, ser atendido. A clínica deve estar estruturada de forma que nenhum cliente que necessite fique sem atendimento imediato.

 DICA CLÍNICA

Se possível, deve-se confirmar a presença do cliente na hora marcada com um turno de antecedência para evitar ao máximo as lacunas na agenda.

ADMINISTRAÇÃO

Os profissionais de odontologia, em sua maioria, têm uma carência muito grande nessa área, causada, em parte, pela abordagem que é feita no ensino da Universidade, em que o preparo para organizar e administrar um consultório é negligenciado, e o foco principal são conhecimentos específicos da odontologia. Em raras exceções, visualiza-se o dia-a-dia do profissional na clínica, discutindo alguns de seus problemas, mas quase sempre voltados ao tratamento da saúde do cliente. Muitos profissionais sentem-se constrangidos em confrontar o cliente com suas necessidades estéticas porque seguem idéias que criaram o mito de que saúde se trata e estética se vende por não ser essencial.

Com um mercado e, conseqüentemente, os clientes mais exigentes, há necessidade de mais competência e criatividade na administração. Não se admite, hoje, amadorismo na condução dos negócios e dos relacionamentos com os clientes e fornecedores.[5] Promessas devem ser cumpridas: não se pode afirmar o sucesso de um trabalho concluído se não se tem certeza disso. Não se pode deixar de cumprir prazos pré-determinados para conclusão de tratamentos, eis que hoje, quando um plano de tratamento é apresentado juntamente com um orçamento, tem-se, com uma margem de segurança, condições de informar o tempo e o número de consultas necessárias para tal tratamento.

Quem administra o consultório deve conhecer odontologia profundamente, e isso possibilitará um ganho de tempo e um desgaste muito menor dos profissionais envolvidos diretamente no tratamento. Possibilita a coordenação do tratamento e a coordenação financeira, ao mesmo tempo em que atua como mediador nas queixas e reclamações entre clientes e profissionais. Consegue perceber com exatidão como todo o processo está se desenvolvendo e, pela experiência e conhecimento, visualizar como ele irá terminar. Deve ter total liberdade de informar aos profissionais como está a receptividade dos clientes em relação aos procedimentos que estão sendo feitos durante ou ao final do tratamento. Isso inclui críticas, elogios e comentários tão comuns em se tratando de um diálogo, que vai ocorrer fora da sala clínica e sem envolvimento do dentista.

O administrador deve perceber que os clientes mudam constantemente as suas prioridades. Isso significa que os problemas de antes devem ser hoje resolvidos de forma diferente. Se isso não for percebido por nós, poderá ser pelo nosso concorrente.

É importante registrar por escrito a atitude que o dentista ou o auxiliar adotou anteriormente no que diz respeito à conduta clínica. Quando, por exemplo, um tratamento alternativo for realizado, não aquele de eleição, por problemas financeiros ou falta de tempo, deve-se registrar que, em outro momento, ele deverá ser substituído. O esquecimento disso pode gerar um desagradável comentário do cliente, como: "Olha, doutor, caiu (ou quebrou) aquele trabalho que o sr. fez..." Estando anotado o motivo, o cliente vai lembrar que, na época, o tratamento ideal não pôde ser feito.

É preciso lembrar que o cliente não está comprando o tratamento dental e sim o resultado final e seus benefícios. Por exemplo, no caso de implantes: a fase cirúrgica pode gerar ansiedade e até medo; quando ela termina, uma sensação de alívio toma conta da maioria dos clientes – o que realmente importa para eles é o resultado final funcional e esteticamente aceitável. Em outras palavras, o cliente não compra as fases de um tratamento, mas o seu final.

O plano de tratamento deve ser detalhado de uma forma que o cliente possa entender quando de sua apresentação. Já os custos devem ser globalizados, evitando-se dar valores por itens; a complexidade do caso deve nortear o orçamento final. Quando se planeja um tratamento, deve-se estar atento ao tipo de cliente que se vai tratar e ao grau de cooperação, de exigência e de assiduidade às consultas, assim como ao número de consultas necessárias, de trabalhos provisórios e de avaliações até que se conclua o trabalho. Ainda, deve-se realizar uma previsão de consultas iniciais de ajustes e manutenção para monitoramento. Como exemplo, um caso de reabilitação que exija um aumento de dimensão vertical é uma situação em que muitas consultas são exigidas até a finalização e que, conseqüentemente, devem estar previstas no orçamento.

No momento em que se discute com o cliente a aceitação do plano de tratamento e seu orçamento, deve-se mostrar com clareza o que envolve e representa o trabalho a ser feito. É importante que ele compreenda o que está sendo proposto, para que possa valorizar o trabalho, aceitando o orçamento proposto. Quando um cliente se decide a fazer o tratamento com base no preço, ou seja, por verificar que o preço é mais baixo concorda em fazê-lo, com certeza a equipe não fez um bom trabalho; os benefícios que o cliente teria ao fazer o tratamento na clínica foram colocados em segundo plano. A partir daí, tem-se um cliente que não escolheu os profissionais da clínica e sim os seus preços, no seu entender, mais convidativos.

ORÇAMENTO E PAGAMENTO

É importante que o consultório/clínica possua uma política financeira. Ela precisa estar registrada por escrito e ser de domínio das pessoas que lá trabalham. Por exemplo:

- desconto para pagamento à vista – se existe, qual a porcentagem;
- aceitação de cartão de crédito;
- aceitação de cheques pré-datados;

- parcelas, até que número sem juros e quais as taxas para financiar em mais vezes.

É possível criar muitas alternativas, de acordo com os conceitos de cada um, para serem inseridas na política financeira, que pode ser flexibilizada, desde que não venha a trazer prejuízos. É importante ressaltar que não se pode utilizar o capital da clínica para financiar os clientes sem um retorno financeiro compensador. Podem ser oferecidas opções, alternativas, mostrando-se as vantagens e desvantagens. Caso o cliente não tenha condições financeiras de seguir todo o plano proposto, pode ser sugerido que sejam feitos primeiramente os procedimentos de maior urgência.

Deve-se informar cuidadosamente o cliente sobre suas responsabilidades financeiras, criando mecanismos que possam fazer dele um bom pagador, mas não deixando de definir datas de pagamentos. Não deve ser estipulado o mês de pagamento, mas o dia do mês em que ele deve ser feito; o cliente deve ser avisado de que, no dia estipulado, será feita cobrança, por telefone, pessoalmente ou da forma como foi combinado. Todos esses itens precisam ser ditos, escritos e assinados. A negociação com clientes devedores pode ser facilitada; muitas vezes é a única forma de se buscar valores que já estavam sendo dados como perdidos. Para os clientes com pagamentos em atraso, devem ser mandadas cartas regularmente lembrando a data do vencimento; pode ser estabelecida uma seqüência de textos de acordo com o tempo da existência da dívida.

Quando se fornece um orçamento, é importante olhar diretamente para o cliente, demonstrando segurança em relação aos valores e aos benefícios que serão usufruídos por ele. Agir com insegurança nesse momento pode proporcionar negociações na maioria das vezes desvantajosas para quem está fornecendo o orçamento.

É também importante lembrar que se o cliente não paga as primeiras consultas, o administrador deve saber interromper a tempo de evitar prejuízos maiores. Um cliente que não cumpre as obrigações financeiras iniciais, dificilmente vai cumprir as restantes.

Deve-se aprender a lidar com objeções, porque quando isso acontece significa que o cliente está mostrando interesse em continuar a negociação. A maneira como se fala e como se conduz a negociação é muito importante para alcançar os objetivos.

PRIMEIRA CONSULTA

A primeira consulta deve ser encarada pelo profissional como um momento muito importante, pois "normalmente não existe uma segunda chance para causar uma boa *primeira* impressão". Alguns profissionais discutem a cobrança ou não de honorários relativos à primeira consulta, conceituando-a como uma forma de simplesmente realizar uma avaliação geral e informar os problemas e os custos para reparação.

Aí reside o maior engano na conquista de clientes. Inúmeros são os casos perdidos em uma primeira consulta, lembrando que muitos clientes podem comparecer ao consultório em um primeiro momento para ratificar um exame já feito por outro profissional ou para comparar preços. É o momento de mostrar os diferenciais do consultório/clínica; uma primeira consulta feita de forma consistente, investigativa e com tempo suficiente para ouvir e perguntar pode ser decisiva para a escolha desse cliente. A primeira consulta deve ser cobrada; deve ser abrangente e, para isso, é necessário tempo. Em nenhuma hipótese ela deve ser feita rapidamente.

Esse é um momento importante para transmitir confiança e segurança ao cliente. É também o momento de exercitar a comunicação – existem estudos apontando que, na primeira consulta, somente 15% do tempo gasto são relacionados à odontologia, 85% sendo destinados ao cliente. Toda a tecnologia de imagens deve estar presente nessa hora, porque a compreensão é mais facilmente obtida por meio da visualização (Figura 1.15). A arte de ouvir, passivamente ou ativamente, é um componente que auxilia a determinar quais as expectativas do cliente, quais suas ansiedades e principalmente quais as razões pelas quais ele procurou um tratamento na clínica.

O profissional não deve se comunicar com o cliente estando ele deitado na cadeira operatória; deve posicioná-la em um ângulo de 45° e tirar os óculos, a máscara e outras proteções – essa troca de informações deve ser de forma clara e transparente. O profissional deve ajustar seu tom de voz ao tom do cliente, não ele ao profissional. Se ele falar devagar, o profissional não deve falar rápido (Figura 1.16).

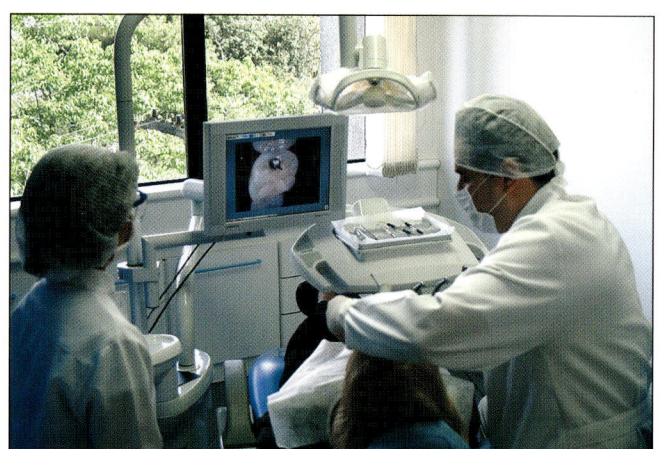

▲ **Figura 1.15**
O uso de comunicação por imagem com microcâmera ou fotografias facilita a compreensão das necessidades e possibilidades de tratamento para o cliente.

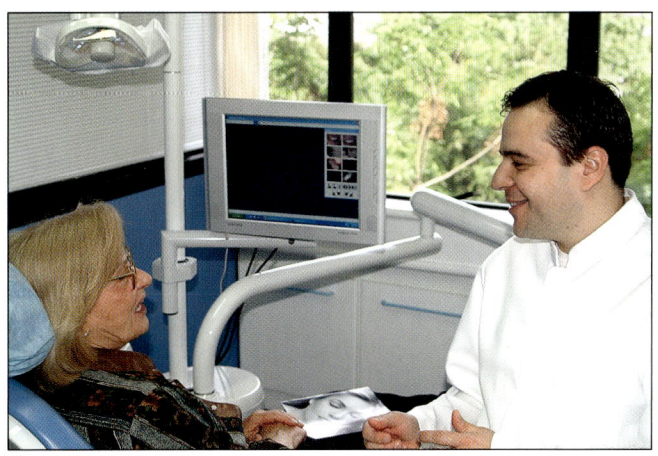
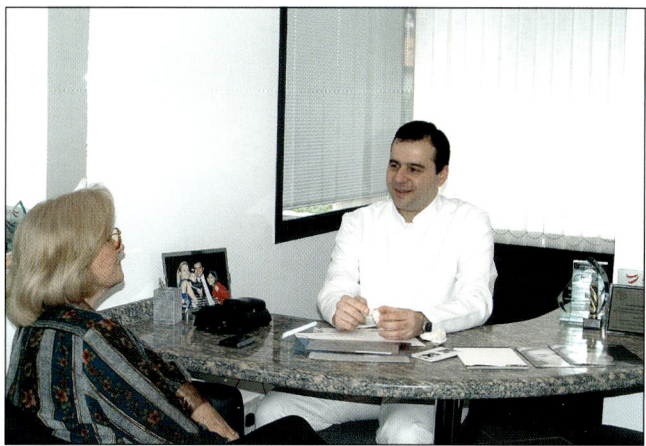

▲ **Figura 1.16**
Estabelecer um diálogo e adequar-se ao perfil psicológico do cliente favorece a motivação, compreensão e confiança do cliente na equipe de trabalho.

→ DIAGNÓSTICO

Na primeira consulta deve ser definido:
- por que o cliente está na clínica;
- como estabelecer uma afinidade;
- que tipo de cliente é esse;
- quanto ele está motivado a fazer o tratamento.

Deve ser mantido um protocolo para a primeira consulta que possa ser seguido à risca e utilizado nos demais encontros. Isso acrescenta, além da experiência, um manejo mais hábil nessas ocasiões, mostrando ao cliente segurança e tranqüilidade na condução das diferentes etapas.

PROTOCOLO CLÍNICO

- **Entrevista:** essa etapa deve ser conduzida para coletar dados pessoais e obter informações gerais a respeito do cliente, por exemplo, a principal razão de estar na clínica e seu objetivo no tratamento. Esse contato inicial já permite ao profissional iniciar a identificação do tipo de personalidade do paciente.

- **Anamnese:** um questionamento quanto ao quadro de saúde geral do cliente deve ser realizado para a coleta de informações que poderão influenciar algumas medidas de segurança e/ou estratégias de tratamento.

- **Exame clínico:** a realização de um exame clínico detalhado e o uso de um modelo de ficha clínica que permita ao profissional analisar e anotar de forma objetiva aspectos observados que são relacionados às diferentes especialidades propiciarão a confecção de um adequado plano de tratamento posteriormente. Com essa filosofia de trabalho, uma sugestão de ficha clínica foi apresentada no livro *Dentística: saúde e estética,* publicado em 2000, e contempla a seguinte seqüência: dados pessoais, anamnese geral, anamnese odontológica, exame da oclusão, aspectos periodontais, análise dos tecidos moles, exame dental face por face, análise estética e espaço para observações.[6] O modelo de ficha clínica a ser adotado depende do perfil e da preferência do profissional, mas é importante que ela seja prática e que contemple uma seqüência de exame a ser repetida e não negligenciada no dia-a-dia.

- **Levantamento radiográfico:** dependendo do perfil do cliente e das necessidades de tratamento, o profissional pode solicitar que o exame radiográfico seja realizado em um centro radiológico. Entretanto, em função da economia de tempo, do conforto para o cliente e do baixo custo, a execução do exame radiográfico no próprio ambiente da clínica e na primeira sessão é uma boa estratégia na maioria das situações.

- **Registro de imagens:** o uso de microcâmera ou máquina fotográfica digital para registro de imagens da situação clínico-odontológica do cliente é de grande valia tanto para elaborar o plano de tratamento quanto para estabelecer uma melhor comunicação com o mesmo, como será comentado posteriormente.

- **Modelos de estudo:** a obtenção de modelos de estudo deve ser uma rotina na prática clínica, especialmente se considerarmos o pouco tempo e o custo empreendidos nessa etapa e a excepcional condição que o profissional terá, por exemplo, para analisar a oclusão e demais detalhes em ângulos de observação que são difíceis ou impossíveis do ponto de vista clínico.

- **Análise estética:** devido à grande procura pela odontologia estética atualmente, a realização de um exame detalhado e ao mesmo tempo objetivo com respeito aos aspectos que compõem a condição de estética do sorriso e que podem ser discutidos com o cliente pode ser um diferencial importante.[7,8] No Capítulo 2, essa etapa do exame será apresentada e discutida detalhadamente.

SEGUNDA CONSULTA

Esse é o momento de apresentar o diagnóstico e o plano de tratamento. É nessa sessão também que é dado o orçamento. O profissional deve procurar ilustrar essa consulta com todas as ferramentas visuais disponíveis, as quais podem esclarecer melhor o que está propondo, procurando reforçar sempre o que o cliente deseja. Podem ser utilizadas frases como "Estas são as vantagens em fazer..."; "Estas são as desvantagens em não fazer..."; "Este é o seu diagnóstico e este é o plano de tratamento que recomendamos..."; devem ser enunciadas de forma clara, objetiva, mas sem confronto, e sem imposições absolutas.

O encerramento diagnóstico e o levantamento radiográfico associados a imagens capturadas na microcâmera ou na máquina fotográfica digital são auxiliares valiosos para entender o que está sendo proposto. Entregar e discutir, nesse momento, a análise estética, se for a motivação principal do cliente, demonstra planejamento cuidadoso por parte do profissional e facilita a previsibilidade do tratamento proposto (ver Capítulo 2). Casos em que o profissional já tenha trabalhado e que se assemelham com o do cliente também devem ser mostrados, compreendendo-se que o mesmo é leigo no aspecto técnico e que a visão de um caso semelhante ao seu e que obteve um bom resultado contribuirá para sua decisão.

Não se pode esquecer de ter um protocolo de garantia, com o estabelecimento de algumas regras. Cada um, de acordo com a sua forma de trabalhar, deve estabelecê-las para que possam ser cumpridas. Nunca se deve mencionar para o cliente sobre resultados excelentes, que não se acredita possam acontecer; ele certamente vai perceber. É preciso lembrar que o cliente compra uma idéia, não um produto.

Antes de convencer um cliente a confiar no trabalho da clínica, é preciso uma equipe que acredita naquilo que fala e faz. Esses "clientes internos" são os primeiros a serem convencidos da capacidade e da competência do profissional, para que auxiliem com uma atitude positiva a levar o paciente a também reconhecê-las.

COMUNICAÇÃO COM O CLIENTE

Talvez esse seja um dos componentes mais importantes na atividade profissional atualmente. Qualidade é um aspecto que dá oportunidade de iniciar o trabalho e obter reconhecimento, mas aliado a isso é necessário um envolvimento emocional com o cliente. Para tanto, nossa clínica possui um segmento que chamamos de Divisão de Relacionamentos com o Cliente, que preferencialmente direcionamos para a comunicação interna. Daí vem a necessidade de ter pessoas treinadas. O processo comunicativo com o cliente informa, esclarece, ajuda a conquistá-lo e muitas vezes lhe proporciona a segurança necessária para o seu bem-estar.

Auxiliares maltreinados podem fazer comentários negativos, queixas e críticas na presença de clientes. Tais questões devem sempre ser resolvidas internamente. Da mesma forma, os auxiliares devem estar preparados para reclamações, protestos e reivindicações advindos dos pacientes.

Muitos dentistas têm a preocupação de que, ao sair da sala clínica, o auxiliar possa criar uma situação constrangedora ao permanecer a sós com o cliente. É importante estimular os auxiliares a crescerem como profissionais de odontologia, estudando sobre aspectos relativos à área, evoluindo culturalmente e, assim, apresentar condições de manter diálogo e proporcionar uma melhor receptividade ao cliente que está sendo atendido.

 DICA CLÍNICA

Uma boa estratégia pode ser o envio de uma correspondência imediatamente após a realização da primeira consulta comunicando ao paciente a satisfação em tê-lo recebido na clínica, o compromisso em, juntos, alcançar os objetivos de saúde e estética dental e colocando a equipe à sua disposição a partir daquele momento. Isso permite que, ao regressar para a segunda consulta, o paciente sinta-se especial e mais à vontade.

Sucessivas falhas na comunicação interna podem levar a um alto grau de estresse entre os membros da equipe. A equipe deve ser treinada para saber quando poderá interromper o trabalho do profissional para que ele atenda ao telefone ou a uma outra solicitação que o impeça de continuar dando atenção exclusiva ao cliente naquele momento. Sempre que possível, o profissional deve responder aos telefonemas após o atendimento; os telefonemas recebidos devem estar registrados, para que todos sejam respondidos.

Quando da realização de procedimentos clínicos mais complexos, no mesmo dia ou no máximo no dia seguinte, a situação do cliente deverá ser verificada. O estado em que ele se encontra nesse momento poderá ser atenuado com uma ligação telefônica do profissional antecipando as manifestações de um cliente estressado e ansioso, geradas por um desconforto que poderia ter sido evitado.

Essa atitude pode ser chamada de pós-venda, mas o nome correto é consideração e responsabilidade para com o trabalho e com o paciente.

O profissional deve analisar também com cuidado tudo o que é feito para criar e comunicar a sua imagem:

- suas habilidades técnicas;
- o pronto atendimento das chamadas telefônicas;
- o vocabulário utilizado por ele e pela equipe;
- como estão a aparência do sorriso e a apresentação geral do profissional e da equipe;
- a percepção do cliente a respeito do consultório/clínica.

Retomando o que foi afirmado anteriormente: no primeiro telefonema de um potencial cliente, a pessoa que atender tem a primeira chance de surpreendê-lo com a sua eficiência e o seu entusiasmo, e isso pode sensibilizá-lo positivamente. Se a sua equipe não impressionar, não estiver preparada, de nada adianta ter as instalações mais sofisticadas, com uma exuberante decoração interna, alta tecnologia, materiais de última geração, um arrojado plano de *marketing*; todo o investimento poderá não trazer os resultados esperados. Não é possível fazer campanhas de divulgação se não houver retaguarda para dar consistência a tudo que foi propagado. Um atendimento feito por uma pessoa despreparada pode colocar tudo a perder.

Para que a imagem do profissional e a da organização possam ser refletidas e difundidas de forma positiva, os valores que as compõem devem ser claros e transmitidos com criatividade, paixão e entusiasmo pela equipe integralmente. Outros aspectos interessantes são a vinculação da imagem da clínica ou do profissional com atividades externas que promovam benefícios a entidades sociais, educacionais ou ao ambiente da cidade (Figura 1.17). É importante também conceder benefícios de modo direto ou indireto a outras pessoas envolvidas nas atividades da clínica.

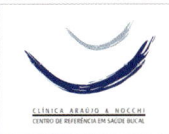

▲ **Figura 1.17**
Exemplo de programa de palestras oferecidos gratuitamente pela Clínica para os pacientes como forma de retorno para a comunidade.

No processo de comunicação com o cliente, é importante valorizá-lo quanto à sua presença na clínica e às suas atividades que merecerem destaque. Uma boa oportunidade para isso é a confecção de um quadro com matérias, notícias ou informações fornecidas pelos clientes e que poderão ser visualizadas pela equipe e outras pessoas que circulam pela clínica (Figura 1.18).

Agregar serviços na clínica, como a realização de cursos para outros profissionais ou atividades que possam surpreender e propiciar um bem-estar adicional ao cliente, é uma boa estratégia e depende da criatividade e do estilo de cada profissional (Figuras 1.19, 1.20 e 1.21).

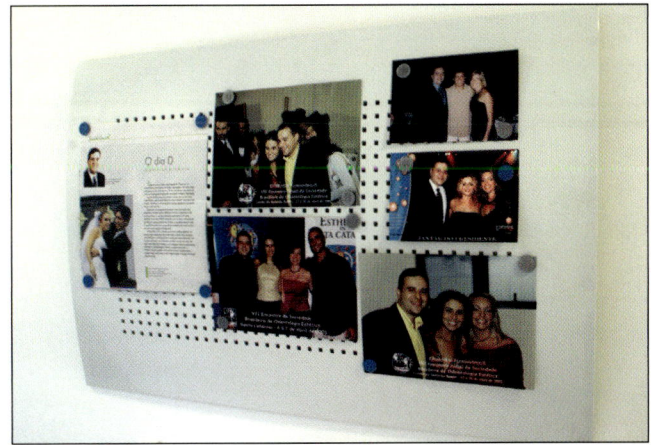

▲ **Figura 1.18**
Painel para propiciar informação e valorização das atividades de destaque dos pacientes e da equipe da Clínica. Clínica Araújo & Nocchi – Referência em Saúde Bucal.

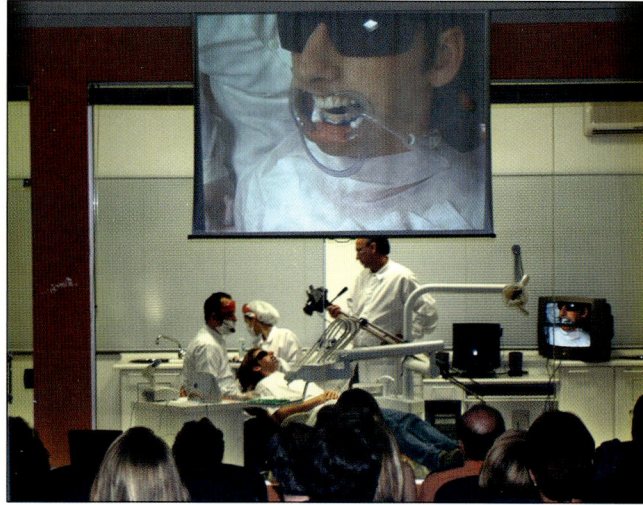

▲ **Figura 1.19**
Atividade de curso de atualização no auditório da clínica promove uma integração com outros profissionais. Clínica Orth.

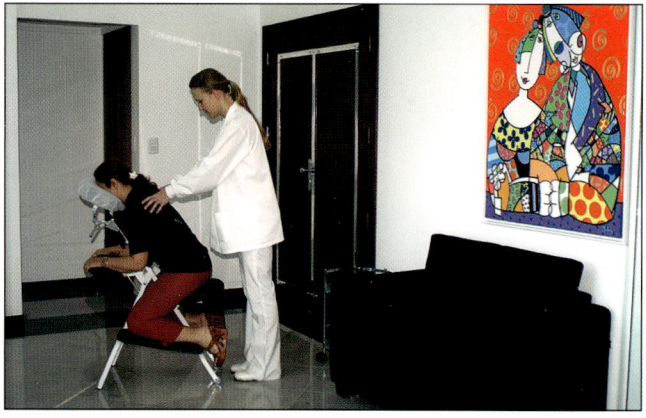

▲ **Figura 1.20**
Criatividade em proporcionar outros serviços não-convencionais, como o shiatsu, pode promover satisfação e surpreender o cliente. Clínica Orth.

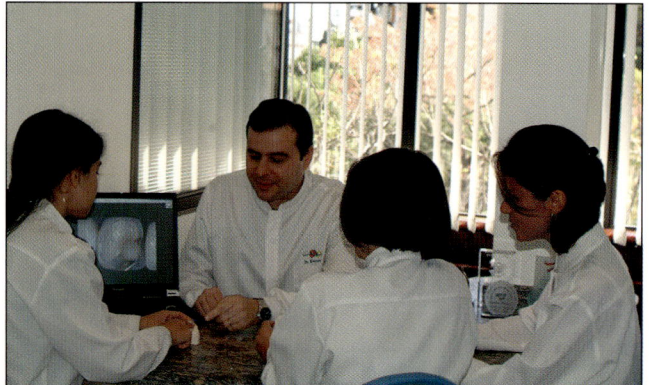

▲ **Figura 1.21**
Desenvolvimento de curso de minirresidência em odontologia estética promove uma troca de informações com outros profissionais.

Investir em comunicação é primeiro investir nas pessoas que lá trabalham. Prepará-las para enfrentar os desafios de lidar com seres humanos diferentes todos os dias é a chave para o sucesso.

De acordo com Walt Disney, "você pode sonhar, projetar, criar e construir o lugar mais maravilhoso do mundo, mas é preciso pessoas para tornar o sonho realidade".

COMUNICAÇÃO COM O LABORATÓRIO DE PRÓTESE

Os dentistas que trabalham com odontologia estética têm por obrigação conhecer como são realizados os procedimentos laboratoriais a partir das moldagens feitas no consultório. Os maiores problemas que os técnicos enfrentam com os dentistas é a dificuldade de comunicação proveniente da desinformação dos protocolos necessários para a construção de um elemento protético. Inúmeras solicitações de trabalhos esbarram na impossibilidade técnica de executá-los. Da mesma forma, os técnicos diferenciados conhecem os procedimentos adotados no consultório que antecedem a entrega da moldagem ou do modelo ao laboratório.

Esse entendimento permite que a primeira etapa da comunicação se complete, pois vai melhorar o planejamento tanto da clínica quanto do laboratório. Haverá um cuidado maior no preparo dos elementos dentários, pois o profissional sabe o que deve fazer para que o técnico consiga realizar um bom trabalho. As tomadas de impressões vão ser feitas com uma preocupação muito maior, assim como os registros de mordida.

Outra dificuldade é a tomada de cor, talvez a grande "vilã" no relacionamento técnico/dentista. O técnico deve informar os tipos e as marcas de cerâmicas que utiliza; o dentista, por sua vez, deve ter as escalas de cor das mesmas. Se freqüentemente ocorrerem problemas nessa área, deve-se solicitar a presença do técnico no local onde é feita a tomada de cor; isso implica ajustes de interpretações que aumentam as chances de sucesso. Os diagramas devem ser preenchidos com o maior número de dados possível. As solicitações devem ser acompanhadas de fotografias. Atualmente é possível discutir o caso *on-line* com o técnico, tendo ambos a sua frente as imagens do cliente, o que favorece os resultados.

Outro fator que pode desestabilizar a relação técnico/dentista é a agenda de entrega dos trabalhos. Para que o dentista agende a vinda do cliente é importante confirmar com o laboratório a data e a hora em que o material será entregue. A partir desse momento o laboratório é responsável pela pontualidade, e isso deve ser cobrado rigorosamente, pois a transferência do dia de atendimento de um cliente por atraso do laboratório gera desconforto e influi em um dos pilares do relacionamento cliente/dentista que é a credibilidade.

A relação entre os profissionais deve ser saudável e equilibrada, haja vista a dependência que um tem do outro, a confiança deve ser mútua, e os dentistas devem considerar o técnico um membro da equipe. A relação de disputa, em que um procura culpar o outro pelos fracassos, deve ser exercitada de forma profissional, com limites de responsabilidades pré-estabelecidos. Devemos ser exigentes no critério de seleção do técnico e/ou do laboratório de prótese, usando de todos os requisitos descritos anteriormente para a contratação de um profissional, pois, além de todas as implicações administrativas, ele talvez seja o responsável indireto pelo maior movimento financeiro do consultório/clínica.

BIOSSEGURANÇA

Não serão descritos detalhes de como fazer o controle de infecção no consultório, mas serão enfatizadas as necessidades de fazê-lo. Primeiro, deve-se lembrar da proteção da equipe de profissionais, que, além de ser uma obrigação moral, faz parte das normas implantadas pelos Ministérios da Saúde e do Trabalho. Os riscos a que estão expostos os profissionais chegam a índices seis vezes maiores do que aqueles a que a população em geral está exposta. Isso leva o profissional a estar atento para checar as atitudes responsáveis dos auxiliares no trato com o instrumental e os equipamentos que ficam expostos à contaminação. Ainda, é preciso exigir que a equipe faça as vacinas contra hepatite B, porque deve estar claro que, se ocorrer contaminação dentro do consultório/clínica, com certeza a equipe será responsabilizada.

Se, por um lado, um eficaz e moderno controle de infecção exige investimentos altos, por outro ele demonstra ao cliente a preocupação com o seu bem-estar, tornando-se um diferencial que irá agregar valor aos tratamentos. É interessante enfatizar que, dentre essas precauções, encontra-se a manutenção dos equipamentos usados, sendo a autoclave um dos mais sensíveis. Por isso a utilização rotineira, protocolada e registrada de testes da autoclave é indispensável. Ter uma assessoria de profissionais especializados para introduzir essa conduta no dia-a-dia do consultório/clínica é muito útil. Despertar para esse comportamento, determinado a construir um conjunto de medidas que possa produzir consistente controle de infecção, é, antes de tudo, uma atitude digna de um profissional consciente e atualizado com o mundo da odontologia.

ÉTICA

Ao enfocar esse assunto, talvez um dos mais polêmicos e ao mesmo tempo um dos menos comentados, faz-se uma convocação dirigida aos profissionais que atuam na odontologia para que reflitam sobre os procedimentos éticos em relação a colegas e clientes. Deve-se entender que os resultados positivos alcançados com os clientes, sendo ou não pessoas conhecidas, não devem ser expostos à divulgação com a utilização indiscriminada de seus nomes como sustentáculos de um *marketing* desprovido das mais rudimentares concepções metodológicas.

É importante saber posicionar-se no mercado atual, competitivo e saturado, sem a necessidade de tecer comentários a respeito de colegas e/ou de seus trabalhos. Pode-se mostrar competência moral de crescer com os seus próprios passos sem se envolver em comparações com outros profissionais. É essencial colocar-se em um patamar de valorização tal, que não avilte os preços praticados no mercado; que a concorrência em momento algum afete a honestidade; que o caráter esteja acima da necessidade imperiosa da conquista de mais um cliente. Isso talvez permita ter um convívio mais harmonioso, uma busca mais tranqüila das metas, trazendo a certeza de que a felicidade não vem atrelada aos resultados, mas sim o contrário.

De acordo com Kevin J. Clancy, "o destino não é uma questão fortuita, mas de escolha; não é algo que se aguarda, mas algo a ser realizado".

REFERÊNCIAS BIBLIOGRÁFICAS

1. Collins JC. Planejamento estratégico. Rio de Janeiro: Campus; 2002.

2. Porter M. Vantagem competitiva. Rio de Janeiro: Campus; 1989.

3. Vasconcellos Filho P. Construindo estratégias para vencer. Rio de Janeiro: Campus; 2001.

4. Xavier HS, Xavier VB. Marketing: percepção e humanização. In: Limberte MS, Montenegro JR. Estética do sorriso: arte e ciência. São Paulo: Santos; 2003. Cap. 8 p.85-91.

5. Kotler P. Os dez pecados mortais do marketing: causas, sintomas e soluções. São Paulo: Elsevier 2004.

6. Conceição EN. Dentística: saúde e estética. Porto Alegre: Artmed; 2000.

7. Baratieri LN. Estética: restaurações adesivas diretas em dentes anteriores fraturados. São Paulo: Quintessence; 1995.

8. Mondelli J. Estética e cosmética em clínica integrada restauradora. São Paulo: Quintessence; 2003.

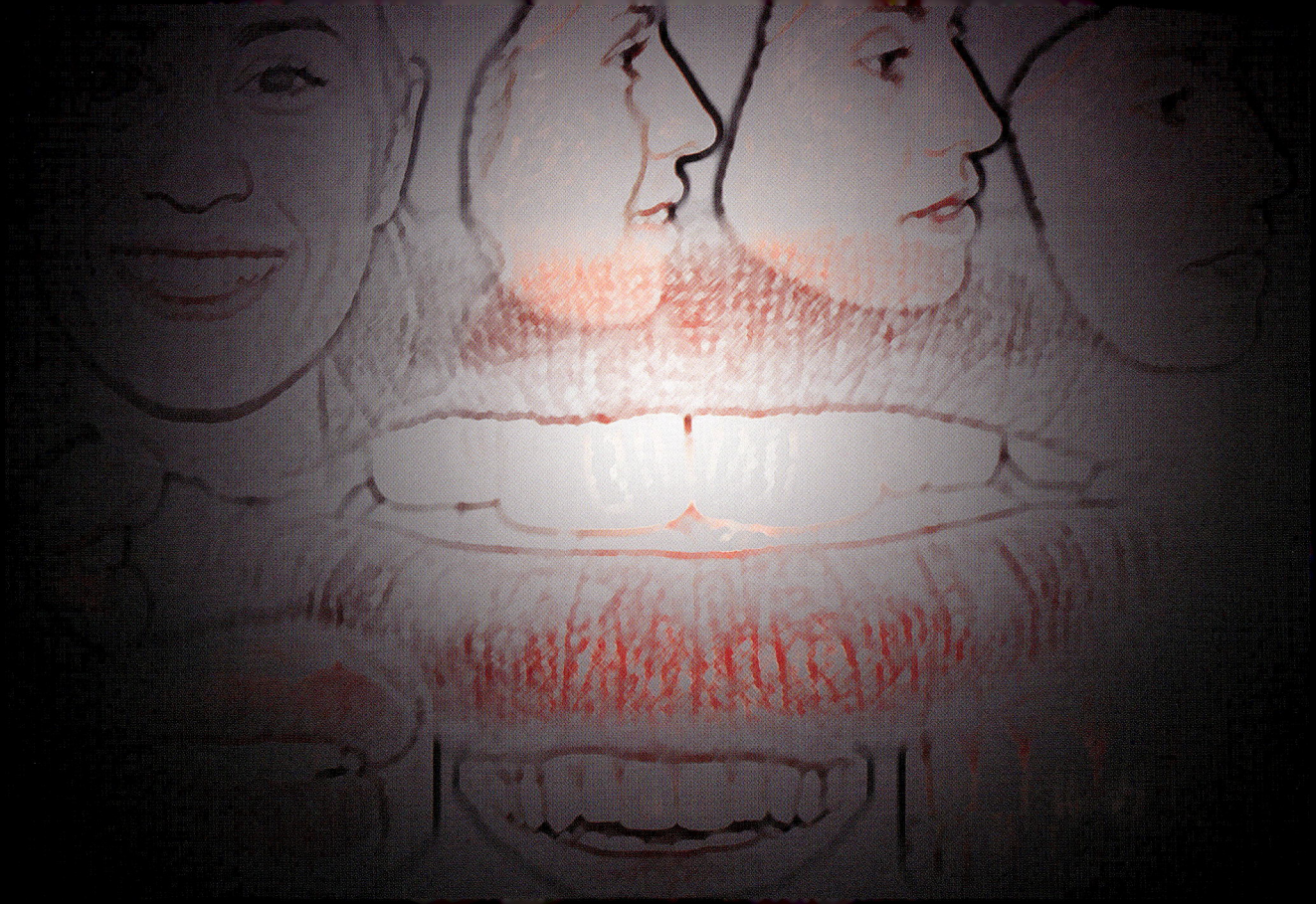

2
ANÁLISE ESTÉTICA

EWERTON NOCCHI CONCEIÇÃO
ALEXANDRE MASOTTI
ÁLVARO DILLENBURG

A atuação do profissional na área da odontologia requer uma visão mais ampla da saúde do seu cliente. Para tanto, é fundamental abandonar uma postura tradicional de "enxergar" apenas o dente ou a solicitação específica do paciente em relação à sua condição dental. Hoje, exige-se do profissional tanto uma capacidade de observar o tipo de personalidade e a expectativa do seu cliente, como já comentado no Capítulo 1, quanto uma visão multidisciplinar das possíveis necessidades e, conseqüentemente, das alternativas de tratamento integrado.

Paralelamente a isso, pudemos experimentar uma significativa evolução da demanda por procedimentos estéticos. Isso não aconteceu por acaso e nem é algo que possa ser creditado exclusivamente aos atuais profissionais que lidam nessa área. Inicialmente, é resultado de uma visão pioneira de Charles Pincus que, associada à necessidade existente na indústria do cinema no início dos anos 30 de melhorar a aparência estética e/ou caracterizar o sorriso dos artistas, favoreceu o estabelecimento e a divulgação de alguns princípios e alternativas estéticas dentais.[1] Nesse período, a quantidade de pessoas desdentadas era proporcionalmente bem maior e, desse modo, a recomposição da estética dental se dava com muita freqüência às expensas de próteses totais ou parciais. Portanto, a base dos fundamentos atualmente aplicados nos tratamentos restauradores estéticos foi proposta por diversos autores nos anos 20 e 30. Desde então vivenciamos uma evolução extraordinária na valorização da manutenção da saúde periodontal e dental devido ao melhor entendimento da etiologia das doenças cárie e periodontal, além do expressivo aumento da quantidade e qualidade dos materiais e técnicas restauradoras disponíveis ao alcance do clínico, em especial as adesivas.

A inserção das pessoas em uma sociedade extremamente competitiva, onde a aparência estética tem uma importância significativa de aceitação e auto-estima, conjugada com os fatores destacados anteriormente, promove um quadro convergente que talvez possa explicar a crescente valorização da odontologia estética.

O mais significativo é que o profissional deve ter em mente que a *odontologia estética é uma ciência ou especialidade que deve estar a serviço da saúde.* Para tanto, é importante que o clínico esteja habilitado a observar aspectos e detalhes que são fundamentais para um adequado planejamento e, por conseqüência, para a execução de um correto tratamento restaurador estético. Muitas publicações estão disponíveis nessa área com excelente qualidade e apresentando uma série de informações e subsídios relevantes para os profissionais.[2,3,4,5,6] Entretanto, temos observado que a absorção desse conhecimento e sua aplicação na prática clínica diária geralmente são difíceis. Isso talvez se deva ao fato de que muitos desses conceitos envolvem aspectos relacionados a outras áreas, como psicologia, filosofia e matemática, dentre outras, ou eventualmente exigem o desenvolvimento de uma capacidade apurada de observação e treinamento.

Em nossa opinião, a dificuldade de muitos profissionais em reproduzir esses conceitos com naturalidade no dia-a-dia está principalmente vinculada à relativa demora de aceitação da prática da odontologia estética no meio acadêmico e, assim, à falta de treinamento dos futuros profissionais nessa área. Felizmente, esse quadro se modificou significativamente no Brasil e em outros países. Atualmente, podemos verificar que faculdades e profissionais que antes não apoiavam essa prática incorporaram a odontologia estética como uma área de atuação com destaque e valorização.

O aspecto mais relevante a ser salientado é o de que é possível trabalhar em odontologia estética com ética e comprometido com uma visão de promoção de saúde realmente de modo integral. Assim como nas especialidades que envolvem diagnóstico e tratamento restaurador, é essencial que o profissional "enxergue" o indivíduo e seu respectivo quadro de saúde/doença e não apenas o dente ou a lesão de cárie; na odontologia estética também é fundamental que o profissional desenvolva a capacidade de ter uma visão macroestética (mais ampla) e microestética (focada mais nos dentes), que serão detalhadas ao longo do capítulo.

O objetivo deste capítulo é apresentar, de forma objetiva, um protocolo clínico para realização de uma análise estética que contemple os principais aspectos que devem ser observados pelo profissional a fim de elaborar um planejamento e um tratamento restaurador estético. Não temos a pretensão de esgotar os princípios que fundamentam uma avaliação estética (o que seria impossível em apenas um capítulo), mas sim apresentar uma alternativa de método de realização dessa etapa de forma exeqüível e simples no dia-a-dia em nossas clínicas.

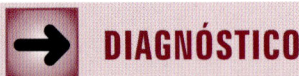

DIAGNÓSTICO

POR QUE AS PESSOAS SOLICITAM TRATAMENTOS ODONTOLÓGICOS ESTÉTICOS?

A compreensão dessa questão por parte do profissional é importante para lhe proporcionar adequada sensibilidade e auxiliá-lo no modo de detectar a expectativa específica de seu cliente, assim como para estabelecer a melhor forma de comunicação. Talvez a opinião de Skinner, já em 1959, possa resumir muito bem essa questão: *"A qualidade estética de uma restauração pode ser tão importante para a saúde mental de um paciente como as qualidades técnicas e biológicas da restauração o são para a sua saúde física e dentária"*.[7] O entendimento da importância que a aparência estética tem para as pessoas está fundamentado em inúmeros trabalhos científicos que estabelecem as relações diretas ou indiretas de uma boa aparência estética com a auto-estima positiva que, por sua vez, tem influência na saúde mental. Em uma pesquisa com aproximadamente 30 mil pessoas, Cash e colaboradores verificaram que existe uma relação marcante entre a aparência estética e o bem-estar psicossocial.[8] Notaram que aqueles que se sentiam atraentes apresentavam menos sentimentos de depressão ou solidão. Devemos também estar atentos à observação de que a face é a parte do corpo mais importante na determinação da atração física e que, dentre os componentes faciais, há uma hierarquia de valorização e importância: boca, olhos, estrutura facial, cabelo e nariz, respectivamente. Portanto, é evidente a relevância e o impacto que a odontologia estética pode ter sobre as pessoas. Se o profissional procurar pesquisar, entre os seus clientes que solicitam tratamentos restauradores estéticos, os motivos que os estimularam, provavelmente encontrará que uma melhor aceitação social é o principal aspecto motivacional. Outros são freqüentemente relatados como vaidade pessoal, aceitação intelectual e benefícios biológicos. Atualmente, tanto na mídia odontológica quanto na mídia em geral, há uma maior divulgação das possibilidades que a odontologia estética pode proporcionar na melhora da aparência do sorriso, e esse aspecto tem gerado cada vez mais uma "odontologia de escolha". Isso significa afirmar que as pessoas estão cada vez mais informadas e questionam sobre diferentes alternativas de tratamento, em particular as alternativas estéticas. Então, o profissional deve estar atualizado e preparado para atender a essa expectativa do seu cliente.

COMO INFORMAR SEU CLIENTE SOBRE AS POSSIBILIDADES DE TRATAMENTO ESTÉTICO?

Aqui é fundamental aliar sensibilidade para perceber a real expectativa do cliente e responsabilidade em apresentar as vantagens e limitações dos diversos tratamentos estéticos. Caso contrário, o profissional poderá gerar um ciclo restaurador repetitivo tão condenado na prática restauradora tradicional e que acarreta sobretratamentos e pouco contribui para a saúde do cliente. Gerar uma superexpectativa que eventualmente não pode ser atendida, desconsiderar o impacto emocional pré e especialmente pós-tratamento ou a importância do ambiente social e familiar do seu cliente podem ser erros fatais para alcançar êxito funcional e estético no tratamento associado à real satisfação do mesmo. Então, como estabelecer a comunicação com o cliente a respeito das possibilidades de tratamento estético? É preciso entender que o grande desafio no processo de aproximação entre o objetivo e a expectativa do cliente e a avaliação e possibilidade de atuação do profissional na área da odontologia estética é justamente a comunicação. Muitas alternativas estão disponíveis para serem empregadas, tais como *folders*, relatos de casos clínicos de livros e revistas científicas, fotos clínicas de casos similares já realizados pelo profissional, uso de microcâmera, modelos de estudo, fotografias digitais, simulação do tratamento proposto em computador ou modelos e filmagem. Logicamente o profissional deve empregar os recursos que têm à disposição e que possam ir ao encontro do perfil psicológico do cliente para que o processo de comunicação tenha o melhor êxito possível. É importante detectar qual(is) o(s) método(s) e tempo adequado para esclarecer as possibilidades de tratamento para determinado cliente (ver Capítulo 1).

Outro aspecto a que o profissional deve estar atento é a preocupação em informar também os clientes que estão em manutenção com a mesma ênfase dirigida aos novos sobre novidades e alternativas para melhor aparência do sorriso. Não é tão incomum verificar que muitos clientes antigos tomam conhecimento de possibilidades de tratamento com outras pessoas ou na mídia e podem questionar seu profissional pela não-informação. Pode haver um sentimento de não-valorização e desatenção de parte do cliente em relação ao profissional ou a perda de oportunidade, por parte do profissional, em perceber uma possível expectativa e motivar seu cliente, além de demonstrar atenção de modo personalizado.

> **DICA CLÍNICA**
>
> Preferencialmente deve ser usado o máximo de recursos de imagem e modelos para facilitar a comunicação com o cliente a respeito das possibilidades de tratamento estético. A imagem estimula e facilita a compreensão do cliente, enquanto que apenas aproximadamente 40% do que é dito é realmente assimilado.

DECISÃO CLÍNICA

É NECESSÁRIO REALIZAR UMA ANÁLISE ESTÉTICA ESPECÍFICA?

O profissional deve sempre estabelecer uma seqüência de procedimentos para coletar informações sobre a condição de saúde momentânea do seu cliente por meio de um detalhado exame clínico que, normalmente, é complementado por um exame radiográfico, obtenção de modelos de estudo e fotografias em alguns casos. Para tanto, é importante utilizar uma ficha clínica que o oriente e conduza na direção de realmente verificar aspectos importantes para elaborar o diagnóstico e o plano de tratamento odontológico. Com relação à análise estética, deve-se entender que ela é fundamental para proporcionar condições ao profissional de "projetar" o que pode ser feito para estabelecer um "novo" sorriso que se harmonize com a aparência física, a idade, o sexo, a cultura e o perfil emocional de seu cliente.

COMO O PROFISSIONAL PODE REALIZAR UMA ANÁLISE ESTÉTICA?

Existem várias maneiras de realizar a etapa clínica de análise estética. Foram sugeridos modelos de fichas, a serem preenchidas pelo próprio profissional, ou questionários a serem respondidos pelo cliente.[3] Entretanto, entendemos que o uso de fichas clínicas específicas para análise estética talvez não seja a melhor estratégia porque geralmente essas fichas são bastante amplas e implicam a necessidade de consumir um tempo clínico considerável para preenchimento, muitas vezes na presença do cliente, além de envolver a necessidade de armazenar mais fichas na pasta do mesmo ou utilizar espaço no computador. Por outro lado, a utilização de questionário para ser preenchido pelo cliente normalmente não é bem-aceita pela simples constatação de que a maioria das pessoas não gosta de responder a pesquisas ou questionários.

Então, como realizar a análise estética de modo objetivo e facilmente reproduzível no dia-a-dia da prática clínica? Inicialmente é preciso organizar e inserir essa fase de análise estética de modo simultâneo e integrado ao exame para otimizar o tempo clínico. Com isso, é possível agregar essas informações às demais obtidas no exame clínico, que contempla uma análise das diferentes especialidades envolvidas para diagnosticar a condição de saúde odontológica do cliente.

Para alcançar o primeiro objetivo, o profissional deve ter habilidade para ouvir e identificar a queixa estética do cliente. Essa tarefa não é simples, pois exige muita sensibilidade do profissional em deixar o cliente à vontade para que ele vença muitas vezes barreiras psicológicas consideráveis para conseguir expor de modo direto seu problema estético. Geralmente, após a identificação da personalidade do cliente, fica mais fácil estabelecer um diálogo para conseguir obter essa informação, além, é claro, do nível de expectativa e exigência do cliente quanto ao seu tratamen-

> **DICA CLÍNICA**
>
> Os três grandes objetivos da análise estética são a) identificar o(s) aspecto(s) estético(s) que desagrada(m) o cliente, b) coletar elementos que possibilitem uma avaliação estética detalhada e c) estabelecer a melhor forma de comunicação com o cliente.

to. O segundo passo exige uma disciplina em realizar determinados procedimentos para poder coletar e posteriormente analisar com tranqüilidade detalhes estéticos que, com freqüência, "fogem" durante o exame clínico. A obtenção de fotografias extra e intrabucais em diferentes ângulos é essencial para verificar os principais detalhes macro e microestéticos que são responsáveis pela aparência estética dental de determinada pessoa. Atualmente, com o emprego das câmeras digitais, essa etapa está bastante facilitada. Outra alternativa é o uso de microcâmera. No entanto, é essencial objetividade e racionalização do número de imagens a serem obtidas para não incomodar o cliente nesse momento e para realizar apenas o registro das imagens que realmente serão aproveitadas. Uma sugestão de quantas e quais imagens obter está disposta no item "Protocolo clínico". A realização de modelos de estudo também é indispensável já que permite uma visão tridimensional. Esses meios, associados às radiografias e anotações efetuadas durante o exame clínico, realmente propiciam condições para confecção de um plano de tratamento integrado que contemple saúde e estética dental. Chegamos, assim, ao momento fundamental, que é estabelecer a melhor forma de comunicar, ou seja, repassar todas as informações analisadas e as possibilidades de tratamento para o cliente. É preciso considerar que a comunicação visual é imprescindível para permitir mais rápido entendimento. Portanto, devem ser imagens, ensaios nos modelos de estudo e simulações no computador ou no próprio cliente, não esquecendo que a quantidade e a velocidade das informações que o profissional repassa dependem diretamente da personalidade e do objetivo do cliente no momento. É importante lembrar que quem dita o ritmo da conversa, para ser proveitosa, é quem escuta e não quem fala. Pois aí reside o nível de atenção e interesse na comunicação.

O QUE DEVE SER OBSERVADO NA ANÁLISE ESTÉTICA?

Inicialmente, o mais importante é o profissional perceber que, se deseja atuar na área da odontologia estética, terá que observar e ver muito mais do que apenas a condição de um ou de um grupo de dentes a serem tratados. Essa visão ou capacidade de observação para diagnóstico de um tratamento restaurador estético deve englobar uma visão de macroestética e microestética. Tudo se inicia no entendimento do perfil psicológico e emocional do cliente, visto que um sentimento, ou uma percepção, tão individual como a estética está diretamente vinculado à emoção e também a valores culturais, temporais e sociais. Portanto, não é mensurável de modo preciso e coletivo e, sim, de modo absolutamente individual. Assim, exige do profissional uma grande capacidade de observação e comunicação com o cliente para tentar "detectar" o que ele está querendo. Nesse momento, é interessante ter em mente também que não devemos ser reféns de um padrão de estética rígido e que eventuais "regras ou normas" servem apenas como guias para iniciar um plano de tratamento. Não devemos despersonalizar nossa proposta de tratamento e querer impor um padrão estético para todos. O plano de tratamento estético necessariamente deve estar integrado e adequado à personalidade e à concepção de estética do cliente. Superada essa fase relacionada muito mais à emoção e à comunicação inicial entre cliente e profissional, é importante estabelecer o que deve ser analisado. Entendemos que o profissional deve realizar uma avaliação macroestética da face e da condição periodontal e ter uma visão estética dos dentes em grupo (Figura 2.1a). Para concluir, deve ter uma capacidade de diagnosticar a microestética, ou seja, os detalhes que compõem a aparência dos dentes isoladamente (Figura 2.1b). A fase de análise microestética normalmente é a mais fácil para a maioria dos profissionais, pois geralmente recebemos um treinamento mais voltado à observação do dente individualmente. Se levarmos em consideração todos os detalhes recomendados na literatura odontológica para serem analisados durante uma avaliação estética, dificilmente conseguiremos executá-la de modo objetivo e na prática clínica diária. Isso porque existem muitos pontos em que pouco o clínico poderá intervir ou que possuem pequena relevância no contexto estético dental. É o que consideramos empregar energia demasiada em uma etapa que talvez tenha mínima contribuição para o diagnóstico e tratamento estético futuro. Um bom exemplo disso é uma série de detalhes que compõem uma análise estética facial e que, muitas vezes, tem forte relação apenas com a área da cirurgia plástica. Entretanto, alguns tópicos da análise facial devem ser observados para que o profissional possa diagnosticar eventuais alterações que prejudicam a estética facial e, assim, encaminhar ao profissional adequado para execução de um tratamento multidisciplinar. Então, a proposta é realizar cada etapa da avaliação de macroestética (face, condição periodontal e visão dos dentes em grupo) e microestética (dente isoladamente) de modo objetivo, em forma de *checklist*, como será apresentado a seguir no item "Protocolo clínico".

QUAIS OS ASPECTOS PRINCIPAIS A SEREM ANALISADOS NA FACE?

A face é o ponto base do equilíbrio estético, e o planejamento e o tratamento em odontologia estética precisam estar integrados e em harmonia com ela. Interessante é verificar que, quando observamos uma figura ou um rosto, primeiramente procuramos determinar seu contorno e, logo em seguida, nossos olhos são "puxados" para áreas de predomi-

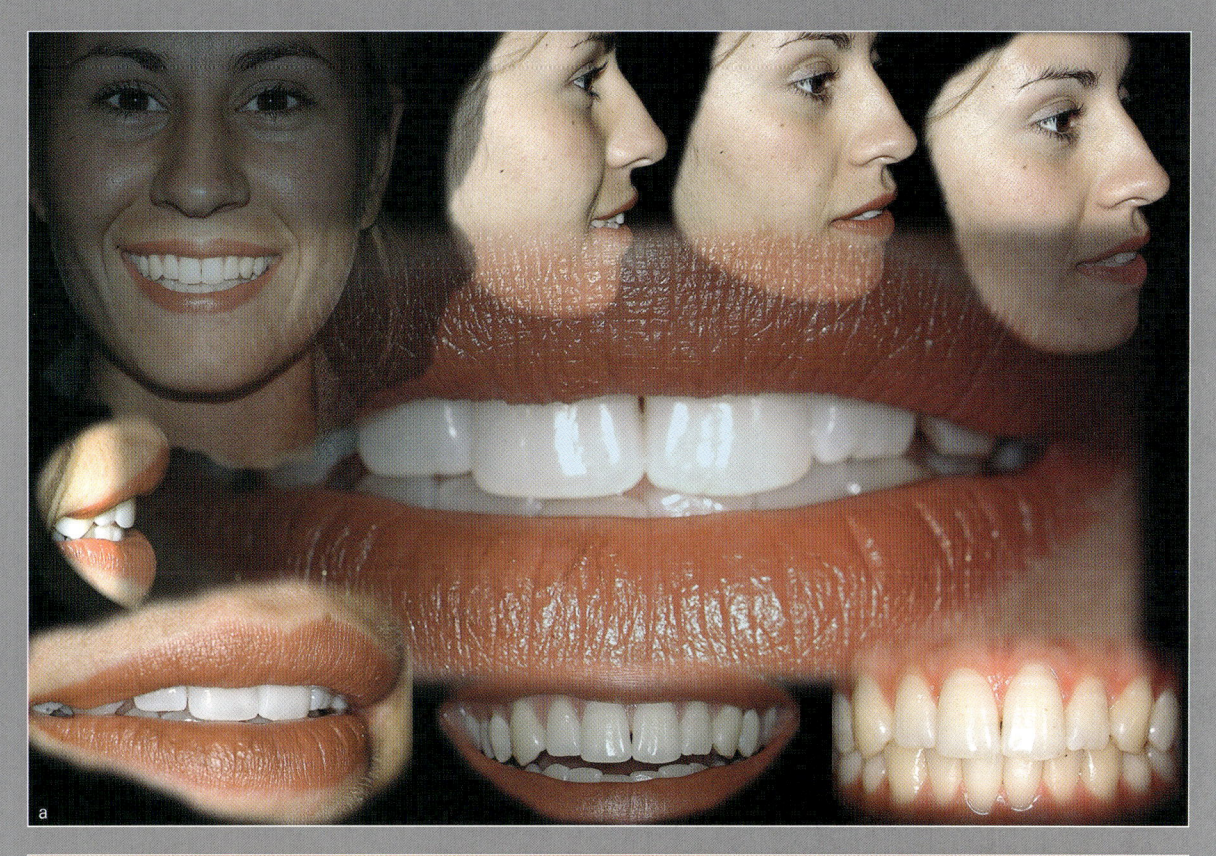

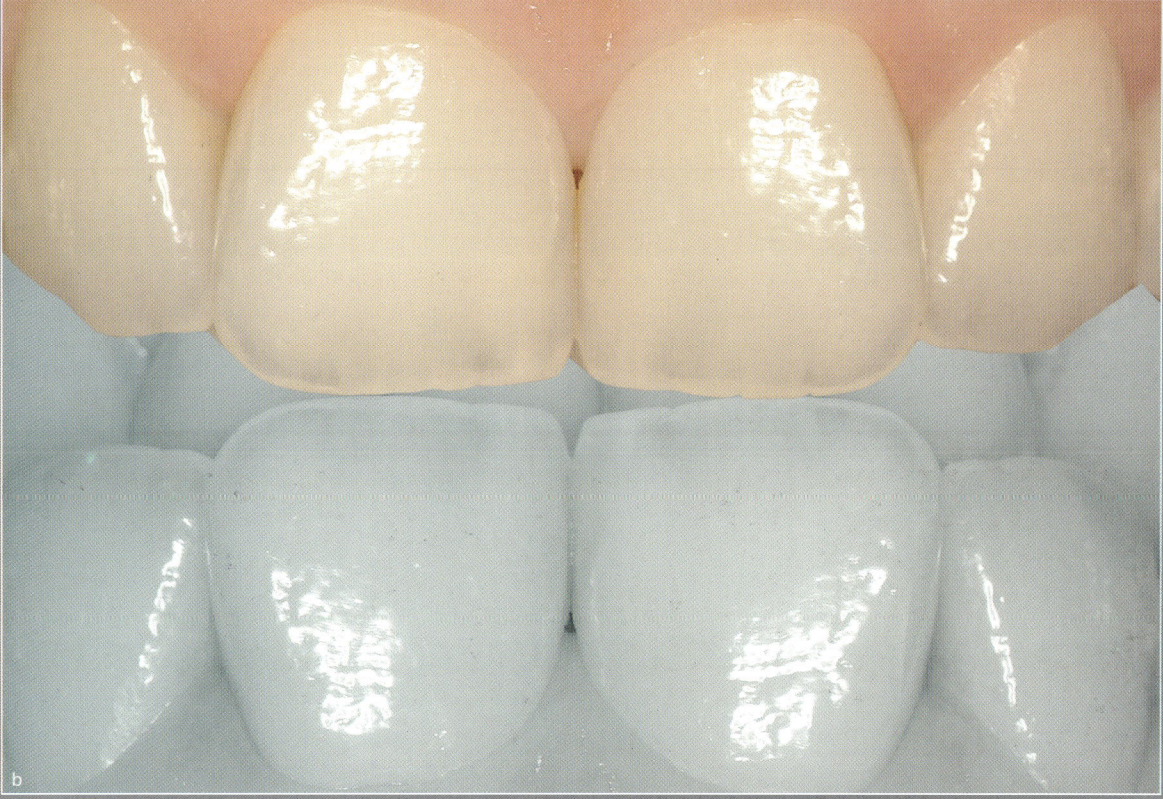

▲ **Figura 2.1**
(a) Macroestética – observar aspectos relacionados à face, ao periodonto e aos dentes em grupo em diferentes ângulos.
(b) Microestética – concentrar a observação em detalhes de cor, textura superficial e forma dos dentes individualmente.

nância ou de maior atenção. No caso da face, o sorriso é o segmento mais importante e o primeiro em que as pessoas concentram sua observação quando olham outra pessoa, seguido pelos olhos, nariz, cabelo e demais detalhes que compõem a face. Se pudéssemos marcar os pontos por onde "correm" e "fixam-se" por mais tempo nossos olhos quando visualizamos outra face, provavelmente confeccionaríamos uma máscara como demonstrado nas Figuras 2.2a, 2.2b e 2.2c. Então, só por essa razão já percebemos a relevância da aparência do sorriso e a conseqüente importância da odontologia estética. Para que a análise estética da face seja objetiva e reproduzível no dia-a-dia, não podemos considerar todos os pontos que a compõem, mas sim eleger alguns detalhes que sistematicamente podemos observar. Um aspecto interessante comentado por Chiche é o de que todo artista que desenha um rosto inicia determinando dois traços em forma de "T" que correspondem à linha mediana e interpupilar, respectivamente, e, em seguida, estabelece a linha de contorno e limite da face.[9] Então, no sentido vertical, as estruturas internas, como olhos, nariz, boca, etc., são posicionadas ao redor da linha mediana de modo simétrico e paralelo (Figuras 2.3a, 2.3b, 2.3c, 2.3d, 2.3e e 2.3f). No sentido horizontal, muitas linhas de referência perpendiculares à linha mediana podem ser utilizadas, mas as principais são a linha interpupilar e a da comissura. Um rosto esteticamente agradável tem uma característica aproximada de simetria e paralelismo entre as estruturas faciais, porque o paralelismo estabelece a forma mais harmônica de interação entre duas linhas.[10]

Muitas linhas imaginárias, tanto no sentido vertical quanto no horizontal, podem ser utilizadas como pontos de referência para realizar uma análise estética da face. Como comentado anteriormente, sugerimos observar algumas das linhas mencionadas em publicações voltadas à odontologia estética no intuito de objetivar a análise estética facial no dia-a-dia, visto que muitos detalhes que também podem ser observados têm maior relação com a área da cirurgia plástica.

O importante é que o profissional estabeleça um *checklist* e, no caso específico da análise estética da face, sugerimos analisar principalmente os seguintes aspectos:

- **Forma da face:** de modo geral, podemos classificar os tipos de forma da face em quadrada, ovóide e triangular (Figuras 2.4a, 2.4b e 2.4c). Em 1914, Williams sugeriu que há uma relação entre a forma da face e a forma dos dentes.[11] Entretanto, Goldstein comentou que não há obrigatoriamente uma relação direta entre a forma da face e a forma dos dentes; os outros aspectos que compõem uma análise estética devem ser considerados para estabelecer a forma final de dentes a serem restaurados.[3] Talvez a preocupação de harmonizar a forma dos dentes com a personalidade do cliente seja resumidamente o aspecto mais relevante.

Por sua vez, uma observação da face em perfil serve para eventualmente detectar alterações da relação mandíbula-maxila, que podem ocorrer por razões dentárias ou esqueléticas, influenciando a forma da face (Figura 2.4d). Essas alterações podem ser tratadas pela ortodontia ou cirurgia bucomaxilofacial, respectivamente. O profissional pode usar linhas de referência que dividem a face em terços, tanto frontal como em perfil, para verificar o equilíbrio ou a proporcionalidade entre as partes que compõem a face (Figuras 2.5a, 2.5b e 2.5c). A utilização da regra da proporção áurea pode ser realizada empregando uma régua proporcionada (Golden Rule, Safident) posicionada em diferentes regiões da face ou medindo essas áreas nas fotografias obtidas (Figuras 2.6a e 2.6b). Entretanto, vale sempre lembrar que a proporção áurea é um ponto de referência e de partida na análise estética facial, e o profissional não deve ficar limitado a essa regra e esquecer aspectos indivi-

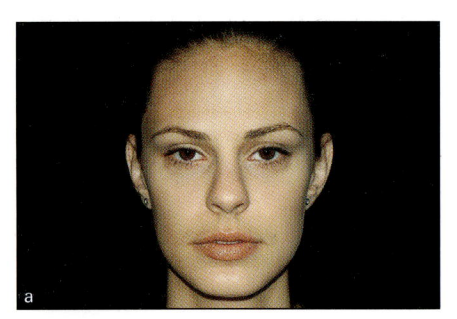

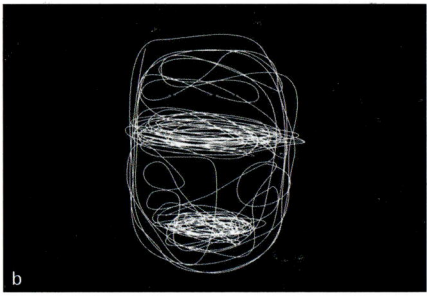

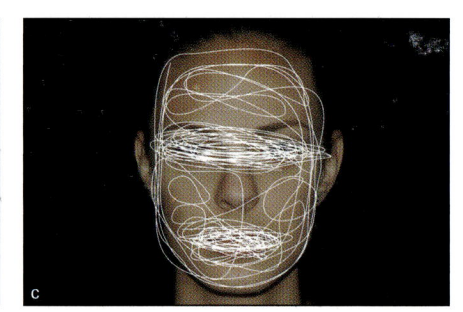

▲ **Figura 2.2**
(a) A observação da estética facial inicialmente leva o observador a definir o contorno e a "percorrer com os olhos" todas as áreas da face.
(b) Uma máscara simula o "caminho" percorrido pelos olhos e realça a concentração da observação em áreas de predominância, como boca e olhos.
(c) O efeito da máscara sobreposta sobre o rosto da Figura 2.1a.

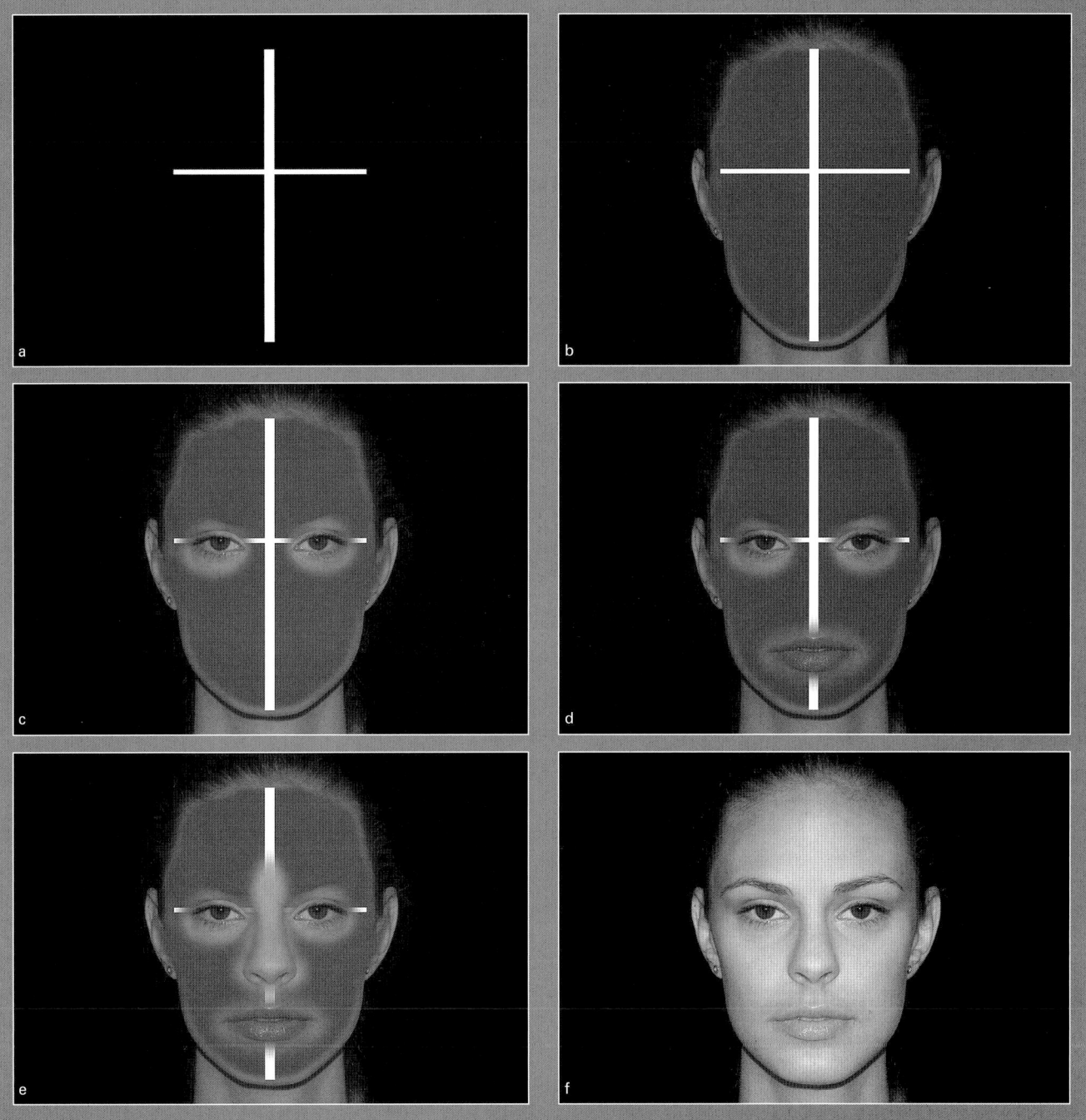

▲ **Figura 2.3**
(a) O artista começa a desenhar a face a partir de um "T".
(b) O segundo passo é definir o contorno da face.
(c) Inserção das estruturas bilaterais de modo quase simétrico, iniciando pelos olhos na linha horizontal correspondente à interpupilar.
(d) Posicionamento da boca, que é uma estrutura de predominância estética da face.
(e) Colocação das demais estruturas que completam a face. Adaptada de Chiche e Pinault.[9]
(f) Aspecto da face em preto-e-branco para favorecer a observação da forma e a simetria, diminuindo a influência da cor.

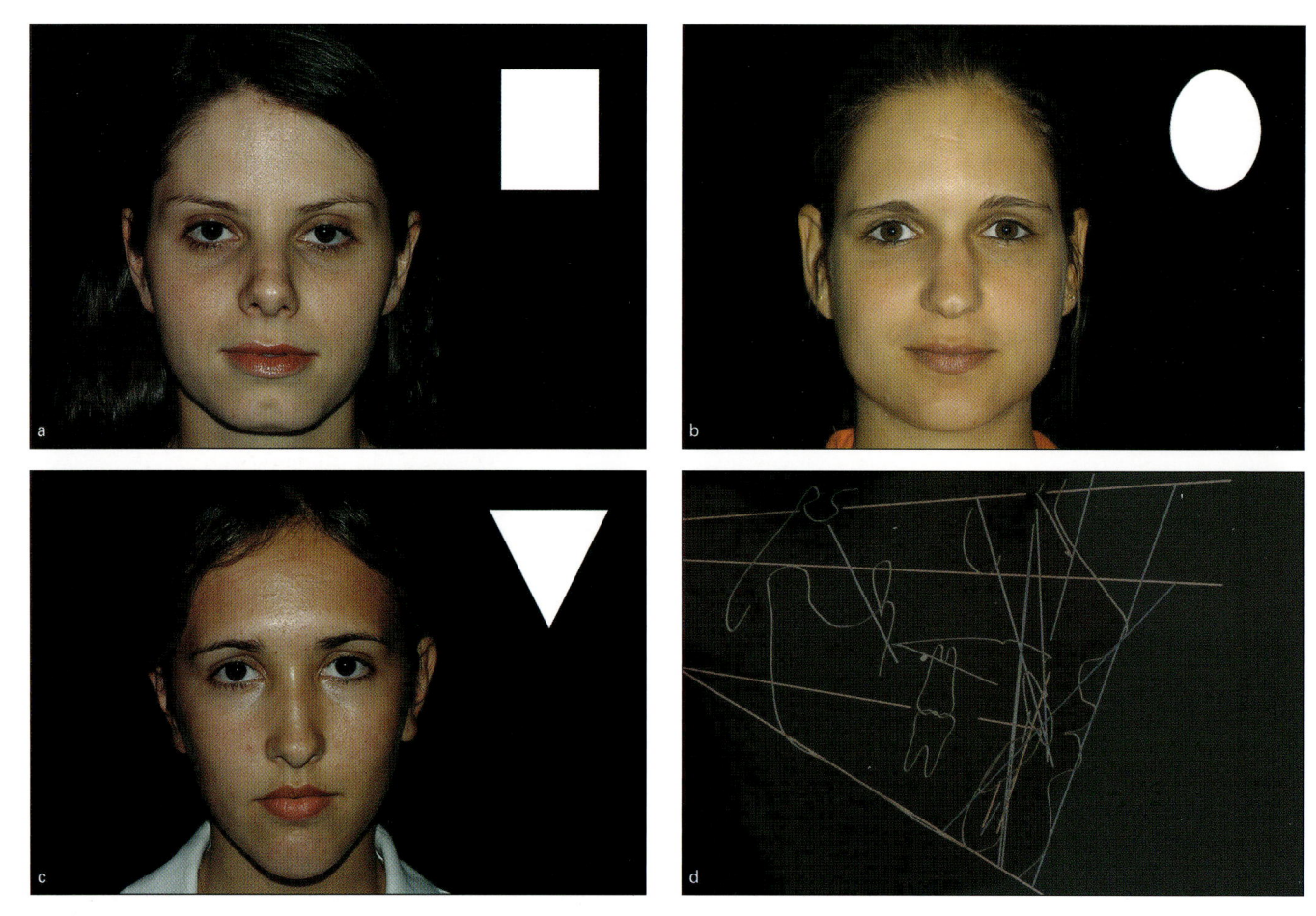

▲ **Figura 2.4**
(a) Forma da face quadrada.
(b) Forma da face ovóide.
(c) Forma da face triangular.
(d) Estudo cefalométrico auxilia no diagnóstico de alterações na relação maxila/mandíbula.

duais. Existem algumas publicações na área da odontologia estética que detalham muito bem esses aspectos e que podem ser úteis em algumas situações clínicas; portanto, o profissional que deseja aprofundar-se um pouco mais nesse tema pode buscar como leitura complementar os livros de Goldstein,[3] de Rufenach[6] e de Mondelli,[5] por exemplo.

- **Linha mediana da face:** uma vista frontal do cliente permite verificar se há alguma discrepância ou desvio da linha mediana da face (Figura 2.7). Os pontos de referência para determinar a linha mediana da face são a glabela, a ponta do nariz, o filtro labial e a ponta do mento. Uma alteração dessa linha pode representar uma ruptura no equilíbrio ou na simetria entre as estruturas faciais e, assim, prejudicar a aparência estética. Caso isso seja detectado, pode indicar a necessidade de tratamento ortodôntico ou de correções de mal-oclusão com ajustes dentários e/ou próteses, por exemplo.

- **Linha interpupilar:** a linha interpupilar deve ser basicamente paralela ao plano incisal dos dentes superiores e ao contorno da margem gengival (Figura 2.8). Pequenas inclinações podem não gerar desequilíbrio estético importante, mas alterações mais evidentes entre essas três linhas imaginárias horizontais podem levar à necessidade de corrigir o plano gengival ou até de empregar ortodontia ou cirurgia antes de confeccionar restaurações estéticas em dentes anteriores.

- **Plano incisal:** o plano incisal deve estar paralelo à linha interpupilar e à linha gengival para propiciar um equilíbrio estético especialmente em pessoas com sorriso alto.

- **Tipo de sorriso:** o quanto de exposição dos dentes ocorre durante o sorriso é um parâmetro utilizado para classificar os tipos de sorriso em alto, médio e baixo. O sorriso

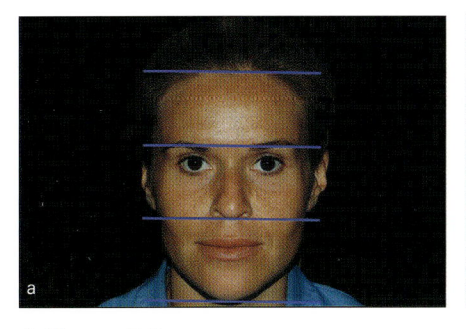

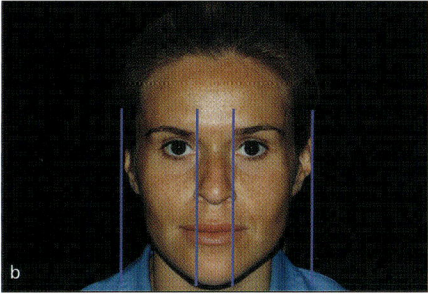

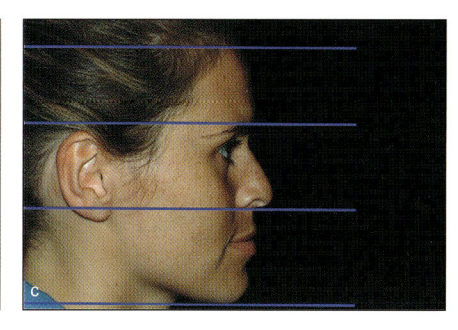

▲ **Figura 2.5**
(a) Em uma vista frontal, a face pode ser dividida em terços com linhas horizontais para verificar proporção.
(b) A face pode ser dividida em terços com linhas verticais para observação de proporção entre as partes.
(c) Em uma vista de perfil, a face pode ser dividida em terços tendo como referências a glabela, a subnasal e o mento para verificação de proporcionalidade.

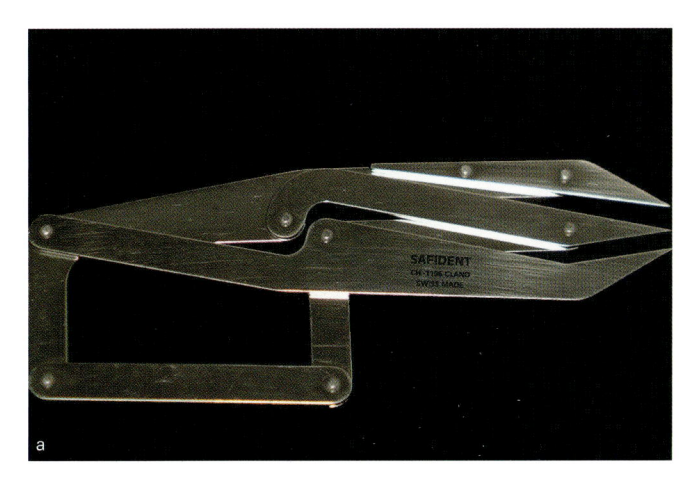

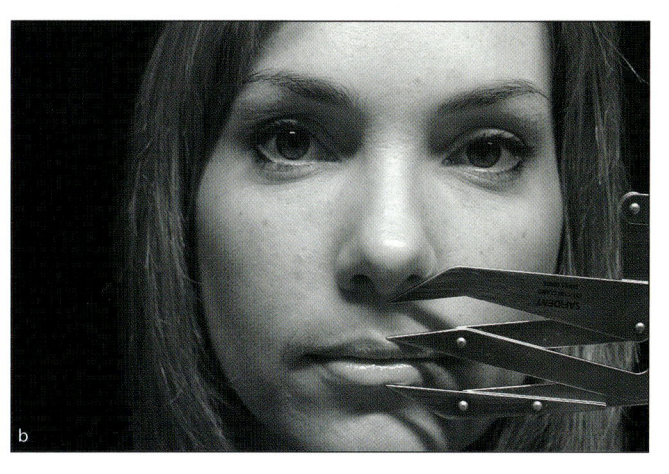

▲ **Figura 2.6**
(a) Golden Rule (Safident) para verificar a proporção áurea entre as partes que compõem a face e também entre os dentes.
(b) Exemplo de utilização da Golden Rule (Safident) evidenciando a proporção áurea entre a altura total dos lábios e a altura do filtro.

alto é aquele que expõe toda a altura cervicoincisal dos dentes ântero-superiores e uma área de gengiva (Figura 2.9a). O sorriso médio permite a visualização da totalidade ou de pelo menos 75% da altura da coroa clínica dos dentes ântero-superiores e as papilas interdentais (Figura 2.9b). O sorriso baixo é aquele em que apenas 75% ou menos da altura da coroa clínica dos dentes ântero-superiores são visíveis (Figura 2.9c). Outro detalhe que deve ser observado é a quantidade de dentes que aparecem durante o sorriso. Normalmente, há uma exposição dos incisivos centrais, laterais, caninos e pré-molares superiores. Contudo, em algumas pessoas, até o primeiro molar superior pode estar visível durante o sorriso. Essa proporção de número de dentes aparentes durante o sorriso é similar mesmo naquelas pessoas que mostram apenas os dentes inferiores quando estão sorrindo. Outro aspecto a ser analisado é a dimensão da exposição dos dentes ântero-superiores quando uma pessoa está sorrindo moderadamente. Nessa condição, os incisivos superiores aparecem em média 2 mm, sendo que as mulheres normalmente apresentam maior visibilidade comparativamente aos homens (Figura 2.10). Deve ser observado ainda se o cliente mostra apenas

> ✓ **DICA CLÍNICA**
>
> Os testes fonéticos ou a análise dinâmica do sorriso permitem avaliar a exposição ou a visibilidade dos dentes anteriores. Uma condição mais favorável esteticamente é aquela em que a borda do incisivo superior toca a mucosa do lábio inferior durante a pronúncia de "f" e "v", propiciando uma trajetória suave durante o fechamento da boca (Figuras 2.11a, 2.11b e 2.11c).

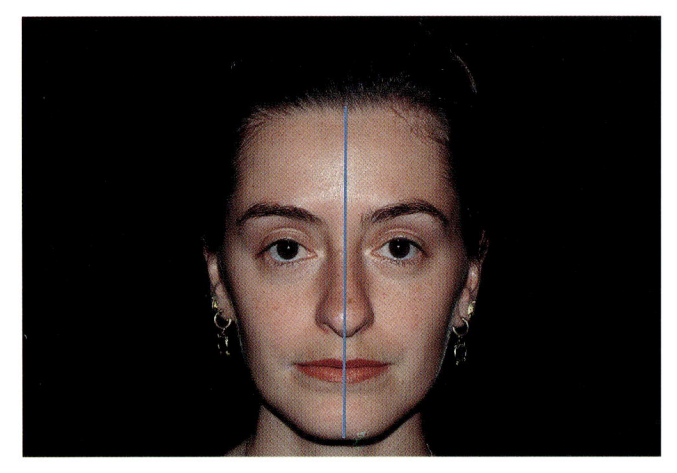

▲ **Figura 2.7**
Linha mediana da face.

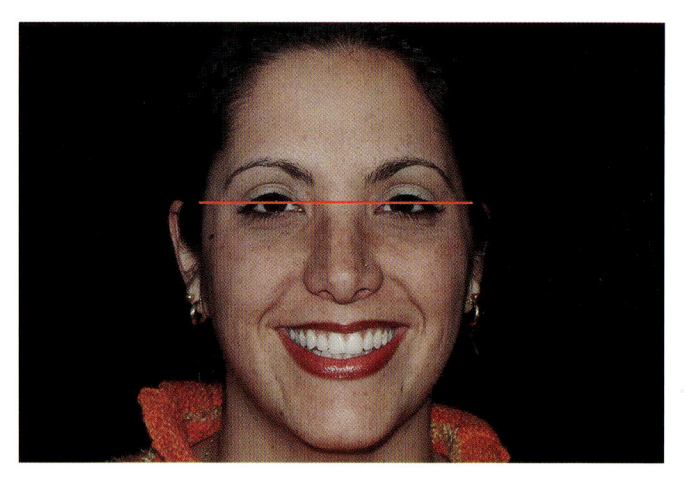

▲ **Figura 2.8**
Linha interpupilar.

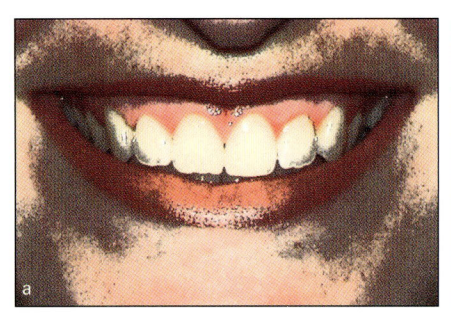

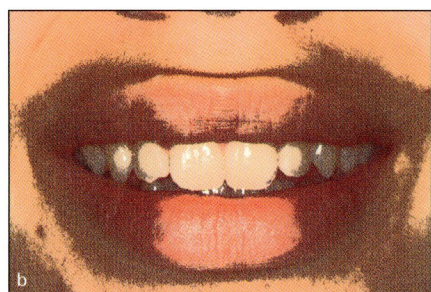

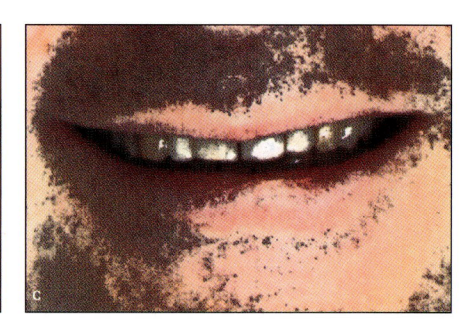

▲ **Figura 2.9**
(a) Exemplo de sorriso tipo alto onde é aparente toda a altura dos dentes e área considerável da gengiva.
(b) Sorriso tipo médio onde aparece área ampla dos dentes e pequena exposição da gengiva, geralmente das papilas interdentárias.
(c) Sorriso tipo baixo onde aparece 75% ou menos da altura dos dentes.

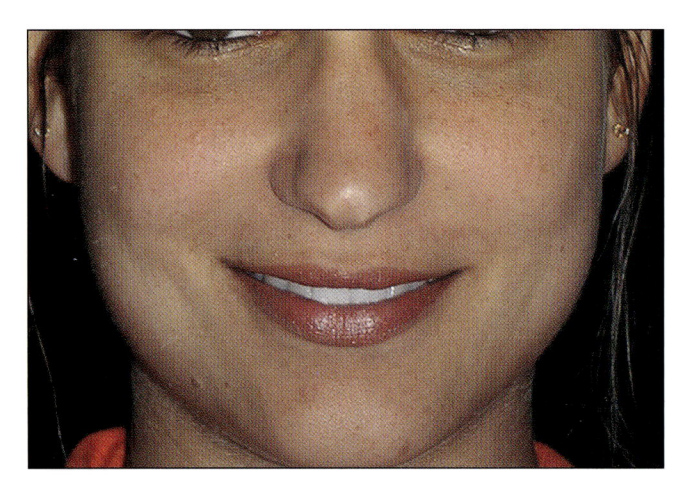

▲ **Figura 2.10**
Exposição dos dentes em torno de 2 mm quando a cliente sorri moderadamente. Aspecto com freqüência observado nas mulheres, enquanto que, nos homens, em geral, ocorre menor exposição dentária nessa condição.

parte dos dentes ântero-superiores, tanto os dentes superiores quanto os inferiores ou somente os inferiores quando sorri moderadamente.

- **Relação do incisivo central superior com o lábio inferior:** uma análise estética funcional pode ser realizada conversando ou filmando o paciente enquanto ele pronuncia palavras com "f" e "v", que exigem toque dos incisivos superiores na região seco-molhada do lábio inferior, ou com "s", ou "z", que têm grande influência da posição da língua e no afastamento em torno de 1 a 1,5 mm entre as bordas incisais dos dentes superiores e inferiores.

- **Tipo de lábio:** algumas proporções podem ser usadas como referências para descrever um lábio esteticamente agradável. De modo geral, ocorre um afastamento interlabial entre 1 a 5 mm em repouso. Para classificar os diferentes tipos de lábios, podemos usar uma referência vertical e

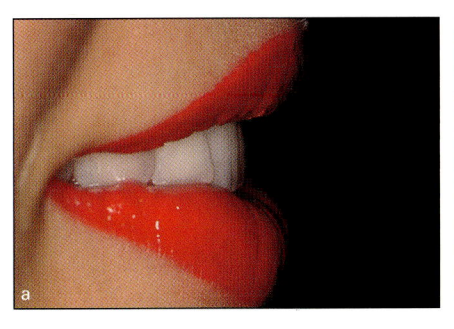

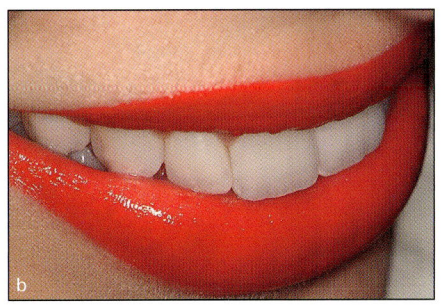

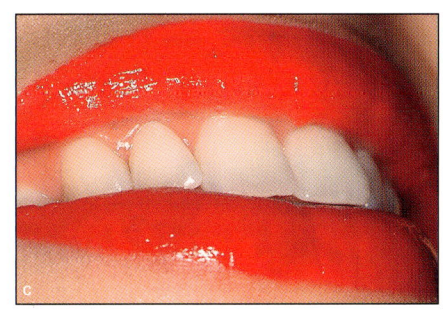

▲ **Figura 2.11**
(a) Relação do incisivo central superior adequada com o lábio inferior durante o sorriso moderado.
(b) No fechamento da boca durante pronúncia de palavras com "f", por exemplo, contato do incisivo central superior com a linha seco-molhada do lábio.
(c) Uma vista oblíqua evidencia a relação adequada do incisivo central superior com o lábio inferior.

outra horizontal. Na primeira, dividimos os lábios em grossos, médios e finos (Figuras 2.12a, 2.12b e 2.12c). Com relação ao sentido horizontal, podemos dividir os lábios em largos, médios ou estreitos (Figuras 2.12d, 2.12e e 2.12f). Do ponto de vista clínico, os pacientes com lábios finos geralmente apresentam uma maior exposição dos dentes e especialmente da gengiva durante o sorriso, enquanto naqueles com lábios grossos, ocorre exatamente o contrário. O comprimento do lábio superior pode ser medido pela distância entre o subnasal e o ponto mais alto do lábio superior, com uma medida média entre 19 a 22 mm, e do lábio inferior, pela distância do seu ponto mais baixo até o ponto mais saliente do mento. Então, podemos classificar os lábios em longos, médios ou curtos (Figuras 2.12g, 2.12h e 2.12i). Em uma condição agradável de estética facial, normalmente, se traçarmos uma linha vertical nas comissuras, elas coincidirão com a linha interíris quando a pessoa está de boca fechada e com o centro das pupilas quando a pessoa está sorrindo (Figura 2.13). Essa observação serve, geralmente, para relacionar a presença de dentes largos em pacientes que apresentam sorriso largo e dentes estreitos naqueles que possuem sorriso estreito. A relevância clínica em observar os detalhes estéticos referentes aos lábios diz respeito especialmente a harmonizar a amplitude de exposição dos dentes ântero-superiores ao sorrir com o tipo de lábio, relacionar a largura dos dentes com a largura dos lábios, equilibrar a relação entre o lábio superior e inferior quando o paciente está em repouso, sorrindo ou falando, verificar sua relação de proporcionalidade com a face e detectar se a condição de "suporte" dos dentes para os lábios está adequada. Esse último item é particularmente importante, pois uma eventual perda desse suporte pode ocasionar uma reversão ou um deslocamento dos lábios para o interior da cavidade bucal, desequilibrando uma harmonia entre os lábios e a face, além de propiciar a ocorrência de rugas de expressão. Portanto, a possibilidade de restaurar ou aumentar o contorno dos dentes anteriores pode promover uma eversão dos lábios e proporcionar um equilíbrio entre os lábios e a face. Obviamente existem limites nesse "novo contorno dental", mas em muitas situações clínicas um bom resultado estético pode ser alcançado.

QUAIS OS DETALHES A SEREM OBSERVADOS NA ANÁLISE ESTÉTICA PERIODONTAL?

É importante que o profissional considere que a condição estética gengival e dental é fundamental para um sorriso harmônico e agradável esteticamente e que uma alteração em qualquer das partes não pode ser compensada isoladamente pela outra. Quatro fatores devem ser avaliados no periodonto para realizar uma análise estética previamente a um planejamento e tratamento restaurador estético:

- **Saúde periodontal:** o ponto principal e de partida na análise estética periodontal passa pela condição de saúde do periodonto, que pode ser traduzida principalmente pela ausência de sangramento gengival durante a sondagem. Aspectos visuais também podem ter relação com a condição de saúde, tais como a coloração da gengiva e a fácil determinação de três áreas do periodonto, que são a gengiva marginal livre, a junção mucogengival e a mucosa alveolar (Figura 2.14).

- **Contorno gengival:** a presença de um contorno gengival regular e contínuo com pequeno deslocamento para coronal nos incisivos laterais comparativamente aos incisivos centrais e caninos superiores proporciona uma composição esteticamente agradável (Figura 2.15a). Variações nessa relação podem prejudicar o equilíbrio estético

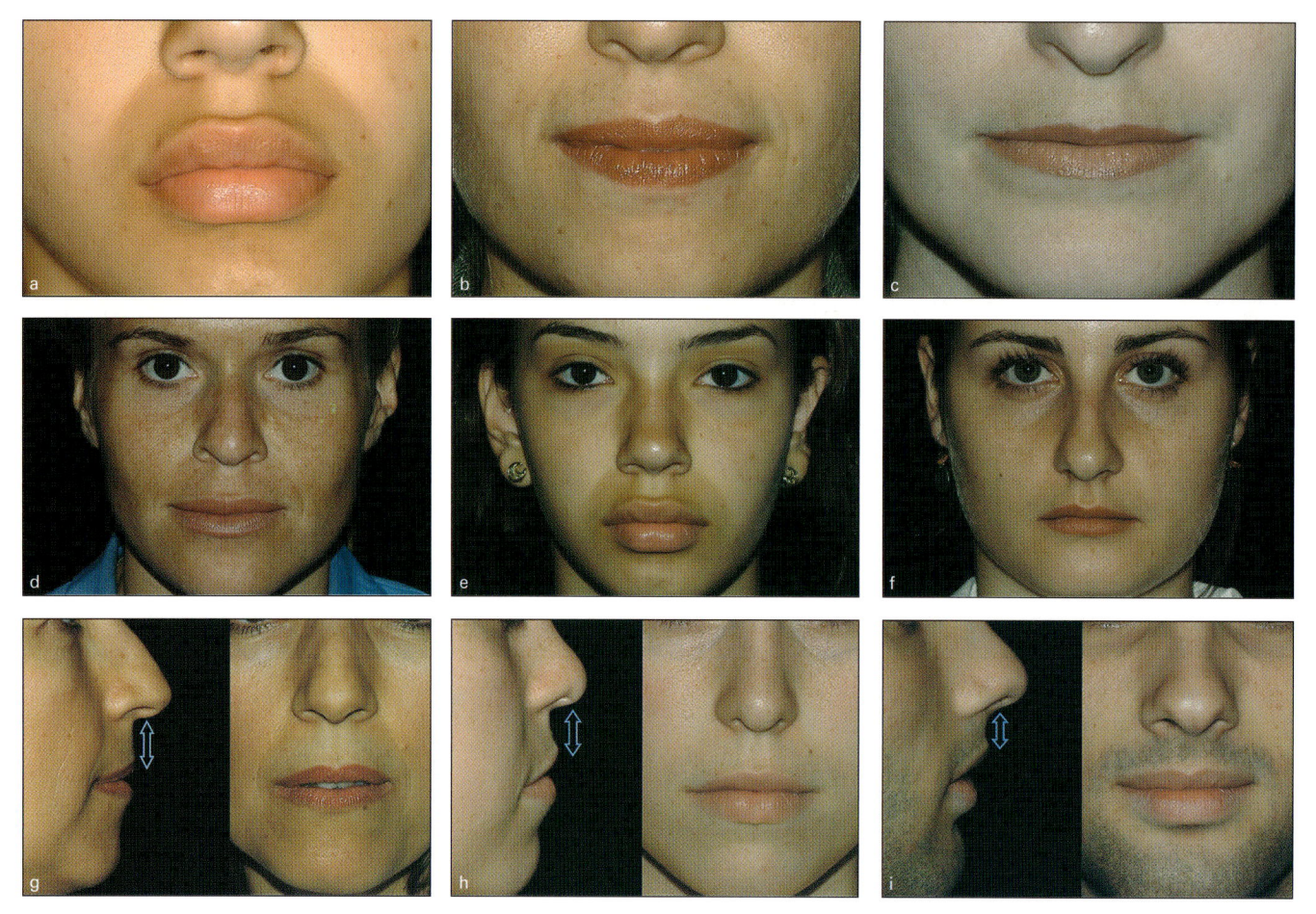

▲ **Figura 2.12**
(a) Exemplo de lábio grosso.
(b) Exemplo de lábio médio.
(c) Exemplo de lábio fino.
(d) Exemplo de lábio largo.
(e) Exemplo de lábio médio.
(f) Exemplo de lábio estreito.
(g) Lábio longo (vista frontal e lateral).
(h) Vista frontal e lateral de lábio médio.
(i) Lábio curto (vista frontal e lateral).

e destacar negativamente determinados dentes (Figura 2.15b). A manutenção dessa condição de discrepância no contorno gengival pode dificultar a obtenção de um resultado favorável em um tratamento restaurador, especialmente em clientes com sorriso alto ou médio. Muitas vezes uma pequena correção por meio de uma cirurgia plástica periodontal pode otimizar o resultado do tratamento estético interdisciplinar.

- **Zênite do contorno gengival:** o ponto mais apical do contorno gengival de cada dente, ou seja, o *zênite* gengival, geralmente está localizado mais para distal do centro do dente (Figura 2.16). Esse aspecto deve ser observado e respeitado durante a fase de preparo para restaurações diretas ou indiretas que envolvam toda a superfície vestibular.

- **Papila interdental:** um posicionamento correto da papila interdental, especialmente em pessoas jovens, promove um fechamento do espaço interdental aquém do ponto de contato interproximal, e isso auxilia em um sorriso esteticamente equilibrado (Figura 2.17). Por sua vez, por descuido com as ações de manutenção da saúde periodontal, por problemas de apinhamento dental ou por sobrecontorno de restaurações, a papila pode apresentar-se hiperplasiada ou retraída, "quebrando" a harmonia do sorriso. O profissional deve conhecer alguns princípios básicos que podem auxiliar na formação e/

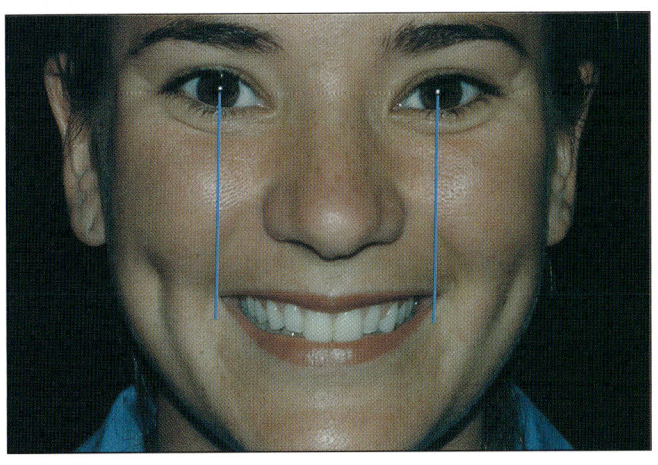

▲ **Figura 2.13**
Ao sorrir, linhas verticais que passam pelas comissuras labiais atingem o centro das pupilas em uma face equilibrada. Quando a pessoa está séria, essas mesmas linhas das comissuras devem corresponder à distância interíris.

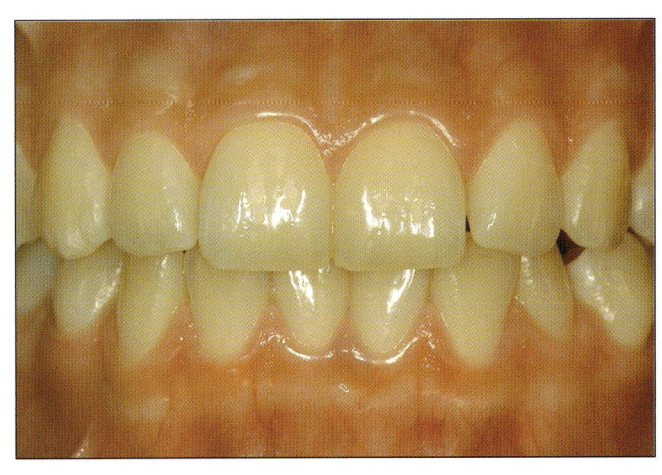

▲ **Figura 2.14**
Exemplo de um periodonto com aspecto visual de saúde que sempre deve ser confirmado com uma sondagem.

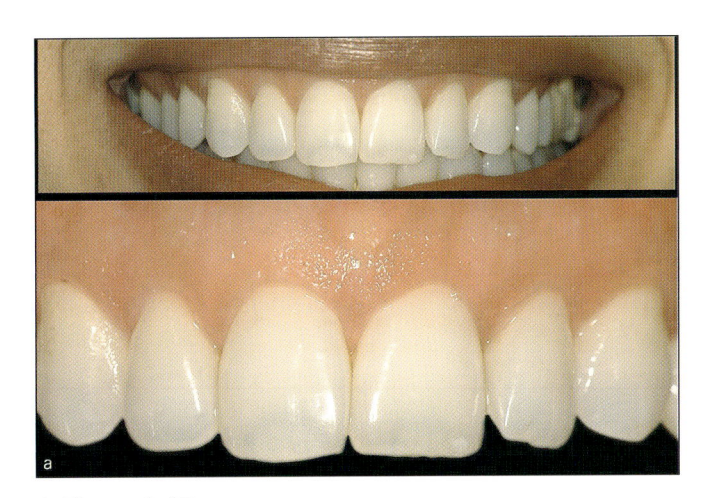

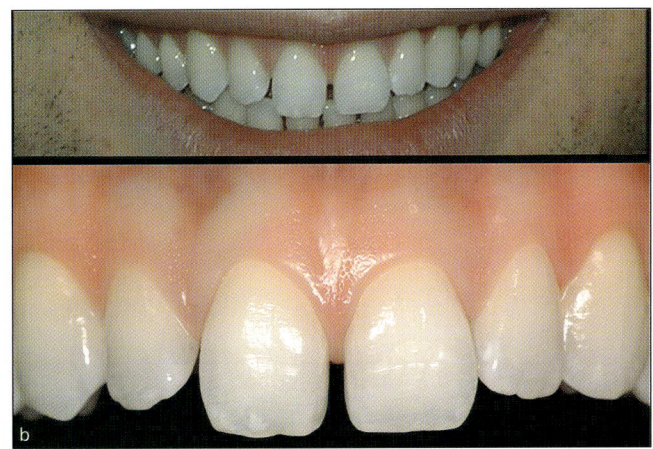

▲ **Figura 2.15**
(a) Exemplo de contorno gengival satisfatório com um "balanço" adequado entre os incisivos e os caninos. Vista aproximada e durante o sorriso.
(b) Exemplo de contorno gengival desfavorável. Note que o contorno dos incisivos centrais está localizado abaixo do contorno dos laterais e caninos. Vista aproximada e durante o sorriso.

ou no deslocamento da papila interdental para otimizar o resultado estético de restaurações sobre implante, indiretas ou até mesmo diretas.

QUAIS OS ASPECTOS PRINCIPAIS A SEREM ANALISADOS NA APARÊNCIA ESTÉTICA DOS DENTES EM GRUPO?

Para finalizar a avaliação da macroestética, após ter observado os aspectos relacionados à face e ao periodonto, é necessário que o profissional atente para os detalhes dos dentes em grupo que influenciam a aparência estética. Dentre esses, podemos destacar:

- **Curvatura incisal:** a linha do sorriso, ou curvatura incisal, é determinada por uma linha imaginária que tangencia as bordas incisais dos incisivos superiores e a ponta de cúspide dos caninos superiores. Ela tem grande influência na aparência estética do sorriso. Uma condição agradável é quando essa linha do sorriso é convexa e acompanha a curvatura do lábio inferior (Figura 2.18a). No outro extremo, a curvatura incisal é côncava e pode ser mais facilmente encontrada em idosos, ou que apresen-

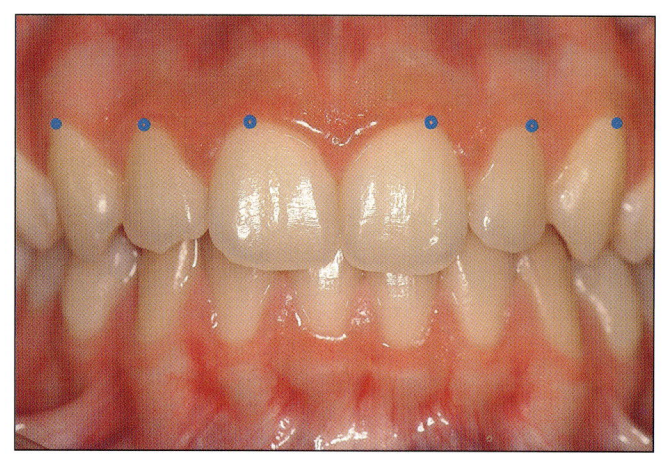

▲ **Figura 2.16**
O zênite gengival localiza-se normalmente na posição mais distal e corresponde ao ponto mais alto do contorno gengival.

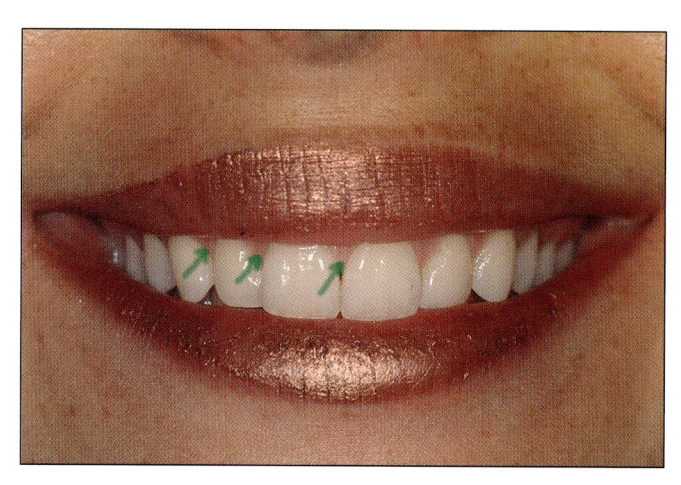

▲ **Figura 2.17**
Papila interdental característica de cliente jovem preenchendo a ameia cervical.

tam alguma parafunção, ou ainda em pacientes com hábitos oclusais nocivos, como roer unhas. O restabelecimento de uma linha do sorriso adequada pode propiciar um efeito de rejuvenescimento, pois é marcante o efeito negativo de uma linha côncava ou um efeito de "V" invertido na região entre os incisivos centrais superiores no sorriso[12] (Figura 2.18b). Além disso, uma curvatura incisal adequada ajuda a "distrair" a atenção sobre eventuais características faciais desagradáveis.

- **Linha média dentária:** a avaliação da linha média dentária é importante porque determina a simetria do arco já que representa uma linha imaginária que divide os incisivos centrais superiores e/ou inferiores. Em uma relação dento-facial agradável, a linha média dentária está no centro médio da face (Figura 2.19). O profissional deve estar atento para o fato de que desvios acentuados da linha média interdentária podem romper o equilíbrio estético dento-facial. O centro do filtro labial foi utilizado como ponto de referência no estudo desenvolvido por Miller et al., que mostrou coincidência desse centro com a linha média interdentária em 70,4% das pessoas, enquanto apenas 27,8% dos pesquisados tinham coincidência entre as linhas médias do arco superior e inferior.[13] Portanto, o profissional não deve utilizar a linha média dentária inferior como parâmetro para estabelecer a superior ou vice-versa. Além disso, uma eventual coincidência da linha dentária inferior com a superior

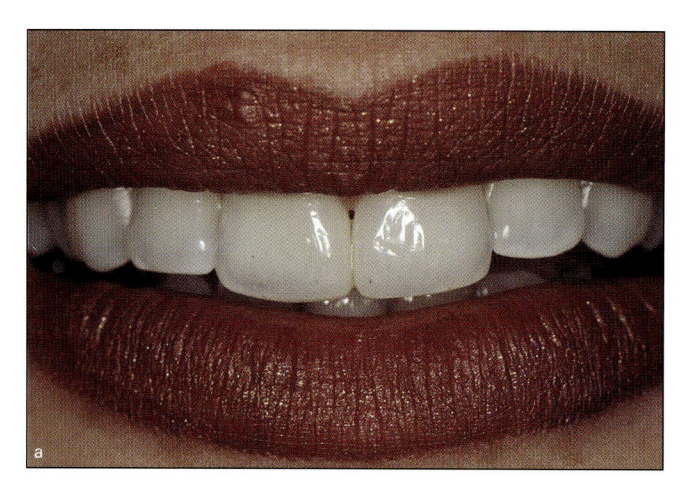

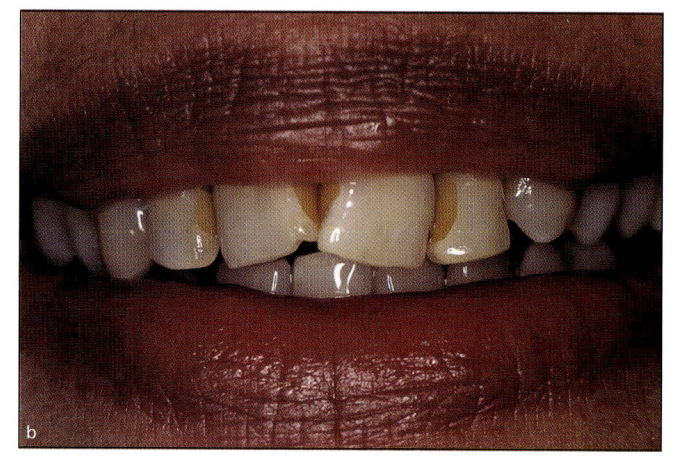

▲ **Figura 2.18**
(a) Curvatura incisal convexa, que está associada a um sorriso agradável esteticamente.
(b) Exemplo de um sorriso com curvatura incisal côncava, que é extremamente desfavorável do ponto de vista estético e causa um efeito de "envelhecimento" do sorriso.

RESTAURAÇÕES ESTÉTICAS

▲ **Figura 2.19**
A linha média dentária entre os incisivos superiores e os inferiores é coincidente apenas em um pequeno percentual das pessoas. Entretanto, a linha média facial normalmente coincide com o centro do filtro e a linha média interincisiva superior.

> ✓ **DICA CLÍNICA**
>
> Durante o tratamento restaurador estético, o profissional deve procurar restabelecer uma convexidade da linha do sorriso em harmonia com a face do paciente. Por exemplo, pode atenuar o efeito de uma face quadrada acentuando a curvatura incisal ou atenuar a influência de um queixo proeminente com uma linha de sorriso mais plana.

e a linha média facial tem pouca repercussão no equilíbrio estético dento-facial, ao contrário da linha dentária superior. Presença de diastema, inclinações axiais acentuadas dos incisivos centrais superiores ou desvio de posicionamento da linha média interdentária superior em relação à linha média facial podem influir negativamente na aparência estética do sorriso e, portanto, merecem atenção especial no planejamento restaurador estético.

- **Alinhamento dental:** a presença de dentes alinhados e bem-posicionados no arco sem dúvida contribui para harmonia e equilíbrio estético do sorriso porque permite uma transição gradual e suave no sentido ântero-posterior e látero-central quando a pessoa é vista sorrindo de modo frontal ou lateral, respectivamente (Figura 2.20a). Um efeito de gradação, ou percepção visual do tamanho dos dentes entre si expostos durante o sorriso, tem um significado importante para um equilíbrio estético. Neste momento, ressalta-se que corretos posicionamento e alinhamento dental colaboram favoravelmente para esse efeito. A presença de dentes girados, apinhados ou excessivamente inclinados para vestibular ou palatino pode interromper uma transição visual agradável dos dentes em conjunto, gerando pontos de tensão visual que geralmente estão associados com efeito estético negativo do sorriso (Figura 2.20b).

- **Inclinação axial:** considerando linhas imaginárias que iniciam no bordo incisal e dirigem-se no sentido apical acompanhando a raiz, ou seja, o eixo longo do dente, podemos notar que elas se inclinam para distal. À medida que deslocamos nossa observação do incisivo central superior para o incisivo lateral e canino, respectivamen-

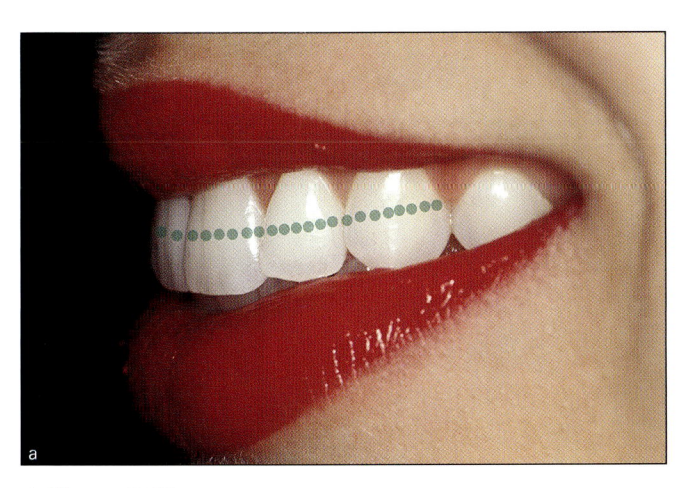

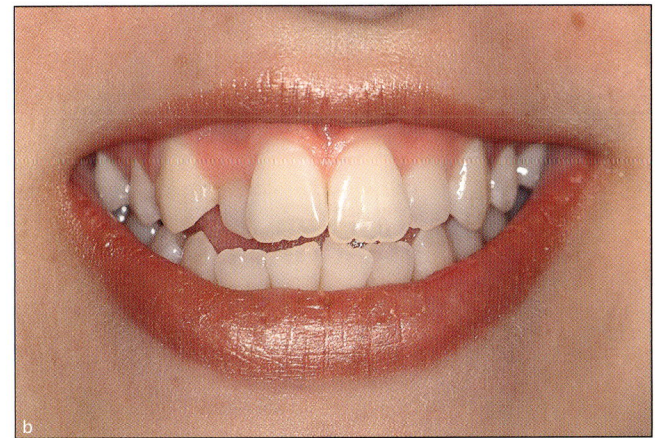

▲ **Figura 2.20**
(a) Exemplo de um sorriso com alinhamento dental correto, que permite um efeito de gradação entre os dentes e é esteticamente agradável.
(b) Quando há falta de alinhamento dental, gera-se uma tensão visual e "quebra" no efeito de gradação entre os dentes, ocasionando uma situação desfavorável do ponto de vista estético.

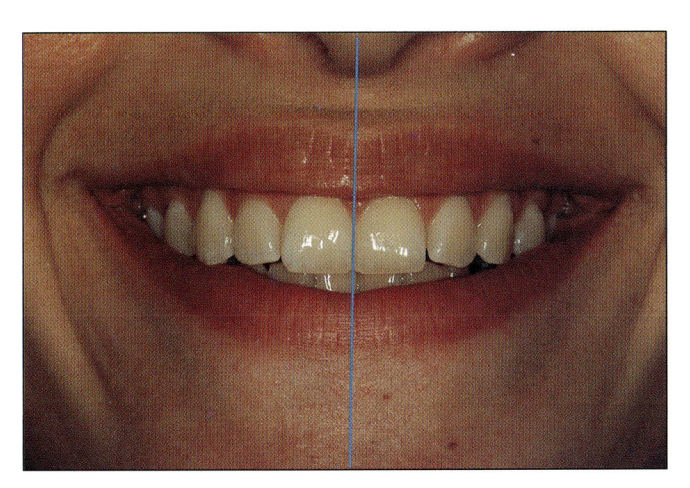

te, percebemos que essa inclinação aumenta (Figura 2.21). Há uma relação dessa inclinação axial com o zênite gengival comentado anteriormente. Uma ruptura na disposição da inclinação axial dos dentes ântero-superiores pode prejudicar tanto o efeito de gradação, que é interessante para o equilíbrio do sorriso, quanto o contorno gengival.

- **Proporção entre os dentes:** uma proporção equilibrada de aparência dos dentes quando o paciente sorri é fundamental para compor um sorriso esteticamente agradável. Colocada dessa forma, a afirmação anterior parece de fácil compreensão e aceitação para quem atua na área da odontologia estética. Entretanto, o grande desafio é estabelecer de modo prático e objetivo um método de avaliação e de conseqüente apoio para execução de um tratamento restaurador estético. Muitas sugestões foram relatadas buscando suporte em princípios utilizados na arte e na arquitetura para estabelecer parâmetros matemáticos ou numéricos para definir a melhor proporção entre os dentes. A mais comumente empregada é a proporção áurea, ou dourada, que estabelece como relação ideal de proporção o valor de 1:1,618. É preciso enfatizar a diferença entre dimensão real e aparente dos dentes, que está ilustrada na Figura 2.22, visto que o emprego da proporção áurea está relacionado ao tamanho aparente dos dentes ântero-superiores quando vistos de frente. Então, quando se observa frontalmente uma pessoa sorrindo, ela apresenta um sorriso agradável e harmônico quando, a partir da linha média, há uma relação da largura do incisivo central superior, incisivo lateral superior e canino de 1,618, 1 e 0,618, respectivamente. Em outras palavras, a largura aparente do incisivo lateral superior é aproximadamente 60% menor que o incisivo central, e a do canino é em torno de 60% menor que a do incisivo lateral (Figura 2.23). Entretanto, cuidado especial deve ser tomado pelo profissional em seguir de forma rígida essa proporção áurea no planejamento e tratamento restaurador estético, pois ela pode ocasionar com freqüência um "estreitamento" do arco superior.[4] Outro aspecto a ser considerado é o de que, conforme estudo desenvolvido por Preston, apenas 17% das pessoas pesquisadas apresentavam uma proporção de 1:1,608 entre o incisivo lateral e o incisivo central superiores, e a proporção de 1:0,608 entre incisivo lateral e canino superiores não foi observada em nenhuma das pessoas envolvidas na pesquisa.[14] Portanto, nem a proporção áurea nem qualquer outra regra matemática pode ser aplicada para determinar a proporção entre os dentes no sorriso de todas as pessoas. No entanto, a utilização da proporção áurea na fase de diagnóstico e realização do tratamento restaurador estético pode ser um elemento importante para executar essas etapas clínicas.[15] Isso porque serve como um guia objetivo para o clínico na avaliação estética da face e especialmente do sorriso do cliente; no entanto, deve ser complementada e estar em harmonia com os outros fatores verificados na análise estética e ser convergente à personalidade e ao desejo da pessoa a ser tratada.

> **DICA CLÍNICA**
>
> O profissional pode medir a largura aparente dos dentes diretamente na boca, sobre os modelos, ou ainda no computador com as fotografias digitais. Então, aplicar a proporção áurea (fórmula matemática) entre os dentes ântero-superiores para ter um parâmetro inicial para realização de uma simulação e eventualmente o tratamento restaurador estético, caso ela esteja em harmonia com a face e o tipo de sorriso do cliente.

- **Corredor bucal:** quando os arcos dentários se separam e os lábios se distendem durante o sorriso, geram-se espaços negativos ou fundos escuros da boca. O primeiro localiza-se na região anterior e propicia um destaque dos dentes anteriores. O segundo localiza-se entre a superfície externa dos dentes superiores e os cantos direito e esquerdo da boca, formando o corredor bucal (Figura 2.24). Em um sorriso esteticamente agradável, é interessante a presença desse corredor bucal que, de acordo com a proporção áurea, deve estar em uma relação de 1:1,608 para o segmento dentário inferior. Outros aspectos importantes a serem avaliados relativamente ao corredor bucal são a manutenção de um efeito de gradação entre os dentes da região anterior para a posterior, a definição de quantos dentes posteriores são visíveis no sorriso e o contorno gengival nessa região posterior aparente quando a pessoa sorri.[16]

- **Ameia incisal e cervical:** a localização do ponto de contato interproximal é determinada pela posição e pela forma dos dentes. Na direção apical, observa-se a formação da ameia cervical que, em pessoas jovens, é normalmente preenchida pela gengiva e, em pessoas idosas ou que tiveram problemas periodontais, apresenta-se mais ampla. No sentido incisal, forma-se a ameia incisal, que também é mais ampla em pessoas jovens e normalmente mais reduzida em pessoas idosas devido ao desgaste funcional ou parafuncional. Uma transição agradável esteticamente é verificada quando há uma progressão a partir do ponto de contato entre os incisivos centrais superiores para apical indo em direção ao incisivo lateral e canino, respectivamente. O ângulo incisal que tem

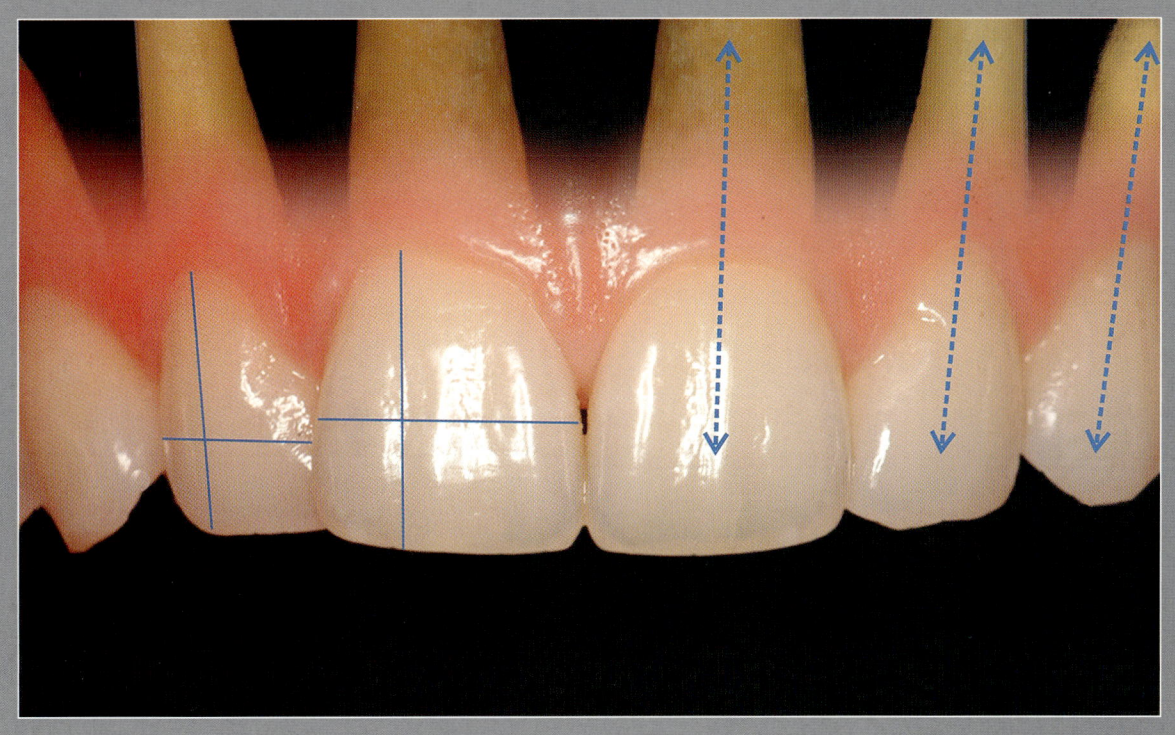

▲ **Figura 2.21**
A inclinação axial dos dentes é normalmente voltada para distal. A proporção entre altura e largura dos dentes isoladamente é fundamental para posterior composição estética dos dentes em grupo e deve ser observada pelo profissional.

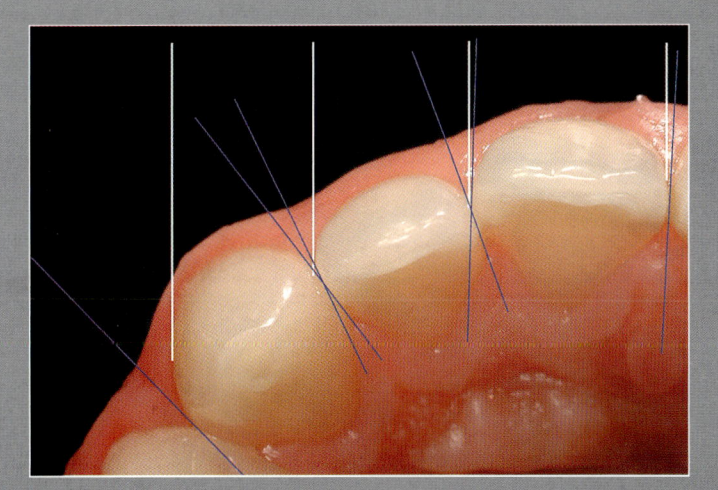

▲ **Figura 2.22**
Diferença entre a largura real dos dentes (linhas azuis) e a largura aparente (linhas brancas). Essa última é a que deve ser considerada para verificar a proporção entre os dentes durante o sorriso.

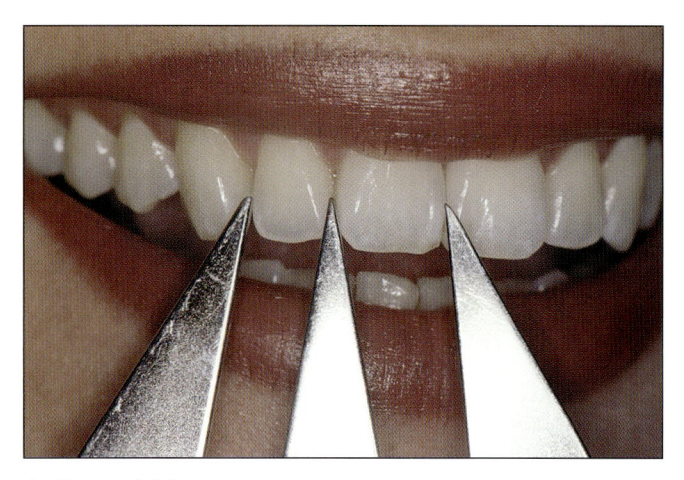

Figura 2.23
Verificação da proporção áurea entre o incisivo central superior e o lateral com auxílio da Golden Rule (Safident). O dente 11 está com uma largura aparente aproximadamente 60% maior que o incisivo lateral ou com uma proporção de 1,618:1.

> **DICA CLÍNICA**
>
> O profissional deve concentrar seu esforço e treinamento em "aprender a enxergar a macroestética e a microestética dental" para facilitar a reprodução de detalhes durante o procedimento restaurador estético. Lembrar que, após perceber os detalhes, a confecção das restaurações é apenas questão de treinamento motor e visual que, normalmente, é característica dos profissionais que se dedicam à odontologia.

se refere ao procedimento restaurador propriamente dito, o grande diferencial entre os profissionais que atuam na área da odontologia estética é a maior capacidade de observação e identificação dos mínimos detalhes que alguns profissionais apresentam. Essa capacidade é conquistada com muita disciplina e exercícios de observação após ter o conhecimento dos detalhes ou do que está procurando "enxergar".

Dentre os aspectos de microestética dental que devem ser analisados, podemos destacar:

um formato básico de "V" invertido tem influência direta no quanto aparece do fundo escuro da boca durante o sorriso. Geralmente é mais estreito e reto na região mesioincisal dos incisivos centrais superiores, mais arredondado e assimétrico entre a distal do incisivo central e mesial do incisivo lateral e mais largo e amplo entre a distal do incisivo lateral e canino superiores (Figura 2.24).

- **Forma:** o primeiro aspecto da microestética dental que o profissional deve procurar estabelecer é a definição da forma do dente. Isso porque, durante um tratamento restaurador estético, o clínico irá procurar utilizar as "informações" do dente homólogo para tentar reproduzir de modo mais natural possível a aparência do(s) dente(s) a ser(em) restaurado(s). A forma tem uma influência decisiva, visto que pequenas alterações de cor ou de textura superficial podem até passar despercebidas, enquanto que alterações de forma geralmente são mais

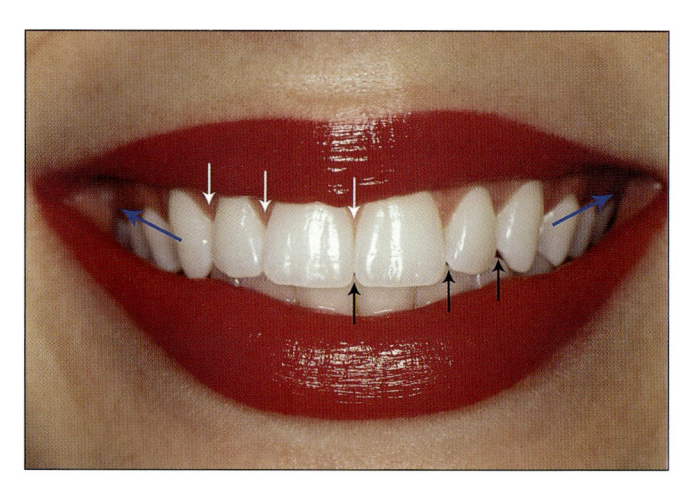

> **DICA CLÍNICA**
>
> Ameias menores podem fazer os dentes apresentarem uma sensação de ser mais largos, enquanto que ameias maiores propiciam um efeito de ser mais estreitos.
>
> Ângulo incisal arredondado pode compensar a aparência de um dente excessivamente largo; incisal mais reto pode favorecer a aparência de dentes muito estreitos.

O QUE DEVE SER OBSERVADO NA MICROESTÉTICA (ASPECTOS ESTÉTICOS DO DENTE INDIVIDUALMENTE)?

Após realizar a análise estética envolvendo os fatores que compõem a macroestética já descritos anteriormente, o profissional deve finalmente direcionar toda sua atenção aos detalhes pertinentes à microestética. Essas características dentais precisam ser interpretadas para viabilizar as condições necessárias a fim de tentar reproduzi-las durante os procedimentos restauradores diretos ou indiretos. No que

Figura 2.24
Corredor bucal (setas azuis), ameias cervicais (setas brancas) e ameias incisais (setas pretas). Na relação entre as ameias há uma projeção de baixo para cima no sentido de mesial para distal, tanto nas cervicais quanto nas incisais.

facilmente detectadas. Existem três formas básicas de dentes: quadrado, linhas externas praticamente paralelas; ovóide, linhas externas arredondadas com convergência para cervical e incisal e ângulos incisais discretos; triangular, linhas externas convergentes para cervical e com ângulos incisais pronunciados[4,5] (Figuras 2.25a, 2.25b e 2.25c).

- **Proporção altura × largura do dente:** essa proporção individual entre altura × largura dos dentes é particularmente relevante para os incisivos centrais superiores. Isso se deve ao fato de que o princípio de dominância é o mais importante para a composição de uma aparência estética dental agradável, e o incisivo central é o dente dominante do sorriso. Uma proporção altura × largura em torno de 75 a 80% é bastante agradável para o incisivo central (Figura 2.21). Valores abaixo de 65% propiciam uma aparência muito estreita e acima de 85% ocasionam uma percepção de muito curto ou excessivamente quadrado, prejudicando sua aparência estética.[9] O incisivo lateral geralmente apresenta uma proporção de altura × largura em torno 60 a 65%. O estabelecimento da proporção altura × largura dos demais dentes está vinculado a muitos fatores já discutidos anteriormente, mas o uso da proporção áurea pode auxiliar o profissional na fase de análise estética.

> ✓ **DICA CLÍNICA**
>
> Ao iniciar um planejamento ou tratamento restaurador estético, devem ser usados todos os elementos da análise estética para determinar a proporção altura × largura dos incisivos centrais superiores porque eles são os dominantes no sorriso.

- **Textura superficial:** essa característica presente na superfície dos dentes é mais facilmente percebida em dentes de jovens e pode se manifestar em linhas verticais ou horizontais. Com o passar do tempo, os dentes, devido ao desgaste do esmalte, geralmente apresentam diminuição ou até praticamente ausência de textura superficial. Entretanto, isso não implica dizer que pessoas idosas não possam apresentar dentes com grande riqueza de textura superficial ou vice-versa. A textura superficial tem uma relação direta com a cor, pois um dente com maior riqueza de detalhes superficiais proporciona maior reflexão de luz em diferentes direções e, assim, parece mais claro comparativamente a um dente com maior lisura superficial, que parece mais escuro (Figuras 2.26a e 2.26b).

> ✓ **DICA CLÍNICA**
>
> A superfície vestibular do dente deve ser observada perpendicularmente; se ele estiver seco, o refletor deve ser movimentado em diferentes angulações para perceber mais facilmente a textura superficial.

- **Cor:** para determinar a cor do dente, o profissional deve procurar inicialmente estabelecer o valor, ou luminosidade, que é a dimensão mais importante na seleção da cor, seguido do matiz e do croma. Dividir o dente em terços geralmente facilita essa observação. O terço médio da coroa normalmente apresenta maior valor, ou luminosidade, enquanto que o terço cervical apresenta maior croma ou saturação. Por sua vez, o terço incisal apresenta o menor valor devido à elevada transparência

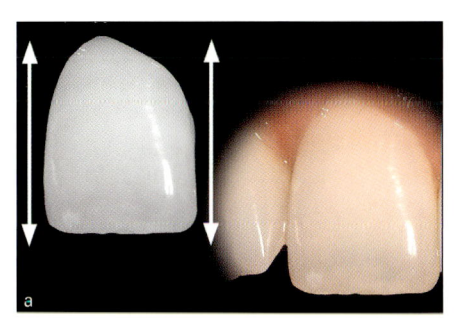

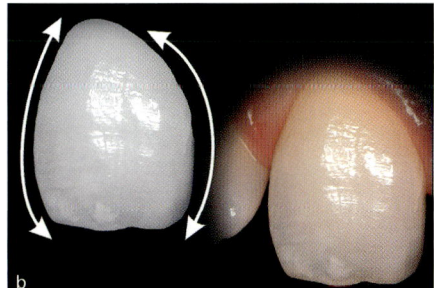

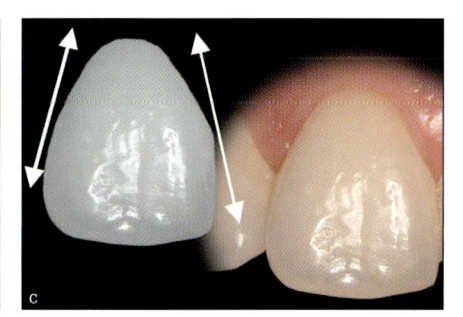

▲ **Figura 2.25**
(a) Forma do dente quadrada.
(b) Forma do dente ovóide.
(c) Forma do dente triangular.

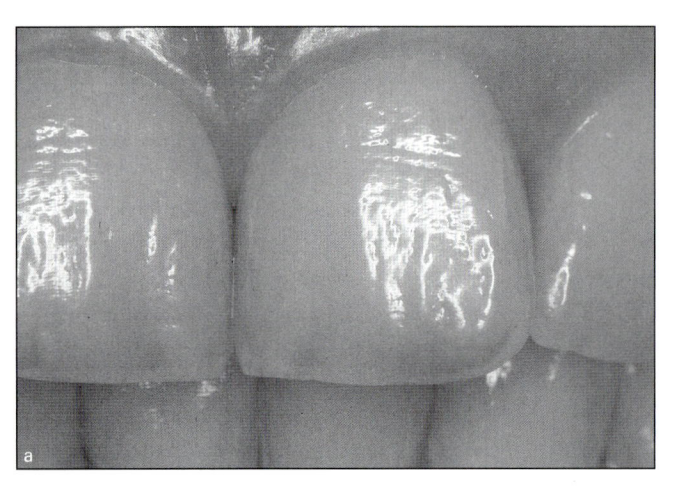

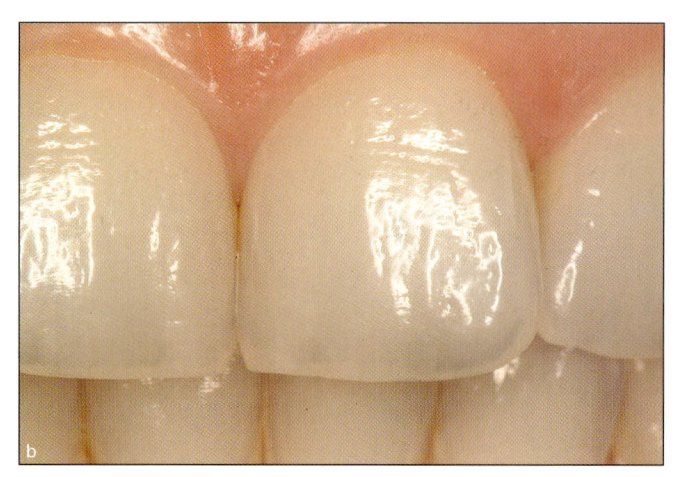

▲ **Figura 2.26**
(a) Observar a textura superficial acentuada presente nos dentes superiores. Ela acentua um efeito de luminosidade aos dentes.
(b) Notar a textura superficial nos mesmos dentes da Figura 2.26a com uma imagem colorida.

nessa região. Um protocolo para seleção de cor está apresentado em detalhes no Capítulo 6.

- **Opalescência:** é uma característica inerente ao esmalte e, por isso, pode ser detectada na região incisal do dente. Quando o esmalte é submetido à luz direta, permite a passagem de ondas de luz mais longas, como a amarelo-laranja, e reflete, ou seja, realça as ondas curtas, como as de cor azul-cinza (Figura 2.27). Se submetido à luz indireta, ocorre exatamente o contrário. Muitos materiais restauradores estão disponíveis no mercado para tentar simular esse efeito (ver Capítulos 6 e 10).

- **Fluorescência:** é uma característica de absorver energia luminosa de ondas curtas, como a ultravioleta, e difundi-la para o espectro visível entre o branco intenso ao azul-claro. A dentina apresenta aproximadamente três vezes mais fluorescência do que o esmalte. Esse fenômeno de fluorescência pode ser facilmente identificado sobre os dentes e/ou restaurações quando as pessoas estão expostas à luz ultravioleta, ou "luz negra" das boates, por exemplo. A relevância clínica da fluorescência é que ela pode ser responsável por uma aparência mais branca e clara dos dentes, algo que comumente os clínicos comentam como "aspecto de vitalidade" do dente. Para o profissional avaliar a fluorescência no dia-a-dia, é interessante ter uma "luz negra" portátil para que, escurecendo a sala de trabalho, possa incidir sobre os dentes e, desse modo, perceber a fluorescência dos dentes naturais e eventualmente de materiais restauradores (Figura 2.28).

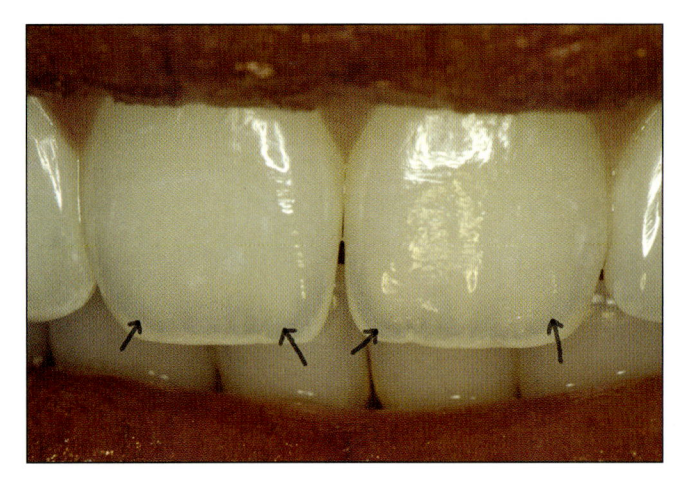

- **Efeitos da dentina:** particularmente em dentes que apresentem um esmalte bastante translúcido, é possível muitas vezes perceber com nitidez alguns efeitos da dentina, tais como mamelos e estrias (Figura 2.29). A percepção da localização desses efeitos auxilia o profissional no momento de tentar reproduzi-los durante a colocação da camada de "dentina artificial" assim como para eleger o tipo ou grau de translucidez do "esmalte artificial" a ser colocado na confecção da restauração estética. O uso de transiluminação ou até mesmo da "luz negra" pode auxiliar o profissional nessa etapa.

- **Anatomia oclusal:** a observação das fotografias e especialmente dos modelos de estudo permite ao profissional analisar características anatômicas dos dentes posteriores e anteriores. Essa etapa é importante para conseguir perceber detalhes que dificilmente são detectados du-

▲ **Figura 2.27**
Observar as áreas de opalescência presentes nos dentes anteriores caracterizadas por uma aparência cinza-azulada quando há uma luz incidente (setas pretas).

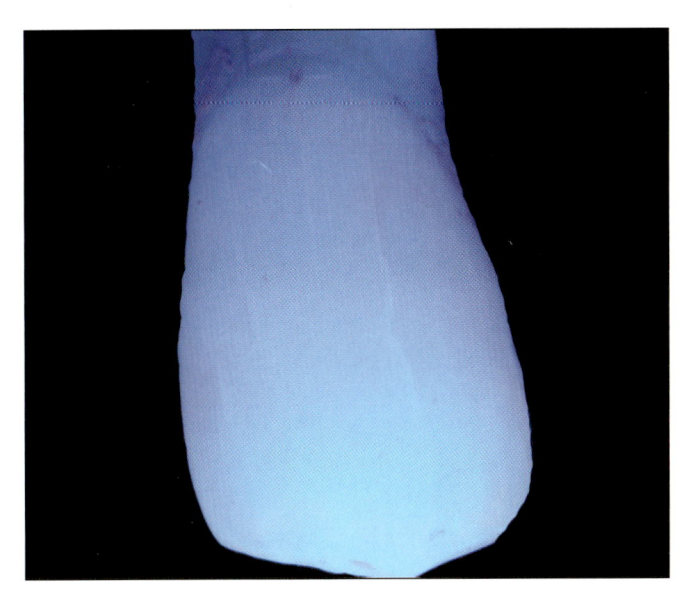

Figura 2.28
O efeito de fluorescência faz com que o dente reflita luz entre o azul-claro e branco intenso quando exposto a raios ultravioleta.

rante o exame clínico, que é mais rápido e tem uma limitação de visualização muito maior. Isso facilita muito o planejamento e a futura construção das restaurações para que estejam em harmonia com a função oclusal e estética do cliente. Uma revisão dos livros de anatomia dental, que normalmente esquecemos com o tempo, é muito útil para que o clínico tenha novamente presente em sua mente detalhes morfológicos e de espessura das estruturas dentais. Com essas informações, fica mais fácil trabalhar com a técnica de "estratificação natural" durante os procedimentos restauradores.

PROTOCOLO CLÍNICO

PRIMEIRA SESSÃO CLÍNICA

1. ENTREVISTA COM O CLIENTE

O primeiro contato com o cliente é essencial para estabelecer uma relação de empatia e principalmente de confiança. Conseguido isso, a conversa irá fluir, e as informações preliminares, tão essenciais para o clínico quanto para o cliente, serão disponibilizadas naturalmente. Conversar em um ambiente diferente daquele da sala clínica pode ajudar o cliente a descontrair, assim como conversar no mesmo plano visual pode ter um efeito de aproximação. Nesse momento o profissional deve concentrar sua atenção em determinar o tipo de personalidade de seu cliente, pois isso é fundamental para estabelecer uma comunicação eficiente. Além disso, detectar qual a principal queixa ou objetivo do tratamento por parte do cliente auxiliará na eleição das futuras alternativas de tratamento restaurador estético. Evidentemente que alguns aspectos da macroestética e microestética já podem ser notados durante essa entrevista, mas a ênfase nessa análise será durante o exame clínico e após a avaliação das fotografias e dos modelos de estudo.

2. EXAME CLÍNICO

O profissional deve observar uma rotina clínica, ou seja, uma seqüência de estruturas e detalhes a serem avaliados. Para tanto, pode seguir um modelo de ficha clínica que o guie no sentido de verificar aspectos relacionados com as diversas especialidades, como estomatologia, cariologia, oclusão, periodontia, ortodontia, prótese e dentística, entre outras que compõem o quadro de saúde/doença do paciente. Especificamente com relação à odontologia estética, além de ter essa visão multidisciplinar durante o exame clínico de modo seqüencial, é importante que o profissional analise aspectos do seu *check-list* de estética dental. Esse compreende todos os aspectos de macroestética e microestética já mencionados no item "Decisão clínica". Alguns desses aspectos não poderão ser avaliados cuidadosamente nesse momento em função do tempo e até mesmo do conforto do cliente. Para isso servirão as fotografias e modelos de estudo, que conferem uma condição mais favorável para uma análise estética minuciosa a ser conduzida sem a presença do cliente.

3. REALIZAÇÃO DE FOTOGRAFIAS

A realização de fotografias é muito importante porque possibilita registrar o sorriso do cliente em diferentes ângulos e com diversas amplitudes de visão. Desse modo, o profissional pode analisar com tranqüilidade e precisão os detalhes da macroestética e microestética que compõem a estética dental. O uso de câmeras fotográficas digitais facilitou significativamente essa etapa do protocolo clínico, pois per-

> **✓ DICA CLÍNICA**
>
> Devem ser obtidas sete fotografias do paciente para análise estética: 1) frontal com paciente em repouso, 2) frontal com paciente sorrindo, 3) perfil com paciente sério, 4) perfil com paciente sorrindo, 5) intrabucal frontal, incluindo as duas arcadas, 6) intrabucal registrando toda a arcada superior e 7) intrabucal incluindo toda a arcada inferior.

mite verificar se a fotografia ficou adequada quase que instantaneamente e evita os inconvenientes de tempo e custo de revelação do processo convencional. Deve-se procurar racionalizar essa fase de trabalho, ou seja, realizar apenas as fotografias que realmente serão úteis para a análise estética. Atuando desse modo, o profissional favorece sua relação custo/benefício e também não incomoda o cliente. O uso do afastador da J. Morita, além de ser muito confortável para o cliente, é transparente e dispensa a necessidade de uma pessoa auxiliar para obter uma foto intrabucal (Figura 2.29b). O que deve ser analisado em cada fotografia está descrito adiante no item "Análise estética nas fotografias".

4. OBTENÇÃO DE MODELOS DE ESTUDO

A obtenção de modelos de estudo das arcadas superior e inferior é um meio auxiliar eficaz para diagnóstico estético. Permite a visualização de detalhes gengivais, de posicionamento e forma dental e de relação dos dentes em conjunto e com os antagonistas por ângulos de visão que são impossíveis do ponto de vista clínico. Além disso, propicia a execução de ensaios estéticos com cera ou resina, que podem servir para melhorar a comunicação com o cliente com relação ao possível resultado de uma proposta de tratamento restaurador estético.

5. RADIOGRAFIAS

As radiografias convencionais ou digitais complementam o exame clínico e fornecem ao profissional subsídios adicionais quanto à condição dentária coronária e radicular, além do tecido ósseo, que possa interferir no futuro planejamento restaurador estético.

6. FILMAGEM (OPCIONAL)

Essa etapa é opcional visto que, com freqüência, pode inibir determinados clientes, demanda algum tempo para sua realização e exige mais um equipamento, que é a câmara filmadora. Contudo, se o perfil do cliente é favorável para esse tipo de procedimento, ele pode ser útil porque permite registrar a condição dinâmica de estética. O profissional pode solicitar que o cliente fale normalmente por alguns segundos, pronuncie palavras com "s" e "v" e dê alguns sorrisos contidos e mais amplos e registrá-los em diferentes ângulos. Portanto, pode ser um excelente meio complementar de diagnóstico estético.

FASE ENTRE AS SESSÕES CLÍNICAS

Reunindo os elementos de diagnóstico, que são a ficha clínica, as fotografias, os modelos de estudo, as radiografias e eventualmente a filmagem, o profissional deve planejar seu tratamento estético sintetizando as informações de macroestética e microestética disponíveis. Contudo, deve ade-

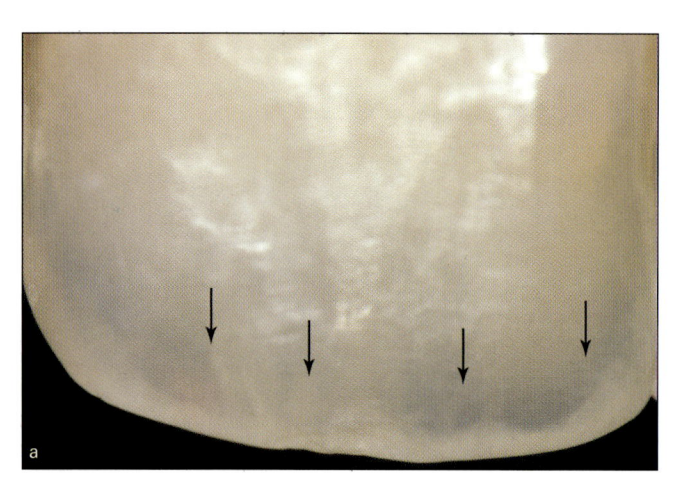

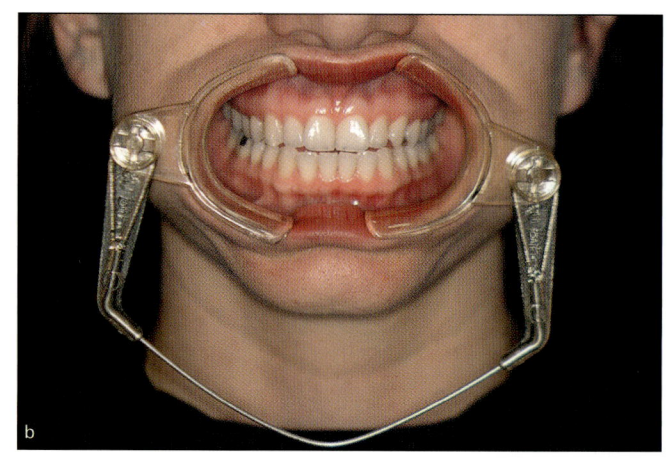

▲ **Figura 2.29**
(a) Alguns efeitos da dentina podem ser detectados devido à transparência do esmalte (setas pretas).
(b) O uso do afastador Free Access 2 (J. Morita) facilita a etapa de confecção das fotografias intrabucais.

quar seu planejamento ao perfil e objetivo principal do seu cliente. Para isso, é essencial a lembrança da conversa na primeira consulta.

Durante a análise estética, o clínico deve sempre lembrar a importância de "fechar lentamente o campo de observação", ou seja, ter uma visão mais ampla a partir da face do cliente, transitando para um foco mais específico, que compreende o sorriso propriamente dito. Então, o profissional deve considerar os elementos a serem observados e ordená-los na forma de um *check-list* para criar uma sistemática de observação sem esquecer nenhum detalhe importante.

7. AVALIAÇÃO DAS RADIOGRAFIAS E DOS MODELOS DE ESTUDO

Os detalhes gerais a serem contemplados no exame dos modelos de estudo e nas radiografias já foram citados anteriormente.

8. ANÁLISE ESTÉTICA NAS FOTOGRAFIAS

Os aspectos que devem ser analisados em cada uma das sete fotografias sugeridas estão citados a seguir:

- Fotografia 1 – Frontal com cliente em repouso (Figura 2.30a):
    a) forma da face
    b) linha mediana da face
    c) tipo de lábio
    d) linha interpupilar
    e) equilíbrio da face

- Fotografia 2 – Frontal com cliente sorrindo (Figura 2.30b):
    a) tipo de sorriso
    b) corredor bucal
    c) linha interpupilar
    d) plano incisal
    e) linha média dentária
    f) curvatura incisal

- Fotografia 3 – Perfil com cliente sério (Figura 2.30c):
    a) tipo de lábio
    b) relação mandíbula/maxila

- Fotografia 4 – Perfil com cliente sorrindo (Figura 2.30d):
    a) relação incisivo central superior com lábio inferior
    b) alinhamento dental

- Fotografia 5 – Intrabucal incluindo as duas arcadas (Figura 2.30e):
    a) contorno gengival
    b) zênite gengival
    c) papila interdental
    d) saúde periodontal
    e) curvatura incisal
    f) alinhamento dental
    g) inclinação axial
    h) proporção entre os dentes
    i) ameia incisal e cervical
    j) forma dos dentes
    k) proporção altura × largura dos dentes
    l) textura superficial
    m) cor

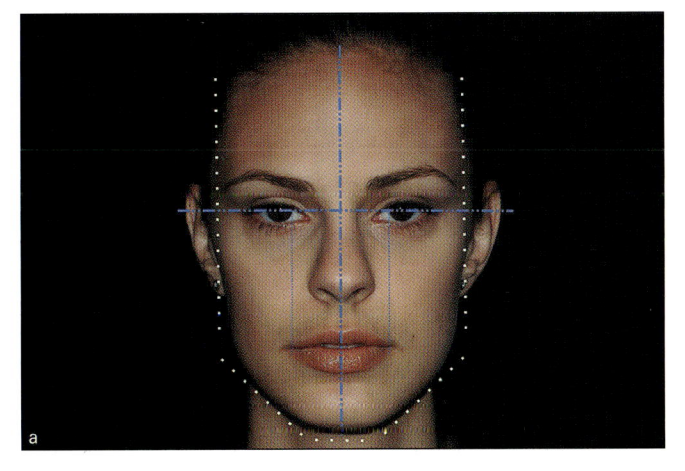

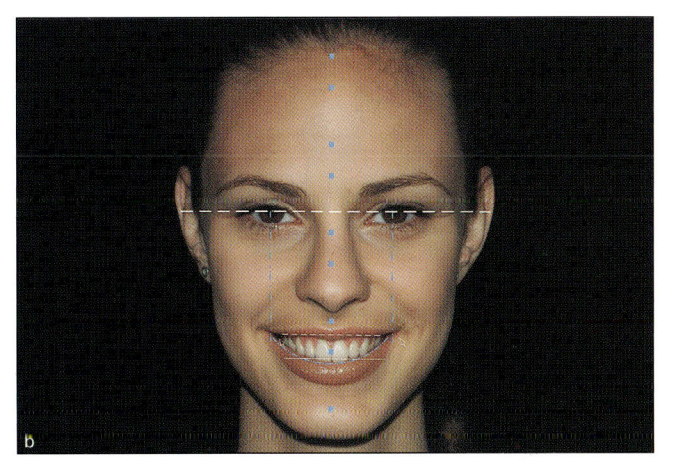

▲ **Figura 2.30**
(a) Na fotografia frontal do cliente em repouso, devem ser avaliados os seguintes aspectos: forma da face, linha média da face, linha interpupilar e relação das comissuras labiais com a distância interíris.
(b) Na fotografia frontal do cliente sorrindo, devem ser observados os seguintes aspectos: linha mediana da face, linha interpupilar, plano incisal, plano gengival, curvatura incisal e sua relação com o lábio inferior e linhas verticais das comissuras com o centro das pupilas.

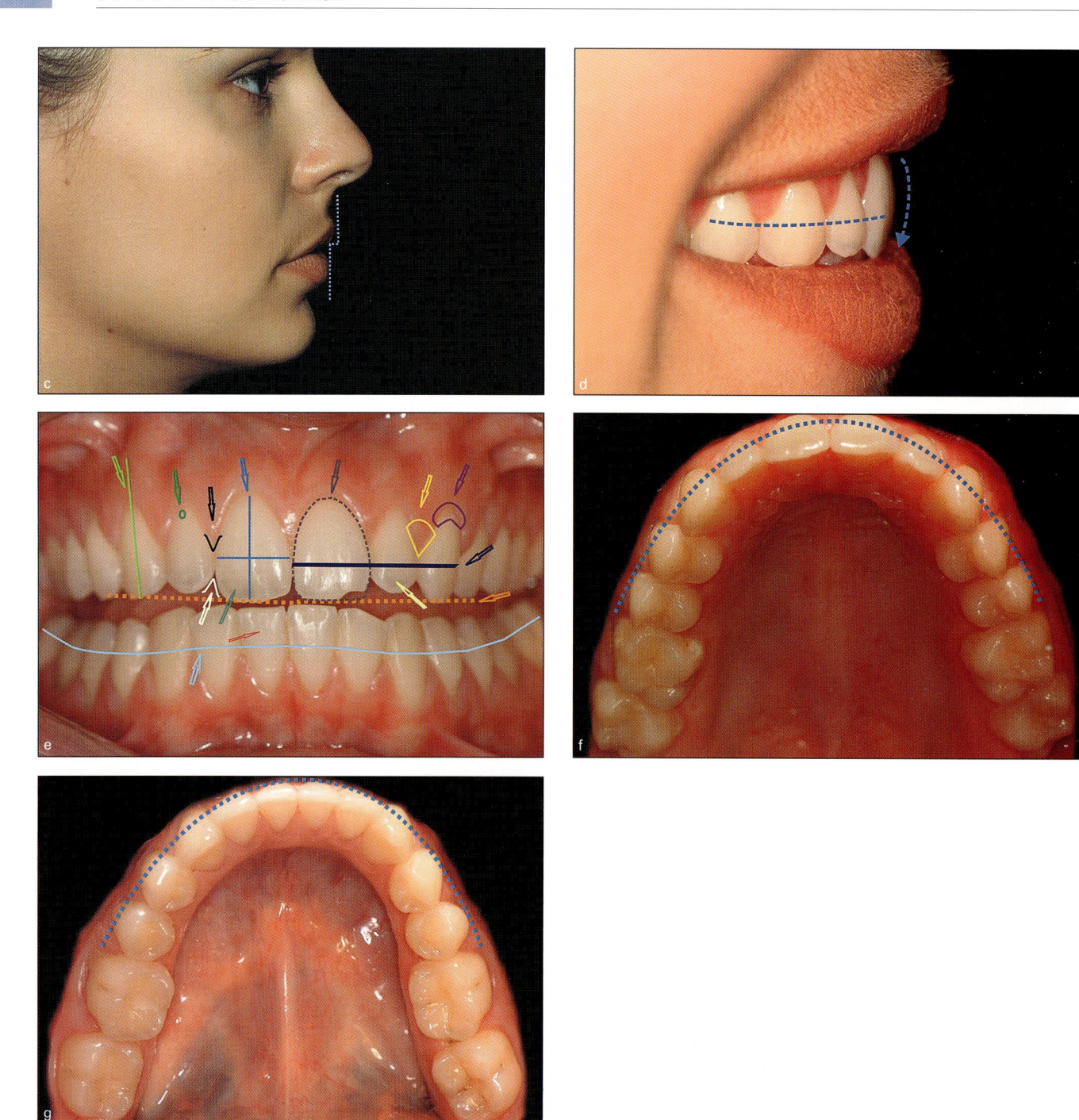

▲ **Figura 2.30 (continuação)**

(c) Na fotografia da cliente de perfil, séria, devem ser avaliados a relação mandíbula-maxila, a altura do lábio, a relação do lábio superior e inferior e o suporte dos lábios.

(d) Na fotografia da cliente de perfil sorrindo, devem ser analisados a relação do incisivo central superior com o lábio inferior e o alinhamento dental.

(e) Na fotografia intrabucal devem ser avaliados os seguintes aspectos: contorno gengival (■), papila interdental (■), zênite gengival (■), inclinação axial dos dentes (■), ameia cervical (■), ameia incisal (■), curvatura incisal (■), proporção entre a largura dos dentes (■), proporção entre a largura e a altura de cada dente isoladamente (■), opalescência ( ), efeitos da dentina (■), forma dos dentes (■), alinhamento dental ( ) e textura superficial (■).

(f) Na fotografia da arcada superior, devem ser observados o alinhamento dental, a anatomia dentária e a inspeção visual da condição dos dentes e de eventuais restaurações presentes.

(g) Na fotografia da arcada inferior devem ser analisados o alinhamento dental, a anatomia dentária e a inspeção visual da condição dos dentes e de eventuais restaurações presentes.

n) opalescência
  o) efeitos da dentina

- Fotografia 6 – Intrabucal envolvendo toda a arcada superior (Figura 2.30f):
  a) alinhamento dental
  b) anatomia oclusal
  c) condição visual de eventuais restaurações

- Fotografia 7 – Intrabucal incluindo toda a arcada inferior (Figura 2.30g):
  a) alinhamento dental
  b) anatomia oclusal
  c) condição visual de eventuais restaurações

SEGUNDA SESSÃO CLÍNICA

9. APRESENTAÇÃO E DISCUSSÃO DA ANÁLISE ESTÉTICA E DO PLANO DE TRATAMENTO ESTÉTICO COM O CLIENTE

Esse é o momento-chave para atender à expectativa e esclarecer dúvidas do cliente com relação à sua condição de estética odontológica e às possibilidades de tratamento. É interessante sintetizar as informações a serem repassadas utilizando o máximo de recursos visuais, como fotografias e modelos de estudo. A comunicação visual facilita sobremaneira a compreensão por parte do cliente. Outra estratégia válida é empregar uma simulação do tratamento em computador ou em modelos. O profissional deve apresentar as possíveis vantagens e limitações do tratamento proposto, as alternativas e uma previsão aproximada de tempo necessário para desenvolver o tratamento estético.

REFERÊNCIAS BIBLIOGRÁFICAS

1. Pincus CL. Building mouth personality. J Calif Dent Assoc 1938; 4: 125-9.

2. Baratieri LN. Estética: restaurações adesivas diretas em dentes anteriores fraturados. São Paulo: Quintessence; 1995.

3. Goldstein RE. A estética em odontologia. 2. ed. São Paulo: Santos; 2000.

4. Magne P, Belser U. Bonded porcelain restorations in the anterior dentition: a biomimetic approach. Berlin. Quintessence; 2002.

5. Mondelli J. Estética e cosmética em clínica integrada restauradora. São Paulo: Quintessence; 2003.

6. Rufenacht C. Fundamentals of esthetics. Chicago: Quintessence; 1990.

7. Skinner EW. A comparison of the properties and uses of silicate cement and acrylic resin in operative dentistry. J Amer Dent Assoc 1959; 58: 27-36.

8. Cash TF, Winstead BA, Janda LH. The great American shape up. Psychol Today 1986; 4: 30-7.

9. Chiche GJ, Pinault A. Estética em próteses fixas anteriores. São Paulo: Quintessence; 1996.

10. Lombardi RE. The principles of visual perception and their clinical application to denture esthetics. J Prosthet Dent 1973; 29(4): 358-82.

11. Williams JL. The temperamental selection of artificial teeth. Dent Dig 1914; 20: 63-75.

12. Rifkin R. Facial analysis: a comprehensive approach to treatment planning in aesthetic dentistry. Pract Periodont Aesthet Dent 2000;12(6): 865-71.

13. Miller EL, BoddenWR, Jamison HC. A study of the relationship of the dental midline to the facial median line. J Prosthet Dent 1979; 41(6): 657-60.

14. Preston J. The golden proportion revised. J Esthet Dent 1993; 5(6): 247-51.

15. Ahmad I. Geometric considerations in anterior dental anesthetics:restorative priciples. Pract Periodont Aesthet Dent 1998; 10(7): 813-22.

16. Mendes WB, BonfanteG. Fundamentos de estética em Odontologia. 2. ed. São Paulo: Santos,1996.

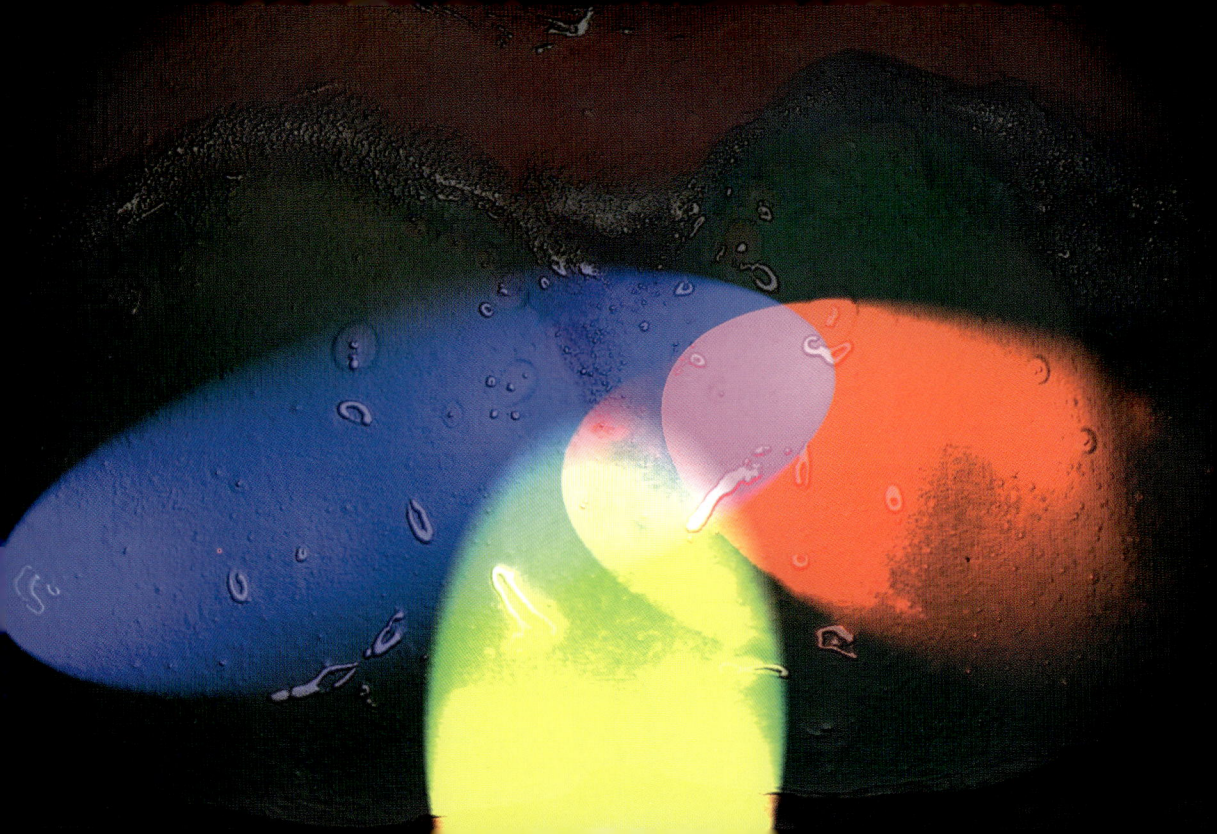

3
CLAREAMENTO DENTAL

MAURO FORGEARINI NUNES
EWERTON NOCCHI CONCEIÇÃO

O atual padrão de estética também leva os pacientes a darem importância significativa à cor dos dentes. Dessa forma, pacientes que possuem dentes escurecidos, principalmente no segmento anterior, buscam o profissional da odontologia com o intuito de resolver o problema de desarmonia de cor. Mesmo sabendo ser possível resolver tais casos de maneira restauradora direta ou indireta, com materiais resinosos e cerâmicos, é de nosso entendimento a maior complexidade, e muitas vezes a necessidade, de desgaste dental desses procedimentos alternativos. Por esse motivo, sempre que indicado, o clareamento dental deve ser a primeira alternativa, pois é uma técnica segura, minimamente invasiva e de custo reduzido quando comparado a procedimentos restauradores estéticos.

O clareamento dental vem sendo realizado há muito tempo na odontologia. Existem relatos de Harlan, já em 1884, descrevendo o uso de agente oxidante instável com a finalidade de clarear dentes escurecidos. O clareamento dental popularizou-se a partir de 1989 com a técnica da moldeira individual para clareamento vital proposta por Haywood e Heymann.[1] A facilidade, o baixo custo e os resultados satisfatórios obtidos com essa técnica fizeram com que o clareamento dental se tornasse o primeiro passo para a melhoria estética do sorriso dos clientes. A técnica da moldeira não é capaz de resolver todos os casos de escurecimento, sendo necessário o uso de outras técnicas, como o clareamento vital em consultório, ou técnicas de clareamento não-vital, que podem ser aplicadas em conjunto.

O objetivo deste capítulo é apresentar a classificação e a etiologia das alterações de cor e as técnicas de clareamento que estão à disposição do clínico. Será discutido o mecanismo de ação dos agentes clareadores e suas implicações na decisão de selecionar a técnica clareadora a ser empregada para determinada situação clínica e será apresentado um protocolo clínico para as diversas técnicas de clareamento dental disponíveis no momento.

→ DIAGNÓSTICO

É importante procurar descobrir o motivo do escurecimento aparente dos dentes, uma vez que, com base no diagnóstico, serão determinados a técnica e o agente clareador a serem empregados, bem como a expectativa de clareamento a ser atingida.

QUE PACIENTES SÃO CANDIDATOS AO CLAREAMENTO DENTAL?

O clareamento é indicado para pacientes que buscam tratamento estético não-invasivo, que podem ser inseridos em uma série de situações clínicas e apresentam:

- pigmentos superficiais adquiridos;
- pigmentos absorvidos que penetram na estrutura dental;
- pigmentos relacionados ao envelhecimento dentário;
- alterações de cor relacionadas a trauma ou necrose pulpar.

EXISTEM LIMITAÇÕES PARA O CLAREAMENTO DENTAL NAS SITUAÇÕES CLÍNICAS RECÉM-CITADAS?

Os casos clínicos em que o clareamento é indicado podem apresentar limitações, quais sejam:

- dentes com hipersensibilidade;
- pacientes com atividade de cárie ou problemas periodontais;
- pacientes com alergia aos materiais clareadores;
- dentes com descolorações severas (especialmente aqueles com forte pigmento acinzentado);
- pacientes não-colaborativos (principalmente na técnica de uso caseiro da moldeira individual);
- pacientes em situações especiais, como mulheres durante a gestação ou o período de amamentação;
- pacientes com expectativa não-realista.

QUE TIPOS DE DESCOLORAÇÕES DENTÁRIAS EXISTEM?

De maneira geral, as descolorações podem ser divididas em dois grandes grupos: os manchamentos extrínsecos e os intrínsecos.

O QUE SÃO MANCHAS EXTRÍNSECAS E COMO TRATÁ-LAS?

São descolorações por materiais corantes que aderem à superfície dental e podem ser provenientes de saliva, de bebidas ou de alimentos. Essas manchas superficiais são comumente removidas com abrasivos dentais.

O QUE SÃO MANCHAS INTRÍNSECAS E QUAIS OS PRINCIPAIS CAUSADORES?

As descolorações intrínsecas são manchas encontradas no interior do esmalte e/ou da dentina. Podem ser ocasionadas por pigmentos penetrantes (flúor em excesso, nicotina, tetraciclina), por alterações da dentina e do esmalte de natureza fisiológica (desgaste e hipermineralização por envelhecimento), por trauma (devido à necrose ou calcificação pulpar) ou por defeitos de formação congênitos (amelogênese e dentinogênese imperfeitas) ou adquiridos (Figuras 3.1 a 3.4c).

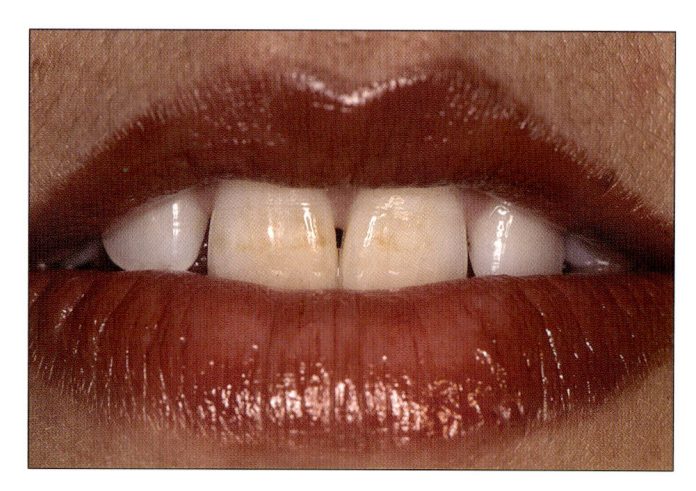

▲ **Figura 3.1**
Presença de alteração de cor dos incisivos centrais devido à fluorose, prejudicando a aparência estética do sorriso.

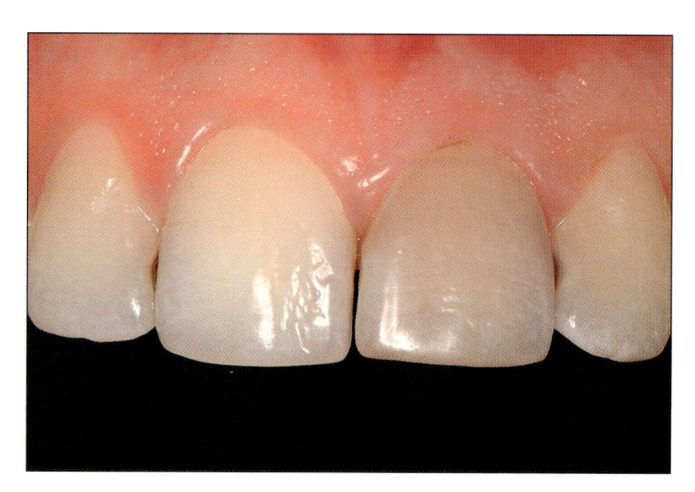

▲ **Figura 3.2**
Alteração de cor do dente 21 em função de traumatismo dental.

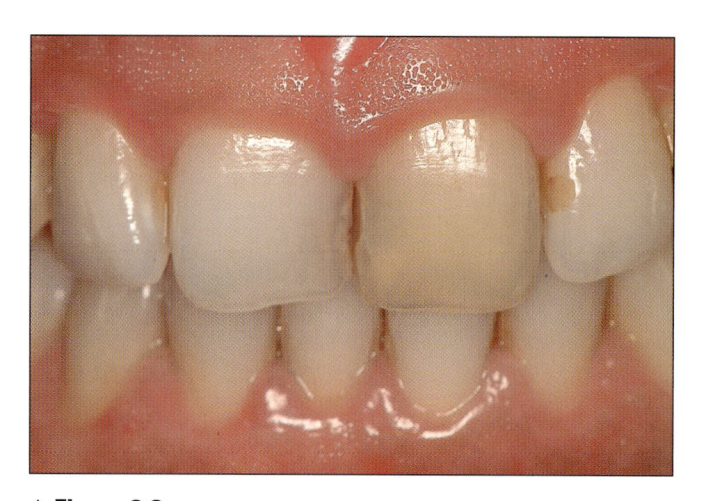

▲ **Figura 3.3**
Escurecimento do dente 21 ocasionado por tratamento endodôntico inadequado e da superfície proximal dos dentes 11 e 22 ocasionado pela presença de lesões de cárie.

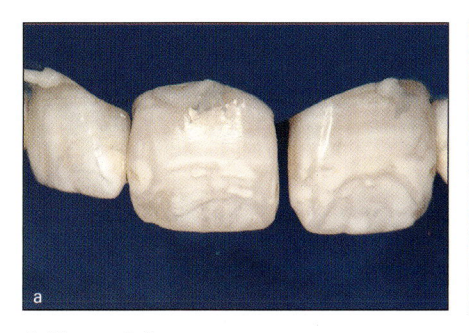

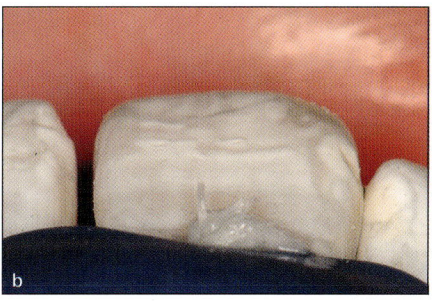

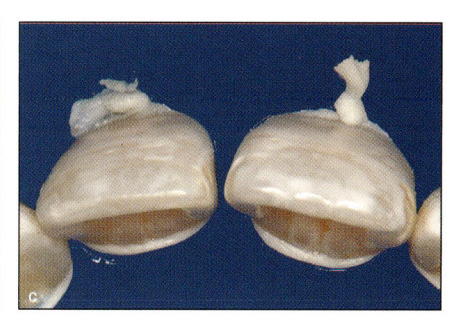

▲ **Figura 3.4**
(a) Dentes com manchas relacionadas à fluorose acentuada.
(b) Vista em detalhe da superfície vestibular do dente 11 mostrando as manchas brancas e depressões no esmalte.
(c) Além da transiluminação, a observação dos dentes com manchas pode auxiliar na estimativa da profundidade das mesmas e na eleição do tratamento.

QUAL O ESCURECIMENTO DE MAIS DIFÍCIL TRATAMENTO?

Dentes escurecidos na cor cinza e marrom, em geral, são de mais difícil clareamento quando comparados a dentes naturalmente escurecidos, que se apresentam em tons de amarelo e alaranjado. Os dentes escurecidos por tetraciclina são os que apresentam as cores mais carregadas (cinza e marrom) podendo apresentar bandas de escurecimento que também predizem um prognóstico menos entusiasmante[2] (Figura 3.5). A literatura não descreve o motivo dessa maior dificuldade.

QUAIS AS SITUAÇÕES CLÍNICAS MAIS FAVORÁVEIS PARA O CLAREAMENTO DENTAL?

Sem dúvida, aquelas em pacientes que apresentam os dentes naturalmente escurecidos ou que possuem dentes com escurecimento dental fisiológico, ou seja, ocorrido em função do tempo e da exposição a pigmentos.

TÉCNICAS DE CLAREAMENTO PARA PIGMENTOS INTRÍNSECOS

Existem técnicas clareadoras a serem executadas em ambiente de consultório, também chamadas ambulatoriais, e técnicas clareadoras ditas caseiras, nas quais o próprio paciente administra o agente clareador. Essas duas técnicas são aplicadas em dentes vitais e não-vitais e possuem protocolos clínicos diferentes.

QUAIS SUBSTÂNCIAS SÃO UTILIZADAS PARA O CLAREAMENTO DE DENTES COM ESCURECIMENTO INTRÍNSECO?

Dois produtos são largamente utilizados para o clareamento dentário: o peróxido de hidrogênio em concentrações entre 5 e 35% e o peróxido de carbamida em concentrações entre 10 e 37,5%. Produtos com concentrações mais elevadas são prioritariamente utilizados nas técnicas de consultório. Veja nas Tabelas 3.1 (Figuras 3.6 a 3.8), 3.2 (Figuras 3.9a a 3.9f) e 3.3 (Figura 3.10 a 3.12) os exemplos dos diversos produtos comerciais clareadores.

QUAL A DIFERENÇA ENTRE O PERÓXIDO DE HIDROGÊNIO E O PERÓXIDO DE CARBAMIDA?

Os dois produtos, quando em contato com a saliva e a estrutura dental, vão se decompor formando, entre outras substâncias, oxigênio livre, o qual é o responsável pelo efeito de clareamento do dente.[3] O peróxido de hidrogênio, também conhecido como água oxigenada, decompõe-se em água e oxigênio. Já o peróxido de carbamida irá primeira-

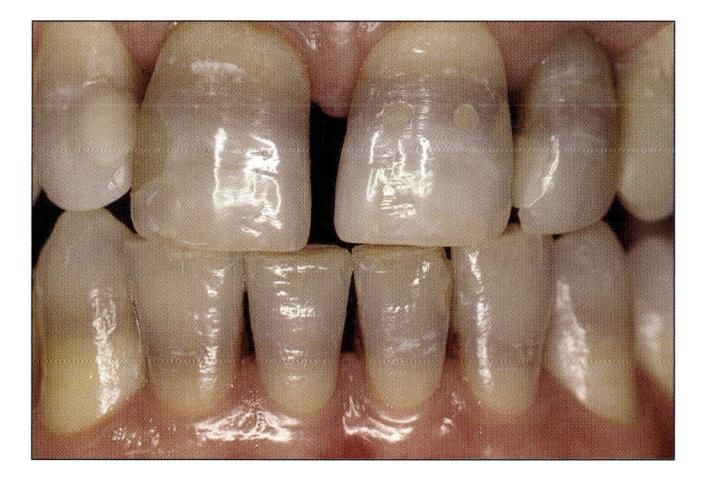

▲ **Figura 3.5**
Aspecto dos dentes com manchamento severo por tetraciclina. Notar as "bandas" de cores distintas bem-nítidas.

CAPÍTULO 3 CLAREAMENTO DENTAL

TABELA 3.1 MARCAS COMERCIAIS E RESPECTIVOS FABRICANTES DE AGENTES CLAREADORES PARA USO CASEIRO PELA TÉCNICA DA MOLDEIRA INDIVIDUAL

MARCA COMERCIAL	AGENTE CLAREADOR E CONCENTRAÇÃO	FABRICANTE
Claridex	Peróxido de carbamida a 10 e 16%	Biodinâmica
Clarigel	Peróxido de carbamida a 10	Dentsply
Colgate Platinum Overnight	Peróxido de carbamida a 10	Colgate
Karisma	Peróxido de carbamida a 10	DFL
Nite White	Peróxido de carbamida a 10	Discus Dental
Opalescence	Peróxido de carbamida a 10, 15 e 20%	Ultradent
Pola Night	Peróxido de carbamida a 10, 16 e 22%	SDI
Rembrandt	Peróxido de carbamida a 10	Den-Mat
Review 10F e 16F	Peróxido de carbamida a 10 e 16%	SSWhite
VivaStyle	Peróxido de carbamida a 10	Vivadent
Whiteness Perfect	Peróxido de carbamida a 10 e 16%	FGM
Zaris	Peróxido de carbamida a 10 e 16%	3M ESPE
Day White	Peróxido de hidrogênio a 7,5%	Discus Dental
Pola Day	Peróxido de hidrogênio a 3, 7,5 e 9,5%	SDI

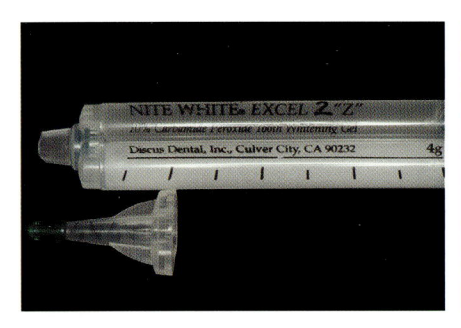

▲ **Figura 3.6**
Gel clareador à base de peróxido de carbamida a 10% (Nite White Excel 2 "Z", Discus Dental).

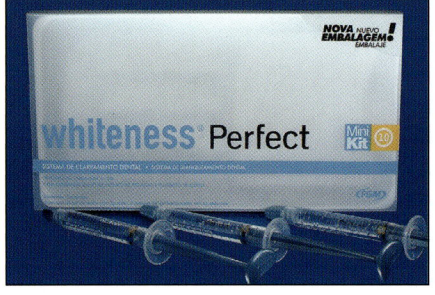

▲ **Figura 3.7**
Agente clareador à base de peróxido de carbamida a 10% (Whiteness Perfect, FGM).

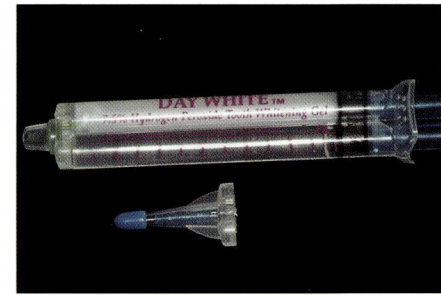

▲ **Figura 3.8**
Gel clareador à base de peróxido de hidrogênio a 7,5% (Day White, Discus Dental).

RESTAURAÇÕES ESTÉTICAS 63

TABELA 3.2 MARCAS COMERCIAIS E RESPECTIVOS FABRICANTES DE AGENTES CLAREADORES PARA USO CASEIRO QUE DISPENSAM O USO DE MOLDEIRA INDIVIDUAL

MARCA COMERCIAL	AGENTE CLAREADOR E CONCENTRAÇÃO	FABRICANTE
Simply White	Peróxido de carbamida a 18%	Colgate
Simply White Night	Peróxido de hidrogênio a 8,78%	Colgate
Xantia	Peróxido de carbamida a 9%	Dexcel Pharma Inc.
Crest Whitestrips	Peróxido de hidrogênio a 5,3 e 6,5%	Procter and Gamble

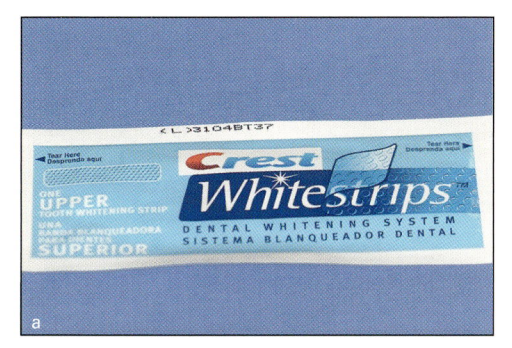

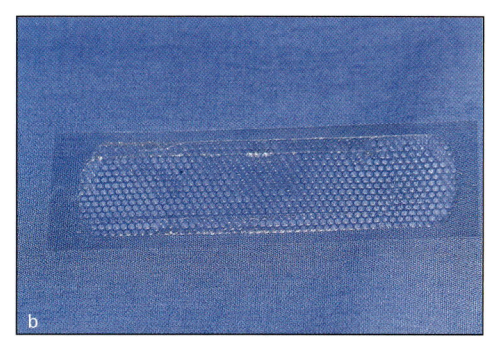

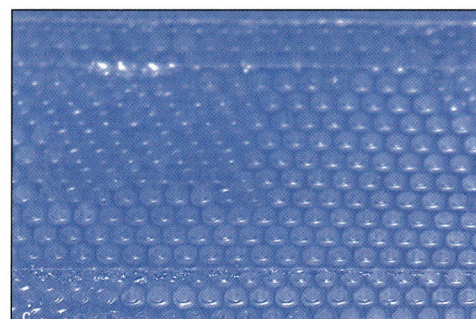

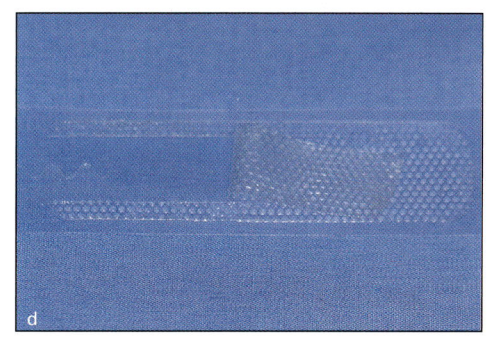

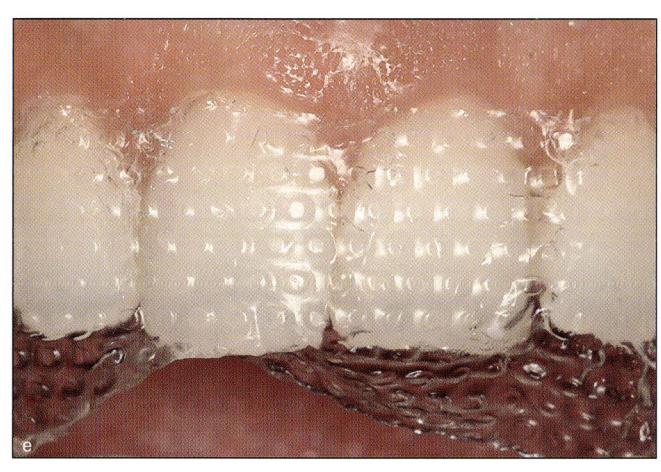

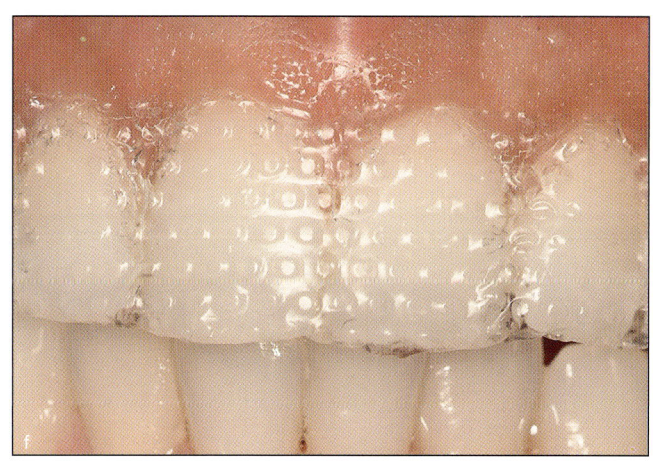

▲ **Figura 3.9**
(a) Agente clareador de peróxido de hidrogênio a 5,3% disposto em tiras adesivas (Crest Whitestrips, Procter and Gamble).
(b) Aspecto da tira adesiva com gel clareador com formato retangular para uso em dentes superiores após a remoção da embalagem.
(c) Reservatórios de gel clareador presentes na tira adesiva.
(d) O próprio paciente destaca a tira adesiva com o gel clareador para posterior aplicação nos dentes.
(e) Posicionamento inicial da tira adesiva com gel clareador junto à superfície vestibular dos dentes superiores; uma pequena dobra deve ser adaptada na superfície palatina dos dentes para conferir estabilidade.
(f) Tira adesiva com gel clareador adaptada nos dentes superiores para ser usada duas vezes ao dia por períodos de 30 minutos cada.

TABELA 3.3 MARCAS COMERCIAIS E RESPECTIVOS FABRICANTES DE AGENTES CLAREADORES PARA USO EM CONSULTÓRIO

MARCA COMERCIAL	AGENTE CLAREADOR E CONCENTRAÇÃO	FABRICANTE
Apolo Elite	Peróxido de hidrogênio a 35%	DMC
Hi-Lite	Peróxido de hidrogênio a 35%	Shofu
Opalescence Xtra	Peróxido de hidrogênio a 35%	Ultradent
Opalescence Xtra Boost	Peróxido de hidrogênio a 38%	Ultradent
Pola Oficce	Peróxido de hidrogênio a 35%	SDI
Pola Zing	Peróxido de carbamida a 35%	SDI
Whiteness Super Endo	Peróxido de carbamida a 37%	FGM
Powergel	Peróxido de hidrogênio a 35%	Kreative
Starbite	Peróxido de hidrogênio a 35%	Starbite Laboratories
Whiteness HP	Peróxido de hidrogênio a 35%	FGM
Whiteness HP Maxx	Peróxido de hidrogênio a 35%	FGM

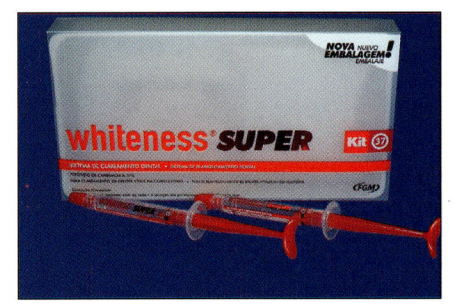

▲ **Figura 3.10**
Agente clareador à base de peróxido de carbamida a 37% (Whiteness Super, FGM).

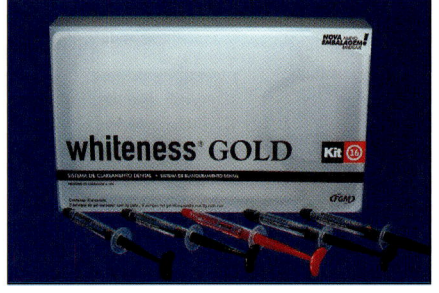

▲ **Figura 3.11**
Kit combinando agente clareador à base de peróxido de carbamida a 16% e gel com peróxido de carbamida a 37% (Whiteness Gold, FGM). O uso desse *kit* permite a associação ou não de técnicas de clareamento dental.

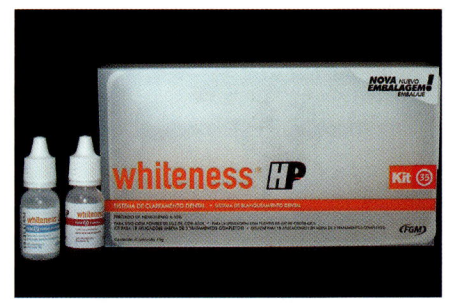

▲ **Figura 3.12**
Agente clareador à base de peróxido de hidrogênio a 35% (Whiteness HP, FGM) para uso em técnica de clareamento em consultório.

mente se decompor em uréia e peróxido de hidrogênio. A uréia irá se dissociar em amônia e dióxido de carbono, e o peróxido de hidrogênio, por sua vez, irá se dissociar em água e oxigênio. A uréia, produzida na primeira dissociação do peróxido de carbamida, possui a capacidade de neutralizar o pH do meio; a amônia irá facilitar a penetração do oxigênio, pois aumenta a permeabilidade da estrutura dental.

Uma concentração de 10% de peróxido de carbamida corresponde a aproximadamente 3,6% de peróxido de hidrogênio.[3,4] A Tabela 3.4 apresenta as correspondências aproximadas entre os agentes clareadores à base de peróxido de carbamida e aqueles à base de peróxido de hidrogênio.

QUAIS TÉCNICAS SÃO EMPREGADAS EM DENTES VITAIS?

Nos dentes vitais, a técnica mais utilizada é a chamada *técnica da moldeira individual*, na qual uma solução branda de peróxido de carbamida (10 a 20%) ou de peróxido de hidrogênio (5 a 7,5%) é mantida em contato com os dentes do paciente com o uso de uma moldeira individual durante algumas horas por dia ou durante o período de sono. Outra opção para clarear dentes vitais é por meio da *técnica de consultório*, em que os tecidos moles são protegidos, e uma solução mais concentrada de peróxido de hidrogênio (35 a 38%) é aplicada sucessivas vezes por um curto intervalo de tempo sobre a superfície dentária a ser clareada. Também é possível e vantajoso, em alguns casos, conciliar a técnica

TABELA 3.4 PRINCIPAIS CONCENTRAÇÕES DE PERÓXIDO DE CARBAMIDA DISPONÍVEIS NO MERCADO E SUA RELAÇÃO APROXIMADA COM CONCENTRAÇÕES DE PERÓXIDO DE HIDROGÊNIO

CONCENTRAÇÃO DE PERÓXIDO DE CARBAMIDA	CONCENTRAÇÃO APROXIMADA CORRESPONTE DE PERÓXIDO DE HIDROGÊNIO
Peróxido de carbamida a 10%	→ Peróxido de hidrogênio a 3,6%
Peróxido de carbamida a 16%	→ Peróxido de hidrogênio a 5,7%
Peróxido de carbamida a 20%	→ Peróxido de hidrogênio a 7,2%

vital caseira com a de consultório. Em 2000, a empresa norte-americana Procter and Gamble colocou no mercado um sistema de clareamento caseiro que dispensa o uso de moldeira individual (Crest Whitestrips).[5] Trata-se de tiras de filme plástico impregnadas com gel de peróxido de hidrogênio em concentrações entre 5,3 e 6,5%, que são mantidas sobre os dentes da bateria anterior em regime de 30 minutos, duas vezes ao dia, por um período de 21 dias. Em 2001, a empresa Colgate lançou um sistema (Simply White) que também dispensa o uso da moldeira; trata-se de um verniz que é pincelado sobre os dentes a serem clareados.

A técnica de microabrasão é empregada para remover manchas superficiais e subsuperficiais restritas ao esmalte. A técnica consiste em friccionar contra o esmalte um agente abrasivo misturado a um gel de pH ácido (por exemplo, pedra-pomes adicionada a ácido fosfórico a 37%). Existem produtos comerciais específicos para essa técnica, como o Prema (Pemier Dental Products), que consiste em ácido clorídrico a 18 ou 10% associado a pedra-pomes.[6,7]

QUAIS TÉCNICAS SÃO EMPREGADAS EM DENTES NÃO-VITAIS?

As técnicas utilizadas para os dentes vitais são igualmente utilizadas nos dentes não-vitais. Existe também a possibilidade de se fazer a abertura do acesso endodôntico e utilizar a câmara pulpar para colocar peróxido de hidrogênio (35 a 38%) diretamente em contato com a dentina escurecida, chamada de técnica imediata (Figuras 3.13a a 3.13f). A técnica dita mediata (*walking bleach*) faz uso de uma mistura de perborato de sódio e solução de peróxido de hidrogênio 35% ou de peróxido de hidrogênio em pó, colocada na câmara pulpar, que é selada e, assim, mantida por um intervalo de tempo de 2 a 7 dias. Nessas situações, é indispensável realizar o selamento biológico do canal radicular com cimento de hidróxido de cálcio e cimento de ionômero de vidro ou fosfato de zinco para evitar difusão do agente clareador e minimizar o risco de reabsorção radicular externa. Se houver necessidade, duas ou três trocas subseqüentes podem ser executadas.

MECANISMO DE CLAREAMENTO

COMO ATUAM OS AGENTES CLAREADORES?

Ainda não se sabe o mecanismo preciso do clareamento, mas é aceito que o peróxido de carbamida e o peróxido de hidrogênio se dissociam e liberam radicais livres de oxigênio, os quais têm baixo peso molecular e são capazes de penetrar no esmalte e na dentina, atingindo os cromóforos. Cromóforos são substâncias que conferem ao dente a cor escura por serem cadeias moleculares longas, que absorvem a luz emitida sobre o dente. Os radicais livres de oxigênio são capazes de quebrar as ligações químicas das longas cadeias moleculares dos cromóforos, os quais vão se tornando menores e menores até que se possibilite sua liberação do interior da estrutura dentária por um processo de difusão. Não havendo mais cadeias moleculares longas (cromóforos) no interior do dente, aumenta a taxa de reflexão de luz emitida sobre o dente, que passa a ter um aspecto mais claro.

QUAL O GRAU DE CLAREAMENTO QUE PODE SER ATINGIDO?

Não é possível prever o resultado final do tratamento de clareamento. É sabido que sempre haverá alguma melhora, mas não se pode determinar com precisão se tal melhora irá corresponder à expectativa do paciente.

Sabe-se também que aqueles dentes com severo escurecimento cinza ou marrom apresentam um prognóstico menos empolgante, assim como os casos de dentes escurecidos por tetraciclina e que apresentam bandas escurecidas. No que diz respeito à técnica caseira, os estudos de Leonard

> ✓ **DICA CLÍNICA**
>
> Pode ser colocada uma gaze umedecida com água cobrindo os dentes da arcada inferior; os dentes da arcada superior devem ser secos durante 3 a 5 minutos com auxílio da seringa de ar. Logo após, o profissional deve mostrar ao cliente a diferença e uma estimativa da possibilidade de alteração de cor que ocorrerá com o clareamento. Isso facilitará a visualização e o entendimento do cliente quanto às possibilidades da técnica de clareamento vital.

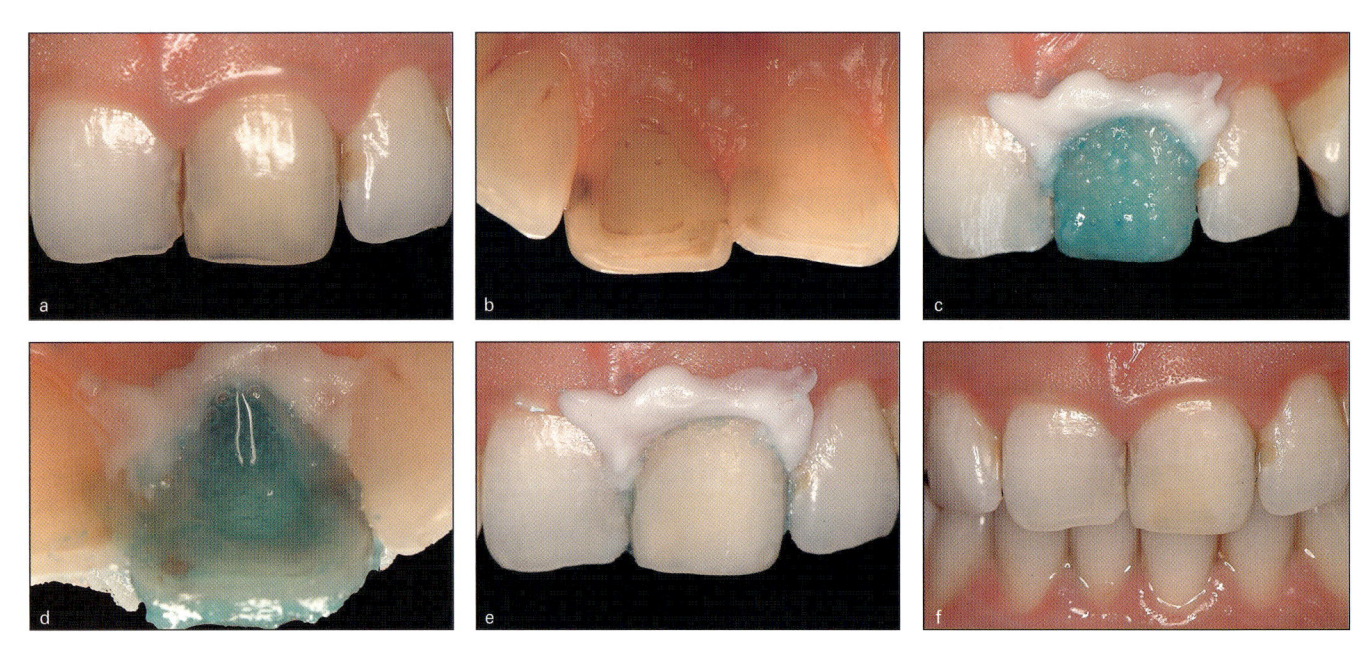

▲ **Figura 3.13**
(a) Dente 21 com acentuada alteração de cor devido a tratamento endodôntico incorreto.
(b) Vista por palatino evidenciando restauração de compósito deficiente na região correspondente ao acesso ao canal radicular e na superfície proximal.
(c) Barreira de resina posicionada para proteger a gengiva e gel clareador à base de peróxido de hidrogênio a 35% (Pola Office,SDI) aplicado sobre o dente 21.
(d) O gel clareador pode ser aplicado também na superfície palatina na entrada do canal radicular após remoção da restauração de compósito e realização do selamento biológico.
(e) Aspecto após a primeira sessão de clareamento em consultório.
(f) Resultado obtido após duas sessões clínicas de clareamento em consultório. Comparar com a Figura 3.13a.

mostram que o clareamento dental é eficaz em 98% dos dentes escurecidos, exceto naqueles dentes escurecidos por tetraciclina, nos quais se pode esperar clareamento em 86% dos casos em que o clareador foi administrado por um período mais longo (4 a 6 meses) em regime caseiro.[8]

OS DENTES CLAREADOS PODEM VOLTAR A ESCURECER?

Sim; um estudo mostra que, após três anos, 63% dos pacientes mantêm os dentes clareados pela técnica da moldeira individual e que, após sete anos, pelo menos 42% dos dentes clareados assim se mantêm sem nenhum tratamento clareador adicional.[8] A variabilidade no tempo de duração dos resultados obtidos após o clareamento parece estar vinculada à intensidade e à freqüência de exposição dos dentes a corantes. A literatura atual é clara ao afirmar que nenhum cliente relata ter observado reescurecimento severo próximo à cor inicial, o que indica que mesmo que algum escurecimento venha a ocorrer após o clareamento, os dentes clareados ainda assim terão um aspecto melhor do que aquele que era motivo de insatisfação por parte do paciente.[9]

AS RESTAURAÇÕES EXISTENTES SOFREM ALGUMA ALTERAÇÃO NA PRESENÇA DO AGENTE CLAREADOR?

As restaurações com cimento de ionômero de vidro modificado por resina composta sofrem alterações significativas na sua rugosidade superficial.[10] Já as restaurações de compósito e cerâmica feldspática não sofrem nenhum tipo significativo de modificação, mas não irão acompanhar o clareamento sofrido pela estrutura dental. Tal fato poderá exigir a troca das restaurações estéticas com o objetivo único de readquirir a harmonia de cor dente-restauração ao final do tratamento de clareamento. É fundamental que isso seja discutido previamente com o paciente, pois a troca de restaurações determinará maior tempo e custo financeiro ao tratamento. Mesmo no caso de pacientes para os quais a questão financeira não é significativa, não se pode subestimar a importância de detalhar o plano de tratamento, pois é preciso ter consciência de que, muitas vezes, para esses mesmos pacientes torna-se difícil dedicar um tempo expressivo de seu dia-a-dia para comparecer ao consultório e realizar o tratamento restaurador invasivo, que exige maior número de consultas mais demoradas. Esse fato reforça ainda mais a necessidade de expor o plano de tratamento com muita clareza e organização.

EXISTE ALGUM EFEITO COLATERAL NAS DIFERENTES TÉCNICAS DE CLAREAMENTO?

A sensibilidade à troca de temperatura, especialmente ao frio, é o principal efeito colateral do tratamento de clareamento de dentes vitais. Também podem ocorrer pequenas ulcerações na gengiva marginal, decorrentes de trauma pela escovação e/ou pela moldeira associado ao contato com o agente clareador. Tanto a sensibilidade dental quanto as alterações gengivais cessam assim que o tratamento é interrompido.[8,9,11,12,13,14,15,16]

Muitas pesquisas e novos produtos vêm surgindo na tentativa de eliminar a sensibilidade durante o clareamento dos dentes. Sabe-se que a idade, o sexo, a presença de alergias e as características dentárias (tamanho da polpa, presença de trincas, retração gengival, lesões cervicais não-cariosas ou restaurações defeituosas) ou da arcada dentária não predizem sensibilidade durante o tratamento.[17] Um estudo clínico de boca dividida em quadrantes, realizado em 20 pacientes utilizando moldeira, sem uma solução, com placebo, com peróxido de carbamida 10% e com peróxido de carbamida a 16%, descreve que 36% dos participantes relataram sensibilidade dental com o uso do placebo e que 20% relataram sensibilidade mesmo quando somente a moldeira foi utilizada sem nenhuma solução.[2] Esse dado reflete a imprevisibilidade da sensibilidade dental em cada paciente.

Até 66% dos pacientes podem experimentar sensibilidade durante o tratamento clareador, sendo ainda mais comum nas primeiras 48 horas de uso.[13] Isso não implica que esses pacientes terão que interromper ou desistir do tratamento, pois a maioria deles relata que é capaz de perceber que os dentes estão mais sensíveis às trocas térmicas durante o tratamento, mas que isso não determina um excessivo desconforto. Em outras palavras, é dever do profissional alertar ao paciente que é esperada uma alteração na sensibilidade dental e que, se isso for demasiadamente desconfortável, o que não é comum, o profissional deve ser contatado.

DECISÃO CLÍNICA

Considerando que existem vários produtos clareadores com diferentes princípios ativos e concentrações e que esses produtos podem ser aplicados em técnicas de distintos protocolos clínicos, é fundamental que o clínico esteja a par de certos parâmetros para que tenha mais segurança de indicar e aplicar a técnica mais adequada a cada situação clínica. A seguir, serão apresentadas as técnicas de clareamento: vital caseira e de consultório; não-vital de consultório; microabrasão e as associações das várias técnicas.

TÉCNICA DO CLAREAMENTO VITAL CASEIRO

EM QUE CASOS É INDICADO O USO DA TÉCNICA CASEIRA?

Tendo em vista que a técnica da moldeira individual de uso caseiro é provavelmente o método mais seguro e barato de melhorar a aparência do sorriso, ela deve ser indicada sempre como primeira opção para o clareamento dental. No entanto, essa técnica está especialmente indicada nos casos de dentes escurecidos devido à idade, a alimentos e bebidas cromogênicos e a cigarro, e de dentes unitários escurecidos com manchas por tetraciclina e manchamento marrom de fluorose.[18]

QUAL O TEMPO DE USO DIÁRIO DO GEL CLAREADOR?

O peróxido de carbamida a 10% é preferentemente colocado na moldeira, e o conjunto é utilizado por cerca de oito horas ininterruptas, geralmente à noite, durante o período de sono. Outra alternativa seria utilizar o mesmo produto uma vez ao dia por tempo mais curto, de 1 a 2 horas, evitando o período de sono. Sabe-se que é também efetivo o uso por poucas horas, já que trabalhos científicos mostram que, nas primeiras horas, a maior parte do gel é degradada.[19] As concentrações mais elevadas de peróxido de carbamida (15 a 22%) são mais freqüentemente sugeridas para o uso por períodos de tempo de 1 a 2 horas. Profissionais que preferem indicar tempos de uso mais curtos também podem lançar mão do peróxido de hidrogênio (5 a 9%), que é o produto mais específico para ser utilizado por dois períodos de 30 minutos, sendo a moldeira recarregada entre esses intervalos de tempo. O recarregamento da moldeira com clareador, característico do regime de uso por curto tempo, aumenta a incidência de sensibilidade dentária e gengival.[17] Por conta disso, não seria indicado o recarregamento da moldeira quando utilizada por curto período de tempo. A indicação do regime de uso por tempo prolongado (oito horas) durante o sono pode ficar impedida para pacientes com parafunção noturna ou que já fazem uso de aparelho miorrelaxante. A personalidade e o estilo de vida do cliente e a sua experiência de sensibilidade são os fatores mais determinantes na decisão.

EXISTEM ASPECTOS POSITIVOS EM SE UTILIZAR O CLAREADOR POR CURTO PERÍODO DE TEMPO E PREFERENCIALMENTE DURANTE O DIA?

Quando o agente clareador é usado durante um curto período de tempo, com o paciente acordado, o procedimento passa a ser ainda mais seguro e confortável, pois o agente clareador permanece por um tempo mais curto em contato com os tecidos bucais. Esse regime de uso é tão efetivo quanto o uso prolongado durante o sono e funciona também como divulgação da técnica de um cliente para outro candidato ao clareamento, visto que a moldeira, ainda que transparente, não é imperceptível e acaba gerando curiosidade por parte das pessoas que se relacionam com o cliente em tratamento.

QUAL CLAREADOR UTILIZAR: PERÓXIDO DE HIDROGÊNIO OU PERÓXIDO DE CARBAMIDA?

O peróxido de carbamida em contato com a saliva se dissocia e se degrada mais lentamente que o peróxido de hidrogênio.[11,20] Sabendo-se disso, comumente sugere-se o uso de peróxido de carbamida no regime de tempo prolongado (oito horas) e o de peróxido de hidrogênio no regime de tempo reduzido (30 minutos).[21] Entretanto, é perfeitamente possível, e também efetivo, o uso do peróxido de carbamida a 10% para o regime de tempo reduzido (1 a 2 horas). De modo prático, o peróxido de carbamida a 10% é o produto com maior tempo de estudo, conferindo mais segurança para sua utilização de forma geral, tendo ainda a vantagem de, dentre os diversos agentes clareadores, ser o mais versátil, ou seja, pode ser indicado para o maior número de situações clínicas e pacientes com diferentes perfis.

QUAL A CONCENTRAÇÃO DE PERÓXIDO DE CARBAMIDA A SER UTILIZADA?

O peróxido de carbamida a 10%, além de ser a concentração mais branda comumente encontrada no mercado, também é o clareador mais estudado e comprovadamente seguro, sendo, portanto, o produto de preferência. Concentrações mais elevadas de peróxido de carbamida (15, 16 e 20%) quando comparadas à concentração de 10%, mostram-se capazes de produzir um clareamento mais acelerado, perceptível nas avaliações de duas semanas, porém ao término do tratamento (4 a 6 semanas), essa diferença não é mais observável. Além disso, como fator negativo, soluções mais concentradas geralmente produzem mais sensibilidade gengival nos pacientes.[2]

QUAL O DESENHO DE MOLDEIRA A SER UTILIZADO: RETO OU RECORTADO?

A moldeira de corte reto é mais fácil e rápida de ser confeccionada. Ela possui melhor vedamento junto à gengiva, o que reduz o extravasamento do clareador e impede o ingresso de saliva, que acaba diluindo a solução. Esses fatores tornam interessante o seu uso principalmente na arcada inferior. Entretanto, sempre que a moldeira recobre a gengiva marginal, aumenta a possibilidade de trauma e sensibilidade gengival, visto que ocorrerá maior fricção da moldeira contra a gengiva. Considerando que moldagens de alginato não são tão precisas quanto desejamos e que o clareador, ao extravasar, deixará resíduos entre a gengiva e a porção da placa que a recobre, podemos concluir o porquê do maior risco de sensibilidade gengival. É importante que se entregue a moldeira com corte reto e se avalie qualquer problema na rechamada de uma semana. Se necessário, faz-se então o recorte da moldeira acompanhando a curva parabólica invertida da gengiva (Figura 3.14). Entretanto, a moldeira deve ser testada no paciente antes de entregá-la, uma vez que, freqüentemente, fica frouxa ou não bem-adaptada e pode deslocar e ocasionar maior extravasamento do gel clareador ou não agir adequadamente na região cervical dos dentes.

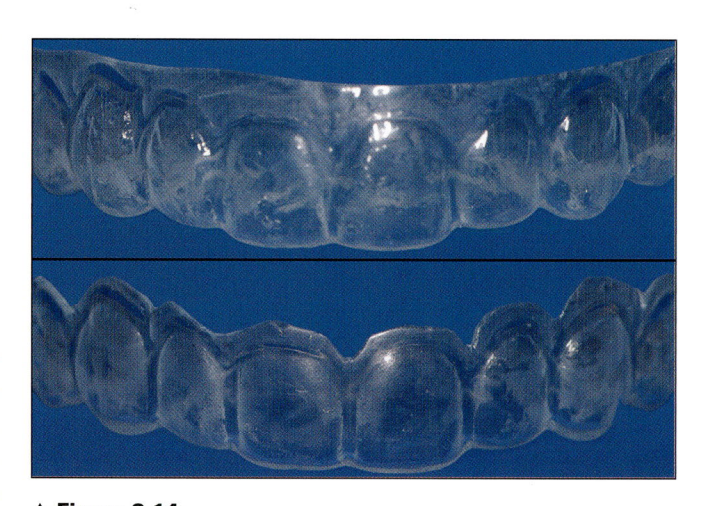

▲ **Figura 3.14**
Moldeiras para clareamento caseiro com dois formatos: reto e recortado.

É NECESSÁRIO O USO DE ALÍVIO INTERNO NA REGIÃO VESTIBULAR DA MOLDEIRA?

Um estudo clínico de boca dividida em quadrante esquerdo e direito demonstrou que, quando o clareamento do lado esquerdo e direito era comparado, por meio de medições com um aparelho (colorímetro), notava-se diferença entre o lado em que a moldeira possuía alívio e o lado sem alívio. Porém, quando a comparação era feita a olho desarmado (escala de cores e fotografias), nenhuma diferença era observada. Também não houve diferença na incidência de sensibilidade dental e gengival entre o lado em que a moldeira possuía alívio e o lado sem alívio.[22] Entretanto, devemos considerar que o referido estudo foi feito em dentes naturalmente escurecidos, utilizando peróxido de carbamida a 15% por um período de 14 dias. Sendo assim, em casos de escurecimento mais severo é interessante que lancemos mão de toda a ajuda possível (Figura 3.15a e 3.15b). Sabe-se que quando o alívio é utilizado, um maior volume de gel permanece no interior da moldeira ao final do período de utilização.[19]

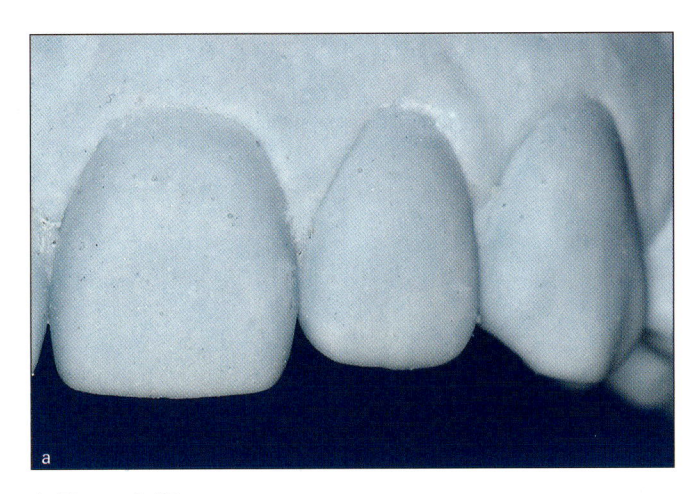

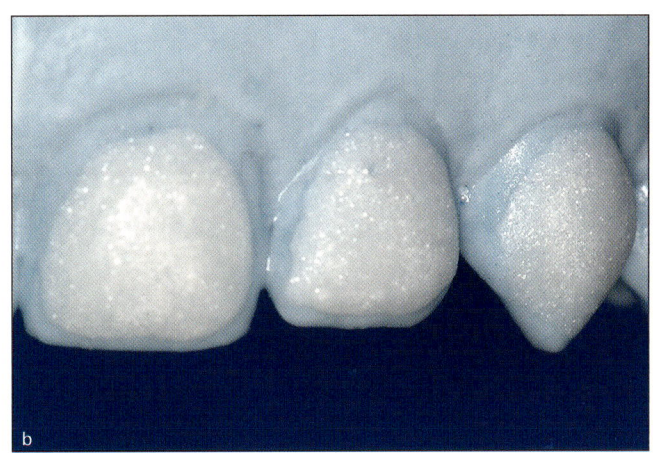

▲ **Figura 3.15**
(a) Modelo de gesso sem a presença de alívio sobre o qual será confeccionada moldeira para técnica de clareamento caseiro. Lembrar que não há diferença no resultado do clareamento utilizando ou não alívio na superfície vestibular dos dentes.
(b) Confecção de alívio com resina (área branca) na superfície vestibular dos dentes posicionada 1 mm aquém da margem cervical para propiciar maior volume de gel clareador nesse "reservatório". Em algumas situações especiais de manchamento severo, o alívio pode ser realizado antes da confecção da moldeira.

O QUE FAZER QUANDO O PACIENTE REPORTAR SENSIBILIDADE DESCONFORTÁVEL?

A grande maioria dos casos é resolvida com a chamada abordagem passiva, que consiste em simplesmente interromper o uso do agente clareador por 1 a 2 dias e, após, reiniciar o tratamento. Quando a abordagem passiva não resolver, entrega-se ao paciente uma seringa carregada com flúor neutro incolor a 2% ou nitrato de potássio, para que seja aplicado na moldeira antes e depois de o agente clareador ser utilizado em seu regime prescrito (Figura 3.16). Se, ainda assim, a sensibilidade persistir, pode-se trocar o agente clareador por outra marca comercial, uma vez que é sabido que diferentes produtos apresentam diferentes substâncias em sua composição, ainda que o princípio ativo (peróxido de carbamida) esteja presente. A diferença na composição provoca variabilidade na penetração do agente clareador.[23]

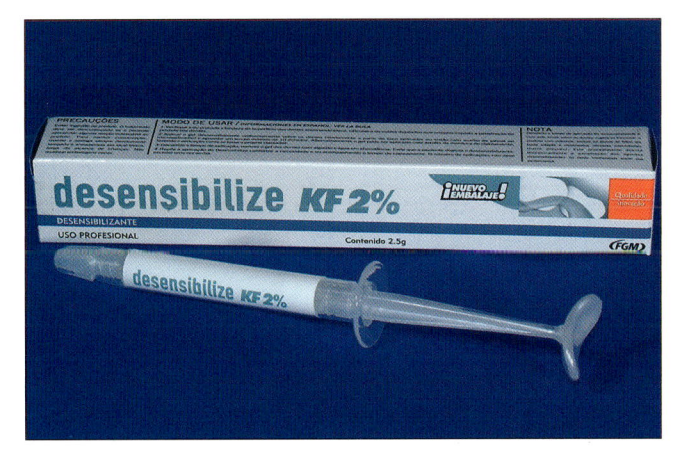

▲ **Figura 3.16**
Flúor neutro incolor a 2%, que pode ser recomendado ao paciente para uso durante aproximadamente quatro minutos após utilizar o agente clareador em casos de relato de sensibilidade dentária.

PROTOCOLO CLÍNICO

TÉCNICA DO CLAREAMENTO VITAL CASEIRO – MOLDEIRA INDIVIDUAL

1. REGISTRO DA COR

É fundamental que se faça um registro inicial da cor para que o profissional e o próprio cliente tenham parâmetro de comparação da melhora obtida. Existem três formas para acompanhar o clareamento dos dentes: (1) registro da cor em escala de cores; (2) fotografias e (3) comparação com a arcada antagonista. Pela própria subjetividade da tomada de cor dos dentes, é recomendável que se faça uso desses três recursos.

> **DICA CLÍNICA**
>
> Sempre deve-se dar preferência a completar primeiro o clareamento da arcada superior, que é mais visível no sorriso, e então iniciar o clareamento da arcada inferior. O clareamento concomitante das duas arcadas, além de desconfortável ao paciente, aumenta o risco de problemas oclusais pelo uso de duas moldeiras e não permite que o paciente acompanhe o branqueamento ocorrido nos dentes, pois não possibilita a comparação direta com a arcada inferior.

2. MOLDAGEM E MODELOS

Com alginato, são feitas as moldagens da arcada superior e inferior; os moldes são vazados em gesso. De preferência, utilizar alginatos de presa rápida (por exemplo, Jeltrate Plus, Dentsply e Orthoprint, Zhermack), pois isso reduz o tempo de permanência do conjunto moldeira/alginato na boca do paciente e a possibilidade de desconforto por acúmulo de saliva e reflexo de vômito. Para tomada de molde da arcada superior, iniciar aprofundando a moldeira carregada na região de molares e depois fazer movimento de báscula aprofundando os pré-molares, os caninos e os incisivos, respectivamente. Essa manobra direciona o fluxo do excesso de alginato para a região de fundo de sulco anterior e não para o palato mole e a orofaringe. Para pessoas com histórico de náusea durante moldagens prévias, tentar o uso de moldeiras inferiores para moldar também a arcada superior, já que essas não possuem a região do palato.

> **DICA CLÍNICA**
>
> Uma vez que o palato e a porção do assoalho lingual não interessam para a confecção das moldeiras individuais, os moldes devem ser vazados sem preencher essas porções. Essa abertura palatal e lingual irá facilitar a ação do vácuo durante a confecção das moldeiras, gerando aparelhos mais bem-adaptados. Se as regiões do palato e assoalho lingual forem cobertas com gesso, basta reduzir a altura dos modelos em recortador de gesso para obter a abertura palatal/lingual.

3. CONFECÇÃO DA MOLDEIRA INDIVIDUAL

Quando forem utilizadas moldeiras com reservatório, devem ser feitos alívios na porção vestibular dos dentes a serem clareados com material resistente ao calor (resina composta ou resina acrílica), estendendo o material cerca de 1 mm aquém dos limites vestibulares de cada dente. Assim, o alívio irá proporcionar um reservatório para o agente clareador e irá mantê-lo confinado à porção mais central da face vestibular.

Em aparelho gerador de calor e vácuo, posicionar os modelos sobre a bandeja perfurada. Acoplar uma placa de borracha de espessura de 0,8 mm a 1 mm. Acionar o reostato para que seja gerado calor na resistência elétrica situada na porção superior do aparelho. Uma bolha dinâmica irá se formar a partir da placa de borracha, evidenciando sua plastificação. Nesse momento, levar a bolha de borracha plastificada em direção aos modelos e acionar o vácuo para que a mais perfeita adaptação seja atingida (Figuras 3.17a a 3.17h).

> **DICA CLÍNICA**
>
> Os modelos superior e inferior não possuem a porção palatal/lingual, sendo possível adaptá-los em conjunto sobre a bandeja perfurada do aparelho termoplastificador. Dessa forma, com uma única placa de borracha e em uma mesma operação, são obtidas as moldeiras superior e inferior.

RESTAURAÇÕES ESTÉTICAS   71

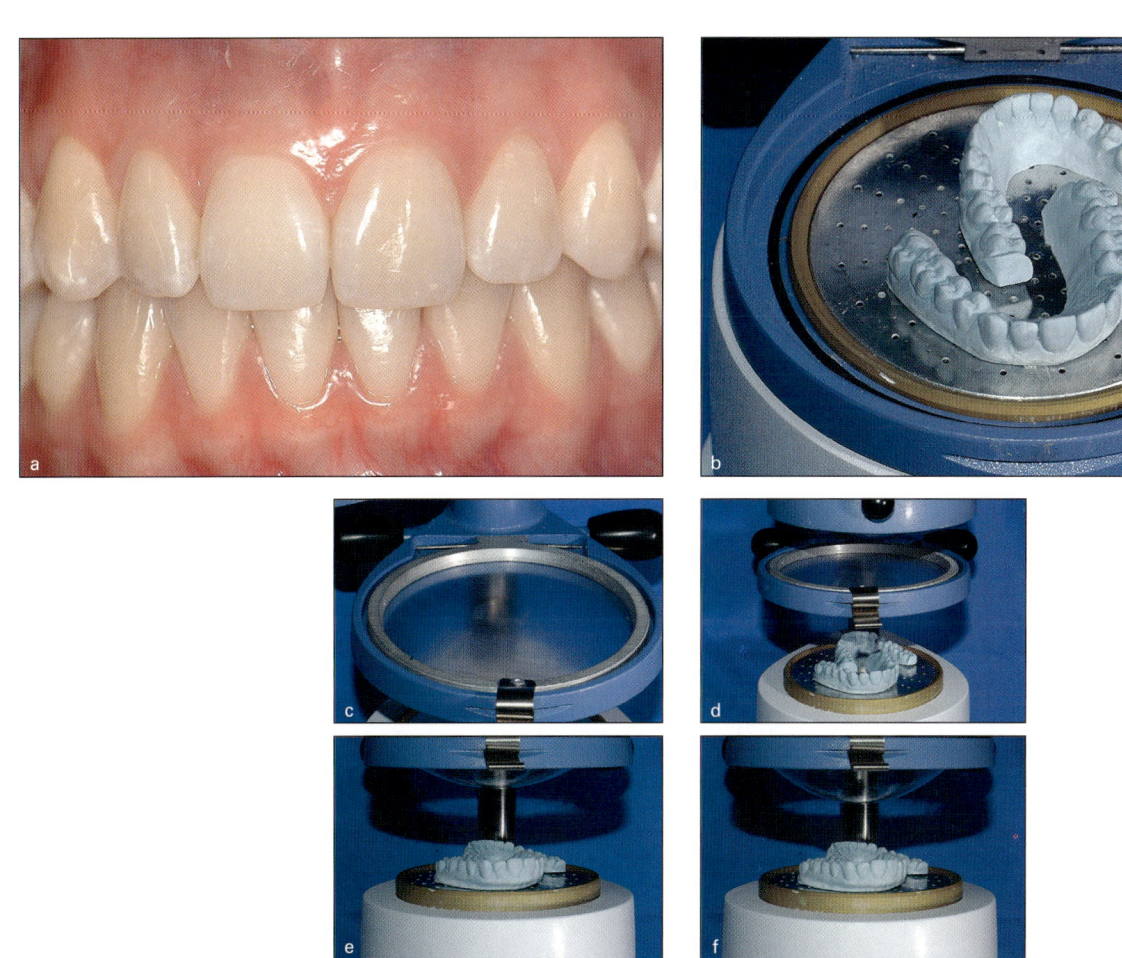

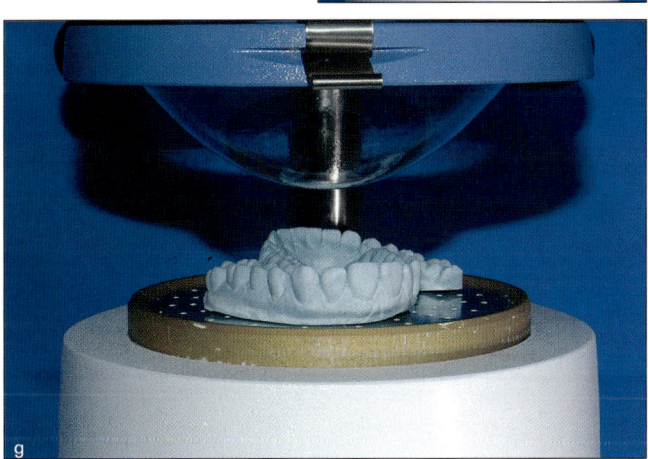

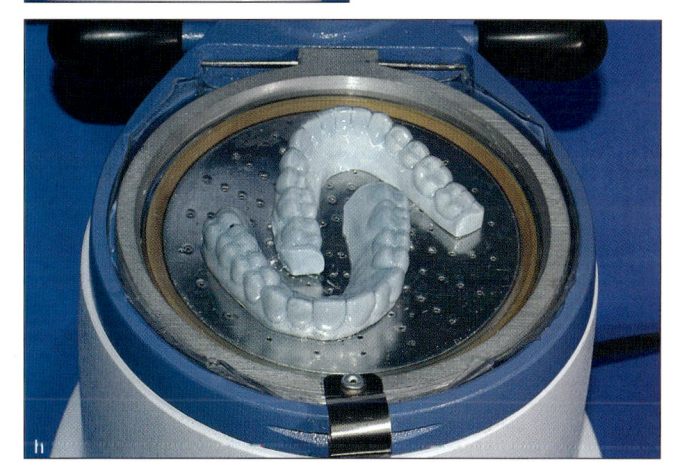

▲ **Figura 3.17 Clareamento vital caseiro – moldeira individual.**
(a) Aspecto inicial dos dentes antes do tratamento de clareamento.
(b) Modelos de gesso superior e inferior posicionados no aparelho gerador de calor e vácuo para confecção das moldeiras plásticas. Observar que, se não vazar o gesso na região correspondente ao palato do modelo superior e à língua do modelo inferior, é possível confeccionar as duas moldeiras com apenas uma placa, economizando material e tempo.
(c) Placa de borracha fixada no aparelho gerador de calor e vácuo.
(d) Parte superior do aparelho gerador de calor e vácuo posicionada sobre a placa de borracha para aquecê-la.
(e) Devido ao aquecimento, a placa de borracha começa a deformar e escoar na direção dos modelos de gesso que estão posicionados abaixo.
(f) Com o aquecimento, a placa deforma-se mais e vai ficando mais fina.
(g) A placa de borracha forma um "bolha" acentuada, indicando que está adequadamente aquecida para ser movimentada na direção dos modelos de gesso.
(h) A parte superior do aparelho gerador de calor e vácuo contendo a placa de borracha aquecida foi movimentada contra os modelos de gesso sob ação de vácuo, copiando o formato dos dentes para obter as moldeiras plásticas.

4. RECORTE E PROVA DA MOLDEIRA NO PACIENTE

Fazer o recorte da moldeira individual de borracha, seja reta (recobrindo a gengiva), seja recortada, acompanhando o limite dente-gengiva, com auxílio de tesoura curva de ponta fina (tesoura de unha, por exemplo). Feito isso, a moldeira deve ser testada em boca, observando adaptação; isquemia gengival; áreas finas e cortantes ou desconforto aos tecidos moles e interferências oclusais exageradas.

5. INSTRUÇÕES DE USO

É fundamental que o paciente aprenda a utilizar corretamente o produto, visto que o sucesso do tratamento está diretamente relacionado ao uso preciso do clareador. Uma seqüência de sete passos deve ser detalhada:

1. O paciente deve realizar higiene bucal completa.
2. Na face vestibular de cada dente, deve ser aplicada uma gota do clareador. É importante que esse passo seja demonstrado ao paciente.
3. A moldeira carregada deve ser posicionada e adaptada contra os dentes.
4. Se algum excesso de agente clareador extravasar, deverá ser removido com um cotonete ou com o próprio dedo indicador.
5. Pacientes fumantes devem evitar fumar nos períodos que antecedem o uso da moldeira.
6. O paciente deverá reduzir ou evitar o uso de substâncias muito coradas.
7. O paciente deve ser orientado para que interrompa o tratamento e entre em contato com o profissional se ocorrer sensibilidade dental desconfortante (Figuras 3.18a a 3.18e).

6. CONSULTAS DE CONTROLE PERIÓDICO

Uma vez entregue a moldeira e uma seringa de agente clareador, o cliente pode ser agendado para nova consulta em sete dias, ou antes, se ocorrer alguma significativa sensibilidade dental ou gengival. Nessa rechamada, deverão ser avaliados os seguintes pontos: se o paciente está seguindo corretamente o tratamento, se ocorreu desconforto gengival ou sensibilidade dentária inicial e se houve alguma melhora na cor dos dentes. A intensidade no clareamento obtido em sete dias permite ao profissional estabelecer prognóstico aproximado para a duração do tratamento e fazer o agendamento da consulta seguinte. Considerando-se a escala de cores Vita Lumin-Vacuum (Zhermack), organizada por ordem de valor (quantidade de preto), observa-se quantos tons de clareamento foram alcançados e o quanto ainda falta para ser atingida a expectativa do cliente. Alguns casos de leve escurecimento natural, dentes cor A3 no máximo, podem clarear em 3 a 5 dias, dispensando a necessidade de novas consultas.[24] Casos em que os resultados da primei-

> ### ✓ DICA CLÍNICA
>
> Na consulta de entrega da moldeira e instruções ao paciente, deve ser evitado fornecer todo o *kit* de seringas de agente clareador a ele; fornecer somente uma seringa. Assim, o profissional tem mais facilidade de manter um controle vigilante sobre o tratamento, pois o paciente necessita comparecer às reconsultas para obter o restante do produto. Além disso, fica dificultado o uso abusivo por parte do paciente, uma vez que ele possui uma quantidade limitada de produto para ser usado na primeira semana.

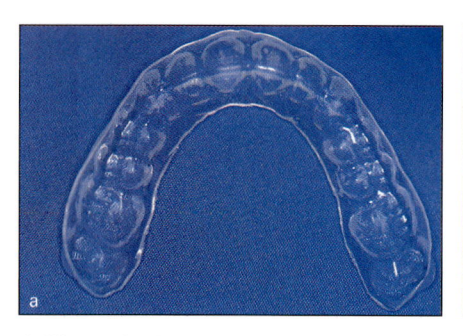

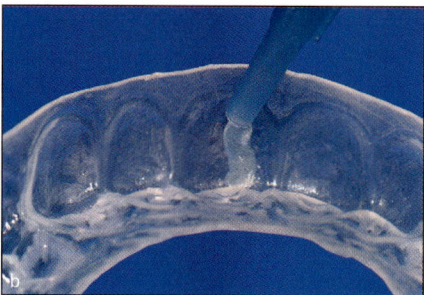

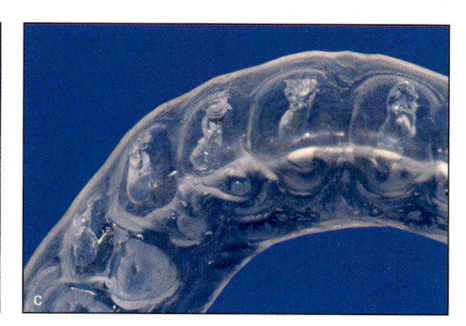

▲ **Figura 3.18**
(a) Aspecto da moldeira superior após o recorte reto.
(b) O agente clareador deve ser colocado em filetes com aproximadamente 0,5 cm na região vestibular para evitar desperdício do material e extravasamento excessivo quando posicionado sobre os dentes.
(c) Agente clareador aplicado na moldeira individual. Notar viscosidade adequada do produto (Whiteness Perfeci, FGM).

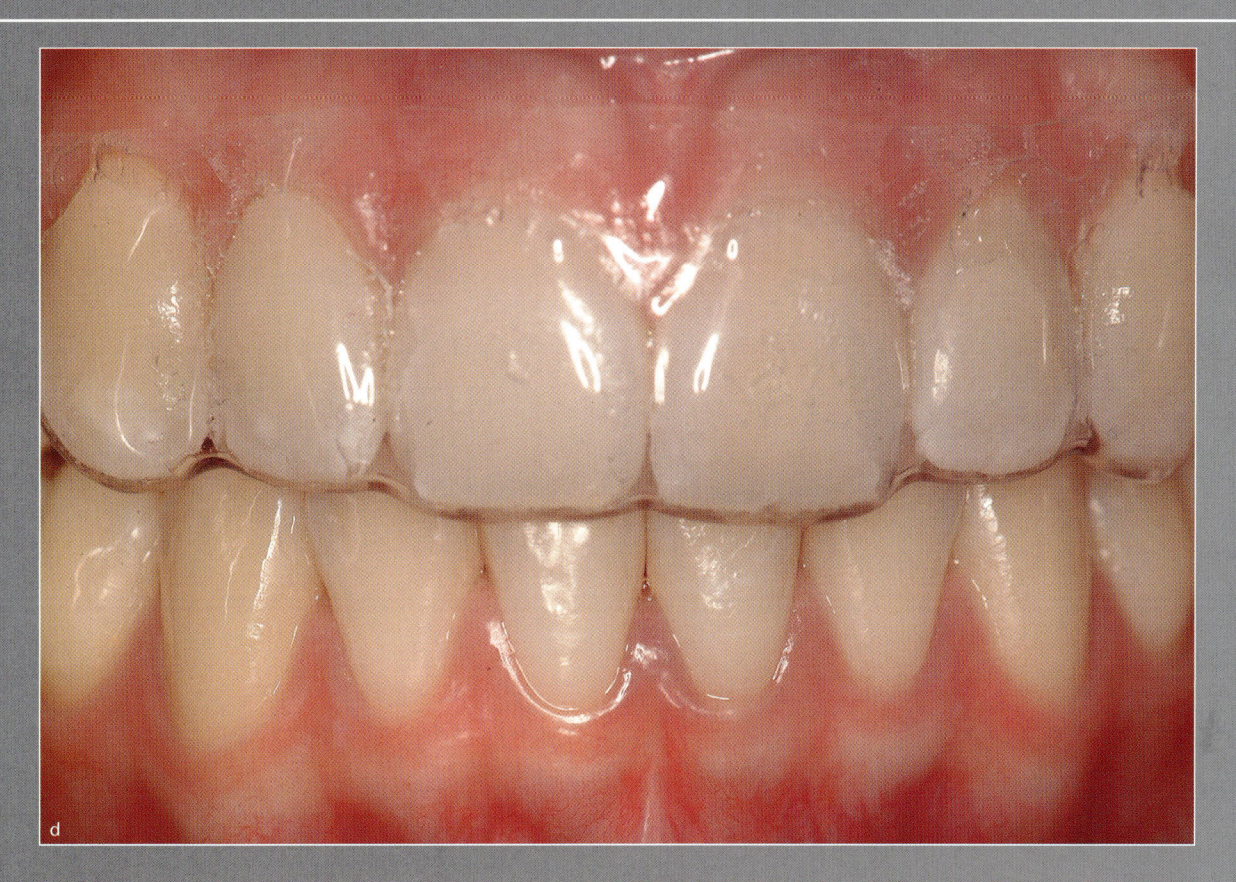

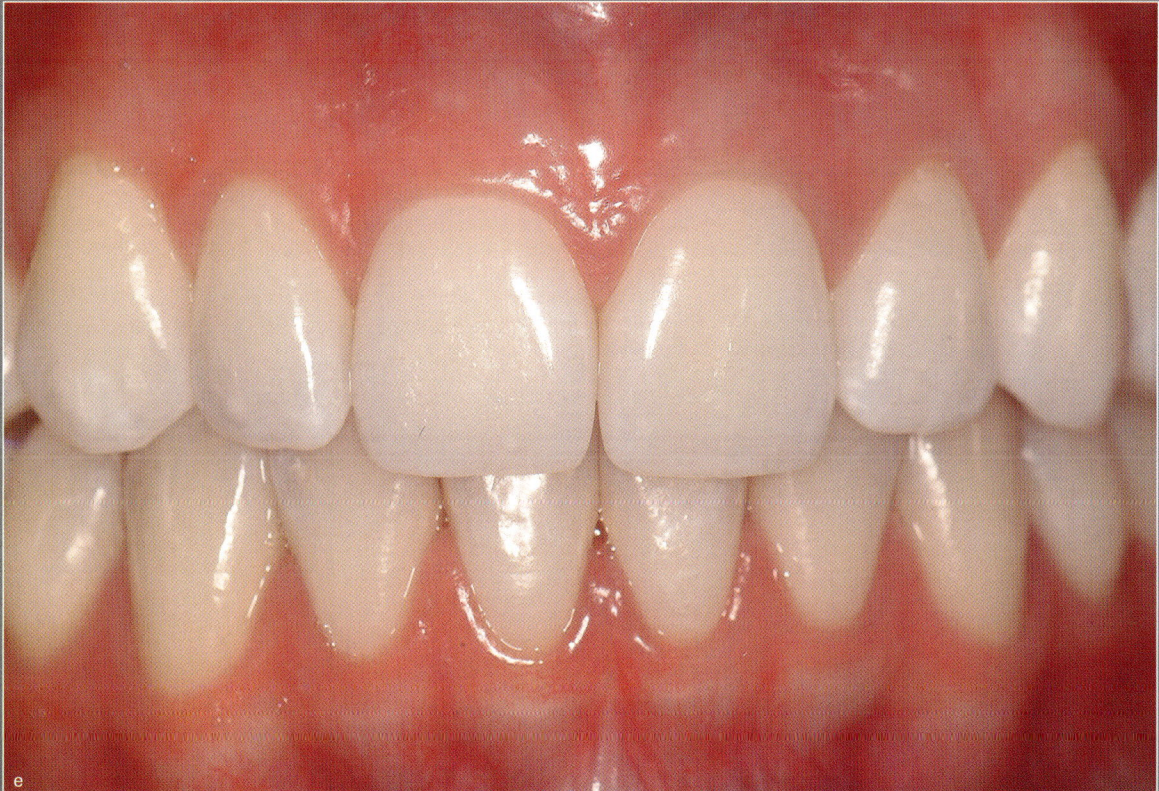

▲ **Figura 3.18 (continuação)**
(d) Moldeira carregada com agente clareador posicionada na arcada superior.
(e) Aspecto após a conclusão do clareamento vital caseiro empregando moldeira individual. Comparar com a Figura 3.18a.

ra rechamada ainda são promissores podem ser remarcados para nova consulta em sete dias. Casos em que não se observa melhora significativa em sete dias após o início do tratamento podem ser reagendados para revisão em 14 dias.

Em geral, o tratamento dura de 4 a 6 semanas, exceto para os casos de escurecimento por tetraciclina com bandas cinza ou marrom escuro, em que se faz necessário o uso do produto por um período de até 4 a 6 meses.

DECISÃO CLÍNICA

TÉCNICA DE CLAREAMENTO VITAL EM CONSULTÓRIO

A TÉCNICA DE CONSULTÓRIO É MAIS RÁPIDA E EFETIVA DO QUE A TÉCNICA CASEIRA?

A literatura não possui dados conclusivos, mas um estudo comparou a técnica de consultório utilizando peróxido de hidrogênio a 35% com a técnica caseira e concluiu que dentes mais brancos foram obtidos com a técnica caseira utilizando peróxido de carbamida a 10% por 14 dias.[25] A técnica de consultório desse estudo foi conduzida utilizando duas consultas em que eram feitas três aplicações de 10 minutos de peróxido de hidrogênio a 35%. Segundo os autores, não houve diferença quanto ao relato de sensibilidade dentária dos pacientes envolvidos no estudo.

EM QUE CASOS É INDICADO O USO DA TÉCNICA DE CONSULTÓRIO?

A técnica de consultório é útil em clientes que não estão dispostos a disciplinarem-se para o uso diário do clareador caseiro ou para aqueles que não desejam aguardar 4 a 6 semanas para obterem resultado satisfatório. Essa técnica é indicada, ainda, para casos de escurecimento mais severo em que também é vantajoso que se associe a técnica de clareamento caseiro. Dentes com tratamento endodôntico também são candidatos a essa técnica.

QUAL SISTEMA DE LUZ EMPREGAR?

Aparelhos fotoativadores de luz halógena, LED (*Light Emitting Diode*), *lasers* e plasmas de arco são empregados com o objetivo de aquecer o agente clareador e acelerar a oxidação do peróxido de hidrogênio que, assim, mais rapidamente atingirá os pigmentos cromógenos responsáveis pelo aspecto escurecido dos dentes. É bem-sabido que as reações químicas são aceleradas quando ocorrem em temperaturas mais elevadas, por exemplo, o tempo de presa dos materiais odontológicos é mais curto em dias quentes. Os aparelhos de luz halógena e LED emitem menos calor quando comparados aos aparelhos de *laser* e de plasma de arco. É importante que se diga que a literatura ainda não definiu qual a temperatura necessária, qual aparelho é capaz de catalisar a reação de oxidação do agente clareador e qual a temperatura segura para a estrutura dentária.

É REALMENTE VANTAJOSO O USO DE UMA FONTE DE LUZ ASSOCIADA AO CLAREADOR DE CONSULTÓRIO?

Dois estudos de boca dividida (técnicas diferentes aplicadas em cada hemi-arcada) compararam a técnica de consultório, utilizando fonte de luz ativadora sobre o agente clareador em um hemi-arco e deixando-o agir sem interferência de qualquer fonte ativadora de luz no outro hemi-arco. Esses estudos indicam que não existe diferença no clareamento obtido em cada hemi-arco quando comparado por meio de fotografias e escala de cores.[26,27]

Dados preliminares de um estudo *in vivo* desenvolvido na disciplina de Dentística da Faculdade de Odontologia da UFRGS demonstram o mesmo, ou seja, apesar de parecer lógica a idéia de a fonte luminosa ser capaz de aquecer o agente clareador, acelerar a reação e produzir um melhor resultado, isso não tem sido observado clinicamente (Figuras 3.19a a 3.19d). Talvez ainda seja necessário que se estabeleça a temperatura ideal para produzir uma catálise significativa e, assim, uma fonte luminosa específica seja desenvolvida para esse propósito.

Além disso, de acordo com medições feitas pelo grupo do CRA (Clinical and Research Associates), as fontes de luz existentes no mercado não são capazes de acelerar significativamente a quebra da molécula de peróxido de hidrogênio por meio da emissão de calor.[28] Esses dados reforçam que a utilização de uma fonte de luz pode ser dispensada, o que traz mais conforto ao operador e menos desgaste às unidades fotoativadoras presentes nos consultórios dentários que possuem o objetivo precípuo de fotoativar compósitos.

Apesar do intenso *marketing* verificado atualmente, é importante refletir sobre a real necessidade e benefício em empregar fontes luminosas para realizar clareamento em consultório. Isso porque ainda não há evidência científica

RESTAURAÇÕES ESTÉTICAS

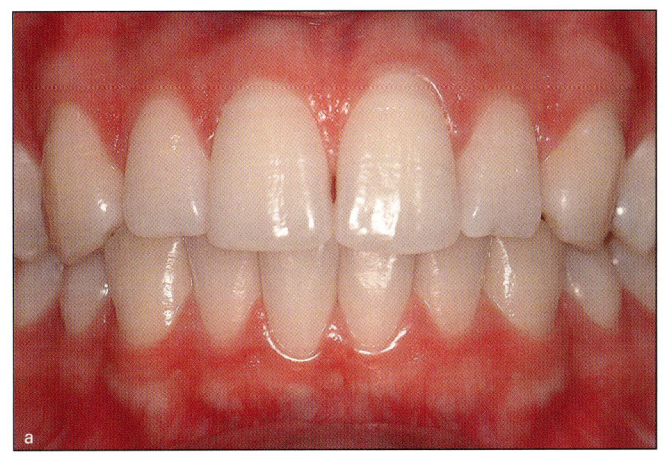

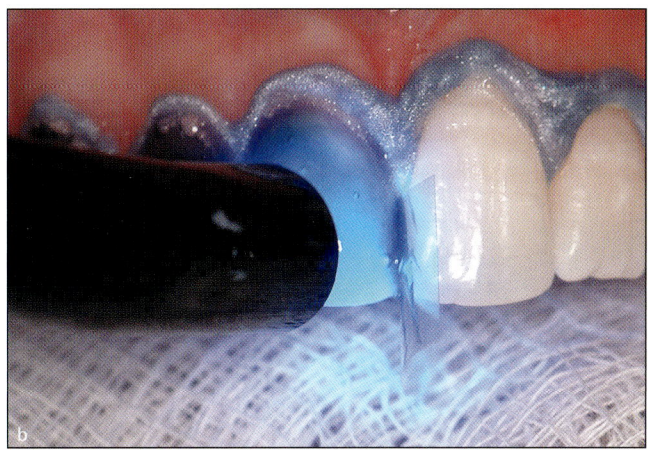

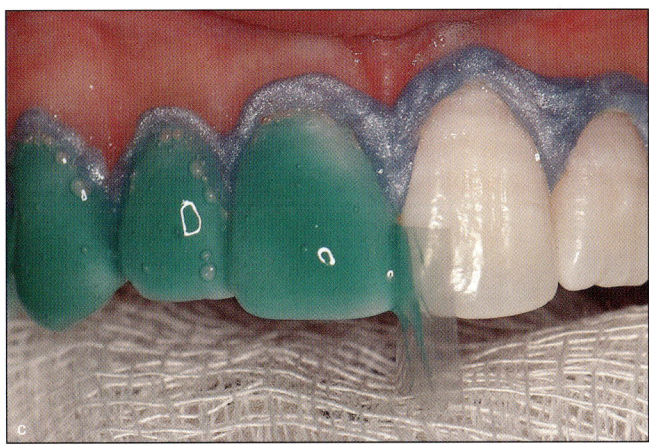

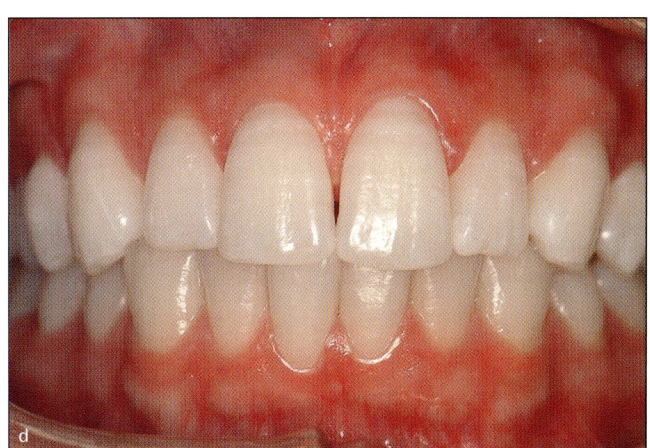

▲ **Figura 3.19 Clareamento vital em consultório.**
(a) Situação antes do tratamento de clareamento vital em consultório com agente clareador à base de peróxido de hidrogênio a 35% (Whiteness HP MAXX, FGM), comparando duas técnicas – com ou sem emprego de luz.
(b) Nos dentes do lado direito da arcada superior, foi utilizada ativação com luz do aparelho fotopolimerizador (XL 2500,3M) durante três ciclos de 30 segundos em cada dente. Notar que há uma tira de poliéster evitando contato do gel clareador com os dentes do lado esquerdo.
(c) Coloração verde do agente clareador Whiteness (HP MAXX, FGM) servindo como um indicador de tempo da ação de penetração do peróxido de hidrogênio na superfície dental. Nos dentes do lado esquerdo foi utilizado o mesmo agente clareador, porém foi deixado em contato com os mesmos durante 15 minutos sem ação de luz.
(d) Aspecto após três sessões clínicas com três aplicações do agente clareador em ambos os lados da arcada superior com ação de energia luminosa (lado direito) ou sem (lado esquerdo). Observar que não há diferença no resultado final do tratamento de clareamento comparando as duas técnicas. Portanto, essa deve ser uma decisão do profissional.

suficiente para suportar sua superioridade comparativamente ao peróxido de hidrogênio utilizado sem uma suposta ativação luminosa.

TÉCNICA DE CLAREAMENTO NÃO-VITAL EM CONSULTÓRIO

EM QUE CASOS É INDICADO O USO DA TÉCNICA NÃO-VITAL EM CONSULTÓRIO?

Essa técnica pode ser empregada nos casos de dentes que possuem tratamento endodôntico já concluído e a contento, uma vez que o agente clareador poderá ser aplicado não só na superfície vestibular e lingual dos dentes, mas também no acesso endodôntico, na câmara pulpar e nos 2 a 3 mm iniciais do conduto radicular. Nos casos de dentes escurecidos com tratamento endodôntico satisfatório, mas que possuem o acesso endodôntico e/ou o conduto radicular bloqueados (por haleta lingual de prótese adesiva ou pino intra-radicular), pode ser empregada a mesma técnica vital de consultório ou a técnica caseira da moldeira. Quando se optar pela técnica caseira, deve-se orientar o paciente a aplicar o agente clareador somente no dente escurecido e salientar que o tempo de tratamento será longo (alguns casos podem chegar a seis meses).

EXISTEM RISCOS EM SE FAZER USO DA CÂMARA PULPAR PARA APLICAR O AGENTE CLAREADOR?

O principal risco é a difusão do agente clareador para o ligamento periodontal, ocasionando reabsorção radicular externa.[29,30] A literatura indica que esse risco pode ser virtualmente eliminado se um bom selo cervical for realizado no conduto radicular, imediatamente acima da obturação do canal. O selo deve empregar uma camada de hidróxido de cálcio pró-análise recoberto por cimento de fosfato de zinco, ionômero de vidro ou resina composta.[31]

Quando a técnica mediata (*walking bleach*) é utilizada, torna-se difícil executar uma restauração temporária satisfatoriamente hermética e retentiva. Sendo assim, não raras vezes o paciente retorna para a sessão seguinte com a câmara pulpar aberta e sem o agente clareador que ali havia sido colocado.

Outro risco em se utilizar a câmara pulpar é o fato de a remoção da restauração do acesso endodôntico enfraquecer a coroa dental. Considerando-se que será feita mais de uma sessão clínica de clareamento, a câmara pulpar livre de preenchimento adesivo pode facilitar a fratura da coroa dental quando o dente estiver em função nos períodos entre consultas.

Pelos motivos recém-descritos, parece ser mais prudente utilizar a mesma técnica vital de consultório para clarear dentes desvitalizados, pois, dessa forma, não se fará uso da câmara pulpar (Figura 3.20a a 3.20f).

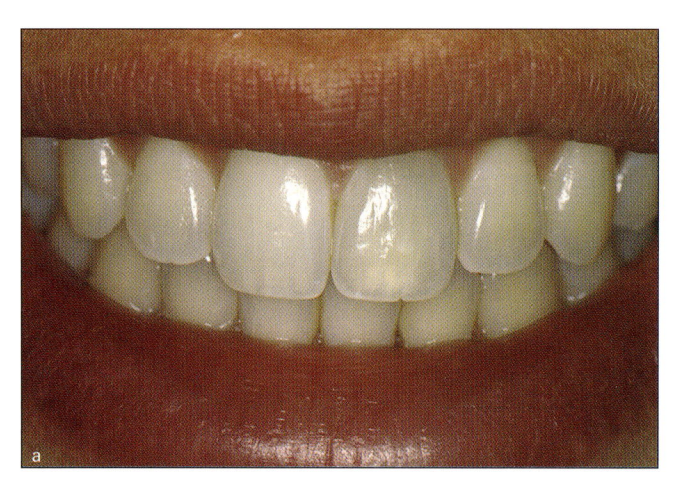

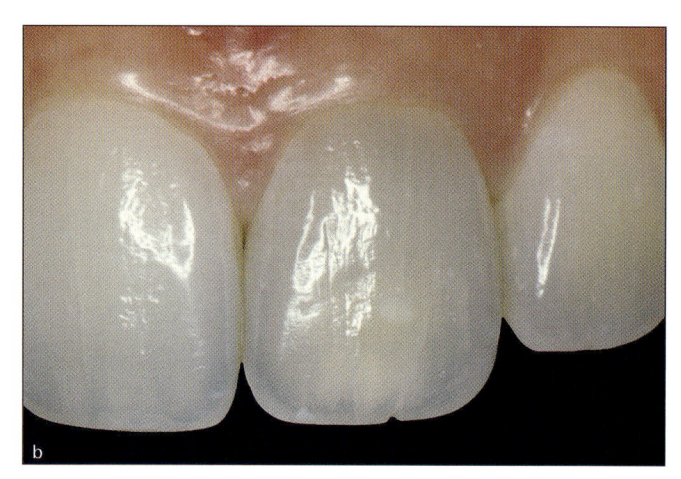

▲ **Figura 3.20**
(a) Paciente jovem apresentando escurecimento do dente 21 decorrente de traumatismo dental, prejudicando a aparência estética do sorriso.
(b) Apesar de o dente ser tratado endodonticamente, optou-se por realizar clareamento vital em consultório sem envolver área de câmara pulpar por questão de segurança.

PROTOCOLO CLÍNICO

1. PROTEÇÃO DOS TECIDOS MOLES

Uma vez que será utilizado peróxido de hidrogênio a 35% (corresponde a peróxido de carbamida a 97%), é importante que o profissional se proteja com gorro, óculos de proteção, máscara, luvas e avental e que o paciente seja protegido com babeiro impermeável, óculos de proteção e lubrificante (vaselina) para os lábios.

> **DICA CLÍNICA**
>
> É útil aplicar vaselina nos lábios do cliente como rotina para exames e atos operatórios, visto que ela é capaz de lubrificar e reduzir a desidratação dos tecidos, tornando mais confortável o afastamento dos lábios durante procedimentos clínicos.

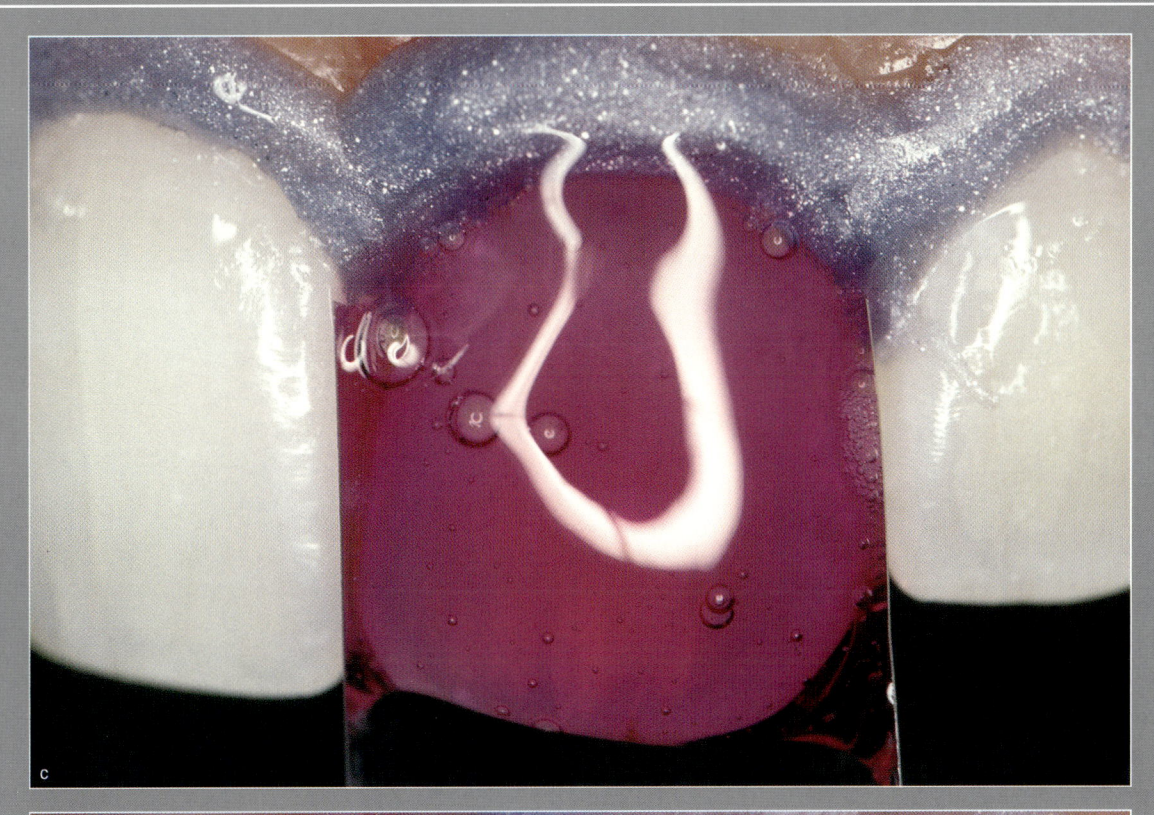

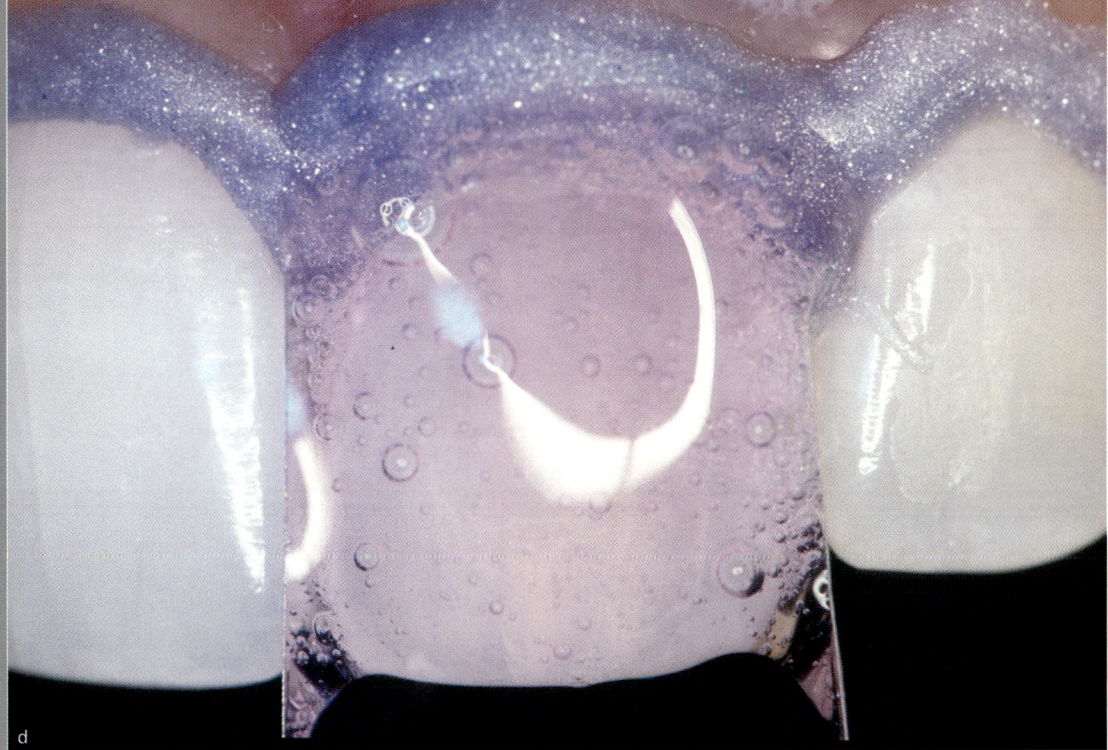

▲ **Figura 3.20** (continuação)
(c) Agente clareador à base de peróxido de hidrogênio a 35% (Whiteness HP, FGM) com coloração vermelho carmim sobre a superfície vestibular do dente 21. Observar a presença de barreira de resina (Top Dam, FGM) protegendo a gengiva e tiras de poliéster nos dentes vizinhos.
(d) Após ação da luz do aparelho fotopolimerizador, o agente clareador assume uma coloração transparente, evidenciando um tempo adequado para difusão do peróxido de hidrogênio no substrato dental.

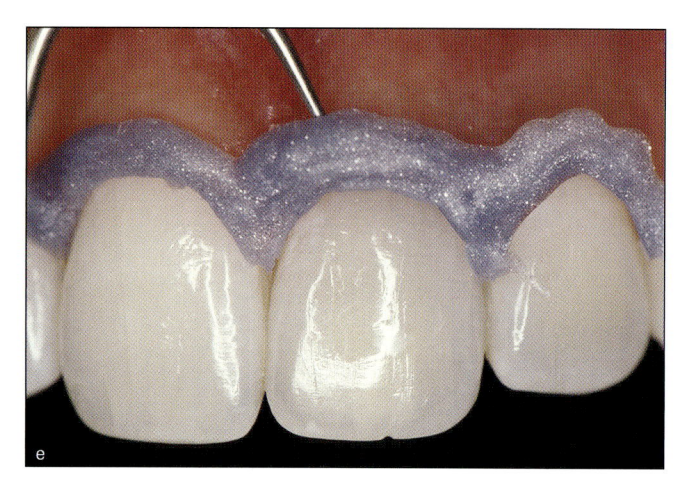

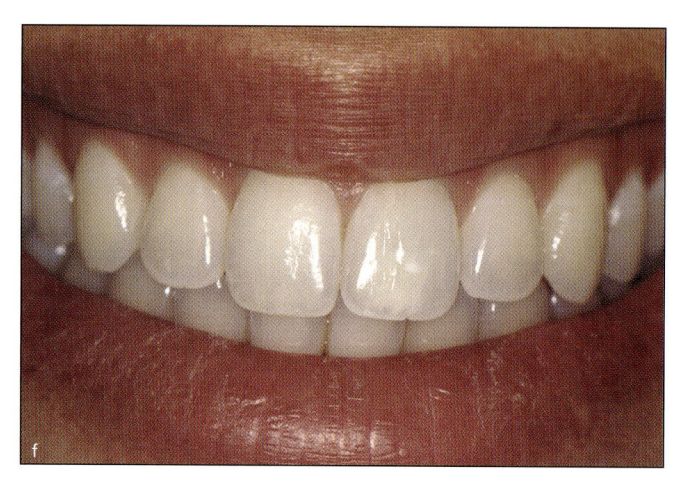

▲ **Figura 3.20 (continuação)**
(e) Com o auxílio de uma sonda exploradora, a barreira de resina (Top Dam, FGM) é facilmente removida.
(f) Aspecto após o clareamento do dente 21 em consultório. Comparar com a Figura 3.20a.

2. PROFILAXIA E ISOLAMENTO DO CAMPO OPERATÓRIO

Deve ser feita profilaxia da superfície dental com pedra-pomes e escova de Robson ou taça de borracha em baixa rotação. Essa limpeza é importante, pois a placa dental e outros resíduos orgânicos consomem peróxido, assim como cálculos dentais e pigmentos superficiais podem impedir e/ou dificultar sua penetração e, conseqüentemente, prejudicar a eficácia do clareador.

Feito isso, deve ser realizado o isolamento do campo operatório, visando principalmente à proteção da gengiva e dos tecidos moles, pois a substância clareadora é altamente concentrada. Pode-se utilizar o dique de borracha ou uma resina composta fotopolimerizável com característica tixotrópica, por exemplo TopDam (FGM), Opal Dam (Ultradent) ou Gingival Barrier (SDI). O uso de barreira resinosa é mais prático e rápido para o profissional e mais confortável para o paciente (Figura 3.21a a 3.21f).

Quando não se utilizar o isolamento absoluto com dique de borracha, deve-se usar o afastador labial (tipo Free Access II, J. Morita), o sugador de saliva de alta potência e a gaze de algodão sobre a língua e os dentes inferiores (Figura 3.21g). Para a instalação da barreira resinosa, secar a superfície dental e a gengiva marginal com jato de ar. Em seguida, aplicar a resina fotopolimerizável tixotrópica, cobrindo cerca de 0,5 mm da gengiva marginal e de 0,1 a 0,2 mm da cervical dos dentes.

Quando for executar o clareamento de um único dente do arco, aplicar a barreira resinosa nas proximais desse dente e estendê-la sobre cerca de 0,5 mm da face vestibular

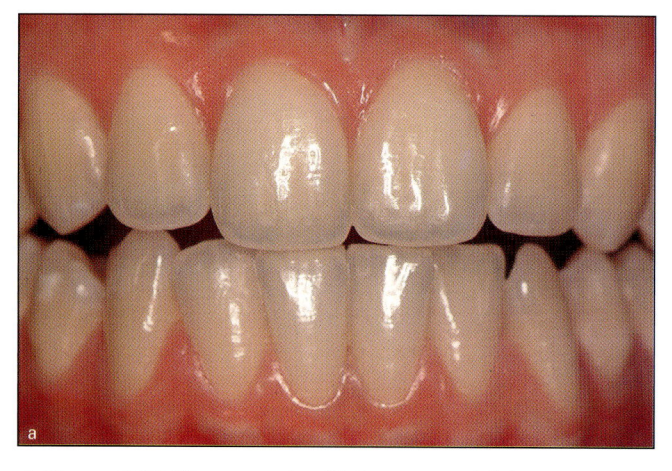

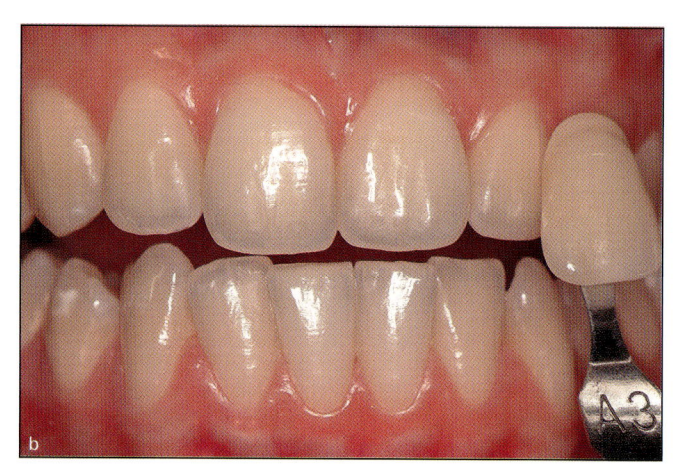

▲ **Figura 3.21 Clareamento vital em consultório.**
(a) Situação antes do clareamento vital em consultório.
(b) Verificação da cor com emprego de escala de cores Vita (Lumin Vacuum Shade Guide).

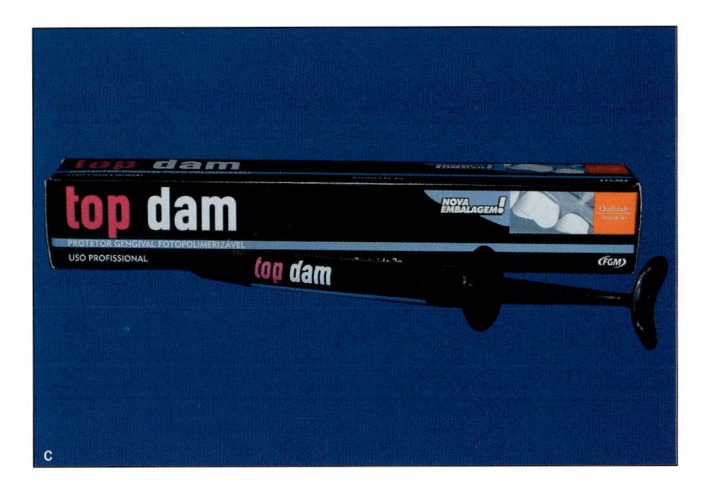

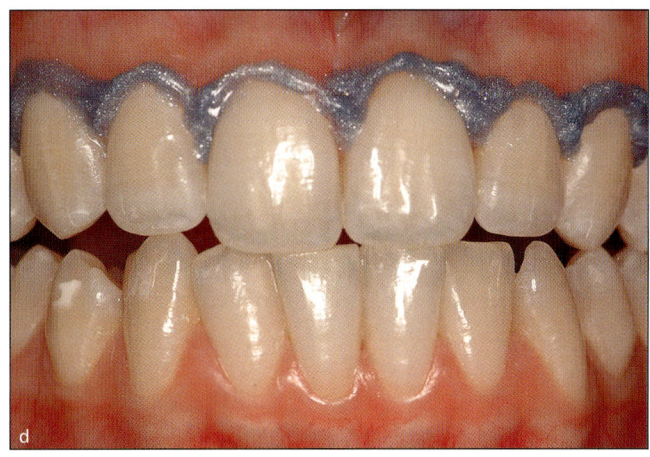

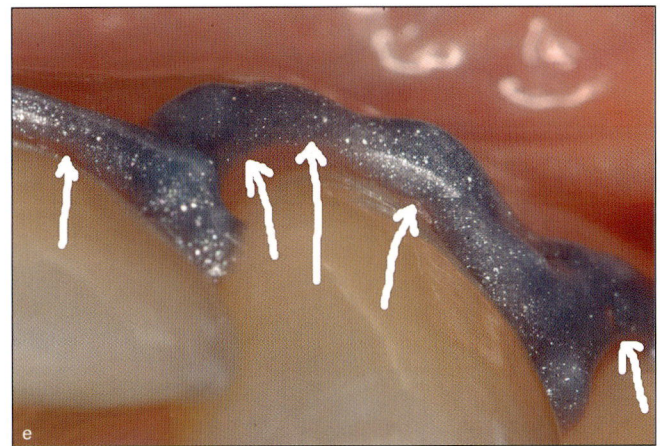

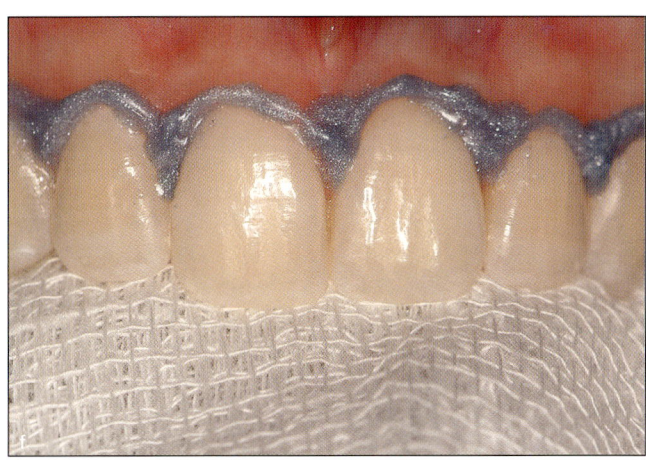

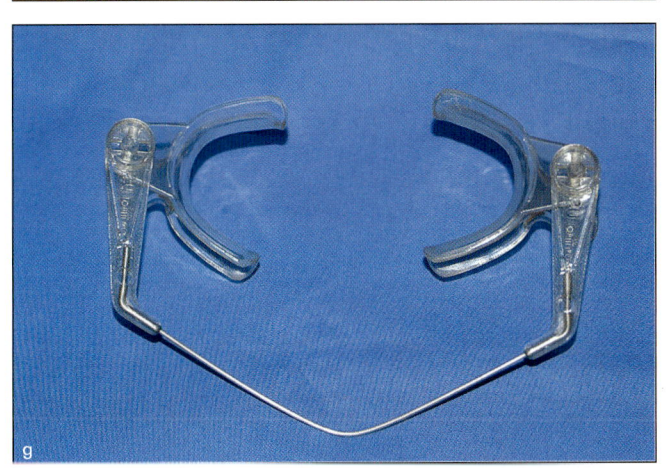

▲ **Figura 3.21 (continuação)**
(c) Barreira de resina para proteção do tecido gengival (Top Dam, FGM).
(d) Aspecto após a colocação e fotoativação da barreira de resina. A coloração azul contrasta com a cor da gengiva e dos dentes, facilitando significativamente a visualização para o profissional.
(e) O profissional deve conferir olhando de incisal para cervical para verificar se a barreira foi corretamente aplicada junto à região cervical (setas brancas). Se for necessário, uma aplicação complementar deve ser feita para assegurar adequado vedamento.
(f) Após a aplicação da barreira de resina, uma gaze deve ser posicionada para proteger a língua e a mucosa do paciente de um eventual contato com a agente clareador.
(g) Dispositivo Free Access II (J. Morita) empregado para manter a bochecha e os lábios afastados durante a realização do clareamento.

> ✓ **DICA CLÍNICA**
>
> Por meio do espelho bucal plano, pode ser visualizada a barreira resinosa por uma vista incisal com o intuito de certificar-se do selamento junto à gengiva, o que indica efetiva proteção do tecido gengival (ver Figura 3.21e).

dos dentes adjacentes com o intuito de protegê-los e evitar que também clareiem. Tiras de poliéster também podem ser usadas com o mesmo objetivo.

Quando se pretende clarear dentes com "bandas" ou linhas de transição de cor bem-definidas, como os dentes com alteração severa por tetraciclina, por exemplo, deve-se usar a barreira resinosa para separar as áreas onde se quer aplicar o gel clareador.

3. PREPARO E MISTURA DO AGENTE CLAREADOR

Os clareadores à base de peróxido de hidrogênio a 35% para uso ambulatorial costumam apresentar-se em dois frascos, sendo que o peróxido está contido em um deles, e o outro possui um espessante de cor vermelho carmim. Os dois devem ser misturados em um pote *dappen*, ou similar, na proporção recomendada pelo fabricante até sua completa homogeneização. O espessante tem a função principal de manter o peróxido sobre a superfície do dente, evitando escoamento aos tecidos moles (Figuras 3.22a a 3.22f). Feita a mistura, deve-se aplicar camada de aproximadamente 1 mm de espessura da mistura peróxido-espessante sobre a face vestibular dos dentes (incluindo interproximais) e estender um pouco nas faces incisal e oclusal.

4. TEMPO DE AÇÃO E TROCA DO AGENTE CLAREADOR

Uma vez posicionado sobre os dentes, o clareador deverá permanecer por 15 minutos. Como já descrito anteriormente, nossa preferência tem sido por não utilizar nenhuma fonte de luz sobre o produto, bastando deixá-lo em repouso sobre os dentes ou agitá-lo periodicamente com pincel descartável à medida que pequenas bolhas de ar apareçam no interior do gel; dessa forma, eliminam-se as eventuais bolhas de oxigênio geradas e obtém-se melhor contato possível do gel com os dentes. Nesse período de 15 minutos, o produto alterará sua cor de carmim intenso para incolor (Whiteness HP) ou verde (Whiteness HP Maxx). A cor carmim é utilizada pelo fabricante pois se assemelha à cor do tecido pulpar. Sendo o agente clareador depositado sobre o esmalte, o calor liberado pela energia luminosa de uma fonte de luz ativadora, quando utilizada, será absorvido pelo clareador em primeiro lugar, reduzindo, assim, possíveis efeitos deletérios que poderiam ser causados à polpa.

Ao final do período de 15 minutos, será feita a remoção do excesso de gel. Recomenda-se inicialmente utilizar um sugador endodôntico ou cirúrgico e, depois, passar uma gaze em movimento único no sentido cervical para incisal/oclusal. Considerando que, nesse momento, alguns agentes clareadores apresentam-se incolores, deve-se tomar muito cuidado para não tocar inadvertidamente nos tecidos moles. Nesse aspecto, um novo produto (Whiteness HP MAXX, FGM)

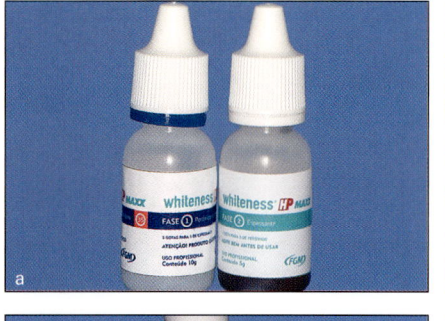

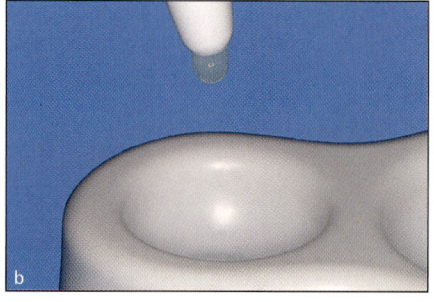

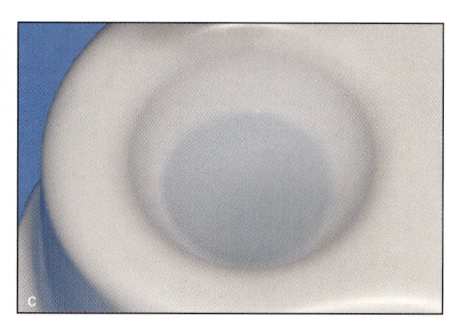

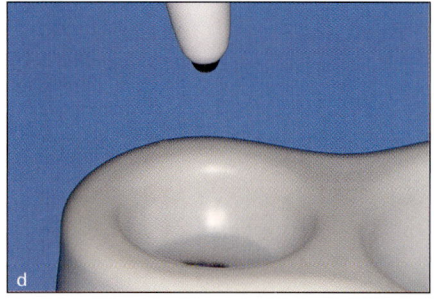

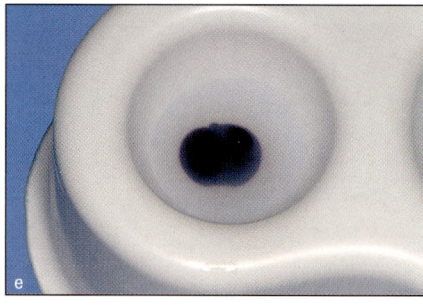

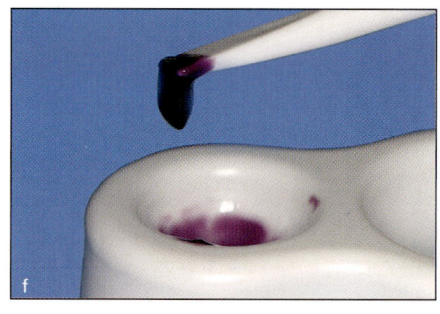

▲ **Figura 3.22**

(a) Agente clareador à base de peróxido de hidrogênio a 35% (Whiteness HP MAXX, FGM) utilizado para técnica em consultório. Esse produto contém um conjunto de corantes, que servem como barreira absorvente e indicadores de tempo (passa de vermelho carmim para verde-azulado ao final do processo), e carga inorgânica, que atua como barreira e coletor de calor para acelerar o clareamento e evitar aquecimento excessivo da polpa.
(b) Peróxido de hidrogênio sendo dispensado no casulo plástico.
(c) Aspecto incolor do peróxido de hidrogênio a 35%.
(d) Espessante sendo dispensado no casulo plástico de mistura.
(e) O produto é misturado em uma proporção de três gotas de peróxido de hidrogênio (incolor) para uma gota de espessante (vermelho).
(f) Após a mistura, observar a adequada viscosidade do produto, o que evita que ele escorra em áreas além dos dentes, garantindo uma segurança para o profissional durante sua aplicação clínica.

apresenta-se inicialmente na cor vermelho carmim e, após sua ação, passa a ter uma coloração verde, o que facilita, para o profissional, a identificação e conseqüentemente a adequada remoção (Figuras 3.23a a 3.23e). A gaze deve ser usada uma única vez e descartada imediatamente. Aplicar, então, um leve *spray* de ar-água sobre os dentes, tendo uma gaze de algodão como anteparo; assim, os dentes estarão prontos para receber a segunda aplicação de gel. Realizar a segunda e a terceira aplicações repetindo os passos 3 e 4.

Em casos em que essa técnica for aplicada em um único dente, se for de interesse do operador, pode-se fazer uso de fonte de luz, lembrando que o benefício é questionável.

Durante o período de ação do gel, o paciente será monitorado, questionando-o sobre sensibilidade ou sensação de ardor na gengiva, o que indica vazamento no isolamento.

5. REMOÇÃO FINAL DO AGENTE CLAREADOR E POLIMENTO DENTAL

Para remover o gel, inicialmente deve-se usar um sugador endodôntico ou cirúrgico e, depois, passar uma gaze em movimento único no sentido cervical para incisal/oclusal. A seguir, aplicar um leve *spray* de ar-água sobre os dentes, tendo uma gaze como anteparo, e logo após lavá-los com água em abundância sugando concomitantemente para remover todo o gel clareador remanescente, deixando os dentes limpos o suficiente para proceder à remoção do isolamento sem que haja contato de gel com os tecidos moles.

Executar o polimento dos dentes com a pasta de polimento ou com os discos seqüenciais de lixa para diminuir a porosidade do esmalte. Dessa forma, diminui a chance de recidivas de cor por impregnação com pigmentos provenientes de alimentos e bebidas.

6. RECOMENDAÇÕES FINAIS AO CLIENTE

Recomendar que preferencialmente evite a ingestão de alimentos ácidos e/ou fortemente corados por pelo menos 24 horas após o clareamento, pois eles podem comprometer o procedimento.

Se necessário, repetir as três aplicações em outras duas sessões com intervalo de 48 horas a uma semana entre elas. Se, após três sessões de três aplicações de 15 minutos, a cor desejada não for atingida, considerar a execução de procedimento restaurador estético adesivo. É importante que o paciente compreenda a imprevisibilidade do tratamento desde o começo e que esteja consciente de que o tratamento clareador, na pior das hipóteses, poderá clarear os dentes a ponto de facilitar a aquisição de uma cor dentária natural em um futuro procedimento restaurador.

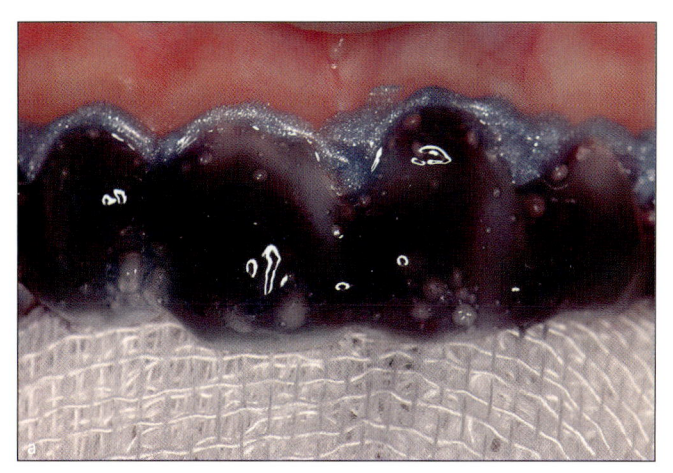

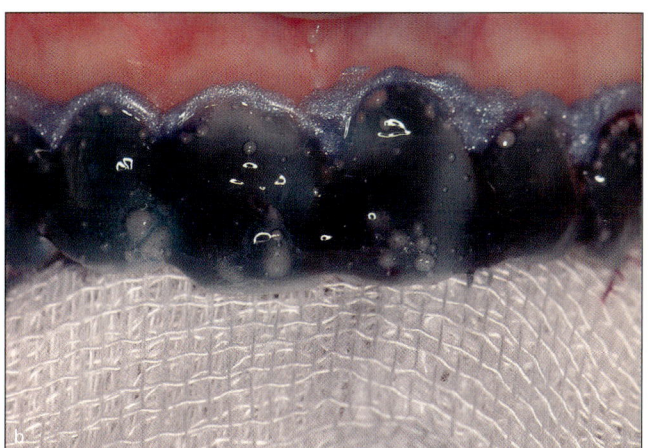

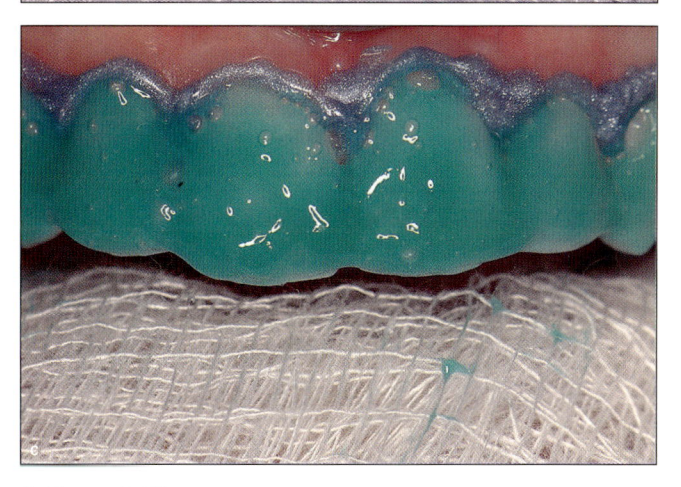

▲ **Figura 3.23**
(a) Coloração vermelho carmim do agente clareador já se alterando e evidenciando a dinâmica do processo de difusão do peróxido de hidrogênio (Whiteness HP Maxx, FGM).
(b) Uma fase mais adiantada do processo é evidente pela alteração de cor do produto. Notar que já há a presença de áreas verdes e outras vermelhas.
(c) O agente clareador assume coloração verde-azulada, evidenciando uma fase adiantada do processo. Essa coloração contrasta com o tecido gengival e os dentes, favorecendo a visualização e a remoção do gel pelo profissional.

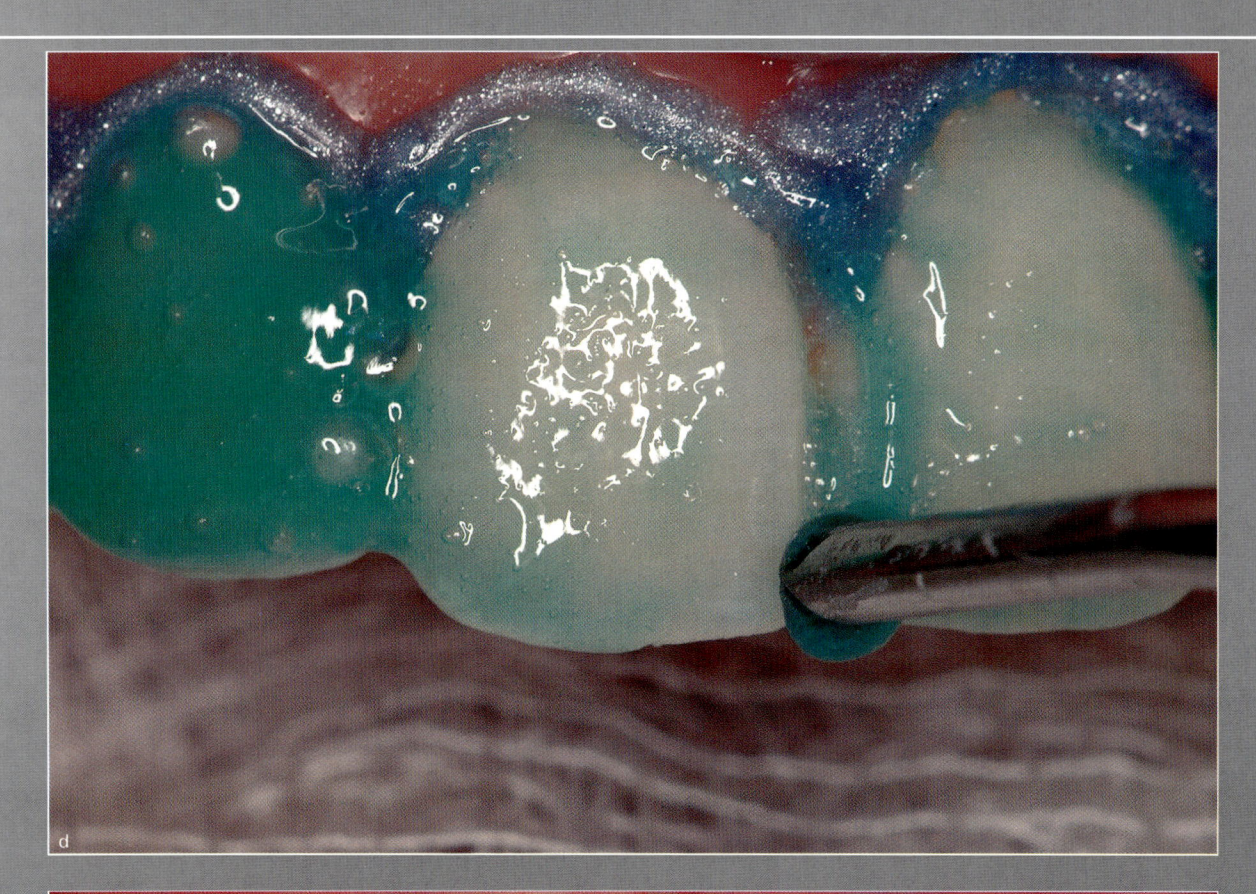

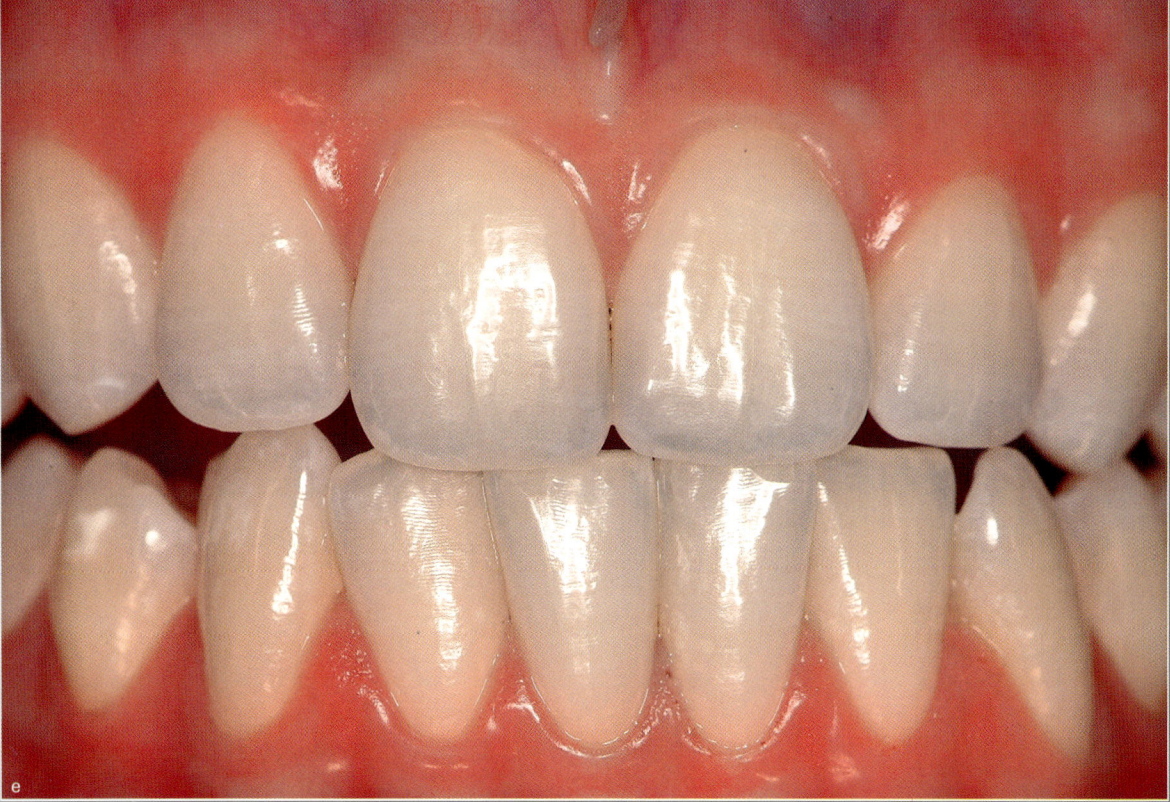

▲ **Figura 3.23** (continuação)
(d) Com o auxílio de sugador endodôntico, inicia-se a remoção do agente clareador.
(e) Aspecto após a realização de clareamento vital em consultório. Comparar com a Figura 3.23a.

Em casos de dentes severamente escurecidos, com mau prognóstico de clareamento e que são fortes candidatos a receberem restaurações de compósito ou indiretas de cerâmica pura, a recidiva de cor em um clareamento executado previamente ao procedimento restaurador pode prejudicar o resultado estético da restauração a longo prazo. Sendo assim, pode não ser indicado o clareamento prévio e sim somente a execução da restauração.

→ DIAGNÓSTICO

TÉCNICA DE MICROABRASÃO

EM QUE CASOS É INDICADO O USO DA TÉCNICA DE MICROABRASÃO?

A técnica de microabrasão é utilizada para pigmentos subsuperficiais limitados ao esmalte. Enquadram-se nessa categoria algumas manchas (brancas ou marrons) de fluorose e as hipoplasias de esmalte.

COMO DETERMINAR SE A DESCOLORAÇÃO ESTÁ SOMENTE NA SUPERFÍCIE DO ESMALTE?

Não há como determinar a profundidade da descoloração antes de realizar o procedimento, ou seja, a própria técnica irá conferir o diagnóstico. Para tal diagnóstico, o clínico deve observar o seguinte: a área que a descoloração ocupa no esmalte deve diminuir após a primeira aplicação, pois isso indica que o manchamento, provavelmente, tem forma conóide com base voltada para a superfície do esmalte. Se, após uma ou duas aplicações do abrasivo, o manchamento não reduzir sua área, teremos um forte sinal de que a extensão da descoloração deve chegar às proximidades do limite amelodentinário ou mesmo invadir a dentina.

QUAL A VANTAGEM DO USO DA TÉCNICA DE MICROABRASÃO?

É importante ressaltar que a técnica de microabrasão tem por objetivo desgastar a descoloração e não propriamente torná-la mais clara. O abrasivo friccionado ao dente irá desgastar a mancha de forma lenta e controlada. Sabendo disso, podemos inferir que uma broca multilaminada ou uma ponta diamantada de granulometria fina ou ultrafina, com tamanho e formato compatíveis com a extensão da área pigmentada, são capazes de produzir efeito similar se utilizadas sobre o esmalte com leve pressão e rotação controlada. O clínico mais habilidoso não tem dificuldade de realizar tal manobra, sendo talvez dispensável o uso de abrasivo em meio ácido para executar a remoção de manchas de esmalte subsuperficiais.

ASSOCIAÇÃO DE TÉCNICAS DE CLAREAMENTO

É POSSÍVEL E VANTAJOSO ASSOCIAR TÉCNICAS DE CLAREAMENTO?

De acordo com Matis, apesar de a ciência sobre o clareamento dental ainda estar na sua infância, os fatos não mudam, e sabe-se que o clareamento dental só ocorre quando o dente escurecido é submetido ao contato direto de agente clareador em concentração apropriada por tempo específico.[32] Sendo assim, é vantajosa a associação de técnicas para clarear dentes, especialmente dentes de prognóstico mais difícil ou duvidoso, pois aumenta-se o tempo de exposição do elemento dental ao agente clareador. Em geral, a técnica do clareamento caseiro é associada à técnica do clareamento vital em consultório ou à técnica de microabrasão.

Uma nova abordagem para o clareamento de dentes vitais tem sido o uso do peróxido de carbamida a 35% (Pola Zing, SDI e Whiteness Super Endo, FGM), que pode ser aplicado por 30 minutos na moldeira em ambiente de consultório com o paciente sob supervisão. A literatura ainda não traz dados suficientes para comprovar que tal manobra irá acelerar ou melhorar o resultado final. No entanto, ela é particularmente interessante de ser realizada na consulta de entrega da moldeira de clareamento caseiro e serve como fator motivacional ao paciente, que observará imediatamente um clareamento inicial e, assim, dará continuidade ao tratamento em regime caseiro, agora sob sua responsabilidade e disciplina de uso.

EVIDÊNCIA CIENTÍFICA

Desde 1989, o clareamento dental vem sendo pesquisado de forma mais intensa. Vários trabalhos demonstram sua eficácia e segurança. A Tabela 3.5 traz alguns desses trabalhos mais significativos.

TABELA 3.5 ESTUDOS *IN VIVO* DE CLAREAMENTO DENTAL ORGANIZADOS CRONOLOGICAMENTE, CITANDO A TÉCNICA DE CLAREAMENTO UTILIZADA NO ESTUDO E AS PRINCIPAIS CONCLUSÕES

AUTOR	ANO	PRODUTO/TÉCNICA	CONCLUSÕES
Leonard[17]	1997	Peróxido de carbamida 10%/vital caseira	Por meio da análise dos dados de 64 pacientes que completaram seis semanas de clareamento, observou-se que houve maior índice de efeitos colaterais nos pacientes que usaram o agente clareador mais de uma vez por dia.
Heymann[24]	1998	Peróxido de carbamida 10%/vital caseira	Os dois clareadores testados foram capazes de clarear os dentes de 50 pacientes na ordem de 3 a 13 tons, o que supera a exigência da American Dental Association, que é de dois tons.
Leonard[19]	1999	Peróxido de carbamida 10%/vital caseira	Dentes escurecidos por tetraciclina podem ser clareados com tratamento longo de seis meses. Pacientes acompanhados 54 meses após o tratamento demonstraram estabilidade na cor atingida e nenhum efeito colateral.
Fiedler[12]	2000	Peróxido de hidrogênio 30 e 35%/vital de consultório e carbamida 10%/vital caseira	A combinação da técnica de consultório com a caseira para clarear dentes escurecidos por tetraciclina aumentou o índice de sensibilidade ao frio durante o tratamento e conferiu clareamento significativo.
Matis[14]	2000	Peróxido de carbamida 10 e 15%/vital caseira	Os métodos de avaliação do grau de clareamento mostraram diferença entre os agentes clareadores na avaliação de duas semanas, mas nenhuma diferença significativa foi observada ao final das seis semanas de tratamento.
Mokhlis[15]	2000	Peróxido de hidrogênio 7,5% e peróxido de carbamida 20%/vital caseira	Esse estudo de boca dividida prescreveu os agentes clareadores por uma hora por dia, duas vezes ao dia, por duas semanas e demonstrou que ambos os produtos foram efetivos.
Leonard[13]	2001	Peróxido de carbamida 10%/vital caseira	O clareamento dental é um método efetivo, seguro e previsível. Oitenta e dois por cento dos pacientes avaliados 47 meses após o tratamento ainda apresentavam dentes clareados e nenhum efeito colateral.
Leonard[2]	2002	Peróxido de carbamida 10 e 16%/vital caseira	Ambos os produtos foram efetivos no clareamento, mas houve maior irritação gengival com o peróxido de carbamida a 16%.
Ritter[16]	2002	Peróxido de carbamida 10%/vital caseira	Trinta pacientes que receberam clareamento entre 10 e 12 anos atrás, quando reavaliados, não demonstraram efeitos colaterais. A estabilidade do clareamento foi observada em 43% dos pacientes após aproximadamente 10 anos.
Al Shethri[11]	2003	Peróxido de hidrogênio 35 e 38%/vital de consultório	Não houve diferença entre os dois clareadores quanto aos resultados obtidos e efeitos colaterais. Houve pequena recidiva de cor durante as cinco semanas subseqüentes ao final do tratamento.
Hein[26]	2003	Peróxido de hidrogênio 30 e 35%/vital de consultório	Três diferentes fontes de luz não melhoraram o resultado final comparado ao uso exclusivo do gel.

REFERÊNCIAS BIBLIOGRÁFICAS

1. Haywood VB, Heymann HO. Nightguard vital bleaching. Quintessence Int 1989; 28:173-6.

2. Leonard Jr RH, Garland GE, Eagle JC, Caplan DJ. Safety issues when using a 16% carbamide peroxide whitening solution. J Esthet Restor Dent 2002;14:358-67.

3. Albers HF. Lightening natural teeth. ADEPT Report 1991; 2(1):1-24.

4. Fasanaro TS. Bleaching teeth: history, chemicals, and methods used for common tooth discolorations. J Esthet Dent 1992; 4: 71-8.

5. Gerlach RW. Shifting paradigms in whitening: introduction of a novel system for vital tooth bleaching. Compend Contin Educ. Dent 2000; 21 Suppl: S4-S9.

6. Croll TP, Cavanaugh RR. Enamel color modification by controlled hydroclhoric acid-pumice abrasion. I. Technique and examples. Quintecensse Int 1986; 17:81-7.

7. McCloskeyr RJ. A technique for removal of fluorosis stains. J Am Dent Assoc 1984; 109: 63-64.

8. Leonard Jr RH. Nightguard vital bleaching: dark stains and long-term results. Compend Contin Educ Dent 2000; 28 Suppl: S18-27.

9. Leonard Jr RH, Haywood VB, Eagle JC, Garland GE, Caplan DJ, Matthews KP et al. Nightguard vital bleaching of tetracycline-stained teeth: 54 months post treatment. J Esthet Dent 1999; 11(5): 265-77.

10. Turker SB, Biskin T. Effect of three bleaching agents on the surface properties of three different esthetic restorative materials. J Prosthet Dent 2003; 89: 466-73.

11. Al Shethri S, Matis BA, Cochran MA, Zekonis R, Stropes M. A clinical evaluation of two in-office bleaching products. Oper Dent 2003; v.28(5): 488-95.

12. Fiedler RS, Reichl RB. Combined professional and home care nightguard bleaching of tetracycline-stained teeth. Gen Dent 2000; 48: 257-61.

13. Leonard Jr RH, Bentley C, Eagle JC, Garland GE, Knight MC, Phillips C. Nightguard vital bleaching: a long-term study on efficacy, shade retention. side effects, and patients' perceptions. J Esthet Restor Dent 2001; 13(6): 357-69.

14. Matis BA, Mousa HN, Cochran MA, Eckert GJ. Clinical evaluation of bleaching agents of different concentrations. Quintessence Int 2000; 31(5): 303-10.

15. Mokhlis GR, Matis BA, Cochran MA, Eckert GJ. A clinical evaluation of carbamide peroxide and hydrogen peroxide whitening agents during daytime use. J Am Dent Assoc 2000; 131(9): 1269-77.

16. Ritter AV, Leonard Jr RH, St Georges AJ, Caplan DJ, Haywood VB. Safety and stability of nightguard vital bleaching: 9 to 12 years post-treatment. J Esthet Restor Dent 2002; 14: 275-85.

17. Leonard Jr RH, Haywood VB, Phillips C. Risk factors for developing tooth sensitivity and gingival irritation associated with nightguard vital bleaching. Quintessence Int 1997; 28: 527-34.

18. Haywood VB. Current status of nightguard vital bleaching. Compend Contin Educ Dent 2000; 21 Suppl: S10-7.

19. Matis BA, Yousef M, Cochran MA, Eckert GJ. Degradation of bleaching gels in vivo as a function of tray design and carbamide peroxide concentration. Oper Dent 2002; v.27(1):12-8.

20. Matis BA, Gaiao U, Blackman D, Schultz FA, Eckert GJ. In vivo degradation of bleaching gel used in whitening teeth. J Am Dent Assoc 1999; 130(2): 227-35.

21. Al-Qunaian TA, Matis BA, Cochran MA. In vivo kinetics of bleaching gel with three-percent hydrogen peroxide within the first hour. Oper Dent 2003; 3: 236-41.

22. Matis BA, Hamdan YS, Cochran MA, Eckert GJ. A clinical evaluation of a bleaching agent used with and without reservoirs. Oper Dent 2002; 27(1):5-11.

23. Thitinanthapan W, Satamanont P, Vongsavan N. In vitro penetration of the pulp chamber by three brands of carbamide peroxide. J Esthet Dent 1999; 11: 259-64.

24. Heymann HO, Swift Jr EJ, Bayne SC, May Jr KN, Wilder Jr AD, Mann GB, et al. Clinical evaluation of two carbamide peroxide tooth-whitening agents. Compend Contin Educ Dent 1998;19:364-6.

25. Zekonis R, Matis BA, Cochran MA, Shetri SE, Eckert GJ, Carlaon TJ. Clinical evaluation of in-office and at-home bleaching treatments. Oper Dent 2003; v.28(2): 114-21.

26. Hein DK, Ploeger BJ, Hartup JK et al. In-office vital tooth bleaching: what do lights add? Compend Contin Educ Dent, v. 24, p. 340-52, 2003.

27. Papathanasiou A, Kastali S, Perry RD, Kugel G. Clinical evaluation of a 35% hydrogen peroxide in-office whitening system. Compend Contin Educ Dent 2002; 23(4): 335-8.

28. Conceição EN. Dentística: saúde e estética. Porto Alegre: Artmed; 2000.

29. Lado EA, Stanley HR, Weismann MI. Cervical resorption in bleaching teeth. Oral Surg Oral Med Oral Pathol 1983;55:78-80.

30. Lado EA. Bleaching of endodontically treated teeth: an update on cervical resorption. Gen Dent 1988;36:500-2.

31. Baratieri LN, Maia E, Caldeira de Andrada MA et al. Caderno de Dentística: clareamento dental. São Paulo: Santos; 2004.

32. Matis BA. Tray whitening: what the evidence shows. Compend Contin Educ Dent 2003; 24: 354-62.

15kU X6,000 2μm AF

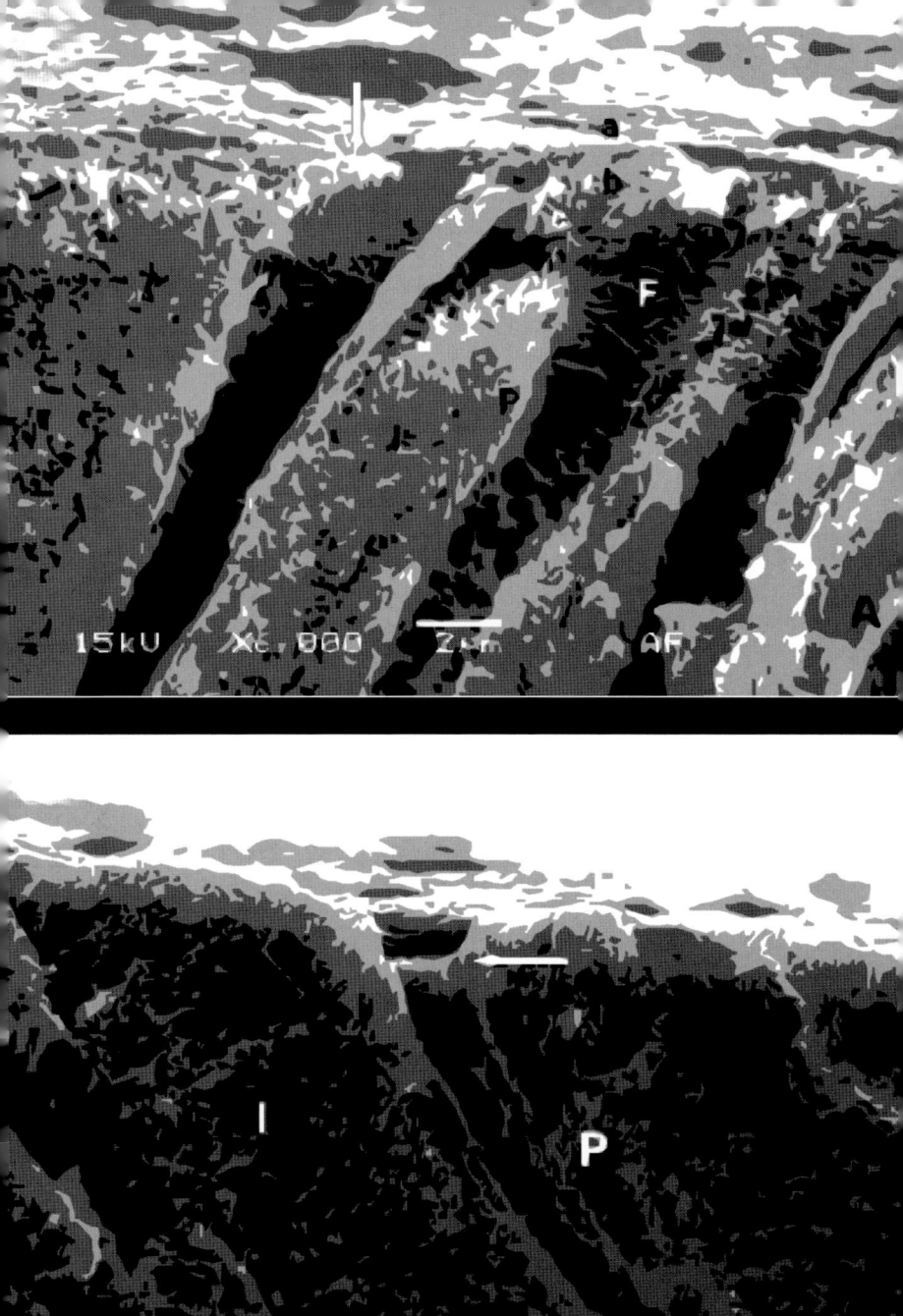

15kU X5,000 5μm PR

4
MATERIAIS E TÉCNICAS PARA O SELAMENTO DA DENTINA E A CIMENTAÇÃO DE RESTAURAÇÕES INDIRETAS

MÁRIO FERNANDO DE GÓES
EWERTON NOCCHI CONCEIÇÃO

Durante as últimas três décadas, os clínicos da área odontológica têm convivido com uma mudança rápida no tipo e na composição dos materiais dentários restauradores e com alterações conceituais relacionadas ao preparo de cavidades em dentes íntegros ou que perderam parte dos tecidos por cárie ou trauma. Denominada de "odontologia adesiva", a nova concepção no tratamento restaurador está centrada na preservação da estrutura dental, iniciada com a proposta de Buonocore[1] de condicionar o esmalte dental com ácido fosfórico. No início dos anos 70, a técnica do condicionamento ácido foi definitivamente introduzida na prática clínica e se estabeleceu, na maioria dos procedimentos restauradores diretos e indiretos, com a efetividade da união produzida entre a superfície da dentina e a resina restauradora.[2]

De maneira geral, o procedimento técnico é iniciado com a desmineralização do esmalte e da dentina pela ação do ácido fosfórico (condicionamento ácido total). Em seguida, uma solução monomérica hidrófila e hidrófoba, com características fluidas, é aplicada sobre a área desmineralizada para envolver os cristais de hidroxiapatita e difundir-se para o interior dos espaços entre as fibrilas colágenas expostas. O resultado desse procedimento é comumente denominado de hibridização.[2] Usando esse processo restaurador, os princípios mecânicos no desenho do preparo cavitário, estabelecido por Black,[3] foram alterados no sentido de preservar a estrutura dental. Além disso, a união micromecânica entre a dentina e/ou o esmalte e os adesivos monoméricos e as propriedades mecânicas dos compósitos têm demonstrado capacidade para reproduzir o comportamento das características estruturais e biomecânicas da junção amelodentinária.[4,5]

→ DIAGNÓSTICO

QUAIS SÃO AS CARACTERÍSTICAS DOS MATERIAIS E DAS TÉCNICAS RESTAURADORAS ADESIVAS ESTÉTICAS?

A característica relacionada ao equilíbrio entre a quantidade, o tipo, o tamanho médio das partículas inorgânicas e o peso molecular dos monômeros que compõem a fase orgânica determina o grau de viscosidade e as propriedades físicas da resina composta, que, quando associadas aos sistemas adesivos, criaram alternativas técnicas que impulsionaram o uso dos compósitos como material restaurador direto e indireto em dentes posteriores.

A forma direta de inserção do compósito na cavidade ainda tem sido preferida no procedimento restaurador dos dentes posteriores. A razão para isso está na menor remoção de tecido requerida durante o preparo da cavidade[6] e na efetiva interface de união formada entre os tecidos dentais e o material restaurador resinoso.[1,2,7] A aplicação direta de pequenas porções do compósito sobre a camada de adesivo, usada para selar a dentina, proporciona uma inter-relação biomecânica direta entre o material e as estruturas dentais. Mesmo assim, a técnica restauradora direta tem sido indicada preferencialmente para cavidades pequenas e médias. A limitação da restauração confeccionada em resina composta, na forma direta, é a dificuldade em controlar as tensões geradas durante a reação de polimerização do compósito e em efetivar o máximo a conversão dos monômeros da resina composta em polímero, quando aplicados em cavidades profundas, utilizando as fontes de luz visível.[8] Esses problemas são inerentes ao material resinoso e à técnica restauradora, podendo ser agravados em dentes com cavidades extensas.[9] Nesses casos, pode ser acrescida também a dificuldade de inserção e acabamento do material restaurador que, clinicamente, resultará em um incompleto selamento marginal e em forma anatômica e contatos proximais inadequados, com conseqüente redução na longevidade da restauração.[10]

Com isso, em dentes com extensas perdas de estrutura mineralizada, é recomendada a confecção de restaurações pela técnica indireta, com opções voltadas para materiais estéticos como o próprio compósito e as cerâmicas odontológicas. Para os dois materiais, todo procedimento técnico de confecção da restauração ocorre em ambiente externo à cavidade bucal. No caso do compósito, a ocorrência da contração fora da boca praticamente elimina os efeitos negativos produzidos pela reação de polimerização. Além disso, as qualidades clínicas em relação ao contato proximal e à anatomia oclusal também são reconhecidamente melhoradas.[11,12] Para a cerâmica odontológica, as qualidades estéticas, a estabilidade nas cores e a biocompatibilidade com o tecido gengival têm sido as características benéficas constatadas clinicamente. Por outro lado, o alto módulo de elasticidade (rigidez) a tornou altamente suscetível à fratura e totalmente dependente da qualidade do material resinoso usado para união com a estrutura dental.

O QUE É IMPORTANTE NA ETAPA DE CIMENTAÇÃO ADESIVA DE RESTAURAÇÕES INDIRETAS ESTÉTICAS?

No procedimento de união das restaurações indiretas, em compósito ou cerâmica, com a estrutura dental é recomendada a associação da tecnologia dos sistemas adesivos com a dos cimentos resinosos. É preferida a utilização de resinas compostas para cimentação cuja reação de polimerização seja iniciada tanto por componente químico como pela forma física ("dual").[13,14,15] Essa preferência está relacionada à necessidade de o cimento resinoso apresentar uma alta resistência de união com o substrato dental em um curto espaço de tempo para assegurar que a restauração permaneça fixa em posição após o assentamento e que haja polimerização em áreas onde a luz visível não penetra. Entretanto, os cimentos resinosos contemporâneos ("dual") não têm apresentado resistência de união com a dentina equivalente àquela resultante da associação entre os adesivos e as resinas compostas indicadas para restaurações diretas.[13]

É provável que a menor capacidade de união entre o cimento resinoso, o adesivo e a estrutura dental esteja relacionada com os diferentes monômeros usados para compor a formulação tanto do adesivo como do cimento resinoso. O adesivo deve possuir características fluidas e hidrófilas compatíveis com a fase mineral e orgânica da dentina e, ao mesmo tempo, apresentar viscosidade e hidrofobia suficientes para permitir a reação de polimerização por meio de radicais livres com os monômeros do cimento resinoso. Deve ser considerado, ainda, que a dentina é uma estrutura biológica dinâmica e que alterações em suas propriedades nas diferentes partes do dente também afetam a união.[16,17] Dessa forma, o procedimento técnico restaurador indireto envolve o entendimento sobre a estrutura do dente natural nos seus aspectos biológico, morfológico e anatômico, sobre as características básicas dos adesivos e das resinas compostas usadas para cimentação e sobre a técnica de aplicação dos materiais. A compatibilidade biológica e química entre as superfícies da estrutura dental e o sistema adesivo e a combinação química do monômero não-polimerizado na superfície da camada de adesivo com o monômero do cimento resinoso são responsáveis pela efetividade de união no processo de cimentação e pela estabilidade da restauração indireta frente ao desafio imposto na cavidade bucal, proveniente da ação fisiológica, química ou mecânica, que possa causar a falha clínica da restauração.

COMO É A MORFOLOGIA DAS SUPERFÍCIES DO ESMALTE E DA DENTINA?

Durante o procedimento de preparação das estruturas dentais para receber restaurações indiretas, parte da superfície do esmalte e uma extensa área de dentina são expostas na cavidade. As duas estruturas apresentam inter-relação estrutural e física com diferenças fundamentais na composição e na morfologia. Enquanto o esmalte é predominantemente composto por mineral (hidroxiapatita), a dentina é uma estrutura biológica complexa formada em grande parte por água (20% em volume) e material orgânico (30% – em volume – colágeno tipo I), além da estrutura mineral

(50% em volume).[18] A dentina também é caracterizada como um compósito biológico de matriz de colágeno preenchida com cristais de apatita, dispersos entre túbulos dentinários que contêm dentina peritubular hipermineralizada. A região entre os túbulos é denominada de dentina intertubular, sendo menos mineralizada e contendo mais fibrilas colágenas. A área relativa de superfície de dentina ocupada pelos túbulos diminui em direção à polpa (Figuras 4.1a e 4.1b). A porcentagem de área tubular e o diâmetro dos túbulos variam de 22% e 2,5 mm próximo à polpa (densidade tubular: 45.000/mm^2) a 1% e 0,8 μm na junção amelodentinária (densidade tubular: 20.000/mm^2).[18,19] Quando a estrutura dental é cortada por instrumentos rotatórios ou manuais, uma camada formada por hidroxiapatita e colágeno alterado fica acumulada na superfície da dentina (*smear layer*) vedando a luz dos túbulos dentinários e, com isso, reduzindo a permeabilidade da dentina.[20,21] A espessura, a morfologia superficial, a densidade e o nível de união da lama dentinária com a superfície da dentina variam de acordo com o tipo de instrumento cortante usado para a preparação da cavidade e pode influenciar a resistência de união entre a dentina e a restauração indireta.[22,23,24]

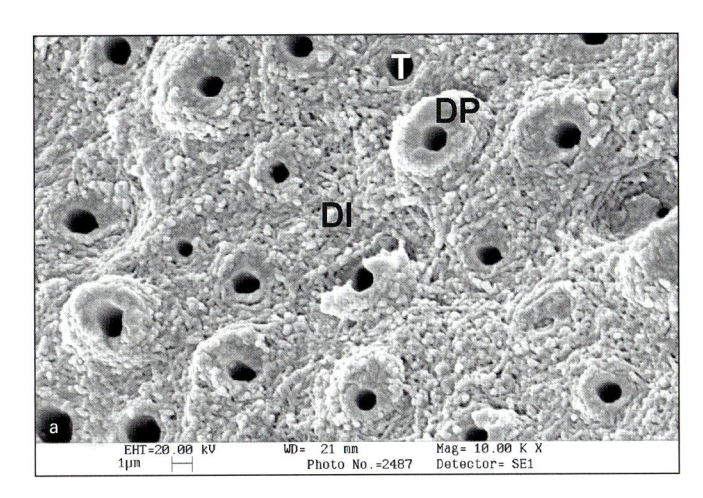

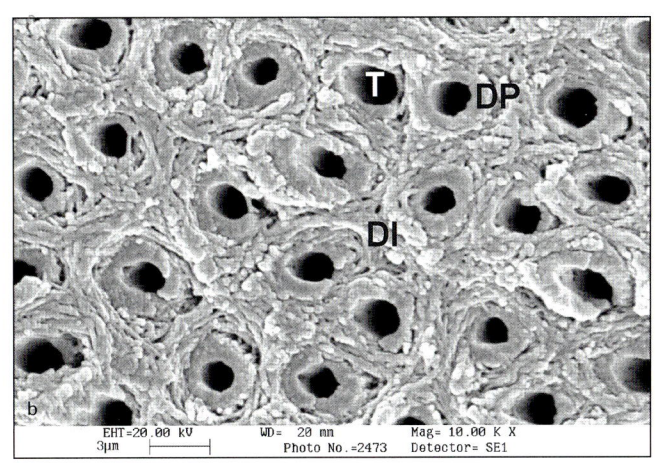

▲ **Figura 4.1**
(a) Fotografia em microscopia eletrônica de varredura ilustrando a densidade de túbulos dentinários próximo à junção amelodentinária e **(b)** próximo à região da polpa dental. T= túbulo dentinário; DP= dentina peritubular; DI= dentina intertubular. Cortesia do Prof. Dr. M. Giannini.

COMO SÃO CLASSIFICADOS E COMO AGEM OS SISTEMAS ADESIVOS CONTEMPORÂNEOS?

Os sistemas adesivos contemporâneos estão classificados de acordo com o número de etapas clínicas e com a sua interação com os tecidos dentais (Figura 4.2).[25] Um primeiro grupo de sistemas adesivos proporciona a remoção completa da *smear layer* e é dividido em três e duas etapas para o procedimento clínico de aplicação. Nesses sistemas, o processo de desmineralização das estruturas dentais é feito pela ação do ácido fosfórico em concentrações variáveis entre 30 e 40% aplicados por 15 e 30 segundos, para a dentina e o esmalte, respectivamente (Figura 4.3a). Na seqüência, o *primer* e o adesivo podem ser aplicados sobre a dentina separadamente (dois frascos) ou combinados em frasco único sob a forma de uma solução contendo solventes como acetona, álcool e água (Figura 4.4).

O segundo grupo de sistemas adesivos promove a dissolução da *smear layer* e a desmineralização da superfície da dentina (Figura 4.3b), com difusão simultânea dos monômeros em toda a extensão desmineralizada para determinar a união (ver Figura 4.9b). O procedimento técnico envolve duas ou apenas uma etapa de aplicação clínica. Denominados de autocondicionantes, esses materiais são compostos por monômeros ácidos ou derivados, monômeros hidrófilos e água (*primer* ácido) e monômeros hidrófilos e hidrófobos (adesivo) contidos em frascos distintos e aplicados separados e sucessivamente sobre o esmalte e a dentina; ou, ainda, o *primer* ácido e o adesivo podem ser quimicamente balanceados e contidos em apenas um frasco para exercer a função de *primer condicionante* e adesivo em apenas uma aplicação (sistema *All-in-one*).

O uso dos sistemas autocondicionantes é clinicamente mais atrativo porque esses sistemas podem ser aplicados sobre a superfície da dentina recém-preparada e seca.[26] Além disso, após a aplicação do *primer* ácido, o procedimento exige apenas a aplicação de jatos leves de ar comprimido em vez de ser enxaguado com água. Com isso, são consi-

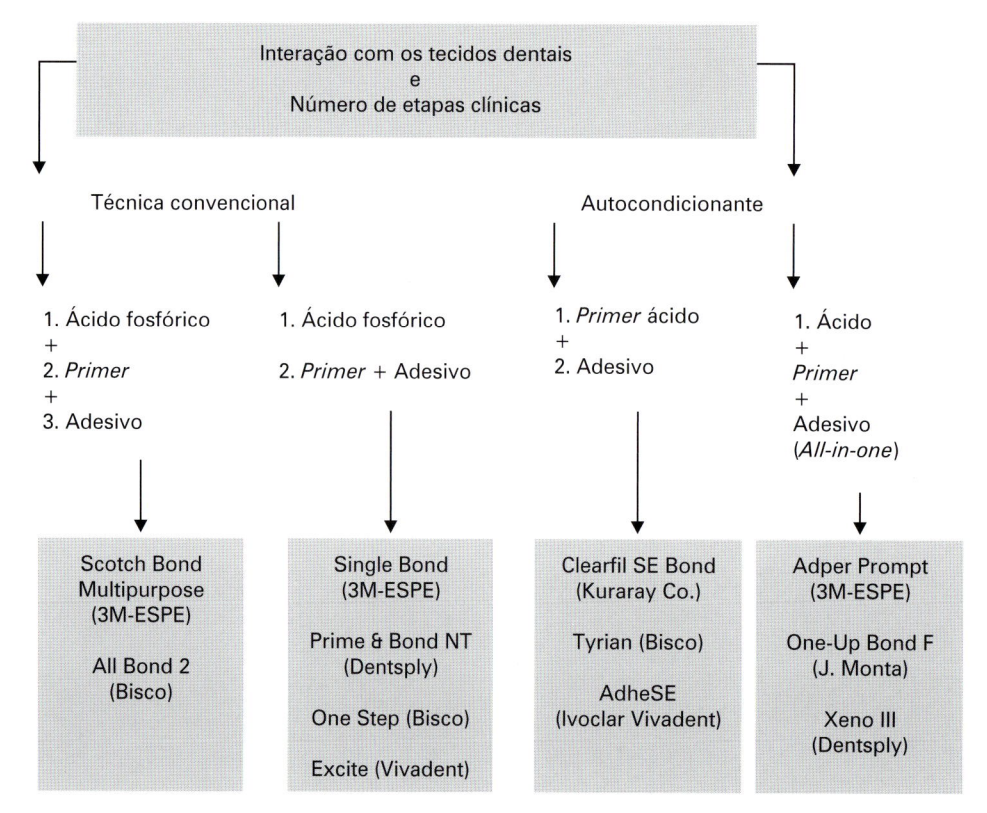

CLASSIFICAÇÃO DOS SISTEMAS ADESIVOS CONTEMPORÂNEOS

```
                    Interação com os tecidos dentais
                                   e
                       Número de etapas clínicas

           ┌───────────────────────┴───────────────────────┐
           Técnica convencional                    Autocondicionante
         ┌─────────┴─────────┐                   ┌─────────┴─────────┐

   1. Ácido fosfórico    1. Ácido fosfórico    1. Primer ácido     1. Ácido
   +                     +                     +                   +
   2. Primer             2. Primer + Adesivo   2. Adesivo          Primer
   +                                                               +
   3. Adesivo                                                      Adesivo
                                                                   (All-in-one)

   Scotch Bond          Single Bond           Clearfil SE Bond    Adper Prompt
   Multipurpose         (3M-ESPE)             (Kuraray Co.)       (3M-ESPE)
   (3M-ESPE)
                        Prime & Bond NT       Tyrian (Bisco)      One-Up Bond F
   All Bond 2           (Dentsply)                                (J. Monta)
   (Bisco)                                    AdheSE
                        One Step (Bisco)      (Ivoclar Vivadent)  Xeno III
                                                                  (Dentsply)
                        Excite (Vivadent)
```

▲ **Figura 4.2**
Diagrama ilustrando a classificação dos sistemas adesivos contemporâneos.

derados menos críticos na técnica de aplicação e um dos fatores responsáveis pela redução na sensibilidade pós-operatória quando comparados com os sistemas que preconizam a utilização do ácido fosfórico como uma fase separada no processo de união.[27]

QUAIS AGENTES DE CIMENTAÇÃO PODEM SER UTILIZADOS?

A composição das resinas compostas indicadas para cimentação (cimentos resinosos) é semelhante à das resinas compostas restauradoras, nas quais a matriz orgânica é formada pelos monômeros Bis-GMA (bisfenol A glicidil metacrilato) ou UDMA (uretano dimetacrilato) e TEGDMA (trietileno glicol dimetacrilato). A parte inorgânica é constituída por vidro de bário silanizado e sílica coloidal.[28] Para adequar o necessário escoamento da resina composta para uso como cimento, o conteúdo de partículas inorgânicas foi reduzido para um teor variável entre 36 a 80% em peso.[29,30] Monômeros com grupos funcionais, utilizados para promover adesão à dentina, são freqüentemente incorporados aos sistemas de cimentação e incluem o 4-META (4-metacriloxietil trimelitato anidrido), MDP (10-metacriloxidecil diidrogênio fosfato) e HEMA (hidroxietil metacrilato). As diferenças na composição e na quantidade dos monômeros diluentes, nos grupamentos funcionais e nos percentuais de partículas de carga produzem uma grande variação nas propriedades de um produto comercial para outro.[30]

A ativação da polimerização dos compósitos para cimentação pode ser obtida pelo sistema de ativação química, com a indução de amina terciária/peróxido de benzoíla, pela ativação física, usando a luz visível, ou com formulações que utilizam tanto o mecanismo de ativação física quanto química. Denominados como sistemas de dupla polimerização, ou "dual", são indicados principalmente nos procedimentos em que o material restaurador apresenta opacidade ou espessura superior a 3 mm e pode impedir que uma quantidade suficiente de energia luminosa seja transmitida até o cimento resinoso.[31] Nessas situações clínicas, a intensidade luminosa pode ser suficiente apenas para iniciar o processo de polimerização, e a reação química por autopolimerização do cimento "dual", iniciada durante a mistura das pastas base e catalisadora é necessária para gerar a predominância de radicais livres responsáveis pela

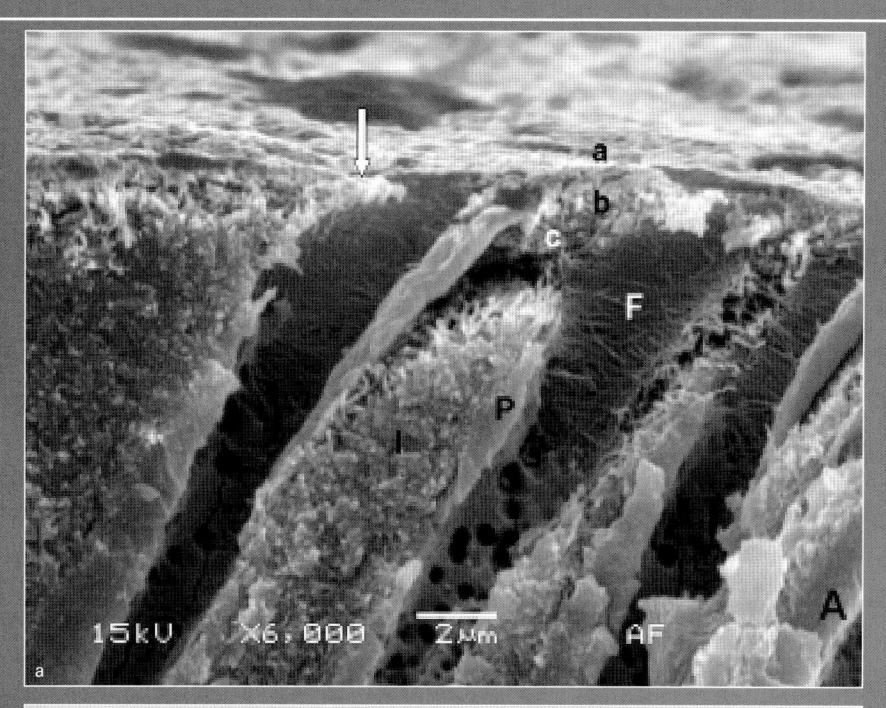

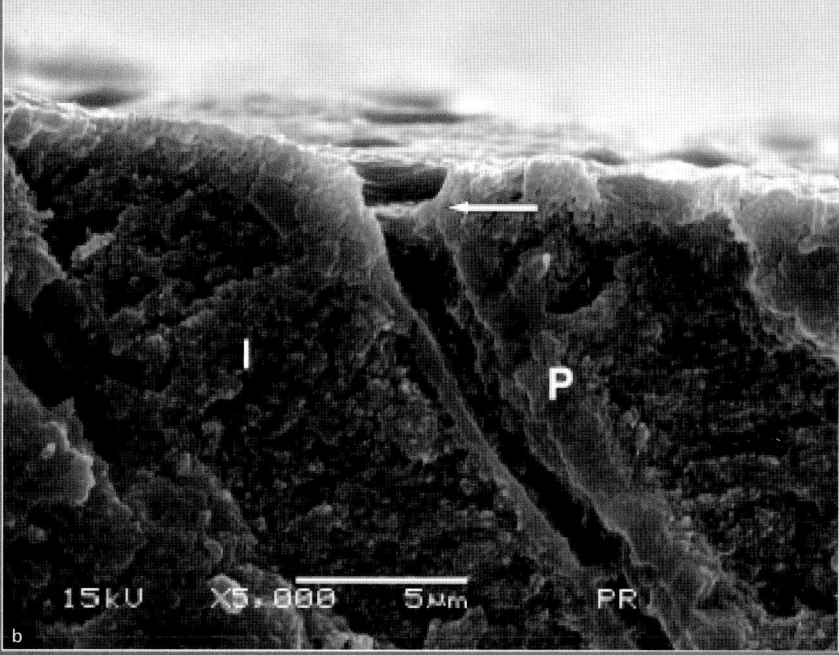

▲ **Figura 4.3**
(a) Fotografia em microscopia eletrônica de varredura ilustrando corte longitudinal da superfície dentinária tratada com ácido fosfórico a 35%. Observar as três distintas camadas na região intertubular desmineralizada: (a) camada de fibras colágenas compactadas na luz dos túbulos dentinários (seta); (b) camada intermediária de fibras colágenas separadas; (c) região com poucas fibrilas colágenas e pode se notar um hiato entre as fibrilas colágenas separadas e a dentina intertubular inalterada (I). Notar também o típico formato em funil do túbulo dentinário e o arranjo circular das fibrilas colágenas peritubular (F). Dentina peritubular (P). Cortesia M.A J. R. Montes e M. F. De Goes.

(b) Fotografia em microscopia eletrônica de varredura ilustrando corte longitudinal da superfície dentinária tratada com o *primer* ácido do sistema autocondicionante Clerafil SE Bond (Kuraray Co.). Observar que o túbulo dentinário não apresenta a forma típica de funil e que a luz do túbulo está parcialmente vedada pela *smear layer* (seta). Dentina peritubular (P); Dentina intertubular (I). Cortesia M.A. J. R. Montes e M. F. De Goes.

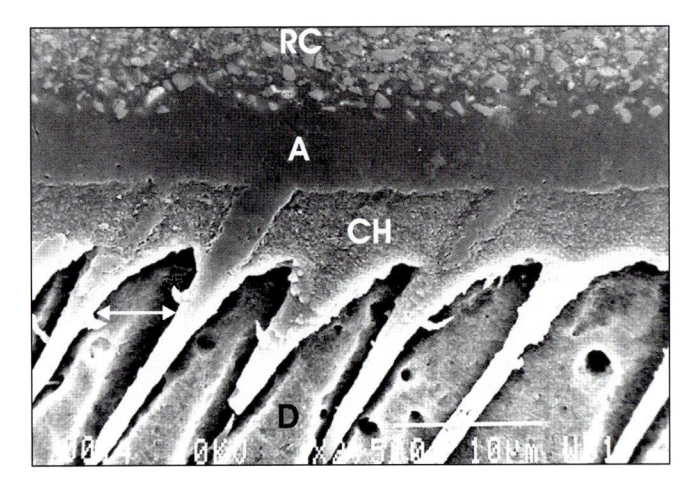

◄ Figura 4.4
Fotografia em microscopia eletrônica de varredura ilustrando a interface dentina-adesivo-resina composta produzida por um sistema adesivo utilizado em duas etapas de aplicação clínica (Single Bond-3M ESPE). Observar a camada híbrida (CH) com 5 μm de espessura formada ao longo da interface de união. A camada híbrida acompanha a parede do túbulo dentinário, formando os prolongamentos resinosos principais (seta) e laterais. Resina composta (RC); Adesivo (A); Dentina (D).

continuidade e complementação da polimerização. Nos cimentos resinosos ativados apenas quimicamente, o processo é semelhante. Nas duas formulações ("dual" e autopolimerizável), a reação de polimerização se desenvolve lentamente, o que garante um tempo de trabalho suficiente para remover os excessos do material durante o procedimento de cimentação. Por outro lado, ela é responsável pela menor resistência de união na primeira hora após a fixação.[15] Essa condição pode causar problemas para assegurar que a restauração indireta permaneça em posição durante o procedimento de reajuste oclusal ou mesmo para suportar o esforço gerado pelo ato mastigatório na fase inicial pós-cimentação.[29,30,32]

Uma outra alternativa é utilizar o próprio compósito restaurador fotopolimerizável para realizar a cimentação adesiva. Para isso, é fundamental que a restauração indireta de compósito ou cerâmica tenha espessura de no máximo 2 mm. Possibilidades de alterar seu escoamento para facilitar ainda mais seu emprego têm sido sugeridas e estudadas. As grandes vantagens dessa alternativa são ter um material mais resistente na interface dente/restauração, o tempo de trabalho para assentar e remover excessos durante a cimentação ser ilimitado e ainda evitar possíveis efeitos adversos de uma interação incorreta na seleção do adesivo e cimento resinoso "dual". Outros comentários com respeito a essa possibilidade clínica estão dispostos no Capítulo 5.

EXISTEM LIMITAÇÕES NA ASSOCIAÇÃO ENTRE A TECNOLOGIA DOS SISTEMAS ADESIVOS E A DO CIMENTO RESINOSO?

Os cimentos resinosos de ativação dupla ("dual") ou quimicamente ativados, em que a reação é induzida apenas pela amina terciária/peróxido de benzoíla, também apresentam interação química adversa com os monômeros ácidos contidos na composição da maioria dos sistemas adesivos de frasco único (Figura 4.5). Quanto maior a acidez do adesivo, maior a redução da resistência da união entre o cimento resinoso e a dentina.[33] Essa inconsistência na união é causada pela presença de uma camada residual de monômero ácido não-polimerizado na superfície a ser unida, mesmo após a fotoativação. O principal responsável pela

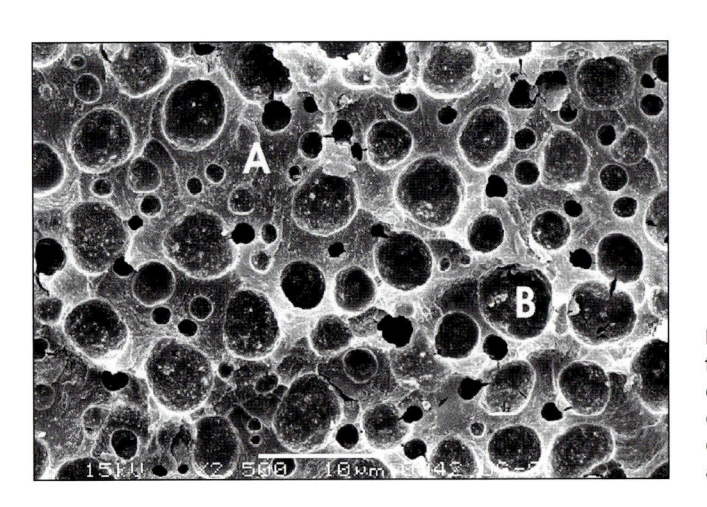

◄ Figura 4.5
Fotografia em microscopia eletrônica de varredura ilustrando a superfície da dentina selada com um adesivo de frasco único e uma resina composta quimicamente ativada. Observar as estruturas globulares ou bolhas (B) sobre a camada de adesivo (A) provenientes da inibição da polimerização do adesivo e da resina composta quimicamente ativada. Cortesia V. Di Hipólito, M. Giannini e M.F. De Goes.

> **✓ DICA CLÍNICA**
>
> Pelo aspecto clínico, isso significa que o cimento resinoso "dual" deve ser sempre ativado pela luz visível, independentemente do material restaurador indireto utilizado. A fotoativação proporciona a formação rápida de radicais livres e a polimerização imediata do cimento resinoso, evitando o contato prolongado do monômero ácido do adesivo com a amina terciária da resina composta usada para cimentação.

inibição da polimerização é a alta concentração de oxigênio difundido na camada de adesivo.[34,35] No cimento resinoso, a lenta reação de conversão dos monômeros em polímero, pela reação peróxido/amina, possibilita que a amina terciária, que se comporta como uma base na reação, venha a reagir com o monômero ácido não-polimerizado do adesivo (ácido) em vez de ativar o peróxido de benzoíla para iniciar a polimerização na superfície de união. Essa reação ácido-base entre o monômero ácido do adesivo e o iniciador binário (amina terciária) do cimento resinoso impede a geração de radicais livres nos cimentos ativados quimicamente.[36] Essa ocorrência na interface entre o adesivo e o cimento resinoso "dual" produz uma região com alta concentração iônica, que facilita a migração da umidade proveniente dos túbulos dentinários para o interior da camada de adesivo e provoca o enfraquecimento da interface de união.[37]

Além disso, sempre que for usado um sistema adesivo de frasco único para selar a dentina, uma outra camada de adesivo contendo apenas monômero hidrófobo deve ser aplicada na superfície de dentina recém-hibridizada. Esse cuidado evita o contato direto do monômero ácido dos adesivos contidos em frasco único ou nos sistemas autocondicionantes, conhecidos como "todos em um" (*All-in-one*),

com o cimento resinoso e permite o desenvolvimento da reação química por autopolimerização.

Outro fator envolvido no enfraquecimento da interface de união e responsável pelo aparecimento da dor pós-operatória está relacionado com a espessura da camada de adesivo deixada sobre a superfície de união dentinária. Em geral, uma camada de adesivo é aplicada sobre a superfície de dentina condicionada com o objetivo de formar uma rede polimérica durável envolvendo o colágeno exposto (camada híbrida) e uma superfície viscosa própria para haver união com a resina composta restauradora. Usualmente, o adesivo é espalhado em finas camadas, e jatos de ar suaves são aplicados para a evaporação do solvente contido no adesivo. A exposição do adesivo à luz visível por um período específico de tempo resulta em uma camada delgada protegendo a superfície da dentina. Os monômeros não-polimerizados disponíveis na superfície do adesivo irão reagir com os radicais livres do cimento resinoso para estabelecer a união entre a restauração e a estrutura dental.

Esse procedimento clínico pode resultar em uma interface de união com baixa resistência (Figura 4.6). A camada híbrida formada pode apresentar uma matriz polimérica inconsistente devido ao baixo nível de conversão monomérico dos adesivos. Essa situação é produzida pela presença de água no interior da matriz dentinária desmineralizada e pela alta concentração de oxigênio atmosférico difundido no interior de camadas delgadas de adesivos (7 a 84 μm), que contribuem para inibição da polimerização.[34,35] Além disso, a camada híbrida é formada, principalmente, por monômeros de baixo peso molecular e hidrófilos; assim, as propriedades físicas da matriz polimérica formada não são capazes de selar perfeitamente a dentina. Com isso, a camada híbrida formada se comporta como membrana semipermeável e permite o movimento de água proveniente dos túbulos dentinários, o que, com o passar do tempo, enfraquece a união do adesivo com a estrutura do dente.[37,39]

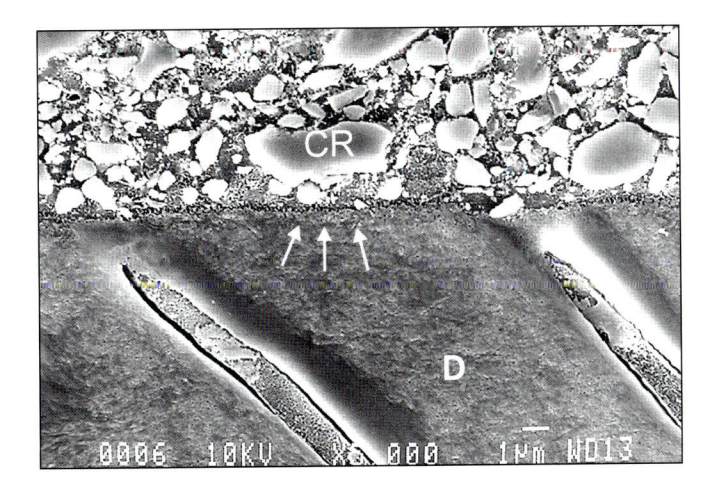

◀ **Figura 4.6**
Fotografia em microscopia eletrônica de varredura ilustrando a interface dentina-adesivo-cimento resinoso. A camada híbrida (setas) delgada formada ao longo da interface de união pode comprometer a resistência de união entre a dentina (D) e o cimento resinoso (CR).[38]

DECISÃO CLÍNICA

COMO PROCEDER PARA EFETIVAR A UNIÃO ENTRE A ESTRUTURA DENTAL, O ADESIVO, O CIMENTO RESINOSO E O MATERIAL RESTAURADOR?

O preparo da cavidade no dente interrompe a relação estrutural bielástica entre o esmalte e dentina, provocando uma maior concentração de tensões na base da cavidade.[40] Dessa forma, é necessário não só estabelecer a efetividade da união entre os tecidos dentais e o material restaurador, mas também criar um gradiente elástico a partir da dentina, passando pelo sistema adesivo, material cimentante e material restaurador (Figura 4.7). A união é adequadamente estabelecida pela compatibilidade biológica e química entre a estrutura dental e os materiais envolvidos no processo restaurador. Por outro lado, o grau de resiliência (absorção) da interface de união depende do módulo de elasticidade (rigidez) dos materiais resinosos envolvidos no procedimento restaurador. Essa área de união resiliente deve ser capaz de deformar-se o suficiente para aliviar as tensões entre a contração do material restaurador e o substrato dentinário rígido, melhorando a integridade marginal,[41] e para evitar que o oxigênio contido na camada superficial do adesivo venha a inibir a polimerização do adesivo na região.

Além dessa característica, quando aplicada em suficiente espessura, a resina adesiva intermediária apresenta característica resiliente para absorver as tensões geradas tanto pela contração de polimerização do cimento resinoso como pelas forças provenientes da mastigação e pelos efeitos dos choques térmicos durante a função clínica.[25,40] A adequada resiliência também é capaz de reduzir a formação de fenda na interface do cimento com a dentina.[42,43]

Para alcançar uma espessura mínima de 100 μm com os adesivos contemporâneos, tem sido sugerida a aplicação de uma primeira camada de adesivo sobre a área desmineralizada e subseqüente polimerização. Em seguida, uma

▲ **Figura 4.7**
Fotografia em microscopia eletrônica de varredura ilustrando a interface dentina-adesivo-cimento resinoso. Notar a relação de união para criar um gradiente elástico a partir da dentina, passando pelo sistema adesivo, material cimentante e restaurador. D = dentina; CR = cimento resinoso; A= adesivo; CH= camada híbrida; T = prolongamentos resinosos.

segunda camada do adesivo, contendo monômero hidrófobo, deve ser aplicada sobre a primeira e também fotoativada (Figura 4.8b). Com essa técnica, é possível aumentar a espessura da camada de adesivo e torná-la capacitada para absorver as tensões da contração de polimerização da resina composta colocada sobre o adesivo, reduzindo a intensidade das tensões transmitidas ao remanescente dentário e preservando a integridade da interface de união.[40] Uma segunda forma sugerida para aumentar a qualidade do selamento na interface de união tem sido o uso do compósito de baixa viscosidade sobre o adesivo antes da fixação da restauração com o compósito para cimentação (Figura 4.8c). A técnica de selamento da dentina com o compósito de baixa viscosidade *(Resin-coating technique)* foi desenvolvida para proteção da dentina preparada e do tecido pulpar e, também, para melhorar a união do cimento resinoso com a dentina no procedimento restaurador indireto (Figuras 4.9a e 4.9b).[38,46,47] Essa técnica possibilita a proteção da dentina imediatamente após o preparo cavitário, minimizando, assim, a possibilidade de irritação da polpa, por meio de estímulos térmicos e mecânicos, e de infiltração bacteriana, que podem ocorrer durante o procedimento de moldagem e de cimentação temporária e permanente.[46,47,48,49] Nas duas formas técnicas mencionadas, a qualificação da interface de união ocorre provavelmente pela incorporação de mais monômeros hidrófobos, aumentando a espessura da camada de adesivo e reduzindo o nível de oxigênio, com conse-

> ### ✓ DICA CLÍNICA
>
> A forma técnica recomendada para minimizar o efeito do oxigênio na polimerização e na resistência da união entre o adesivo e o cimento resinoso tem sido a de aumentar a espessura da camada do adesivo sobre a superfície da camada híbrida ou aplicar uma resina de baixa viscosidade (Figuras 4.8a, 4.8b e 4.8c).[38,44,45,46,47]

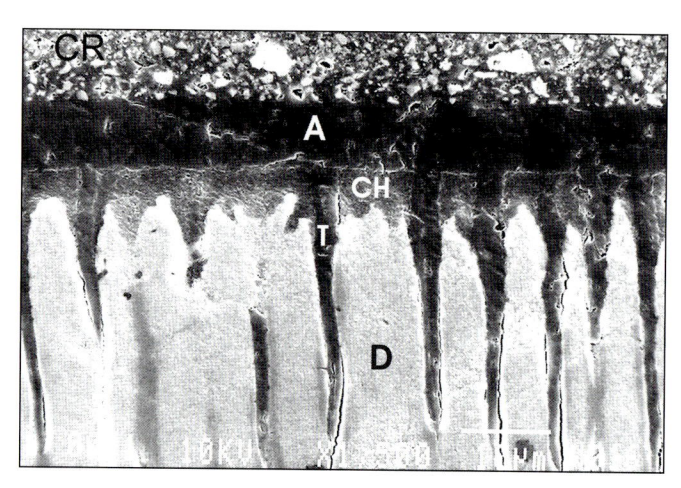

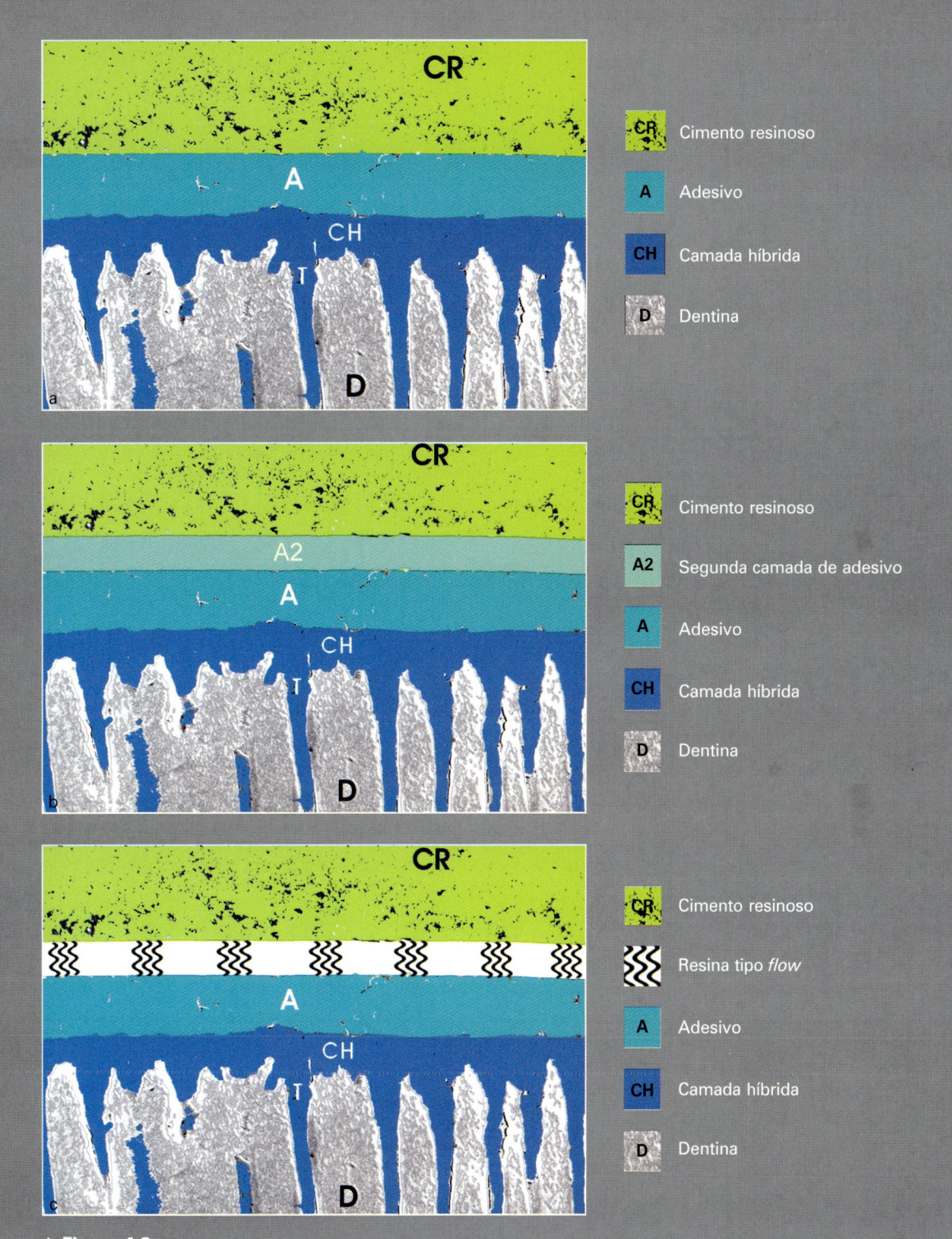

▲ **Figura 4.8**
Ilustração gráfica mostrando a penetração do adesivo na superfície da dentina desmineralizada criando a camada híbrida (Figura 4.8a). O conceito de "parede elástica" é explicado pela formação da maior espessura da camada de adesivo após uma segunda aplicação (Figura 4.8b) ou pela ação de uma camada de resina de alto escoamento (*flow*) aplicada sobre a camada de adesivo (Figura 4.8c).

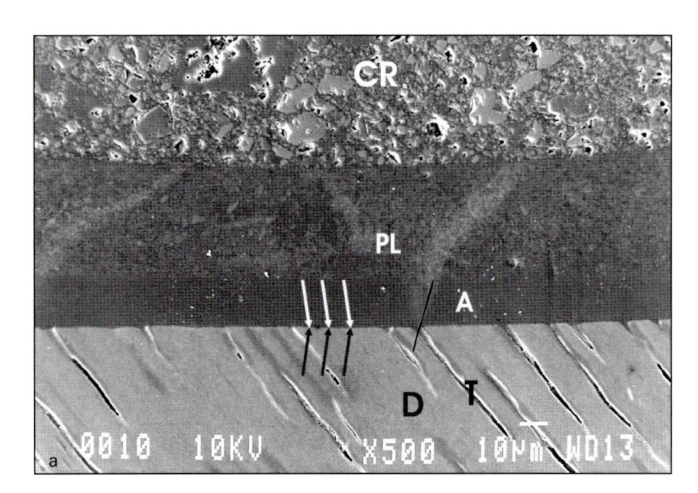

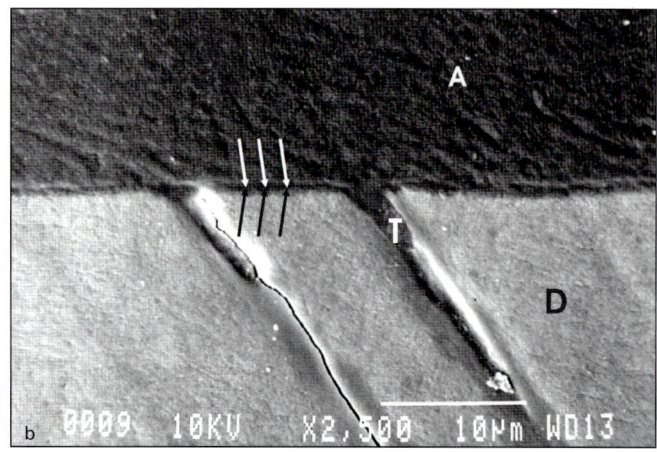

▲ **Figura 4.9**
(a) Fotografia em microscopia eletrônica de varredura ilustrando o aspecto morfológico da interface dentina-adesivo-cimento resinoso. Observar o selamento da dentina produzido pelo sistema autocondicionante Clearfil SE Bond (setas) e a resina de baixa viscosidade (Protect Liner F = PL) criando o gradiente elástico (*resin coating technique*). D = dentina; A= adesivo; T = prolongamento resinoso; CR= cimento resinoso.[47]
(b) Fotografia em microscopia eletrônica de varredura ilustrando em maior aumento o aspecto morfológico descrito na Figura 4.9a. Notar a interação entre o sistema autocondicionante Clearfil SE Bond e a dentina com a formação da camada híbrida com 2 µm de espessura (setas). A = adesivo; T = prolongamento resinoso; resina de baixa viscosidade Protect Liner F = PL; D = dentina.[48]

qüente aumento na formação de ligações cruzadas no interior da camada híbrida.

O PROFISSIONAL DEVE OPTAR PELA TÉCNICA DE CIMENTAÇÃO CONVENCIONAL OU EMPREGAR A TÉCNICA DE SELAMENTO DA DENTINA ASSOCIANDO ADESIVO E COMPÓSITO DE ALTO ESCOAMENTO (*RESIN COATING TECHNIQUE*)?

Clinicamente, o método tradicional utilizado para promover a união entre a dentina e a resina composta cimentante no processo de fixação das restaurações indiretas consiste em fazer todo o procedimento adesivo (por exemplo, condicionamento ácido das paredes do preparo cavitário seguido pela aplicação do adesivo de frasco único) no último estágio do processo de cimentação (Figura 4.10).

Nessa situação clínica, todo o preparo da cavidade é finalizado e são utilizados materiais de moldagem à base de borracha para obtenção do molde. Em seguida, é fabricada uma restauração provisória e utilizado cimento provisório para fixação temporária. A ação dos diversos materiais diretamente sobre a superfície dentinária durante os procedimentos técnicos que antecedem a fixação definitiva das restaurações indiretas pode deixar resíduos sobre a dentina, e a contaminação pode reduzir a capacidade de união dos adesivos associados ao cimento resinoso.[45,50,51] Durante o procedimento de cimentação, também pode ocorrer o rompimento entre a camada híbrida e a resina composta usada para cimentação provocado pela imperfeição estrutural da matriz polimérica formadora da camada híbrida (ver Figura 4.6).[5] Assim, quando a restauração indireta associada ao cimento resinoso é posicionada no preparo cavitário e mantida sob pressão, a ocorrência da polimerização gera uma tensão maior que a resistência de união da interface dentina-adesivo; o resultado é a formação de fendas na área de união, produzindo dor pós-operatória.

Quando da utilização da *resin coating technique*, assim que os remanescentes de material restaurador e/ou a dentina infectada sejam removidos, a proteção do complexo dentina-polpa é feita com uma das duas formas de união estabelecidas clinicamente (técnica convencional ou autocondicionante), usando sistemas adesivos disponibilizados de preferência em dois frascos em vez daqueles contidos em frasco único. Independentemente do tipo de sistema adesivo, o balanceamento químico dos monômeros hidrófilos e hidrófobos em acetona ou álcool e/ou água contidos em apenas um frasco proporciona a simplificação na técnica de aplicação clínica, mas também produz a formação de uma camada híbrida permeável e sujeita à degradação hidrolítica, além do efeito negativo na união com o cimento resinoso devido ao baixo pH da solução.[33,37,39]

Para a técnica convencional que utiliza o condicionamento da superfície da dentina com acido fosfórico, o ponto crítico é adequar a umidade dentinária para manter as fibrilas colágenas separadas após a remoção do ácido(ver Figura 4.3a). Na seqüência clínica, o *primer* é aplicado com a função de envolver completamente a superfície orgânica

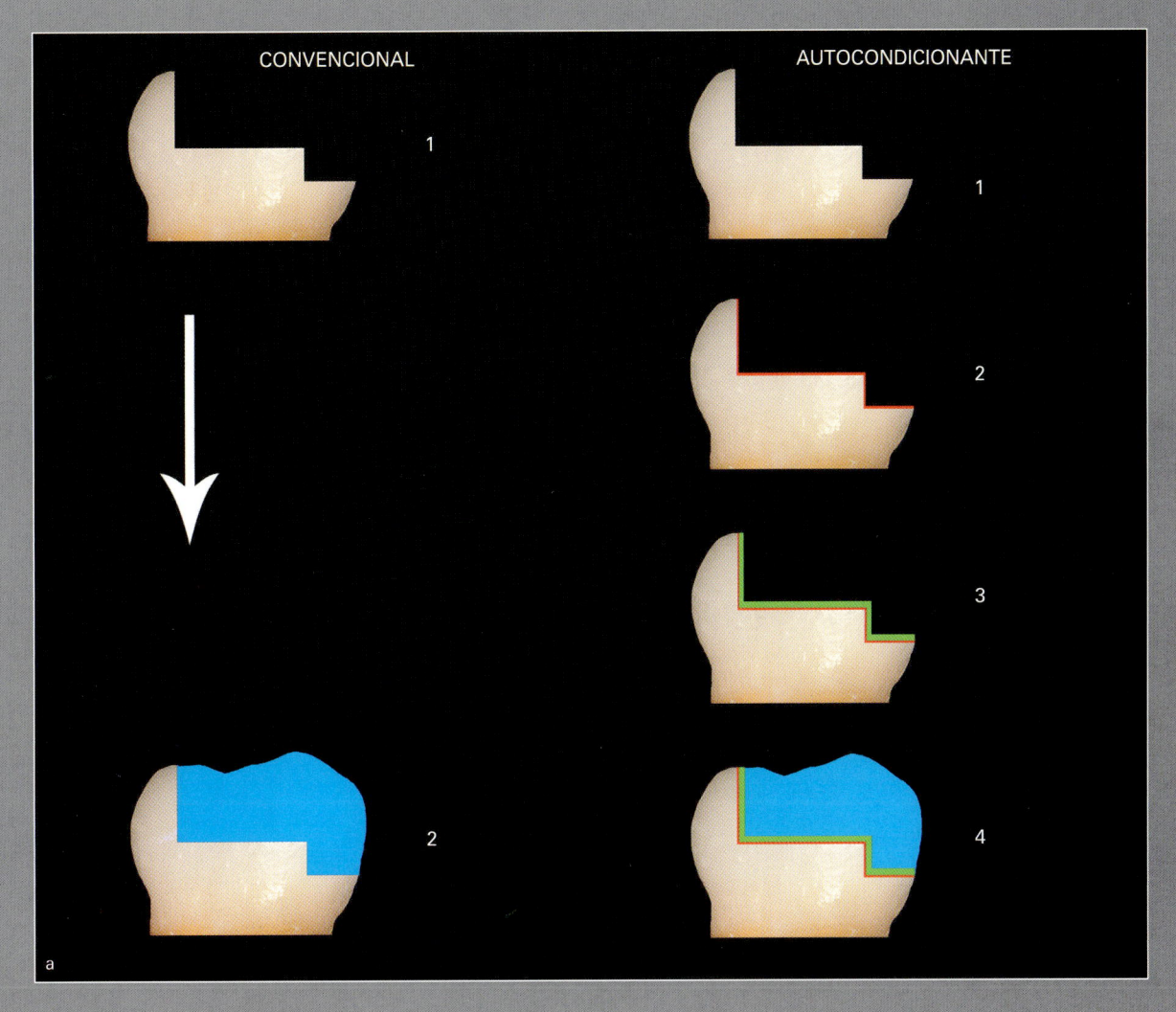

▲ **Figura 4.10**
(a) Ilustração das etapas da primeira sessão clínica para confecção de restaurações indiretas utilizando método com adesivo convencional ou com adesivo autocondicionante. (■) Restauração provisória. (■) Adesivo autocondicionante. (■) Resina tipo *flow*. Os números correspondem às etapas clínicas.

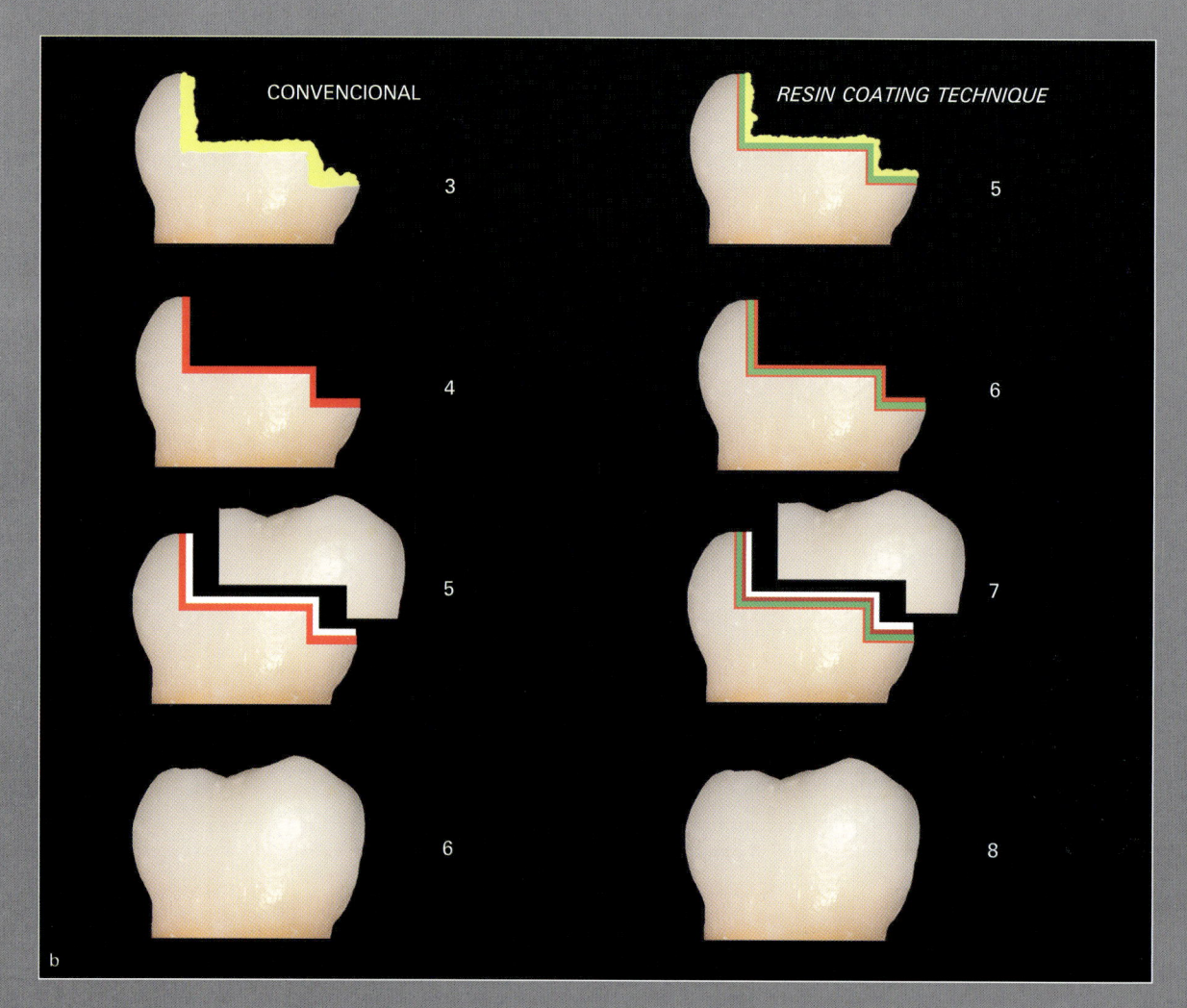

▲ **Figura 4.10 (continuação)**
(b) Ilustração das etapas da segunda sessão clínica para cimentação de restaurações indiretas em preparos dentais usando sistemas adesivos e cimento resinoso por meio do método convencional e do método denominado *resin coating technique*. Adaptada de Otsuki M. et al.[49] (■) Condicionamento com ácido fosfórico. (■) Adesivo. (■) Cimento resinoso. Os números correspondem às etapas clínicas.

das fibrilas colágenas para facilitar a difusão do adesivo para o interior da área desmineralizada e formar a camada híbrida após a fotoativação. Em seguida, nova camada de adesivo ou resina de alto escoamento (*flow*) deve ser aplicada sobre a superfície recém-hibridizada (ver Figuras 4.9a, 4.9b e 4.10). Essas formas de selamento da dentina aumentam resistência de união entre a dentina e o adesivo.[52,53]

Nos sistemas autocondicionantes, com duas etapas de aplicação, um monômero ácido como o MDP contido no *primer* do material Clearfil SE Bond é responsável pela desmineralização da superfície da dentina, enquanto que o adesivo aplicado difunde-se simultaneamente na rede de fibrilas colágenas em toda a região desmineralizada para formar a camada híbrida após a polimerização. Na seqüência dessa técnica, é recomendada a aplicação de uma resina de baixa viscosidade sobre o adesivo (Figuras 4.9a, 4.9b e 4.10a e 4.10b).[38,42,43,46,47] Essa técnica proporciona a formação de uma camada híbrida e uma cobertura de resina hidrófoba intimamente unida e capaz de reduzir a infiltração marginal de restaurações, proteger a dentina recém-cortada e prover alta resistência com o cimento resinoso logo após o procedimento de cimentação. Além disso, a camada relativamente flexível formada entre a resina restauradora e a dentina é capaz de absorver as tensões produzidas pela contração de polimerização da resina e pelo esforço mastigatório (ver Figura 4.8c).[25,41,42,54,55]

Após o selamento efetivo da dentina associando o adesivo com a resina de baixa viscosidade, a preparação da cavidade pode ser finalizada para a confecção do molde (Figura 4.11). Durante a moldagem, o material de impressão é aplicado sobre a resina responsável pelo selamento da dentina e pode deixar resíduo. O mesmo acontece com os cimentos provisórios adicionados durante os procedimentos técnicos que antecedem a fixação definitiva das restaurações indiretas. A presença de resíduos na superfície pode comprometer negativamente a resistência de união com o cimento resinoso.[45,50,51] Assim, o material contaminante, seja do material de moldagem, seja do cimento provisório, deve ser removido com bolinhas de algodão embebidas com etanol.

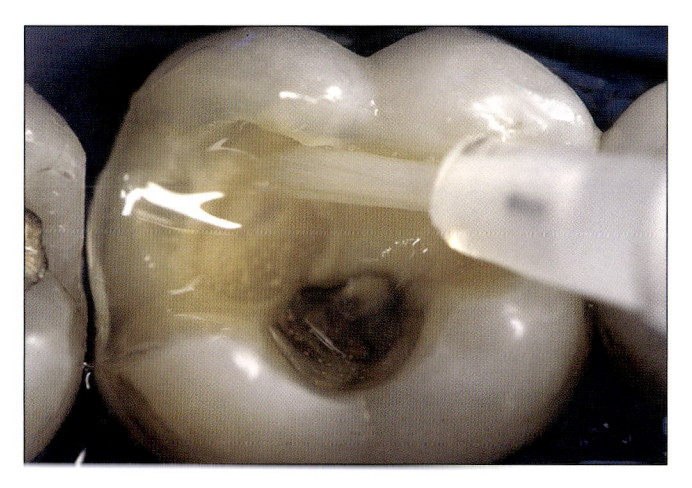

Após a obtenção do molde e confecção do modelo, a restauração indireta em compósito ou cerâmica pode ser confeccionada. Com a restauração preparada, a etapa seguinte envolve o procedimento de cimentação. No caso da resina composta indireta, a superfície interna da restauração deve ser submetida ao tratamento com óxido de alumínio (50 μm) por 10 segundos para expor a matriz resinosa. Após lavar, a superfície pode ser submetida à limpeza com a aplicação de ácido fosfórico por 10 segundos, lavada e seca. A aplicação do silano também é recomendada na superfície da restauração em resina composta, mais para inibir a degradação da união inicial do que para aumentar a resistência de união. Para a superfície interna da restauração obtida em cerâmica, o tratamento com o ácido fluorídrico é indicado para modificar a morfologia da cerâmica, produzindo irregularidades para a penetração dos monômeros do adesivo e do cimento resinoso e produzir a união. Dentre as categorias de cerâmicas, o ácido fluorídrico tem sido eficiente na produção de irregularidades para as cerâmicas feldspáticas reforçadas por leucita e para aquelas à base de dissilicato de lítio. As cerâmicas com alto teor de óxido de alumínio (In-Ceram e Procera All Ceram) não são atacadas pelo ácido fluorídrico. No entanto, a aplicação do silano é uma recomendação obrigatória nas superfícies internas das restaurações cerâmicas. O silano é uma molécula bifuncional que reage com a fase inorgânica da cerâmica em uma das extremidades da molécula e, na outra extremidade, o radical metacrilato é capaz de co-polimerizar com os monômeros do adesivo e do cimento resinoso (Figura 4.12). No caso do Procera All Ceram, a melhor opção para a cimentação é a combinação entre a superfície silanizada da cerâmica e o cimento resinoso adesivo que contenha grupamentos químicos reativos com o alumínio contido na composição da cerâmica.

Na superfície dental selada com adesivo associado à resina de baixa viscosidade, deve ser usado o ácido fosfórico para limpar a área da união em resina e condicionar o esmalte dental remanescente. Após lavar e secar, deve ser aplicado um adesivo formado por monômero hidrófobo sobre a superfície dentinária selada e sobre a superfície interna da restauração. Após a fotoativação, partes iguais de um cimento com ativação dupla ("dual") devem ser misturadas, e uma fina camada é aplicada sobre a superfície interna da restauração. Em seguida, é feito o assentamento

▲ **Figura 4.11**
Aspecto clínico de uma cavidade onde está sendo aplicado sistema adesivo autocondicionante para posterior colocação de compósito tipo *flow* (*resin coating technique*). Após essa etapa de selamento da dentina, o profissional pode concluir o preparo e realizar a moldagem para confecção de restauração tipo *inlay*.

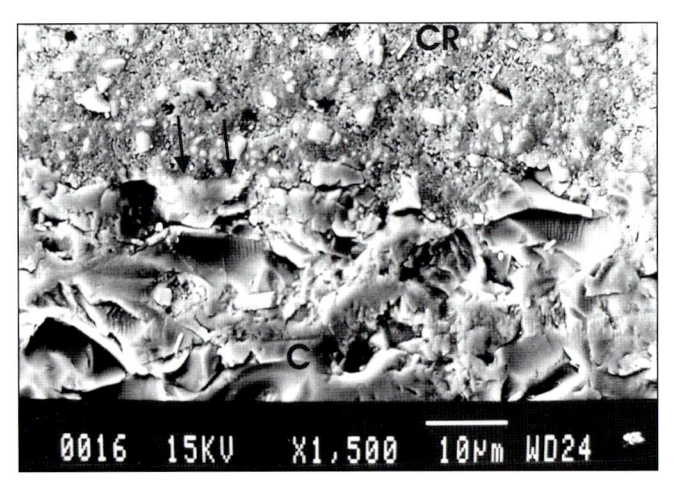

▲ **Figura 4.12**
Fotografia em microscopia eletrônica de varredura ilustrando a interface de união entre a cerâmica feldspática tratada com ácido fluorídrico (C) e o cimento resinoso (CR). Notar a interação entre os dois materiais restauradores. Cortesia P. Guimarães e M.F. De Goes.

da restauração no preparo cavitário e removido o excesso de cimento resinoso com exploradores clínicos e fio dental. A fotoativação é então executada nas regiões oclusal, vestibular e lingual ou palatina durante 30 a 40 segundos em cada lado. Após o procedimento de cimentação, os ajustes oclusais, o acabamento e o polimento podem ser executados imediatamente (Figura 4.13). A resistência de união entre a dentina selada e adesivo associado com resina de alto escoamento é significativamente aumentada quando comparada com a união do adesivo diretamente sobre a dentina.[38,45,46,47]

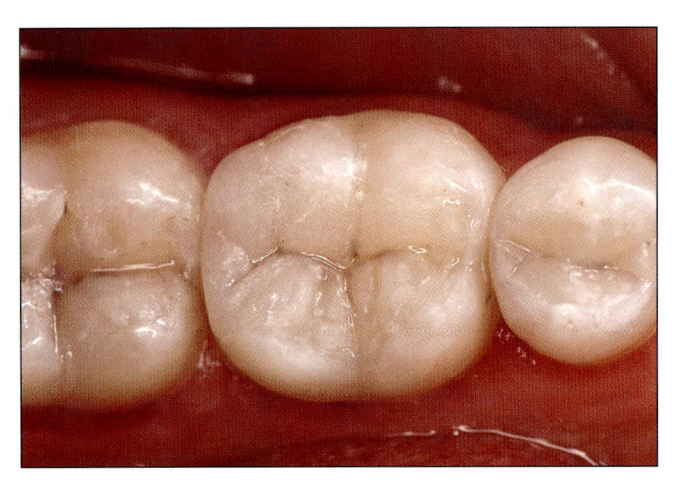

▲ **Figura 4.13**
Aspecto imediatamente após a cimentação adesiva do *inlay* de compósito no dente 36 e realização de restaurações diretas de compósito nos dentes 37 e 35. A realização do selamento da dentina antes da conclusão do preparo e da moldagem (Figura 4.11) favorece o controle da sensibilidade pós-operatória.

Assim, objetivamente, os sistemas adesivos existentes no mercado odontológico podem ser classificados de acordo com sua interação com os tecidos dentais (técnica convencional e autocondicionante) e de acordo com as etapas clínicas de aplicação. A simplificação da técnica de aplicação pela combinação do monômero hidrófilo, hidrófobo e solventes em um único frasco produz uma camada híbrida permeável e passível de degradação hidrolítica. Para restaurações indiretas, o sistema adesivo contido em dois frascos, para usar na técnica convencional ou autocondicionante, é a opção de escolha para o selamento da dentina. Quando os adesivos são associados com um compósito de alto escoamento previamente à finalização do preparo cavitário, produzem minimização da irritação pulpar e da sensibilidade pós-operatória após a cimentação de restaurações indiretas. Adicionalmente, proporcionam melhor adaptação marginal e elevada resistência de união com o cimento resinoso imediatamente após a finalização do procedimento de cimentação.

REFERÊNCIAS BIBLIOGRÁFICAS

1. Buonocore M. A simple method of increasing adhesion of acrylic filling materials to enamel surfaces. J Dent Res 1955; 34: 849-53.

2. Nakabayashi N, Kojima K, Masuhara E. The promotion of adhesion by the infiltration of monomers into tooth substrates. J Biomed Mater Res 1982; 16: 265-73.

3. Black GV. Operative dentistry. Chicago: Medico-Dental publishing; 1936.

4. Urabe I, Nakajima M, Sano H, Tagami J. Physical properties of the dentin-enamel junction region. Am J Dent 2000; 13: 129-35, 2000.

5. Magne P, Douglas WH. Porcelain Venners: Dentin bonding optimization and biomimetic recovery of the crown. Int J Prosthodont 1999; 12: 111-21.

6. Tyas MJ, Anusavise KJ, Frencken JE, Mount GJ. Minimal intervention dentistry. Inter Dent J 2000; 50: 1-12.

7. Gwinnett AJ, Matsui A. A study of enamel adhesives. The physical relationship between enamel and adhesives. Arch Oral Biol 1967; 12: 1615-9.

8. Versluis A, Douglas WH, Cross M, Sakaguchi RL. Does an incremental filling technique reduce the polymerization shrinkage stresses? J Dent Res 1996; 75: 871-8.

9. Cheung GS. Reducing marginal leakage of posterior composite resin restorations: a review of clinical techniques. J Prosthet Dent 1990; 63: 286-8.

10. Leinfelder KF. New developments in resin restorative systems. J Am Dent Assoc 1999; 24: 429-33.

11. Peutzfeldt A, Asmussen E. A comparison of accuracy in seating and gap formation for three inlay/onlay techniques. Oper Dent 1990; 15: 129-35.

12. Tuati B, Aidan N. Second generation laboratory composite resins for indirect restorations. J Esthet Dent 1997; 9: 108-18.

13. Burrow MF, Nikaido T, Satoh M, Tagami J. Early bonding of resin cements to dentin: effect of bonding environment. Oper Dent 1996; 21:196-202.

14. Milleding P. Microleakage of indirect composite inlay: an in vitro comparison with the direct technique. Acta Odontol Scand 1992; 50: 295-301.

15. Nikaido T, Takada T, Burrow MF, Satoh M, Hosoda H. Early bond strengths of dual cured resin cement to enamel and dentin. J Japan Soc of Dent Mat Dev 1992; 11: 910-5.

16. Pashley DH. Dentin: a dynamic substrate – a review. Scanning Microsc 1989; 3: 161-74.

17. Giannini M, Carvalho RM, Martins LRM, Dias CTS, Pashley DH. The influence of tubule density and area of solid dentin on bond strength of two adhesive system to dentin. J adhesive Dent 2001; 3: 315-24.

18. Marshall GW, Marshall SJ, Kinney JH, Balooch M. The dentin substrate: structure and properties related to bonding. J Dent 1997; 25: 441-58.

19. Garberoglio R, Brannstrom M. Scanning electron microscopic investigation of human dentinal tubules. Arch Oral Biol 1976; 21: 355-62.

20. Ishioka S, Caputo AA. Interaction between the dentinal smear layer and composite bond strength. J Prosthet Dent 1989; 61: 180-5.

21. Pashley DH, Livingstone MJ, Greenhill JD. Regional resistances to fluid flow in human dentine in vitro. Arch Oral Biol 1978; 23:807-10.

22. Pashley DH, Tao L, Boyd L, King GE, Horner JA. Scanning electron microscopy of the substructure of smear layer in human dentine. Arch Oral Biol 1988; 33: 265-70.

23. Ayad MF, Rosenstiel SF, Hassan MM. Surface roughness of dentin after tooth preparation with different rotary instrumentation. J Prosthet Dent 1966; 75: 122-8.

24. Ogata M, Harada N, Yamaguchi S, Nakajima M, Tagami J. Effect of different burs on the dentin bond strengths of self-etching primer bonding systems. Oper Dent 2001; 26: 375-82.

25. Van Meerbeek B, Vargas M, Inoue S, Yoshida Y, Peumans M, Lambrechts P et al. Adhesives and cements to promote preservation dentistry. Oper Dent 2001; 6: 119-44.

26. Gordan VV, Vargas MA, Cobb DS, Denehy GE. Evaluation of adhesive systems using acidic primers. Am J Dent 1997; 10: 219-23.

27. Inoue S, Van Meerbeek B, Vargas M, Yoshida Y, Lambrechts P, Vanherle G. Adhesión mechanism of self-etching adhesives. Proceedings of the Advanced Adhesive Dentistry, 3rd International Kuraray Symposium; 1999; Granada. p.131-48.

28. Craig RG. Restorative dental materials. 10th ed. St. Louis: Mosby-Year Book; 1997. p. 195-8.

29. Rosentiel SF, Land MF, Crispi NBJ. Dental luting agents: a review of the current literature. J Prosthet Dent. 1998; 80: 280-301.

30. Krämer N, Lohbauer U, Frankenberger R. Adhesive luting of indirect restorations. Am J Dent 2000; 13: 60D-76D.

31. Caughman WF, Chan DCN, Rueggeberg FA. Curing potential of dual-polymerizable resin cements in simulated clinical situations. J Prosthet Dent 2001; 86: 101-6.

32. Furukawa K, Inai N, Tagami J. The effects of luting bond on strength of dentin supported by indirect resin composite. Dent Mater 2002; 18: 136-42.

33. Sanares AME, Itthagarum A, King NM, Tay RF, Pashley DH. Adverse surface interactions between one-bottle light-cured adhesives and chemical-cured composites. Dent Mater 2001; 17: 542-56.

34. Ruyter IE. Unpolymerized surface layers on sealants. Acta Odontol Scand 1981; 39:27-32.

35. Rueggeberg FA, Margeson DH. The effect of oxygen inhibition on an unfilled/filled composite system. J Dent Res 1990; 69:1652-58.

36. Nakamura M. Adhesive self-curing acrylic resin: composition of 4-META bonding agent. Japan J Dent Mater 1985; 4: 672-91.

37. Tay FR, Pashley DH, Peters MC. Adhesive permeability affects composite coupling to dentin treated with a self-etch adhesive. Oper Dent 2003; 28:610-21.

38. De Goes MF, Pereira PNR, Nikaido T, Tagami J. Early bond strengths of dual cured resin cement to resin coated dentin.J Dent Res 2000; 79: 453. Abstr 2477.

39. Tay FR, Pashley DH, Suh BI, Carvalho RM, Itthagarun A. Single-Step adhesives are permeable membranes. J Dent 2002; 30:371-82.

40. Ausiello P, Apicella A, Davidson CL. Effect of adhesive properties on stress distribution in composite restorations: a 3D finite element analysis. Dent Mater 2002; 18: 295-303.

41. Van Meerbeek B, Willems G, Celis JP, Roos JR, Braem M, Lambrechts P. Assessment by nano-indentation of the hardness and elasticity of the resin-dentin bonding area. J Dent Res 1993; 72: 1434-42.

42. Jayasooriya PR, Pereira PNR, Nikaido T, Burrow MF, Tagami J.The effect of a "resin coating" on the interfacial adaptation of composite inlays. Oper Dent 2003; 28: 21-35.

43. Montes MAJR, De Goes MF, Ambrosano GMB, Duarte RM, Sobrinho LC. The effect of collagen removal and the use of a low-viscosity resin liner on marginal adaptation of resin composite restorations with margins in dentin. Oper Dent 2003; 28: 378-87.

44. Bertschinger C, Paul SJ, Luthy H, Scharer P. Dual application of dentin bonding agents: effect on bond strength. Am J Dent 1996; 9: 115-9.

45. Paul SJ, Scharer P. The dual bonding technique: a modified method to improve adhesive luting procedures. Int J Periodont Rest Dent 1997; 17: 537-45.

46. Kitasako Y, Burrow FM, Nikaido T, Tagami J. Effect of resin-coating technique on dentin tensile bond strengths over 3 years. J Esthet Restor Dent 2002; 14: 115-22.

47. Jayasooriya PR, Pereira PNR, Nikaido T, Tagami J. Efficacy of a resin coating on bond strengths of resin cement to dentin. J Esthet Restor Dent 2003; 15: 105-13.

48. Satoh M, Inai N, Nikaido T, Tagami J, Inokoshi S, Yamada T. How to use liner bond system as a dentin and pulp protector in indirect restorations. J Jpn Adhes Dent 1994; 12: 41-7.

49. Otsuki M, Yamada T, Inokoshi S, Takatsu T, Hosada H. Establishment of composite resin inlay technique. Use of low viscous resin. J Jpn Conser Dent 1993; 36: 1324 -30.

50. Xie J, Powers JM, Mc Guckin RS. In vitro bond strength of two adhesives to enamel and dentin under normal and contaminated conditions. Dent Mater 1993; 9: 295-9.

51. Nikaido T, Takada T, Sasafuchi Y, Takano Y, Satoh M, Tagami J. Clinical factors influencing dentin bonding. Proceedings Modern Trends in Adhesive Dentlstry; 1998. p. 59-67.

52. Andrade OS. Adaptação marginal e microtração de restaurações indiretas fixadas em dentina tratada com adesivo e resina composta de baixa viscosidade. [Tese]. Piracicaba-SP: Faculdade de Odontologia de Piracicaba – UNICAMP; 2002.

53. Giannini M, De Goes MF, Rueggeberg FA, Carrilho MRO, Di Hipólito V. Bond strength change with flowable composite applied to dentin-bonding agents. J Dent Res; 2004. Abstr 1758.

54. Belli S, Inokoshi S, Ozer F, Pereira PNR, Ogata M, Tagami J. The effect of additional enamel etching and a flowable composite to the interfacial integrity of class II adhesive composite restorations. Oper Dent 2001; 26: 70-5.

55. Choi KK, Condon JR, Ferracane JL. The effects of adhesive thickness on polymerization contraction stress of composite. J Dent Res 2000; 79:812-7.

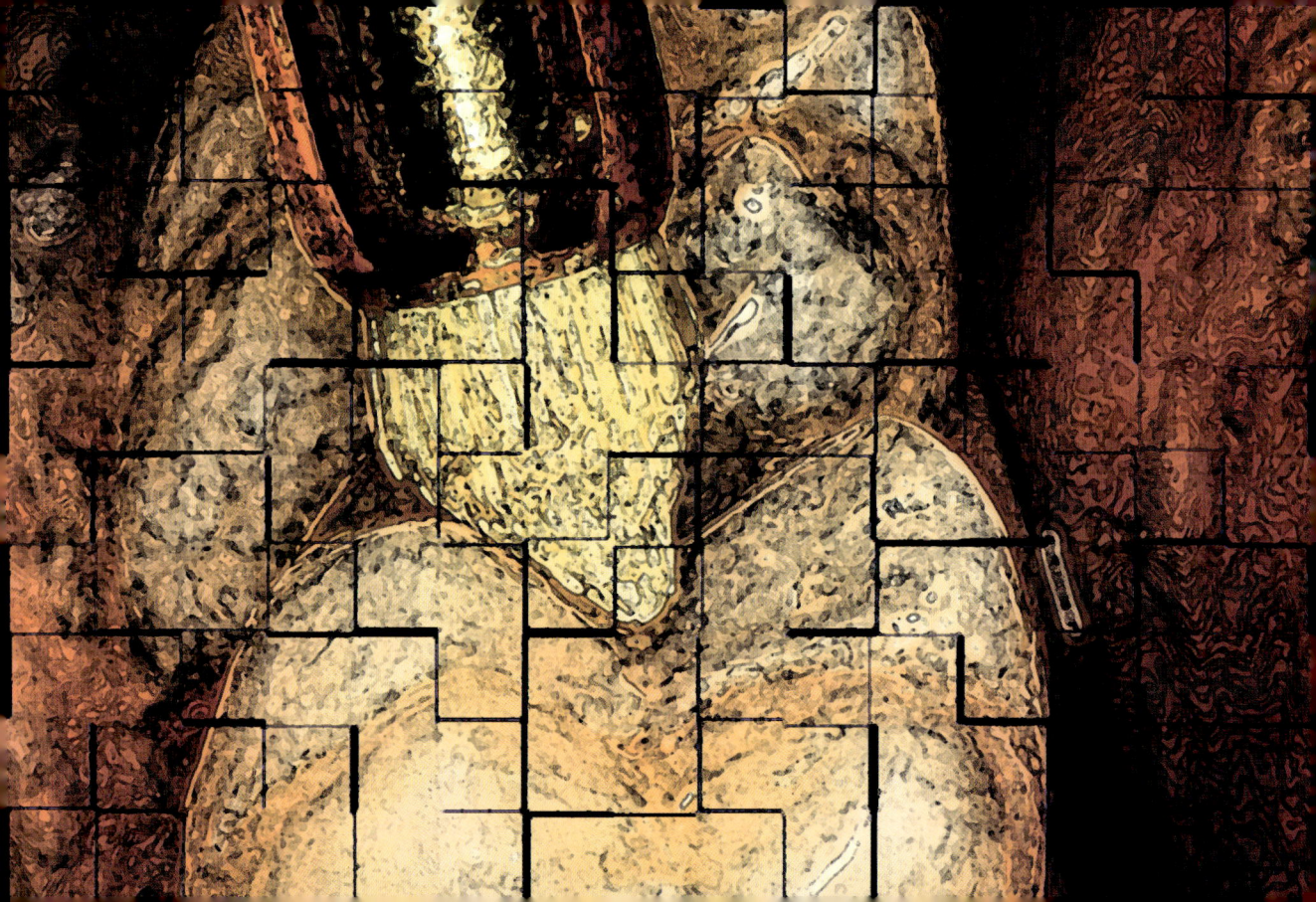

5
REPRODUZINDO FUNÇÃO E ESTÉTICA COM COMPÓSITOS DIRETOS E INDIRETOS EM DENTES POSTERIORES

EWERTON NOCCHI CONCEIÇÃO
ALEXANDRE MASOTTI
RONALDO HIRATA

Vivemos um momento de crescente solicitação por procedimentos restauradores estéticos por parte dos clientes, inclusive em dentes posteriores. Para entendermos esse fato, é necessária a observação da intensa divulgação na mídia, tanto odontológica quanto geral, de diversas alternativas de tratamentos estéticos atualmente disponíveis. Isso gera uma elevada expectativa de obtenção de restaurações que contemplem uma adequada longevidade clínica, mas que possam ser esteticamente agradáveis. Ainda que na região posterior da boca, que pode ser observada em algumas situações de conversação e especialmente de alegria, a aparência de equilíbrio estético com os dentes naturais é cada vez mais valorizada pelos clientes. A solicitação pela substituição de restaurações antigas de amálgama, ou "escuras", por restaurações em compósito, ou "claras", como normalmente as pessoas se referem, é um fato absolutamente freqüente nas clínicas odontológicas. Portanto, precisamos estar atentos e sensíveis a essa busca dos clientes por estética, que é um fator muito valorizado em uma sociedade competitiva, com um efeito significativo na auto-estima e, por conseqüência, tornando-se relevante dentro de um conceito mais amplo de saúde. Paralelamente a esse fato, nos últimos anos houve uma significativa evolução dos materiais e técnicas restauradoras adesivas estéticas disponíveis em função do intenso ritmo de desenvolvimento de novos materiais por parte dos fabricantes.[1]

Esses aspectos, quando interligados, talvez possam explicar o quanto tem se tornado difícil realizar, em clínica particular, restaurações metálicas, seja de amálgama, seja com ligas de ouro, as quais, apesar de excelentes alternativas restauradoras com grande acompanhamento clínico, são freqüentemente rejeitadas pelos clientes. Então, como o profissional deve se posicionar frente a essa nova realidade?

É interessante contemplar um adequado resultado estético quando indicada a realização de um procedimento restaurador também em dentes posteriores. Para tanto, é indispensável que o profissional tenha uma capacidade de diagnóstico frente às diferentes alternativas e técnicas à disposição, que possua treinamento e experiência na utilização dessas e que perceba a realidade do paciente no que diz respeito ao seu estado de saúde bucal, a sua expectativa emocional e ao seu perfil socioeconômico. Enfim, que a decisão da necessidade de restaurar e de como fazê-lo seja fruto de uma avaliação mais ampla e dividida entre cliente e profissional para que possamos trabalhar na área restauradora contemplando estética com ética e compromisso de obter adequada longevidade em nossos procedimentos.

No momento atual, temos a nossa disposição inúmeras alternativas restauradoras estéticas, não havendo um único caminho (material ou técnica) que deva ser empregado em todas as situações clínicas. Uma avaliação mais ampla, como mencionado anteriormente, deve ser realizada para que possamos estabelecer a melhor escolha de tratamento restaurador estético, quando indicado.

Dentre os materiais restauradores estéticos disponíveis para uso em dentes posteriores, temos os compósitos e as cerâmicas. Os compósitos podem ser empregados de forma direta ou indireta e, devido as suas propriedades, as suas técnicas de aplicação e ao seu custo, constituem-se em uma alternativa restauradora mais "democrática", ou seja, que atinge um maior de número de pessoas.

O objetivo deste capítulo é discutir o uso de compósitos diretos e indiretos em dentes posteriores, considerando critérios de diagnóstico para sua indicação, discutindo aspectos de decisão clínica para o profissional e apresentando um protocolo clínico detalhado, essencial para a obtenção dos melhores resultados.

→ DIAGNÓSTICO

RESTAURAÇÃO DIRETA DE COMPÓSITO

POR QUE INDICAR RESTAURAÇÕES DIRETAS DE COMPÓSITO EM DENTES POSTERIORES?

O uso crescente de restaurações diretas de compósito em dentes posteriores está principalmente relacionado a uma maior demanda estética por parte dos pacientes, mas também vinculado à significativa evolução apresentada por esses materiais e pelos sistemas adesivos. Com isso, algumas vantagens são bem evidentes, tais como confeccionar restaurações menos invasivas, preservando mais tecido hígido e inclusive reforçando-o; minimizar a possibilidade de infiltração marginal; apresentar possibilidade de reparo durante procedimentos de manutenção periódica preventiva; apresentar bom resultado estético; apresentar satisfatória resistência ao desgaste, especialmente se utilizado em restaurações pequenas e médias; ter custo inferior e técnica mais simples comparativamente às técnicas adotadas para restaurações indiretas de compósito ou cerâmica (Figuras 5.1 a e 5.1b).

Alguns aspectos são relevantes no processo de evolução dos compósitos. O aumento do percentual por volume e a diminuição do tamanho das partículas inorgânicas, que hoje são em média, na maioria dos materiais disponíveis no mercado, de 60 a 65% por volume e entre 0,4 e 0,7 µm, propiciaram uma melhora significativa no desempenho clínico no que se refere ao desgaste oclusal, que era de aproximadamente 150 µm/ano nas primeiras formulações utilizadas em dentes posteriores para níveis de 7 a 10 µm/ano verificados atualmente.[2,3,4] Esse comportamento é similar ao observado em restaurações de amálgama; portanto, desde que preferencialmente indicados em restaurações pequenas e médias, esse não parece ser mais um fator limitante para o uso de compósitos em dentes posteriores.[5,6,7,8] Outros aspectos são o aumento das opções de cores nos *kits* de compósitos e a disponibilidade dos corantes que,

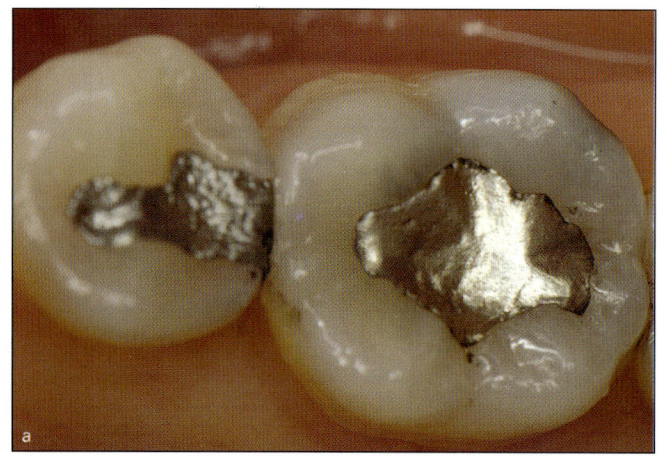

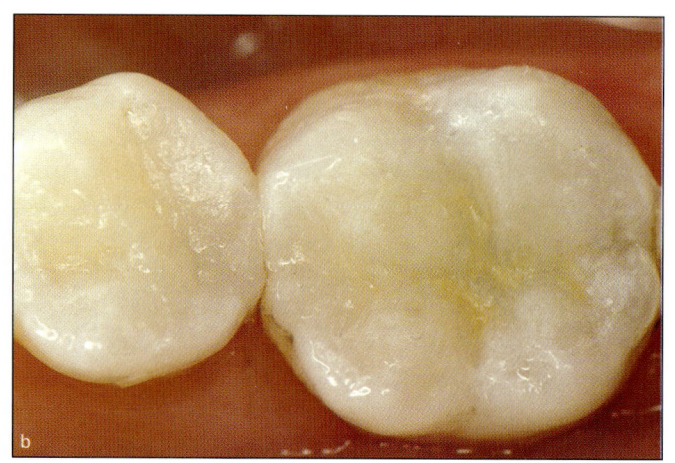

▲ **Figura 5.1**
(a) Restaurações de amálgama em uma paciente que deseja substituí-las por restaurações estéticas.
(b) Aspecto das restaurações diretas de compósito cinco anos após a sua confecção evidenciando comportamento clínico satisfatório.

associados à técnica de estratificação natural, possibilitam utilizar materiais com diferentes graus de opacidade/translucidez e caracterizar detalhes de superfície e, desse modo, confeccionar restaurações similares à aparência dos dentes naturais.[9,10] A introdução de compósitos que possuem partículas de carga esféricas de tamanho submicrométrico em sua composição favorece a adaptação de cor da restauração aos tecidos dentais adjacentes. Isso permite alcançar maior simulação de diferentes cores com um menor número de seringas de compósito; esse efeito é denominado de "camaleão".

A busca da tecnologia empregada na fabricação dos novos compósitos diretos (submicrométricos ou nanoparticulados) proporciona boas condições de simulação da cor dos dentes naturais e melhor polimento superficial, sem perder a característica de resistência ao desgaste já alcançado nas formulações dos compósitos micro-híbridos, porque o percentual de carga inorgânica continua sendo em torno de 60% em volume. Com isso, esses materiais podem ser empregados tanto em dentes posteriores quanto em dentes anteriores na técnica direta e até mesmo na indireta, como será discutido na segunda parte deste capítulo. Ainda, as características de manipulação desses compósitos são cada vez mais favoráveis, ou seja, eles são tixotrópicos ou não escoam sob a ação do próprio peso, conferindo tempo adequado para que o profissional estabeleça a posição e a forma adequadas de cada incremento de compósito durante a realização da restauração.

EXISTEM LIMITAÇÕES EM CONFECCIONAR RESTAURAÇÕES DIRETAS DE COMPÓSITO EM DENTES POSTERIORES?

Logicamente que algumas limitações também estão presentes. Talvez a mais importante seja a maior exigência de controle da técnica por parte do profissional durante a execução da restauração, visto que uma disciplina no desenvolvimento das diferentes etapas do protocolo clínico restaurador adesivo é essencial para obter longevidade clínica adequada. Outras limitações inerentes aos compósitos diretos, como a contração de polimerização, a possibilidade de perda de brilho e o manchamento superficial, devem ser consideradas e minimizadas pelo profissional durante a realização da restauração e processo de manutenção.

A contração de polimerização é, sem dúvida, a que mais pode prejudicar o desempenho clínico quando da confecção de uma restauração de compósito em dentes posteriores. A contração volumétrica pode variar de 2,6 a 7,1% e pode gerar efeitos negativos, como sensibilidade pós-operatória, infiltração marginal e trincas na estrutura dental remanescente.[11,12] Essa é uma informação a que o profissional deve atentar no momento de selecionar sua resina composta, pois há uma grande variação entre os compósitos micro-híbridos disponíveis no mercado. Apesar da pouca variação da quantidade de carga inorgânica entre os compósitos estudados, notou-se um comportamento mais favorável em determinados materiais. Isso pode ser explicado principalmente pelas diferenças na composição da matriz orgânica, com desempenho mais favorável nos materiais que apresentam o monômero BIS-EMA associado ao BIS-GMA e/ou UDMA. O BIS-EMA é uma molécula de maior peso molecular que o BIS-GMA e possui menor número de duplas ligações por molécula, sem diminuir o grau de conversão do compósito, propiciando uma menor contração de polimerização.

QUAL O PERFIL DO PACIENTE PARA ESTE TIPO DE TRATAMENTO?

Para indicar qualquer tipo de tratamento e especificamente para restaurações de compósito em posteriores, é essencial observar e respeitar o perfil do paciente quanto a saúde bucal e capacidade de manutenção, à disponibilidade de tempo, à colaboração para realização do procedimento e à condição socioeconômica. Esses fatores podem auxiliar o profissional na decisão de restaurar com compósito de forma direta ou indireta ou até mesmo contra-indicar o uso desse material para determinado cliente.

QUAL É A LOCALIZAÇÃO E A EXTENSÃO DA LESÃO DE CÁRIE E/OU RESTAURAÇÃO ANTIGA A SER SUBSTITUÍDA?

A eleição por uma técnica direta ou indireta está principalmente vinculada à localização e à extensão da área a ser restaurada.[13] Quando há envolvimento somente da superfície oclusal, com ou sem envolvimento parcial de cúspide, a nossa preferência é pela técnica direta, pois possibilita preservar mais tecido dentário hígido. Nas restaurações indiretas, é imprescindível respeitar alguns princípios de preparo, como paredes expulsivas e espessuras mínimas, que geram desgaste adicional de tecido, como será discutido na segunda parte deste capítulo. Nas lesões proximais, sempre que houver possibilidade de manter a crista marginal, que é uma estrutura nobre de reforço da estrutura dental, por meio de um preparo tipo *slot* horizontal, túnel ou acesso direto, a técnica direta deve ser empregada. Devido a algumas limitações clínicas no preparo tipo túnel, tais como dificuldade de acesso e visualização da cavidade preparada e particularmente da remoção de tecido cariado, tempo consumido nessa etapa de preparo e dificuldade em conseguir adequado acabamento do material restaurador na superfície proximal, preferimos utilizar com mais freqüência o preparo tipo *slot* horizontal ou acesso vestibulolingual. A razão é novamente a alternativa de preservar mais tecido hígido, além de evitar exposição do material restaurador à área de maior desafio mecânico, que é a superfície oclusal (Figuras 5.2a a 5.2i). Até mesmo quando a lesão proximal já for maior e alcançar a crista marginal, é preferível fazer um acesso pela crista marginal com mínimo envolvimento oclusal (microcavidade ou *slot* vertical) e utilizar a técnica direta pelas razões já citadas. Para restaurar as superfícies vestibular e lingual/palatina dos dentes posteriores, a preferência normalmente recai sobre os compósitos diretos, pois assim consegue-se preservar tecido hígido, uma vez que a técnica adesiva obtém bom resultado estético quando a área a ser restaurada é visível e o acesso geralmente é facilitado nessas situações clínicas. Quando a cavidade a ser restaurada for composta, envolvendo a superfície oclusal e uma proximal, normalmente utiliza-se a técnica direta por todas as razões já citadas anteriormente. Entretanto, tecnicamente já há o desafio de restituir adequado ponto de contato interproximal, restabelecer contorno e conseguir adequada adaptação e selamento na região cervical, pontos que serão abordados no "Protocolo clínico". Para as cavidades complexas tipo MOD que não envolvem cúspide(s), a técnica direta será a preferencial, especialmente quando a abertura

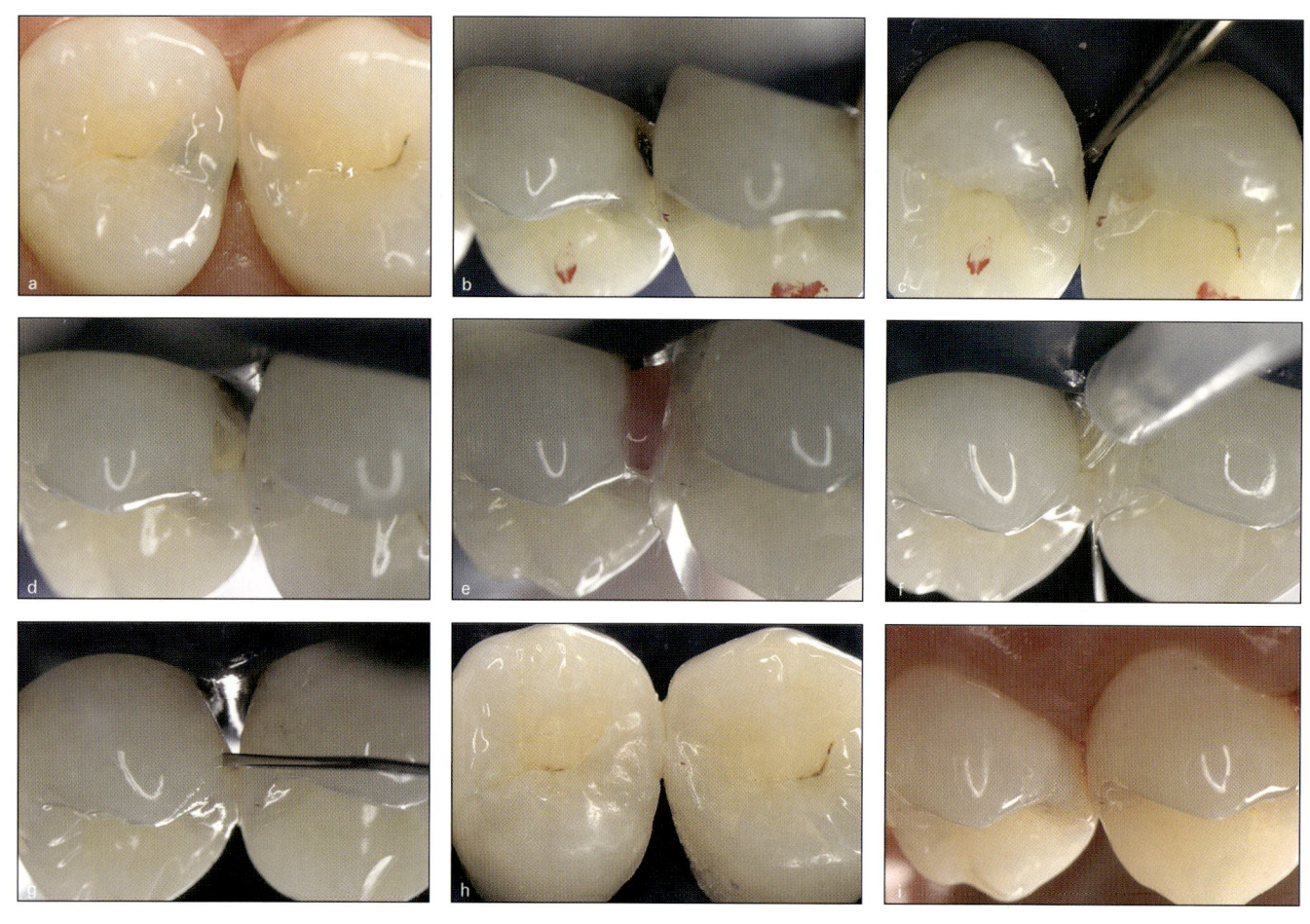

▲ **Figura 5.2**
(a) Vista por oclusal mostrando área escurecida na mesial do dente 25 devido à lesão de cárie.
(b) Após isolamento absoluto, a observação por palatino permite visualizar a lesão de cárie na mesial do dente 25.
(c) Acesso à lesão de cárie por palatino com broca carbide em alta rotação.
(d) Aspecto da cavidade tipo *slot* horizontal preparada possibilitando preservar a crista marginal.
(e) Condicionamento com ácido fosfórico por 15 segundos do esmalte e da dentina. Notar a presença de tira de poliéster protegendo a superfície do dente vizinho durante essa etapa.
(f) Aplicação do sistema adesivo (Excite, Ivoclar Vivadent) com auxílio de um pincel descartável.
(g) Inserção de compósito tipo *flow* (Tetric Flow, Ivoclar Vivadent) na cavidade preparada para ser posteriormente fotopolimerizada.
(h) Vista por oclusal do dente 25 restaurado com manutenção da crista marginal intacta.
(i) Aspecto da superfície mesial do dente 25 restaurada com compósito Tetric Ceram (Ivoclar Vivadent). Caso clínico realizado com a participação do CD Rafael Melara durante Curso de Especialização em Dentística da FO/UFRGS.

vestibulolingual não for excessivamente ampla. Nessas situações, e principalmente quando houver necessidade de reconstituir uma ou mais cúspides, a técnica indireta, seja com cerâmica, seja com compósito, deve ser preferencialmente indicada pelas razões que serão expostas na seqüência deste capítulo.

COMO É A CONDIÇÃO DE ISOLAMENTO DO CAMPO OPERATÓRIO?

A possibilidade de instalar o dique de borracha e conseguir um isolamento absoluto do campo operatório é muito significativa para a confecção de restaurações adesivas diretas de compósito em dentes posteriores. Isso porque proporciona uma série de vantagens, as quais estão dispostas no item "Protocolo clínico". Em algumas situações específicas, como em dentes superiores em que a margem cervical do preparo está supragengival, muitas vezes, é possível restaurar com isolamento relativo associado a dispositivos como *dry-tips* e fio retrator.

COMO É O DENTE ANTAGONISTA?

O fator oclusão deve ser considerado em relação ao dente antagonista. Se for dente natural ou restaurado com compósito, a sua utilização é mais indicada. Entretanto, se o dente antagonista apresentar uma restauração de cerâmica, a preferência será restaurar o dente em questão com o mesmo material.

Durante o planejamento e a execução de restaurações diretas em compósito nos dentes posteriores, o profissional se depara com algumas questões relevantes, que necessitam de um posicionamento e que serão discutidas a seguir.

DECISÃO CLÍNICA

REMOVER OU NÃO "TODO" O TECIDO CARIADO DURANTE A EXECUÇÃO DO PREPARO CAVITÁRIO?

Apesar das limitações clínicas que o profissional tem para identificar com precisão a dentina cariada, sempre que possível deverá tentar removê-la totalmente; e o método tátil-visual ainda é o mais freqüentemente empregado. Essa questão é particularmente relevante quando o profissional está realizando um preparo cavitário em um dente posterior e, estando em uma região profunda próxima à polpa, observa a presença de dentina cariada possivelmente não-infectada (que seria passível de remineralização). Nesse momento, a decisão é se vai adiante no procedimento de remoção de tecido cariado e expõe a polpa que, por sua vez, necessitará de intervenção endodôntica conservadora ou até mesmo radical, ou se conclui essa etapa deixando dentina alterada, mas com possibilidades de reparação. Atualmente, com a informação científica disponível tanto com relação à possibilidade de paralisação da progressão da cárie pela confecção e selamento propiciado pela restauração adesiva e conseqüente inviabilidade das bactérias presentes na dentina alterada quanto pela viabilidade em obter hibridização com menor resistência de união, mesmo em dentina cariada, é interessante trabalhar nessa direção em algumas situações clínicas. A grande vantagem é evitar o risco presente em tratamentos mais complexos, como os que envolvem a área de endodontia, além do menor custo, menor tempo e menor remoção de tecido dentário. As características específicas para o preparo cavitário estão dispostas no item "Protocolo clínico".

COMO PROTEGER O COMPLEXO DENTINA-POLPA?

O profissional tem basicamente dois caminhos para adotar: utilizar materiais de forramento ou utilizar sistemas adesivos. Na primeira hipótese, poderá empregar cimento de ionômero de vidro ou hidróxido de cálcio em áreas mais profundas antes da utilização do sistema adesivo e compósito. Quanto à aplicação sobre dentina com presença de exposição pulpar, é consenso indicar o uso de pó de hidróxido de cálcio PA seguido do cimento de hidróxido de cálcio ou cimento de ionômero de vidro não devido à agressão propiciada pelo ácido, como se acreditava anteriormente, e sim pela presença do adesivo incompletamente polimerizado na polpa, gerando uma reação de corpo estranho, que pode levar à necrose pulpar. No entanto, quando não há exposição pulpar ou suspeita dessa possibilidade durante a observação clínica, pode-se trabalhar com o sistema adesivo diretamente sobre a dentina e o esmalte simultaneamente. Essa técnica de hibridização, que, no momento, já dispõe de suporte científico de muitos estudos clínicos, permite realmente alcançar uma melhor união ao substrato dental, formando praticamente um corpo único, selar a interface dente/restauração satisfatoriamente e simplificar a técnica restauradora. O uso dos sistemas adesivos autocondicionantes é especialmente interessante em cavidades profundas, pois resulta em uma desmineralização ainda menor em comparação ao emprego do condicionador ácido separadamente, possibilitando uma certeza maior de completo preenchimento pelo adesivo da área desmineralizada. Essas características apontam para um caminho de ainda maior segurança biológica.

QUAL SISTEMA ADESIVO UTILIZAR?

Existem os sistemas adesivos de três ou duas etapas clínicas que empregam o condicionamento com ácido fosfórico separadamente (e vamos considerá-los como convencionais), e os sistemas adesivos autocondicionantes de duas ou uma etapa clínica. Para o clínico, a grande quantidade de tipos de sistemas adesivos introduzidos e até substituídos rapidamente no mercado gera uma dificuldade adicional no momento de eleger qual sistema adesivo empregar. Para optar por determinado sistema adesivo, normalmente o profissional considera as características de manipulação, valores de resistência de união à dentina e esmalte, capacidade de minimizar a microinfiltração na interface dente/restauração, formação de camada híbrida, dados de estudos clínicos e custo. Vários sistemas adesivos de diferentes categorias preenchem esses requisitos satisfatoriamente, enquanto outros não e, por essa razão, muitos já foram retirados do mercado. Entretanto, com o avanço tecnológico das metodologias empregadas nos estudos laboratoriais, atualmente é avaliada não só a formação da camada híbrida e a resistência de união, mas também a qualidade da camada híbrida formada, que poderá fornecer dados para estimar melhor ou pior comportamento clínico a longo prazo ou possibilidade maior ou menor de degradação da união dente/sistema adesivo. Contudo, esses dados laboratoriais são apenas indícios, e conclusões mais consistentes são proporcionadas por avaliações clínicas prospectivas ou controladas. Objetivamente, até o presente momento, observa-se que a qualidade da camada híbrida formada por alguns sistemas adesivos autocondicionantes na dentina é superior pela menor existência de porosidades ou nanoinfiltração comparativamente aos sistemas adesivos convencionais. Além disso, os sistemas adesivos autocondicionantes apresentam maior simplificação técnica e menor tempo de aplicação visto que dispensam a etapa de condicionamento ácido separadamente. Alguns detalhes devem ser observados, como o fato de que esses adesivos têm desempenho melhor sobre o esmalte previamente instrumentado do que sobre aquele que não foi instrumentado e que os sistemas de duas etapas parecem ser mais estáveis quimicamente. Por outro lado, os sistemas adesivos convencionais possuem maior comprovação quanto ao seu desempenho sobre o esmalte, e há um número bem maior de estudos laboratoriais e clínicos disponíveis comparativamente aos autocondicionantes. Então, o profissional pode optar pelo sistema adesivo convencional ou autocondicionante desde que observe as limitações de cada um e siga rigorosamente seu protocolo de utilização para otimizar o desempenho clínico (Figuras 5.3a a 5.3f). A Figura 4.2 contém informações quanto à classificação e à composição dos sistemas adesivos (ver Capítulo 4). De modo objetivo, é interessante selecionar um sistema adesivo de um fabricante idôneo com experiência no mercado odontológico e que preferencialmente já apresente resultados positivos de avaliação clínica independentemente de ser convencional ou autocondicionante.

QUE TIPO(S) DE COMPÓSITO(S) USAR?

A disponibilidade no mercado de compósitos com diversos graus de escoamento – *alto* – resinas tipo *flow*, *médio* – micro-híbridas e nanoparticuladas ou submicrométricas e *baixo* condensáveis – facilita a técnica de inserção nas diferentes áreas e profundidades das cavidades preparadas e, assim, possibilita ao profissional eleger o(s) tipo(s) de compósito(s) que mais se adapta(m) a diferentes situações clínicas.

Nas restaurações oclusais e próximo-oclusais é necessário utilizar um compósito com alto percentual de carga inorgânica, como os micro-híbridos, nanoparticulados ou submicrométricos, para alcançar um bom desempenho clínico especialmente quanto à resistência ao desgaste (Figuras 5.4a a 5.4f). Esses compósitos também têm uma viscosidade que permite conforto ao profissional para determinar a posição e a forma de cada incremento antes de sua fotopolimerização. Além disso, estão disponíveis com grande variedade de cores e opções de translucidez/opacidade. Esses fatores favorecem a confecção de restaurações esteticamente agradáveis dentro do conceito de "estratificação natural", que é a construção de uma "dentina artificial" com compósitos com maior croma e de um "esmalte artificial" com compósitos translúcidos. Apesar de os compósitos denominados de "condensáveis" apresentarem também elevado percentual de carga inorgânica, não nos parece ser a melhor escolha devido ao fato de o tamanho das partículas de carga ser maior e sua viscosidade alta dificultar as características de polimento superficial e adaptação às paredes da cavidade, respectivamente. Portanto, seu uso clínico fica mais limitado ao preenchimento interno da cavidade e como alternativa para restabelecer ponto de contato interproximal. O outro tipo de compósito empregado cada vez com maior freqüência em restaurações diretas posteriores é o *flow* principalmente porque permite maior rapidez e facilidade clínica em preencher áreas profundas e irregulares da cavidade com menor possibilidade de incorporar bolhas de ar. Além disso, se aplicado corretamente, ou seja, em uma camada

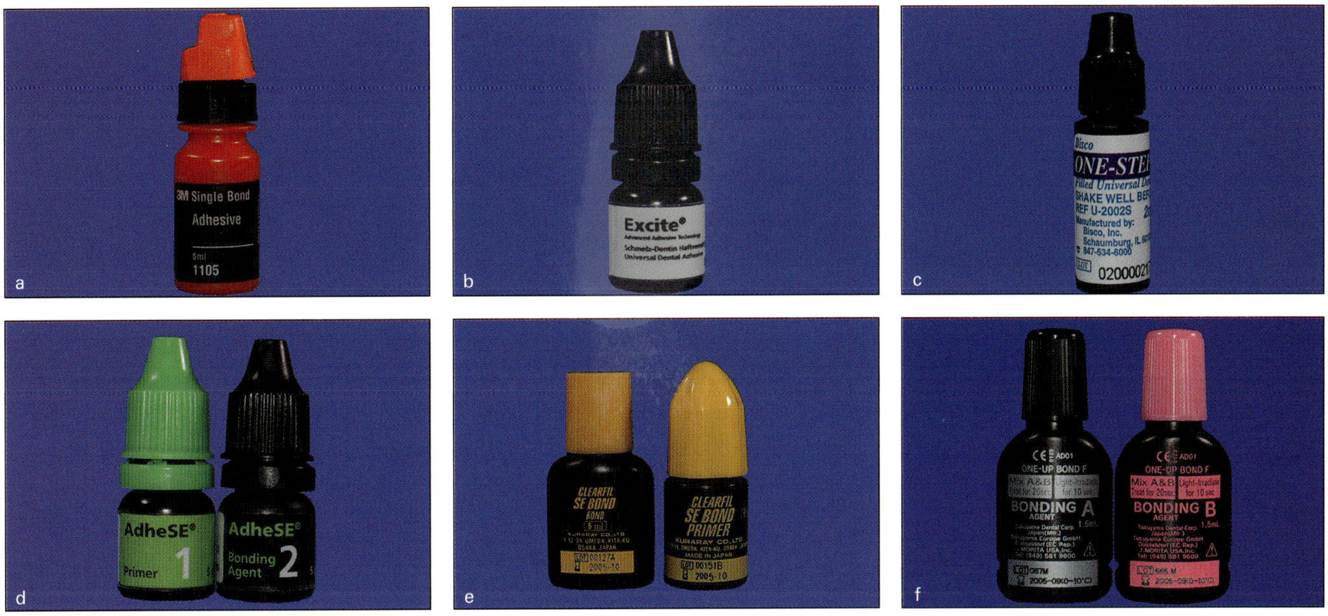

▲ **Figura 5.3**
(a) Sistema adesivo Single Bond (3M ESPE).
(b) Sistema adesivo Excite (Ivoclar Vivadent).
(c) Sistema adesivo One Step Plus (Bisco).
(d) Sistema adesivo autocondicionante AdheSE (Ivoclar Vivadent).
(e) Sistema adesivo autocondicionante Clearfil SE Bond (Kuraray).
(f) Sistema adesivo autocondicionante One-Up Bond (J. Morita).

bastante fina, pode funcionar, juntamente com a camada de adesivo, como uma película "elástica" favorecendo a manutenção do selamento adesivo obtido. Até mesmo dentro da categoria dos compósitos de alto escoamento – tipo *flow* –, recentemente foi introduzido no mercado um produto que apresenta três níveis de escoamento para favorecer a escolha, dependendo da situação clínica específica (Figura 5.4g). Da mesma forma que para o sistema adesivo, quando o profissional for selecionar um compósito, deve dar preferência para compósitos fornecidos por fabricantes idôneos com resultados clínicos que evidenciem sua qualidade. Na Tabela 5.1, estão dispostos exemplos comerciais de compósitos classificados de acordo com a indicação de uso clínico e sua relação com a composição e a disponibilidade de cores.[14]

COMO OBTER ADEQUADO PONTO DE CONTATO INTERPROXIMAL?

Apesar de muitos profissionais defenderem a possibilidade de conseguir adequado ponto de contato interproximal somente com o uso do pré-encunhamento ou de matrizes parciais com anel metálico, entendemos que isso não é conseguido de modo previsível na prática clínica diária. Não é incomum observar restaurações próximo-oclusais de compósito direto em dentes posteriores apresentando face de contato ou ausência de contato interproximal. É importante utilizar algum artifício técnico ou uma combinação de alguns artifícios para reproduzir de forma controlada e repetida a obtenção de adequado contato interproximal. O método que consideramos o mais fácil e eficaz é o emprego do instrumento Contact Pro (TDV), que será descrito detalhadamente no item "Protocolo clínico". Outra alternativa é o uso de porções ou esferas de compósito pré-polimerizado, que são posicionadas na cavidade com auxílio de uma pinça juntamente com um incremento a ser polimerizado; o profissional pressiona a camada de compósito com uma espátula de inserção contra a matriz metálica e o dente vizinho, polimerizando-a, obtendo, assim, um ponto de contato interproximal. O inconveniente dessa técnica é a dificuldade de acesso e visualização em áreas muito posteriores, especialmente em dentes superiores. O uso de *inserts* de cerâmica tem sido sugerido, mas apresenta custo elevado e demanda maior tempo clínico. Outra alternativa é o uso de compósito "condensável" na parte interna da cavidade na região interproximal. Sua elevada viscosidade permite que o profissional pressione o material contra a matriz metálica e a superfície proximal contígua enquanto fotopolimeriza.

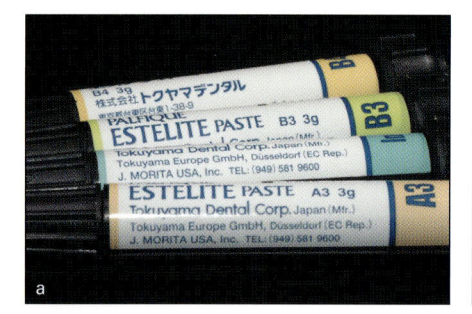

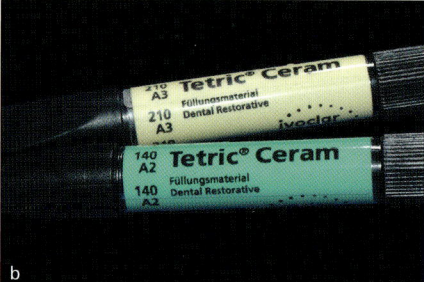

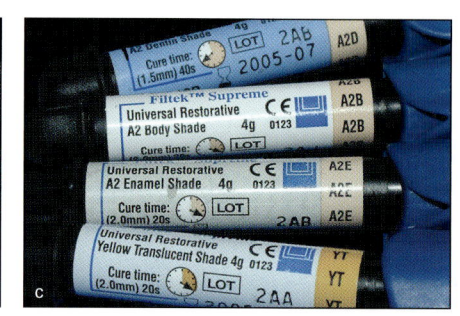

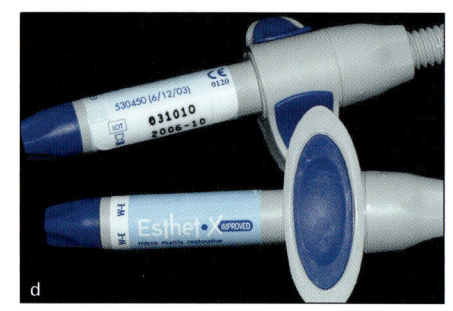

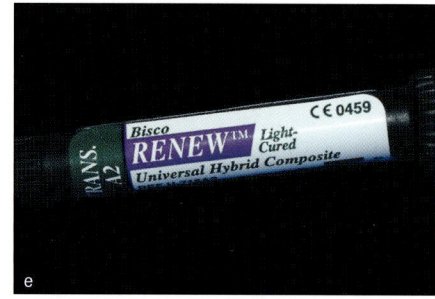

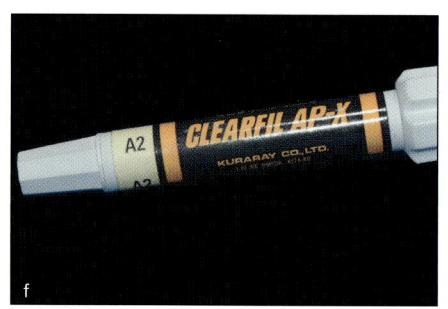

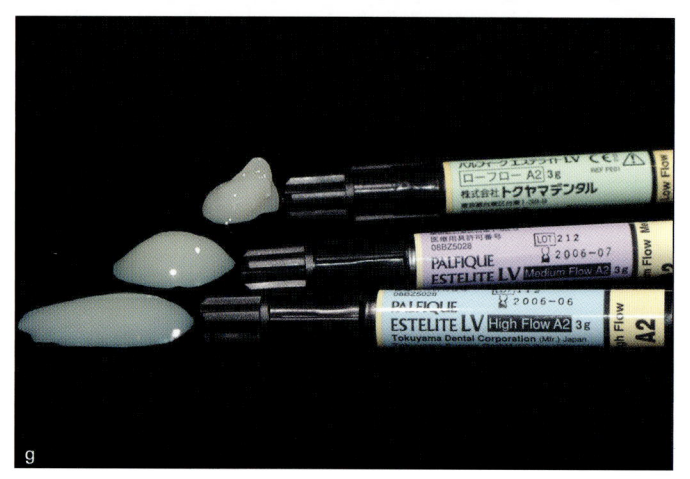

▲ **Figura 5.4**
(a) Compósito submicrométrico universal Palfique Estelite (J.Morita).
(b) Compósito micro-híbrido universal Tetric-Ceram (Ivoclar Vivadent).
(c) Compósito nanoparticulado universal Filtek Supreme (3M ESPE).
(d) Compósito nanoparticulado universal Esthet X(Dentsply).
(e) Compósito micro-híbrido universal Renew (Bisco).
(f) Compósito micro-híbrido universal Clearfil APX (Kuraray).
(g) Compósitos tipo *flow* com três diferentes graus de escoamento – alto, médio e baixo – Palfique Estelite LV (J. Morita).

COMO EVITAR A SENSIBILIDADE PÓS-OPERATÓRIA?

Aqui reside uma grande vantagem clínica em aplicar corretamente o sistema adesivo selecionado. Caso o profissional utilize um sistema adesivo convencional, é imprescindível que o tempo de condicionamento ácido em dentina não seja excessivo, ou seja, não deve ultrapassar 15 segundos. Portanto, deve ser iniciada a aplicação do ácido fosfórico pelo esmalte, depois posicionando-o na dentina. Outro aspecto a ser considerado é aplicar duas camadas de adesivo, quando esse for pouco viscoso, e fotopolimerizá-las separadamente, para criar uma camada híbrida mais espessa que possa suportar a tensão de contração que é gerada imediatamente à inserção e fotopolimerização da primeira camada de compósito. Vale lembrar que a película de uma camada de adesivo tem aproximadamente apenas 10 μm de espessura e, como há uma inibição de polimerização na superfície devido à presença de oxigênio, freqüentemente ela fica ainda mais fina e pode ocasionar pontos de falha na camada híbrida.[15] Quando o paciente coloca o dente restaurado em

TABELA 5.1 EXEMPLOS COMERCIAIS DE COMPÓSITOS CLASSIFICADOS DE ACORDO COM SUA INDICAÇÃO DE USO CLÍNICO

FABRICANTE	ANTERIOR/POSTERIOR (UNIVERSAL)	POSTERIOR (CONDENSÁVEL)	PREENCHIMENTO RESTAURAÇÕES PEQUENAS (*FLOW*)	ANTERIOR (MICROPARTICULDA)	ANTERIOR E POSTERIOR (ALTA ESTÉTICA)
Biodinâmica	Master Fill	—	Master Flow	—	—
Bisco	Renew	Aelite LS Pyramid	AeliteFlo	Micronew	—
Coltene	Brilliant NF Synergy	Synergy Compact	—	—	Miris
Cosmedent	Renamel Hibrid	Renamel Pack	Renamel Flow	Renamel Microfill	Renamel
Dentsply	TPH Spectrum	SureFil	Dyract Flow	—	Esthet-X
DFL	—	—	Natural Flow	—	—
Heraeus Kulzer	Charisma (F)	Solitaire II	Flowline	Durafill VS	Vênus
Ivoclar-Vivadent	Tetric Ceram Heliomolar InTenS	Tetric Ceram HB Heliomolar HB	Tetric Flow Heliomolar Flow	Helio Progress Heliomolar	Four Seasons Artemis
J. Morita	Palfique Estelite	—	Palfique Estelite LV	—	—
Jeneric-Pentron	Sculpt	Alert	Flow-it ALC	—	Similie
Kerr	Herculite XRV Prodigy	Prodigy Cond.	Revolution 2 Point 4 flowable	—	Point 4
Kuraray	Clearfil APX	ClearFil Photo Posterior	Protect Liner F	ClearFil Bright	ClearFil ST
SDI	Glacier	—	Wave	–	Ice
SSWHITE	SupraFill	—	—	—	—
Ultradent	Amelogen	—	Permaflo	Amelogen Microfill	Vitalescence
Vigodent	Fill Magic Concept	Fill Magic Cond.	Fill Magic Flow	Helio Fill	—
Voco	Admira Arabesk	—	Admira Flow Arabesk Flow	—	—
3M ESPE	Z100 Filtek Z250	Filtek P60	Filtek Flow	Filtek A110	Filtek Supreme

função, esse fato pode explicar uma sensibilidade à pressão pelo deslocamento de fluido nos túbulos dentinários. Com o emprego dos sistemas adesivos autocondicionantes, isso é menos percebido devido ao menor potencial de desmineralizaçao e à maior probabilidade de total preenchimento do adesivo nas áreas desmineralizadas. Entretanto, trabalhar em uma cavidade com esmalte previamente instrumentado e seguir um protocolo de aplicação correto são essenciais para um bom desempenho clínico. Outro aspecto a considerar é que nem todos os sistemas adesivos autocondicionantes disponíveis no mercado apresentam resultados conclusivos, especialmente de avaliação clínica. Então, o profissional deve ter atenção no momento da seleção do sistema adesivo, como mencionado anteriormente. Outros fatores são também importantes: ter cuidado no momento da execução do preparo cavitário, no que diz respeito ao uso de brocas novas; ter adequado *spray* ar/água para minimizar o aquecimento; inserir incrementos de compósito com no máximo 2 mm de espessura e posicioná-los em contato com o menor número de paredes cavitárias simultaneamente, evitando sempre a união de paredes opostas, e posicionar a cunha e a matriz metálica correta e previamente ao condicionamento ácido. O profissional deve ainda estar atento à possível presença de trincas no dente ocasionadas por fadiga da estrutura dental. Elas geralmente ocorrem em dentes que apresentam amplas restaurações não-adesivas e/ou em pacientes com bruxismo acentuado. Esse quadro, classificado como síndrome do dente gretado, pode muitas vezes explicar a ocorrência de sensibilidade à pressão (quando o paciente morde em determinado ponto) e ser de difícil diagnóstico por ocorrer freqüentemente em dentes com restaurações satisfatórias ao exame clínico e radiográfico. Após esgotadas outras possibilidades de causa da sensibilidade pós-operatória, a remoção da restauração pode ser necessária para permitir a visualização da trinca (Figuras 5.4h a 5.4j). O emprego de restaurações adesivas diretas com compósito pode reforçar a estrutura dental remanescente e muitas vezes eliminar esse problema. Em situações mais extremas, restaurações indiretas com cobertura de cúspides e até mesmo exodontia podem ser necessárias.

QUAL TIPO DE APARELHO FOTOPOLIMERIZADOR EMPREGAR?

Há uma grande divulgação de aparelhos alternativos que podem realizar a fotopolimerização dos compósitos diretos, como o *laser*, o arco de plasma e o LED. Tanto o *laser* quanto o arco de plasma permitem a obtenção de uma polimerização em um período de tempo bastante reduzido, mas simultaneamente não possibilitam um relaxamento do compósito durante sua polimerização, gerando, assim, uma considerável tensão ou desafio na interface adesiva. Os aparelhos de LED de primeira geração propiciavam uma intensidade de luz significativamente reduzida e atingiam um espectro de luz bastante restrito apenas na faixa de 420 a 470 nanômetros, o que pode limtar seu uso particularmente se o iniciador do compósito não for a canforoquinona. Os aparelhos de LED de segunda geração, denominados de *gigaled*, já permitem a emissão de intensidade de luz mais elevada, similar aos fotopolimerizadores convencionais, com as vantagens de terem vida útil indefinida e de serem portáteis e silenciosos. Entretanto, a dificuldade quanto à amplitude do espectro de luz ainda não foi totalmente superada e pode limitar seu uso para determinados grupos de compósito. Objetivamente, entendemos que o profissional deve analisar também a relação custo-benefício e, nesse momento, talvez os aparelhos fotopolimerizadores com lâmpada halógena façam o mesmo serviço dos aparelhos de LED com um menor custo. Certamente a tecnologia empregada na produção dos aparelhos de LED ainda evoluirá e, em um prazo curto de tempo, poderá substituir os aparelhos convencionais.

Depois de discutirmos brevemente questões importantes na fase de diagnóstico para realização de restaurações diretas de compósito em dentes posteriores e também aspectos que o profissional freqüentemente questiona no momento da execução das mesmas, é importante passarmos a descrever o protocolo clínico a ser utilizado. Essas etapas que compõem o protocolo clínico devem ser seguidas com muita atenção e disciplina pelo profissional, já que a possibilidade de sucesso clínico das restaurações adesivas com compósito está fortemente vinculada à adequada observância de cada etapa clínica.

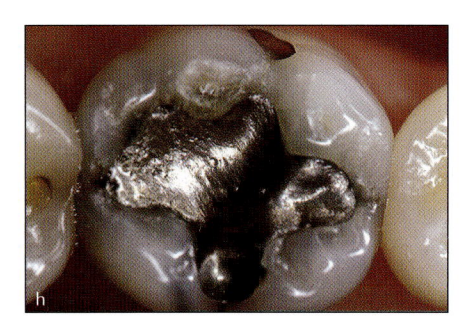

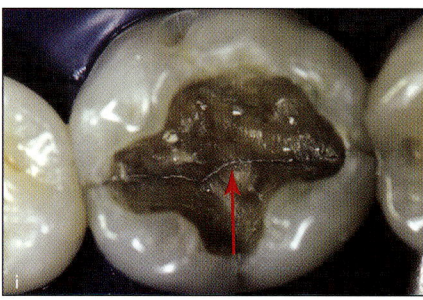

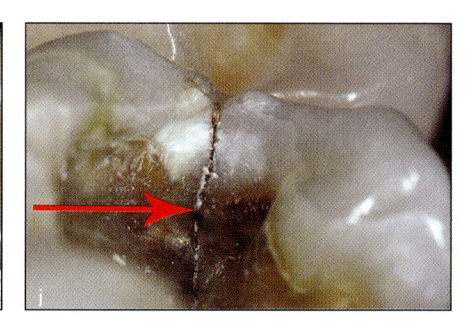

▲ **Figura 5.4 (continuação)**
(h) Dente 36 com restauração de amálgama e paciente relatando sensibilidade ao morder.
(i) Após a remoção da restauração, evidencia-se a presença de trinca na parede pulpar no sentido mésio-distal.
(j) Vista aproximada mostrando a extensão da trinca até a crista marginal.

PROTOCOLO CLÍNICO

RESTAURAÇÃO DIRETA COM COMPÓSITO

1. ANESTESIA

Pode ser a etapa inicial com o objetivo de agilizar o atendimento clínico, pois enquanto o profissional aguarda o efeito desse procedimento poderá ir conduzindo outras etapas, como a seleção de cor e a verificação dos contatos oclusais.

2. SELEÇÃO DA COR

Nessa etapa, o profissional pode recorrer ao uso de escala de cor tipo Vita Lumin ou 3D para cerâmica ou preferencialmente confeccionar sua própria escala com o compósito que irá utilizar para construir a restauração. Nesse caso, é essencial armazená-la em água para mantê-la hidratada e, com isso, favorecer o processo de seleção da cor. Durante o procedimento de seleção da cor, o profissional deve considerar as três dimensões da cor, que são o matiz (nome da cor ou A, B, C e D na escala Vita), o croma (intensidade crescente da cor 1, 2, 3, 4) e o valor ou a luminosidade, que é a etapa que exige maior treinamento e experiência e que é de fundamental importância nesse processo. Atualmente uma ênfase significativa tem sido dada a esse aspecto, sendo recomendado que o profissional primeiramente eleja o valor para depois escolher o matiz e o croma do compósito. Então, um pequeno incremento de compósito deve ser posicionado junto à região cervical do dente que tem sua coloração determinada predominantemente pela dentina, já que a espessura de esmalte é bastante delgada, devendo ser polimerizado por aproximadamente 10 segundos. Isso porque os compósitos normalmente alteram de cor após a fotopolimerização. Também é interessante deixar a saliva recobrir essa área e observar o efeito de cor sem a influência da luz do refletor. Caso essa etapa tenha sido realizada com êxito, o passo seguinte será eleger a cor para o "esmalte artificial", ou última camada de compósito que será inserida na cavidade. Aqui, o profissional deve concentrar sua observação na região de ponta de cúspide e perceber se ela é mais translúcida ou opaca e se tem maior ou menor valor. O mesmo procedimento de posicionamento e fotopolimerização de pequeno incremento de compósito deve ser repetido para favorecer uma correta seleção da cor. Essa etapa deve ser realizada de maneira rápida, não ficando o profissional observando a cor do dente e do compósito por mais do que alguns segundos para que não haja uma acomodação visual e maior dificuldade de discernimento entre diferentes opções de cores de compósitos.

> **DICA CLÍNICA**
>
> Normalmente a seleção de duas cores de compósito, uma para "dentina artificial" com maior croma, geralmente A3 ou B3, e uma para "esmalte artificial", freqüentemente com a denominação de I (incisal), T (transparente) ou E (esmalte), dependendo da marca comercial, é suficiente para alcançar adequado resultado estético em dentes posteriores.
>
> Acertar o volume de compósito ou espessura da camada correspondente à "dentina artificial" e ao "esmalte artificial" também é importante (Figuras 5.5a a 5.5n). Se a camada de compósito translúcido for muito espessa, poderá gerar uma restauração com aspecto acinzentado ou esbranquiçado e, se for muito delgada, poderá ocasionar uma aparência de cor muito saturada e opaca.

Quanto maior treinamento um profissional tem com determinada marca comercial de compósito, maior facilidade terá nesse procedimento, podendo mesmo dispensar o teste da cor do compósito diretamente sobre o dente. Outro aspecto que deve ser analisado nessa etapa clínica é a verificação da presença de áreas de pigmentação características, como sulcos escurecidos ou pigmentações em regiões de cúspides ou cristas marginais, que poderão ser simuladas com o uso de corantes.

> **DICA CLÍNICA**
>
> Discuta com o cliente antes da realização da restauração se ele deseja a reprodução de detalhes, como sulcos escurecidos presentes em dentes vizinhos, com o uso de corantes. Muitas vezes o profissional executa essa etapa sem consultar o cliente, que se frustra, já que não desejava essa aparência e sim uma restauração "clara" sem caracterizações.

3. VERIFICAÇÃO DOS CONTATOS OCLUSAIS

Os contatos oclusais devem ser registrados inicialmente em máxima intercuspidação habitual e posteriormente em movimentos excursivos laterais e de protrusão, além da posição de relação cêntrica. Isso auxiliará o profissional no planejamento e na definição da localização das margens do preparo na superfície oclusal, pois preferencialmente

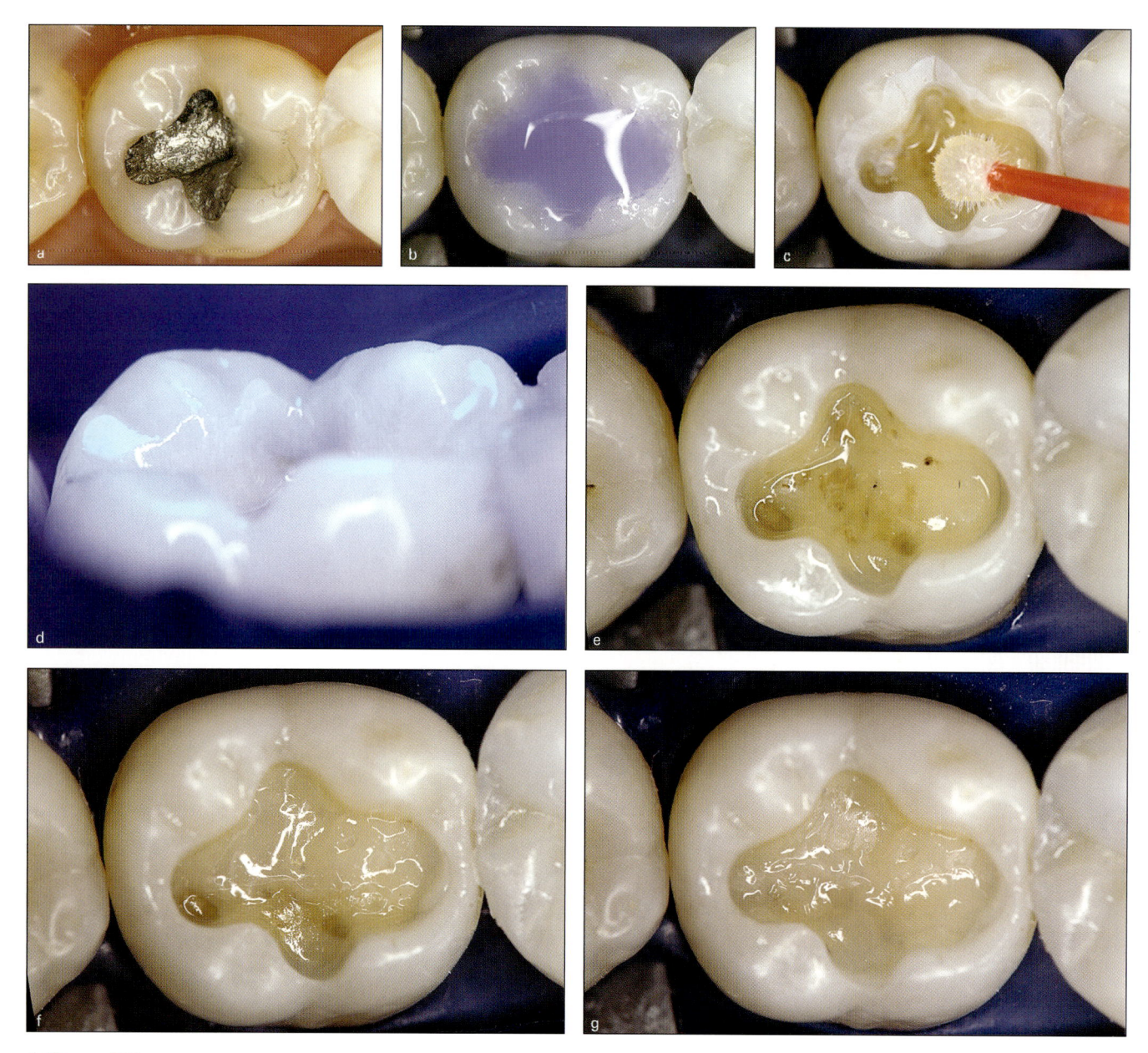

▲ **Figura 5.5**
(a) Dente 46 apresentando restauração deficiente de amálgama e compósito.
(b) Após remoção da restauração e isolamento absoluto, condicionamento com ácido fosfórico durante 15 segundos.
(c) Aplicação do sistema adesivo (Single Bond, 3M ESPE) com auxílio de microbrush.
(d) Fotopolimerização do sistema adesivo por 10 segundos.
(e) Aspecto de brilho uniforme demonstrando clinicamente adequada hibridização da superfície dental.
(f) Inserção do primeiro incremento do compósito (Filtek Supreme, 3M ESPE cor A2D) em pequena espessura junto à parede pulpar sem unir as paredes opostas.
(g) Colocação do segundo incremento do compósito (Filtek Supreme, 3M ESPE cor A2D) recobrindo a parede pulpar.

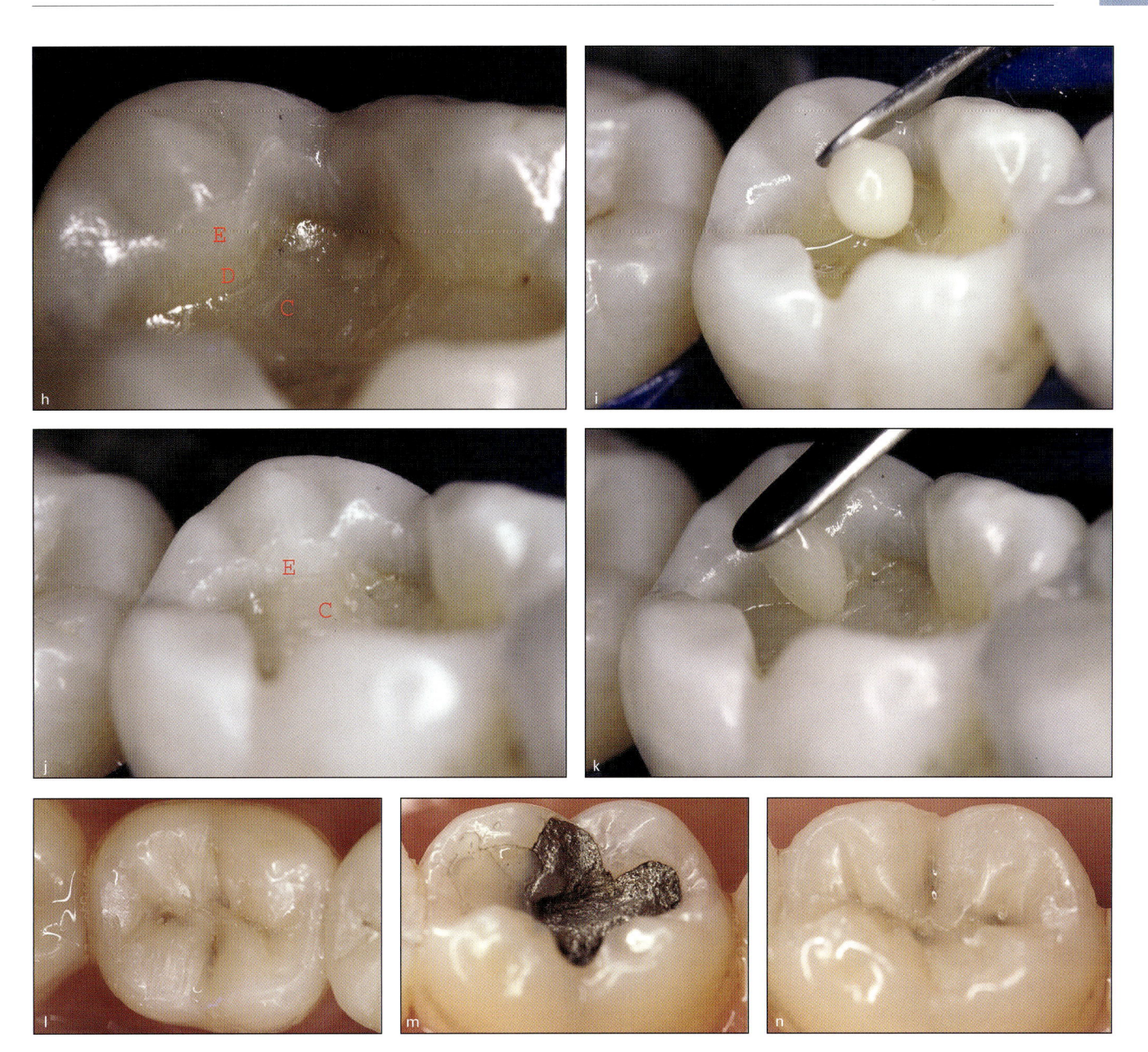

▲ **Figura 5.5** (continuação)
(h) Vista aproximada mostrando o espaço para colocação das camadas de compósito (C) mais opaca para reproduzir a dentina (D) e mais translúcida para reproduzir o esmalte (E). O controle correto das espessuras de compósito favorece o resultado estético da restauração.
(i) Colocação do compósito (Filtek Supreme, 3M ESPE cor A2B) junto à cúspide distolingual.
(j) Após a fotopolimerização do incremento de compósito em forma de cone (C), notar o espaço disponível para colocação do compósito correspondente ao esmalte (E).
(k) Inserção do compósito (Filtek Supreme, 3M ESPE cor A2E) que é mais translúcido para construir a camada de "esmalte artificial".
(l) Aspecto da restauração concluída. Observe a reprodução da anatomia oclusal e a presença de efeitos de sulcos pigmentados propiciados pelo uso de corante antes da colocação do último incremento de compósito.
(m) Vista por lingual da restauração deficiente do dente 46.
(n) Observação por lingual da restauração direta de compósito no dente 46 finalizada.

deve-se evitar contatos cêntricos na interface dente/restauração e, sempre que possível, manter esses contatos com o dente antagonista em estrutura dental, visto que a taxa de desgaste de uma ponta de cúspide diretamente sobre o compósito pode elevar essa taxa 4 a 5 vezes. Se o profissional memorizar esses contatos prévios, facilitará a etapa de acabamento/polimento da restauração, evitando a possibilidade de ocorrência de contatos prematuros e todos os seus inconvenientes.

4. PREPARO DO DENTE

Caso a lesão de cárie esteja restrita à superfície oclusal, o preparo deve ser o mais conservador possível, limitando-se à remoção da lesão. No entanto, comumente há a necessidade de pequena ampliação da cavidade por oclusal para permitir adequada visualização e conseqüente remoção do tecido cariado. Após o uso de broca carbide em alta rotação, 330 ou 245 para ter acesso à lesão de cárie, a remoção do tecido infectado deve ser conduzida com o emprego de broca esférica em baixa rotação. À medida que a remoção da lesão se aproxima da polpa, deve-se utilizar curetas afiadas, reduzindo, assim, a possibilidade da maior agressão ao complexo dentino-pulpar. A associação dos critérios visual e tátil (consistência da dentina infectada) ainda parece ser o mais indicado para a realização dessa etapa. Nas situações de remoção de restaurações antigas deficientes, ou por razões estéticas, em particular as de amálgama, pouco há a fazer em termos de forma de contorno da cavidade (Figuras 5.6a e 5.6b). No entanto, é necessário arredondar os ângulos internos para evitar concentração de esforços e eliminar áreas manchadas ou escurecidas junto às margens, que poderiam comprometer o resultado estético da restauração de compósito. Em ambas as situações, é preciso evitar a confecção de bisel junto ao ângulo cavo-superficial, já que isso freqüentemente acarreta uma exposição de fina camada de compósito em áreas de contato cêntrico e maior possibilidade de pequenas trincas/fraturas no material, levando a um precoce manchamento superficial ou microinfiltração da restauração. Frente à lesão de cárie na superfície proximal, o profissional tem várias alternativas de acesso e, conseqüentemente, de tipos de preparo cavitário. Aqui, mais uma vez é essencial um compromisso com a máxima preservação tecidual; portanto, sempre que possível, deve-se realizar preparos tipo *slot* horizontal, túnel ou acesso direto, que permitem a manutenção da crista marginal, ou seja, evitam desgastar tecido dentário hígido. Outra vantagem disso é evitar a exposição do compósito na superfície oclusal e assim favorecer sua longevidade clínica, pois o desafio mecânico da restauração será bastante diminuído. O uso de afastamento interdental mediato com borracha e pré-encunhamento pode favorecer a visualização da lesão de cárie proximal não só para confirmar a necessidade de restaurar ou não, mas também para viabilizar esses tipos de preparo e permitir espaço para colocação de matriz metálica, protegendo a superfície dental contígua de um eventual desgaste iatrogênico e auxiliando na obtenção de adequado ponto de contato interproximal da restauração com outro artifício de técnica. Outra vantagem do uso da cunha nesse momento é proteger a papila interdental e o esmalte cervical durante a execução do preparo. Entretanto, quando a lesão de cárie proximal for mais extensa e não permitir a manutenção da crista marginal, pode ser realizado um preparo tipo *slot* vertical com acesso paralelo ao longo eixo do dente e diretamente na região da crista ou, ainda, o envolvimento conjunto da superfície oclusal e até mesmo da outra proximal, caracterizando a confecção de cavidades compostas e complexas, respectivamente. Assim como na superfície oclusal, também na proximal deve ser evitada a confecção de bisel, visto que a quantidade de esmalte disponível nessa área é normalmente bastante pequena. Na fase final do preparo cavitário, devem ser utilizados instrumentos manuais, como os recortadores de margem cervical, para regularizar as paredes da caixa proximal e atenuar ângulos vivos na região axiopulpar. Use tiras de lixa interproximal ou discos *sof-lex* na região proximal para favorecer o posicionamento da matriz metálica e dar acabamento na superfície proximal. Confira a presença de ângulos internos arredondados nas paredes circundantes. Esses cuidados favorecem a presença de ângulos cavo-superficiais mais adequados para o procedimento adesivo e um desenho da cavidade mais adequado para um bom comportamento biomecânico da restauração, evitando áreas de concentração de tensões.

5. ISOLAMENTO DO CAMPO OPERATÓRIO

Para restaurações em dentes posteriores, sem dúvida a realização de isolamento absoluto do campo operatório com dique de borracha apresenta uma série de vantagens para o profissional e o cliente. Permite melhor visualização do campo de trabalho; o contraste de cor da borracha e a ausência de saliva podem favorecer o diagnóstico da lesão de cárie; otimiza o procedimento restaurador, evitando interrupções para o paciente cuspir; protege o paciente quanto à acidental ingestão de resíduos de material e/ou tecido infectado; favorece o desempenho dos materiais restauradores adesivos pela segurança em evitar a contaminação por saliva e/ou sangue e diminui a possibilidade de contaminação do profissional por infecções bucais portadas pelo paciente. Entretanto, em algumas situações clínicas, como em dentes superiores e com margens supragengivais, com o auxílio de barreiras, como adesivos absorventes (*dry tips*) posicionados em áreas de glândulas salivares, suctores de alta potência, roletes de algodão, posicionadores de lábio (*expander*) ou fio retrator, é possível realizar o procedimento restaurador com segurança.

6. SISTEMA ADESIVO

A seleção do sistema adesivo a ser empregado deve levar em consideração a existência de estudos laboratoriais e preferencialmente clínicos quanto ao seu desempenho, além das características de manipulação. Atualmente, o emprego de sistema adesivo de duas etapas com um frasco contendo uma mistura de *primer*/adesivo associado ao uso do condicionamento com ácido fosfórico previamente ainda é o mais utilizado. Contudo, o sistema adesivo de três etapas clínicas (ácido+*primer*+adesivo) também pode ser empregado.

> **DICA CLÍNICA**
>
> Nas cavidades próximo-oclusais, posicione a matriz e a cunha antes da realização do condicionamento ácido, evitando assim o contato do ácido além do ângulo cavo-superficial da parede cervical. A não-observância desse item pode explicar a ocorrência de sensibilidade pós-operatória relatada pelo paciente ao passar o fio dental ou ao estímulo térmico. Isso acontece porque a área desmineralizada além do limite do preparo não será selada pelo sistema adesivo.

O profissional deve iniciar a aplicação do condicionador ácido pelas paredes de esmalte e posteriormente aplicar na área de dentina, procurando não exceder o tempo de 15 segundos nesse tecido para evitar que ocorra uma desmineralização acentuada, dificultando ainda mais um adequado preenchimento com o adesivo (Figura 5.6c). Lave abundantemente com água e realize a secagem com bolas de algodão posicionadas na margem da cavidade que, por capilaridade, removem o excesso de água presente no interior da cavidade ou utilize jatos de ar à distância e de modo intermitente, evitando uma secagem excessiva. Aplicar a primeira camada de adesivo, aguardar alguns segundos para sua penetração na área desmineralizada ou esfregá-lo com *brush* na superfície da dentina; eliminar o solvente com jatos de ar e fotopolimerizar por 10 segundos. Quando a espessura de película do adesivo for muito fina, e o profissional não utilizar um *liner* com compósito *flow* sobre ele, esse procedimento deve ser repetido durante a aplicação de uma segunda camada de adesivo. Com isso, uma película brilhante e uniforme deve ser observada. Caso o profissional aplique uma camada fina de no máximo 1 mm do compósito tipo *flow* sobre o adesivo, apenas uma aplicação do adesivo pode ser indicada. Essas medidas permitem uma melhor polimerização do adesivo, já que há uma inibição da polimerização na superfície do adesivo pela presença de oxigênio. Com isso, forma-se uma camada "elástica" adequadamente polimerizada, que resiste melhor à tensão de contração de polimerização gerada quando da ativação do compósito restaurador micro-híbrido, nanométrico ou submicrométrico (Figuras 5.6d a 5.6e).

Os sistemas adesivos autocondicionates ou *self etching*, que dispensam a etapa de condicionamento ácido prévio, simplificam a técnica de hibridização e ainda parecem ser uma boa escolha, apontam como uma boa alternativa. Uma recomendação muito simples, mas bastante útil é seguir

> **DICA CLÍNICA**
>
> Aplique duas camadas de adesivo fotopolimerizador separadamente ou uma camada de adesivo + resina tipo *flow* para propiciar melhor selamento da restauração.

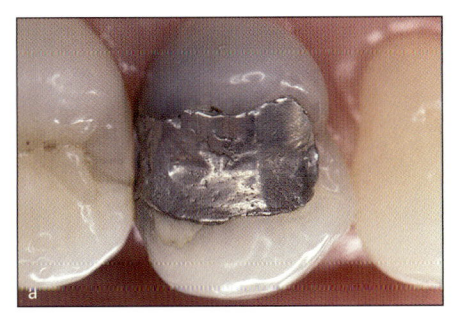

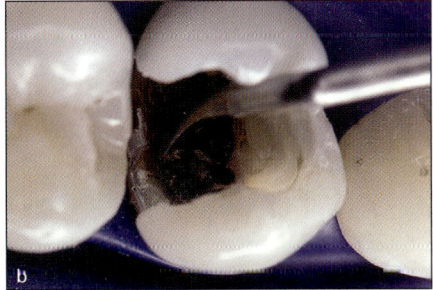

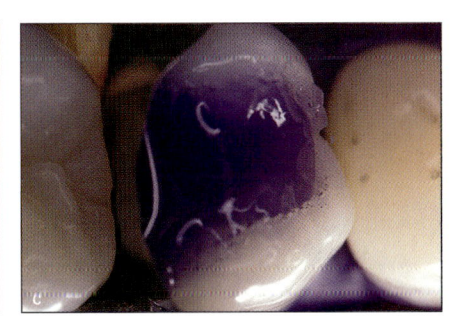

▲ **Figura 5.6**
(a) Restauração de amálgama deficiente no dente 14.
(b) Complementação da remoção de tecido cariado na parede pulpar com auxílio de cureta de dentina.
(c) Após a colocação de matriz metálica parcial, cunha interproximal e cimento de hidróxido na região mais profunda da cavidade, condicionamento com ácido fosfórico durante 15 segundos.

as recomendações do fabricante. A capacidade de união à dentina é similar e até superior àquela apresentada pelos sistemas adesivos convencionais, mas a qualidade da camada híbrida formada parece ser mais uniforme, como comentado anteriormente. Uma dúvida freqüente diz respeito ao comportamento na superfície de esmalte, mas desde que ele seja previamente instrumentado, parece haver um bom desempenho clínico. Outra vantagem importante dos adesivos autocondicionantes é eliminar a etapa clínica de condicionamento com ácido fosfórico realizada separadamente e, com isso, simplificar a técnica de aplicação, eliminar a dúvida quanto à umidade ideal da dentina e reduzir o tempo clínico dessa etapa. A ausência de sensibilidade pós-operatória tem sido relatada com freqüência quando do uso de adesivos autocondicionantes em restaurações diretas de compósito em dentes posteriores.

7. INSERÇÃO DO COMPÓSITO

Inicialmente considerando uma cavidade oclusal, é indispensável que o profissional respeite a técnica de inserção incremental – no máximo 2 mm de espessura por incremento – e o fator C, que é relação entre o número de superfícies aderidas à estrutura dental e o número de superfícies livres ou não-aderidas. Quanto menor esse fator, ou seja, quanto menos paredes ou superfícies da cavidade preparada o compósito a ser inserido e fotopolimerizado contatar simultaneamente, menor será o estresse de polimerização gerado na interface dente/restauração.[14,16] Esse aspecto é fundamental para obtenção de um adequado selamento marginal da restauração. Para as restaurações proximais, é indispensável a seleção de matriz e cunha. Aqui, a preferência recai sobre o uso de cunha de madeira e matriz metálica parcial, porque as matrizes metálicas são finas e rígidas, permitindo, por meio de um brunimento contra a parede do dente vizinho, estabelecer uma adequada convexidade da superfície proximal. As matrizes parciais são geralmente estabilizadas com o uso de grampos exercendo pressão para afastamento entre os dentes e colaborando para a reprodução de adequado ponto de contato interproximal juntamente com outros artifícios e dispositivos, tais como contact-pro (TDV), porção pré-polimerizada, resina condensável e insert cerâmico. Nossa preferência é pelo uso do Contact Pro que, posicionado no segundo incremento a polimerizar na altura do terço médio da superfície proximal, permite a projeção do compósito presente na fenda do instrumento contra a matriz metálica e a superfície proximal do dente vizinho. Como o incremento de compósito é polimerizado com o Contact Pro sendo mantido em posição, propicia um ponto de contato interproximal adequado (Figuras 5.6f a 5.6m).

> **DICA CLÍNICA**
>
> Preencher as ranhuras ou depressões laterais após o uso do Contact Pro com compósito tipo *flow* que, pelo seu alto escoamento, evita a ocorrência de bolhas de ar ou porosidades e agiliza essa etapa clínica.

Uma inserção incremental e em cones do compósito posicionados junto a cada cúspide separadamente permite um melhor restabelecimento da forma anatômica da restauração, visto que o profissional usa essas cúspides como referência para reproduzir adequada inclinação das vertentes e posicionar corretamente os sulcos principal e secundários. Ainda, pode-se evitar sensibilidade pós-operatória e/ou ocorrência de formação de trincas pela inadvertida união de cúspides vestibulolingual e conseqüente deflexão das mesmas geradas pela contração do compósito. Cada incremento é fotopolimerizado separadamente pelo tempo de 10 segundos. Sucessivas fotopolimerizações são realizadas durante a colocação dos demais incrementos de compósito, e uma fotopolimerização de aproximadamente 40 a 60 segundos é realizada na superfície oclusal após a colocação do último incremento. Não se pode esquecer que cores mais escuras requerem maior tempo de fotopolimerização e estão indicadas nas respectivas seringas de compósito.

Uma inserção e escultura cuidadosas do compósito permitirá uma economia de tempo na fase de acabamento/polimento da restauração, pois a anatomia oclusal da restauração estará muito próxima da desejada.

Então, prossegue-se a inserção dos demais incrementos de compósito micro-híbrido ou nanoparticulado/submicrométrico até estabelecer a forma anatômica desejada.

Outra vantagem desse tipo de matriz é a possibilidade de reconstruir cada face proximal separadamente, transfor-

> **DICA CLÍNICA**
>
> Devem ser utilizadas espátulas de inserção para posicionar o incremento de compósito junto ao ângulo cavo-superficial. Então, com o auxílio de cones de borracha ou sonda exploradora modificada, o incremento deve ser levado para o interior da cavidade, estabelecendo um formato mais arredondado e irregular. Se houver possibilidade de acesso, um pincel pode ser utilizado para posicionar o último incremento na direção da margem, conseguindo excelente adaptação. Esse método de inserção favorece a realização de uma escultura mais natural da restauração direta de compósito em dentes posteriores (Figuras 5.6n a 5.6s).

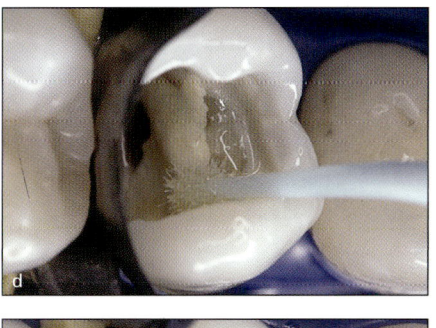

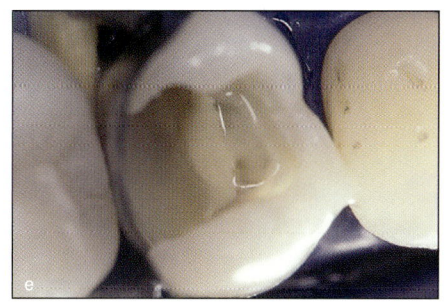

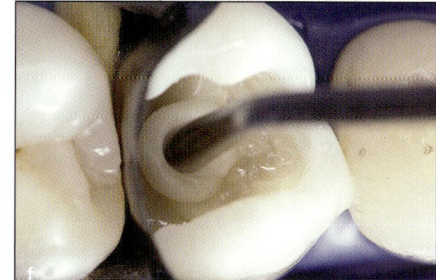

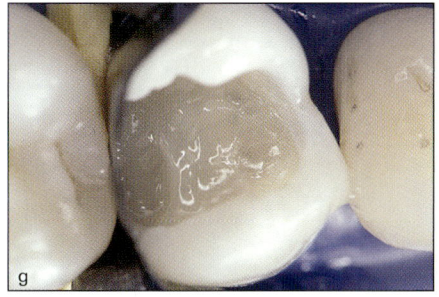

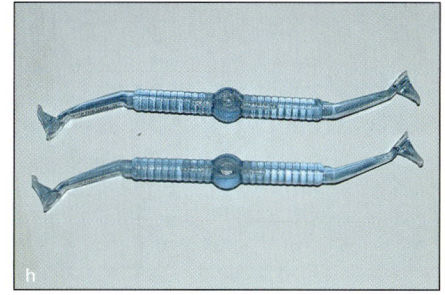

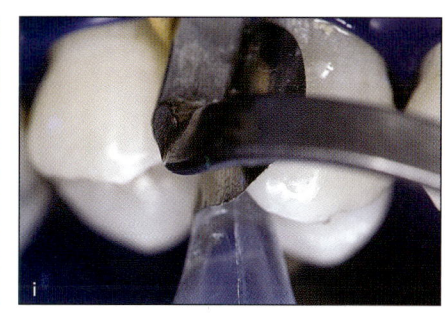

▲ **Figura 5.6 (continuação)**
(d) Aplicação do sistema adesivo Single Bond (3M ESPE). Notar a presença do cimento de hidróxido na área mais profunda da cavidade onde havia suspeita de microexposição pulpar.
(e) Aspecto após a colocação de fina camada de compósito tipo *flow*.
(f) Inserção do compósito Filtek Supreme na região correspondente ao esmalte proximal (3M ESPE, cor A2E).
(g) Aspecto do compósito posicionado junto à matriz metálica antes da fotopolimerização.
(h) Instrumento plástico Contact Pro (TDV) para estabelecer contato interproximal.
(i) Posicionamento do Contact Pro sobre o compósito forçando-o contra a matriz metálica.

mando uma cavidade classe II em uma tipo I. Com isso, fica definido o contorno do dente e fica mais fácil para o profissional completar a restauração da superfície oclusal como descrito anteriormente.

Nos casos em que o profissional optar pelo uso de corantes em concordância prévia com o cliente, ele deve fazê-lo após a aplicação do último incremento de "dentina artificial". É recomendado o uso de corantes diretamente no interior da cavidade com o auxílio de sonda bem afilada ou ponteira fornecida pelo próprio fabricante. Em dentes posteriores, os corantes mais comumente empregados são o marrom ou ocre, para simular sulcos pigmentados ou conferir aspecto de contraste/profundidade na restauração vista por oclusal; o branco para simular áreas opacas nas vertentes ou cristas, e o cinza, azul ou violeta para mimetizar áreas translúcidas em cristas, vertentes ou ponta de cúspides. É importante fotopolimerizar o corante por pelo menos 20 a 30 segundos antes de prosseguir a inserção do compósito, evitando o deslocamento do mesmo e um prejuízo à aparência estética da restauração final.

8. AJUSTE OCLUSAL

Após a remoção do dique de borracha, o profissional deve repetir a verificação dos contatos oclusais com o intuito de detectar eventuais contatos prematuros, que devem ser eliminados com auxílio de brocas multilaminadas ou pontas diamantadas de granulação fina. Nessa etapa o profissional deve concentrar a remoção da interferência oclusal movimentando a broca ou ponta diamantada no sentido de formar um pequeno sulco na área do contato prematuro. Deve-se evitar uma movimentação ampla do instrumento rotatório cortante ao longo da superfície oclusal, o que comumente leva a uma rápida "destruição" da forma anatômica, com possibilidade de deixar a restauração em infra-oclusão, além de frustrar o profissional que dispensou um tempo considerável na tentativa de reproduzir uma forma adequada da restauração.

9. ACABAMENTO/POLIMENTO

Quanto menor for o tempo consumido nessa etapa, melhor está a adaptação proximal e a reprodução da anatomia oclusal da restauração. Quanto mais correto o posicionamento da cunha de madeira/matriz metálica na região interproximal e cuidadosa for a inserção do compósito na cavidade, mais facilitada estará a última etapa clínica. Além de economizar tempo, outra vantagem significativa em minimizar a etapa de acabamento/polimento da restauração é reduzir a possibilidade de gerar microdefeitos na superfície da res-

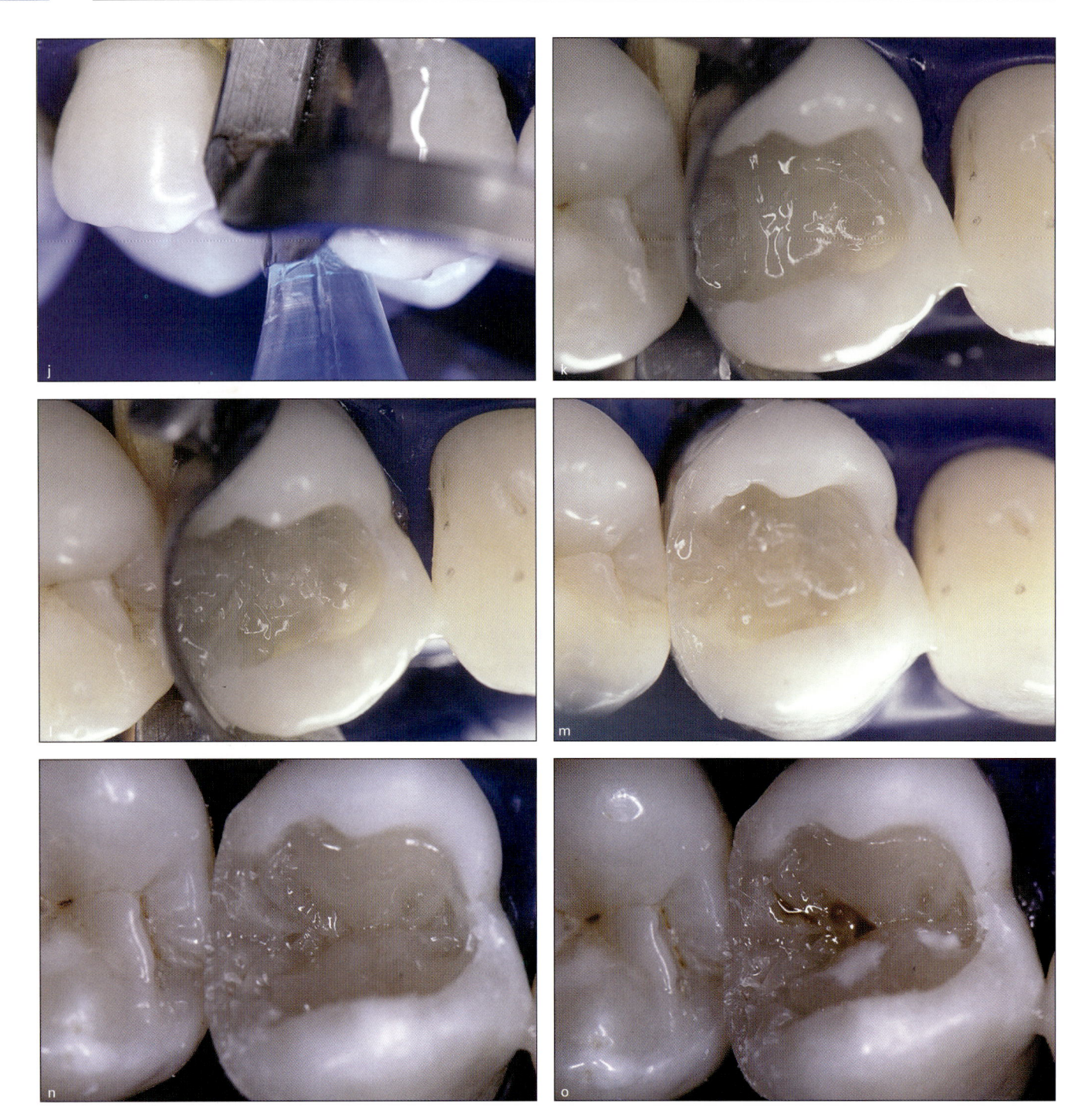

▲ **Figura 5.6 (continuação)**
(j) A luz do fotopolimerizador ultrapassa o Contact Pro para atingir o compósito.
(k) Após a remoção do Contact Pro, permanece uma porção do compósito na área central projetada contra a matriz metálica, estabelecendo um adequado ponto de contato interproximal. As depressões laterais correspondem às "garras" da ponta do instrumento.
(l) As depressões foram preenchidas com compósito tipo *flow*.
(m) Remoção da matriz metálica parcial após a aplicação do compósito na região distal transformando uma cavidade tipo II em tipo I.
(n) Aspecto após a "reprodução da dentina artificial" com compósito Filtek Supreme (3M ESPE, cor A3B).
(o) Colocação de corantes marrom e branco para simulação de efeitos (Tetric Color, Ivoclar Vivadent).

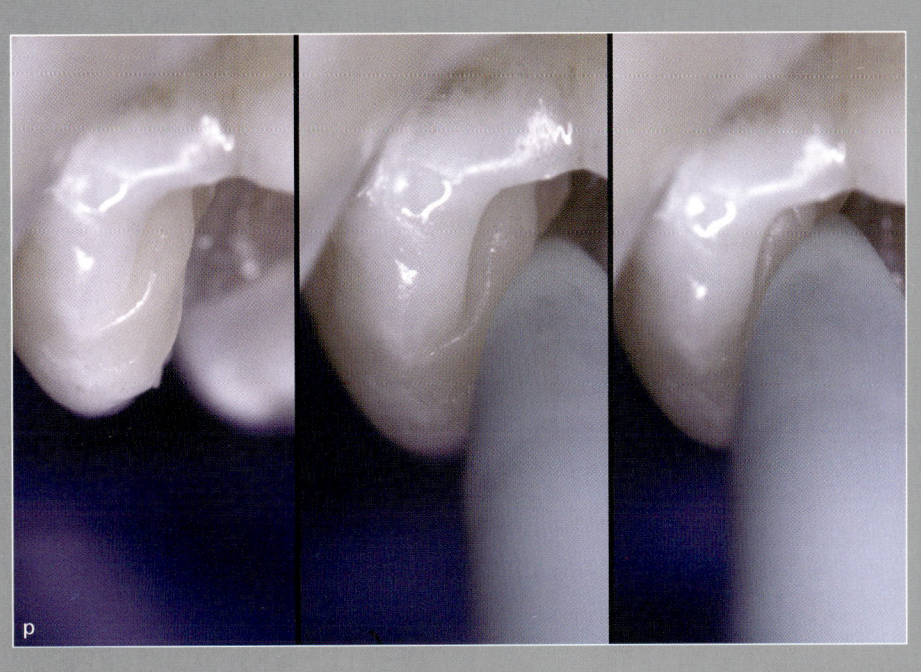

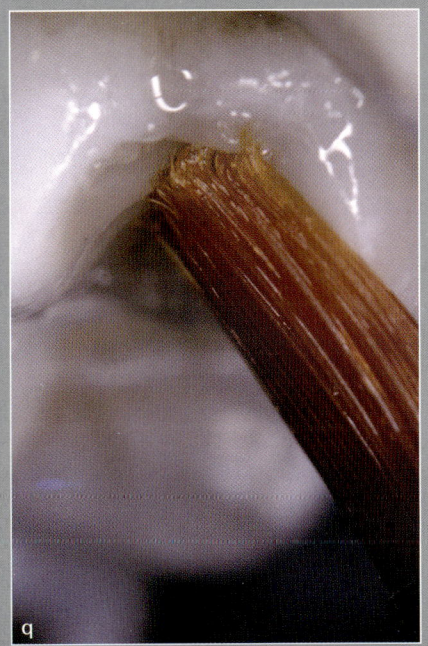

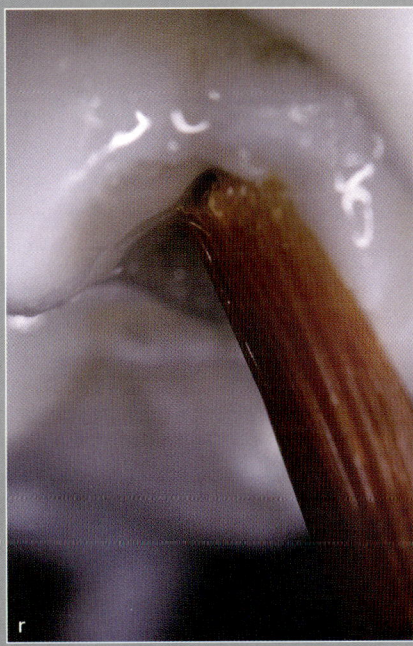

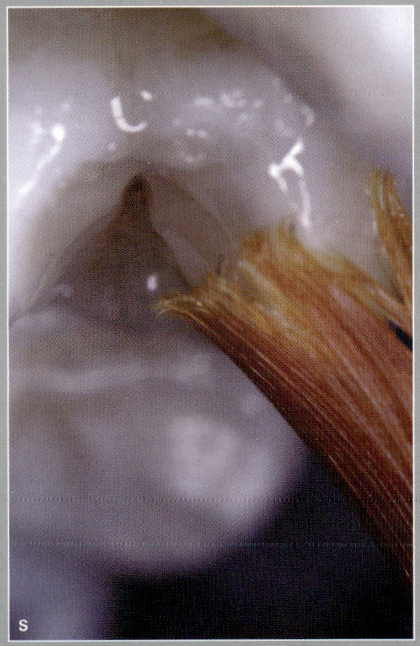

▲ **Figura 5.6 (continuação)**
(p) Posicionamento do incremento de compósito junto ao cavo-superficial e inserção na cavidade com auxílio de cone de borracha (Micerium).
(q, r, s) Movimentação do compósito em direção à margem da cavidade com uso de pincel, favorecendo adaptação e lisura na superfície.

tauração e também na interface dente/restauração. Entretanto, é normal a necessidade de realizar algum tipo de acabamento e posterior polimento na restauração. Na região proximal, o uso de lâmina de bisturi número 12 é uma alternativa para remover eventuais excessos de compósito e/ou adesivo remanescente, seguido em alguns casos de uso de tiras de lixa de poliéster. O emprego de discos flexíveis tipo Sof-Lex Pop-on (3M) é bastante útil para área de ameias por oclusal, definindo o contorno proximal da restauração (Figura 5.6t). Na superfície oclusal, utiliza-se broca carbide multilaminada ou ponta diamantada de granulação fina, como descrito anteriormente, seguido do uso de pontas siliconadas e disco de feltro com pasta para polimento ou ainda escovas (Figura 5.6u).

O objetivo dessa etapa é eliminar eventual interferência oclusal, corrigir algum defeito marginal, nivelando as margens da restauração em perfeita continuidade com a estrutura dental, e obter uma superfície lisa e polida do material restaurador (Figura 5.6v e 5.6x).

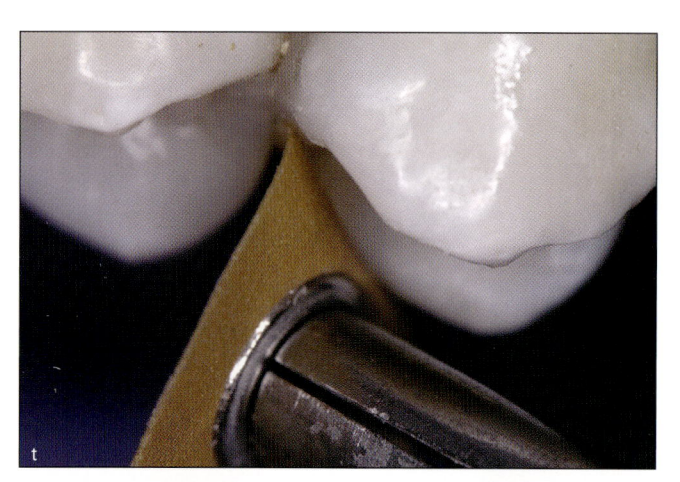

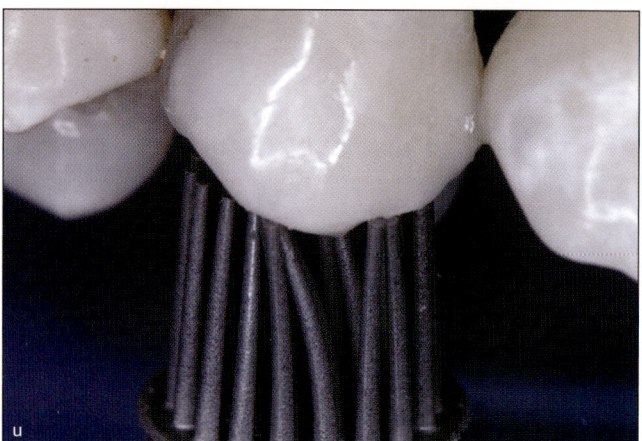

▲ **Figura 5.6 (continuação)**
(t) Uso de disco Sof-Lex (3M ESPE) para dar acabamento na região da ameia oclusal.
(u) Dispositivo plástico para polir a superfície da restauração (3M ESPE).

DESAFIO CLÍNICO

Em algumas situações clínicas, o profissional deve tomar decisões e/ou observar certos detalhes para superar eventuais dúvidas ou dificuldades técnicas durante a confecção de restaurações diretas de compósito em dentes posteriores. Dois exemplos de casos clínicos que podem ilustrar essas situações estão dispostos a seguir:

- **Cavidade próximo-oclusal com ampla abertura vestibulolingual**: Quando a abertura vestibulolingual da cavidade for muito ampla, é necessário inicialmente construir um pouco da parede vestibular e/ou lingual da caixa proximal para então posicionar a matriz metálica parcial e seu respectivo anel (Figuras 5.7a a 5.7u). Caso contrário, o anel pode deformar a matriz metálica, prejudicando seu contorno e convexidade ou, ainda, colocar em risco o próprio dente que pode fraturar se for exercida pressão excessiva pelo anel metálico sem reforço prévio com compósito.

- **Dente com restauração antiga deficiente de amálgama na oclusal e lesão de cárie na proximal – Decisão de restaurar ou não?** Freqüentemente, na prática clínica, o profissional se depara com situações em que visualiza um aspecto clínico e/ou radiográfico sugerindo lesão de cárie na superfície proximal e tem o objetivo inicial de restaurar somente a superfície oclusal, por exemplo. Esse tema não será abordado aqui detalhadamente, mas algumas reflexões são importantes: a) sabe-se que as lesões proximais em esmalte podem levar cerca de quatro anos até atingir a dentina, b) a imagem radiográfica não consegue traduzir se a lesão de cárie é ativa ou inativa, mas permite monitorar a progressão ou não ao longo do tempo, c) é possível deter ou reverter lesão de cárie especialmente se medidas de controle e promoção de saúde forem adotadas. Portanto, o foco do profissional deve estar voltado para o diagnóstico da presença da doença cárie e, em caso positivo, detectar sítios de localização de lesões de cárie o mais incipiente possível para poder adotar medidas de controle não-invasivas ou restauradoras. O êxito nessa abordagem clínica é compensador tanto para o paciente quanto para o profissional (Figuras 5.8a a 5.8n).

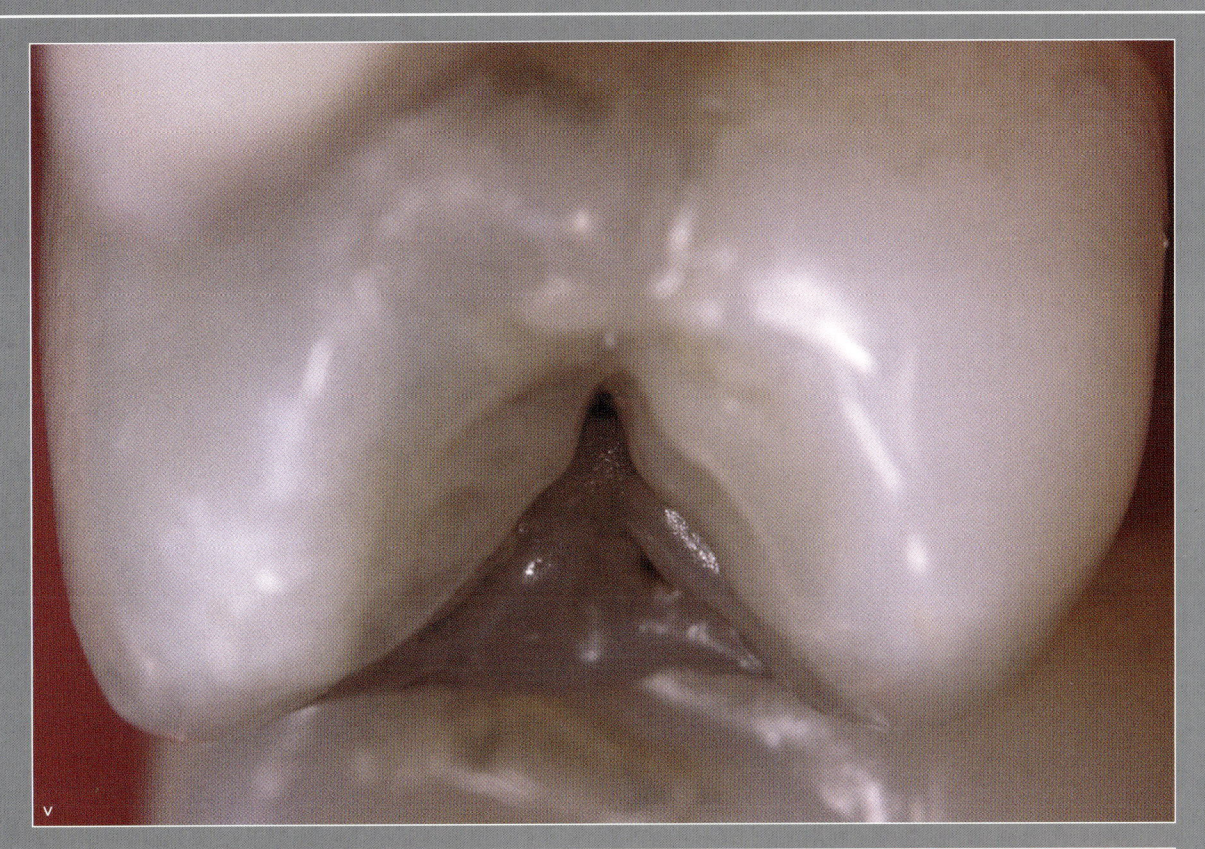

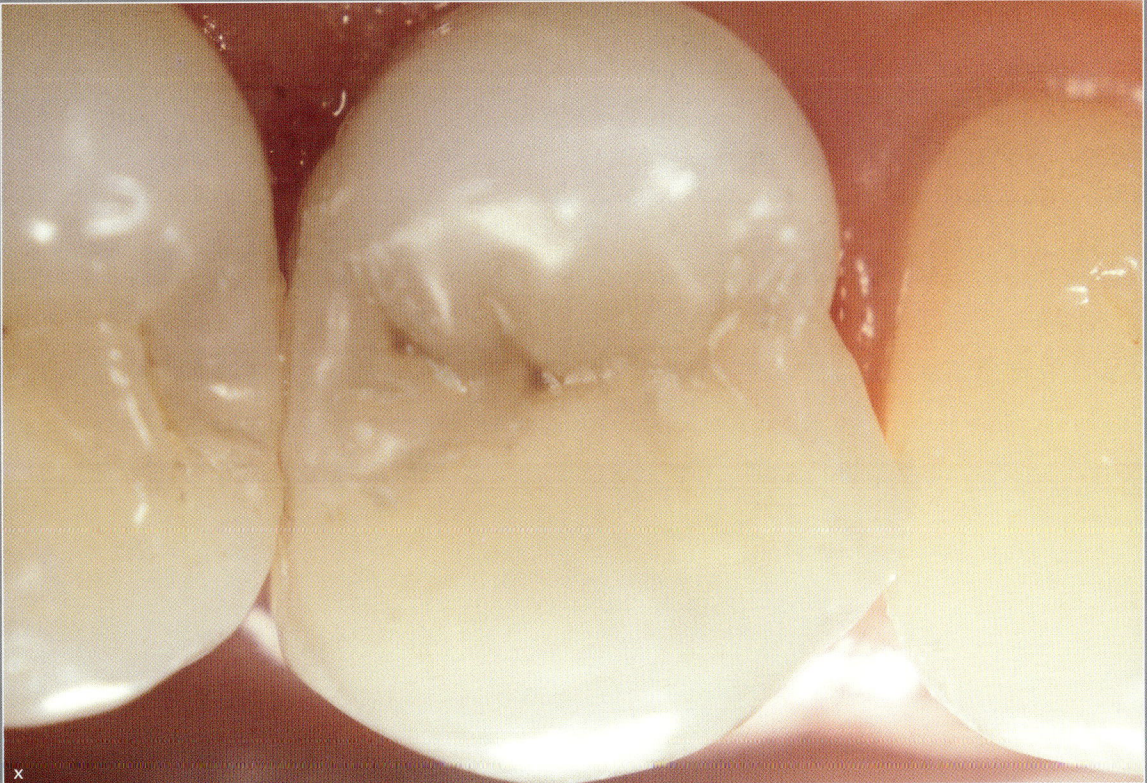

▲ **Figura 5.6 (continuação)**
(v) Visão de mesial para distal da restauração direta de compósito (DO) no dente 14 concluída. Notar a reprodução da forma irregular das vertentes de cúspide e do sulco principal.
(x) Aspecto por oclusal da restauração finalizada. (Compare com a Figura 5.6a.)

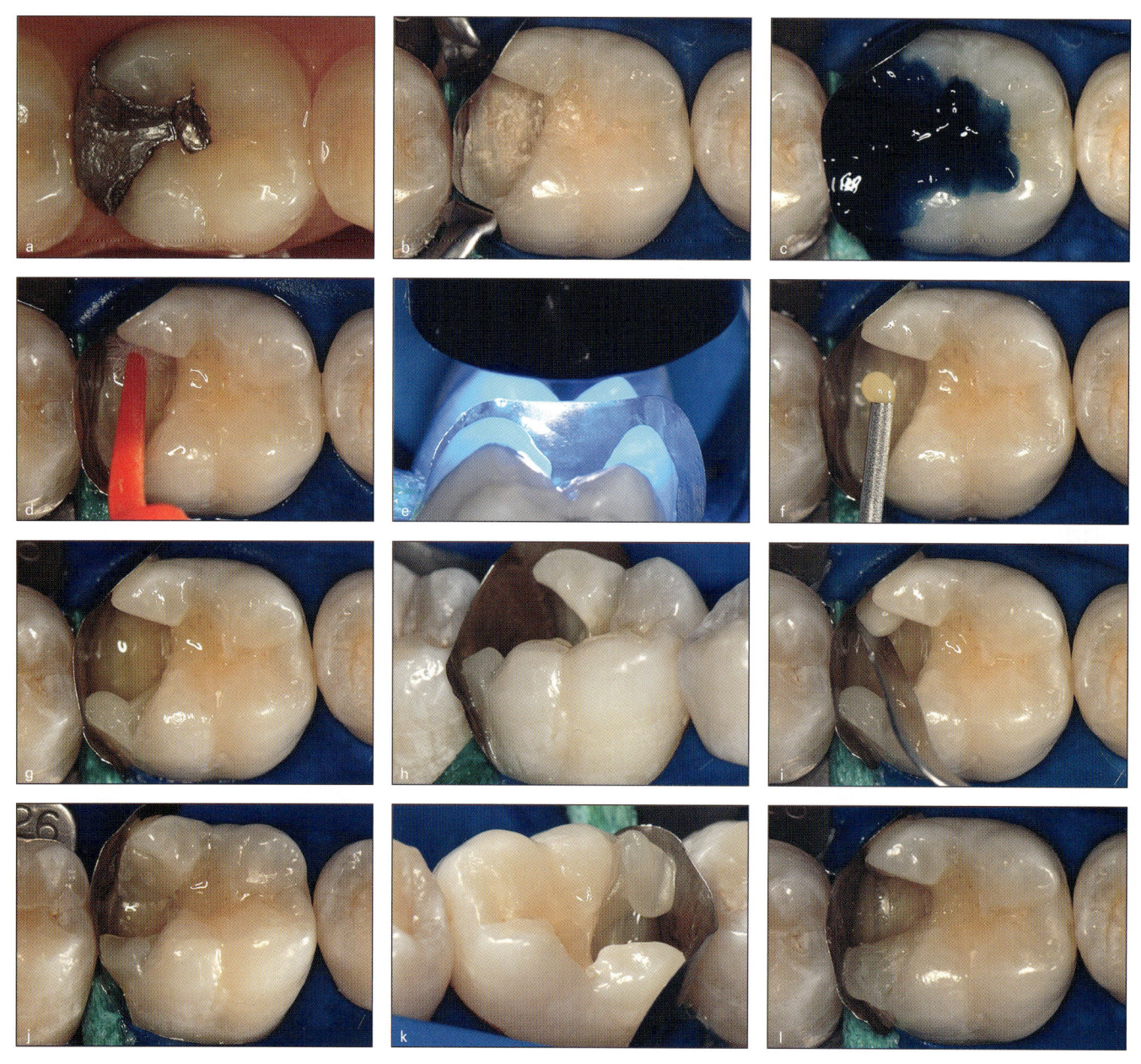

▲ **Figura 5.7**

(a) Restauração de amálgama deficiente no dente 46.
(b) Após a remoção da restauração, teste da matriz metálica parcial e seu respectivo anel (Unimatrix,TDV). Notar que, devido à ampla abertura vestibulolingual da cavidade, a matriz se deforma para dentro da cavidade, o que pode comprometer a forma da futura restauração.
(c) Condicionamento com ácido fosfórico a 37% durante 15 segundos.
(d) Aplicação do adesivo (Excite, Ivoclar Vivadent).
(e) Fotopolimerização do adesivo por 10 segundos. Observar que a presença da matriz ajuda a concentrar a luz na região da cavidade.
(f) Colocação de compósito tipo *flow* (Tetric Flow, Ivoclar Vivadent).
(g) Vista por oclusal após a fotopolimerização da fina camada de compósito *flow*. Notar que a porção correspondente à disto-vestibular já foi restaurada com compósito universal (Palfique Estelite, cor I, J. Morita).
(h) Presença de esmalte socavado na parede lingual.
(i) Colocação de compósito submicrométrico universal (Palfique Estelite, cor A3, J. Morita) na lingual.
(j) Parede lingual reforçada com compósito.
(k) Compósito submicrométrico universal (Palfique Estelite, cor A3, J. Morita) posicionado junto à porção vestibular.
(l) Aspecto após o reforço da estrutura dental com compósito e diminuição da abertura vestibulolingual da cavidade. Comparar com a Figura 5.8b.

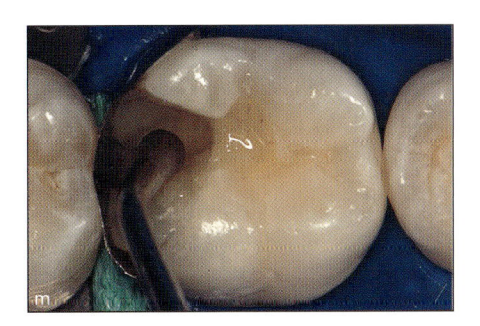

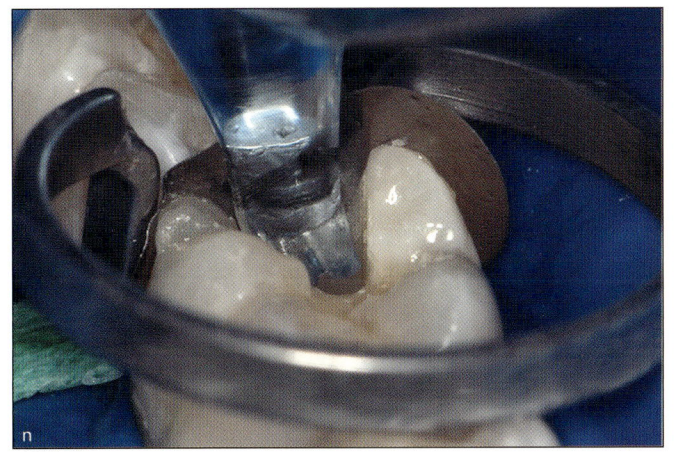

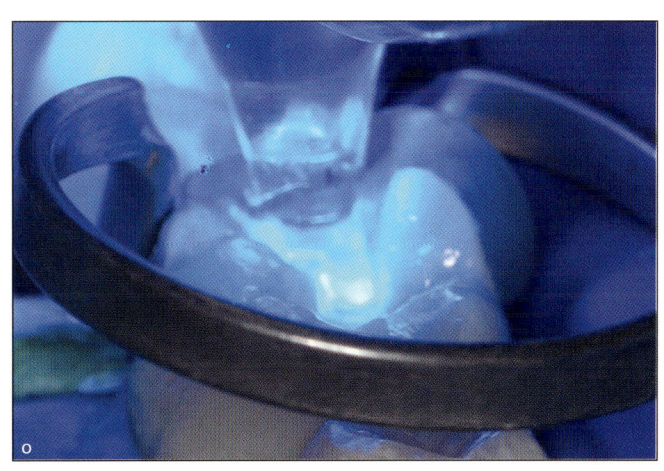

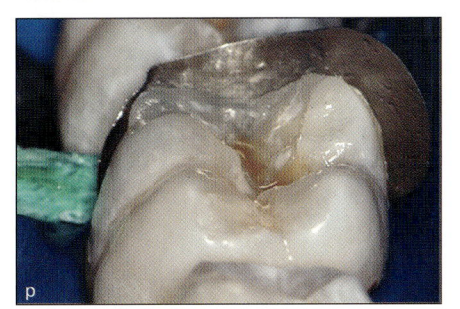

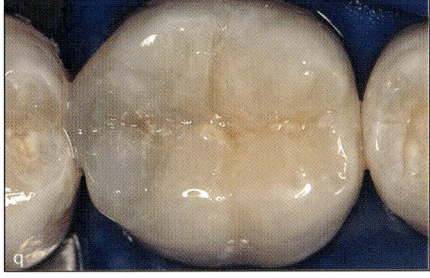

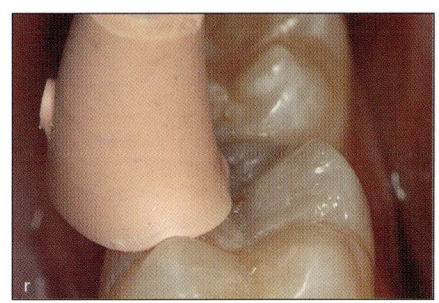

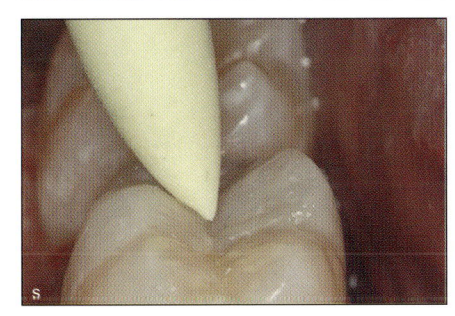

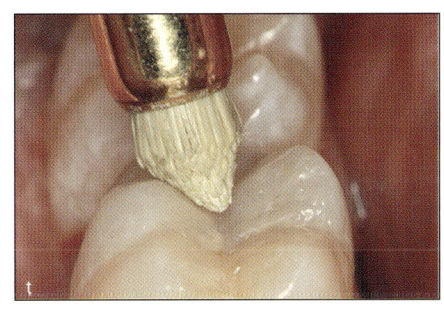

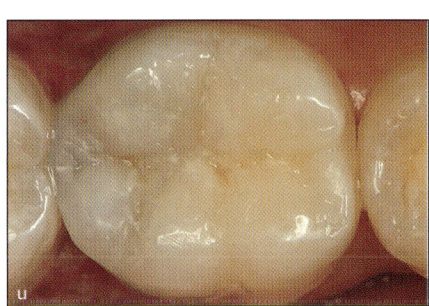

▲ **Figura 5.7** (continuação)
(m) Colocação do compósito (Palfique Estelite, cor A3, J. Morita).
(n) Posicionamento do Contact Pro (TDV) sobre o compósito a polimerizar e contra a matriz metálica.
(o) Fotopolimerização do compósito através do Contact Pro. A ranhura central do instrumento permite a projeção de um filete de compósito contra a matriz metálica garantindo um adequado ponto de contato interproximal.
(p) Vista proximal após construção da dentina artificial e colocação de corantes marrom e branco. Notar a diferença de translucidez entre a camada de compósito mais externa e a interna na cavidade, simulando o esmalte e a dentina, respectivamente. Há espaço para colocação da última camada de compósito translúcido por oclusal.
(q) Aspecto após a colocação do compósito translúcido na oclusal.
(r, s, t) Procedimento de polimento da restauração realizado com auxílio de taça e cone de borracha e escova, respectivamente.
(u) Vista por oclusal da restauração concluída.

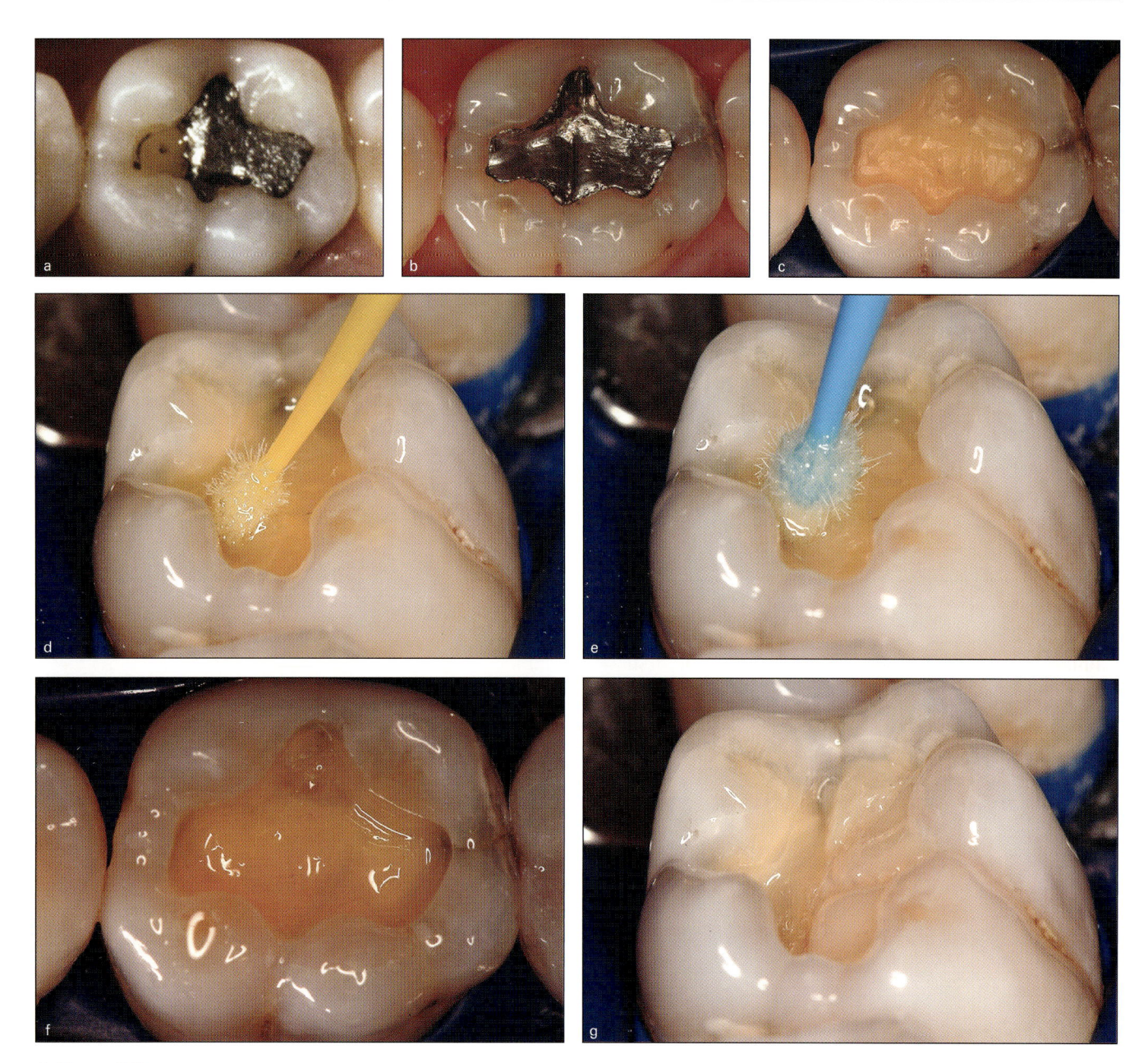

▲ **Figura 5.8**
(a) Restauração de amálgama fraturada na oclusal do dente 36. Presença de lesão de cárie em esmalte na superfície distal (ver Figura 5.8m). Situação em 1990.
(b) Aspecto 14 anos depois da restauração de amálgama que foi confeccionada em 1990 em substituição àquela da Figura 5.8a.
(c) Vista após a remoção da restauração de amálgama. Observar a área escurecida na distal correspondente à lesão de cárie inativa.
(d) Aplicação do *primer* do sistema adesivo autocondicionante (AdheSE, Ivoclar Vivadent).
(e) Colocação do adesivo do sistema adesivo autocondicionante (AdheSE, Ivoclar Vivadent).
(f) Aspecto de brilho uniforme na superfície dentária após aplicação e fotopolimerização do sistema adesivo.
(g) Posicionamento e fotopolimerização dos incrementos de compósito (Tetric Ceram, cor A3, Ivoclar Vivadent) para reproduzir a dentina artificial na área vestibular.

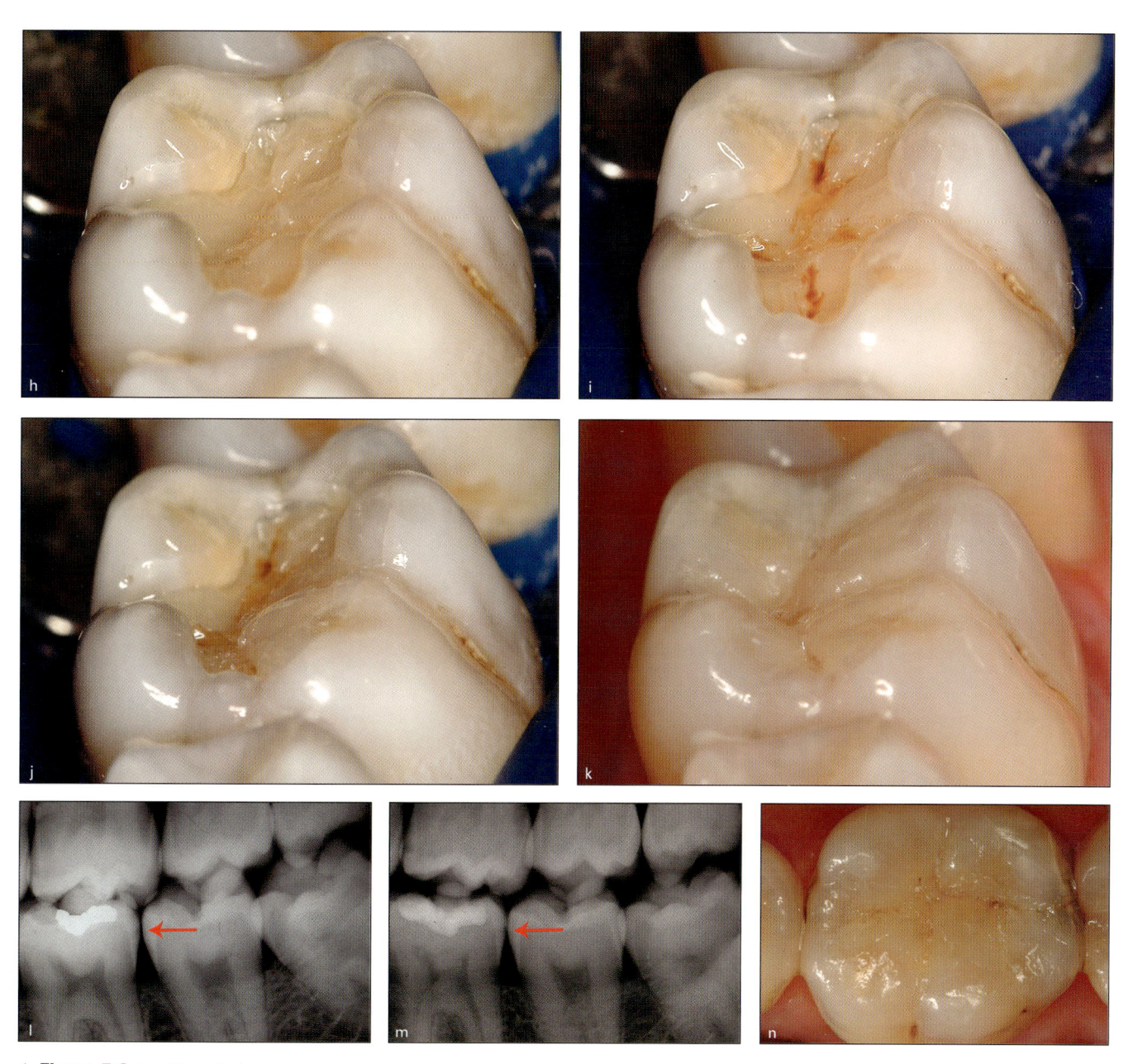

▲ **Figura 5.8 (continuação)**
(h) Posicionamento e fotopolimerização dos incrementos de compósito (Tetric Ceram, cor A3, Ivoclar Vivadent) para reproduzir a dentina artificial na área lingual.
(i) Colocação de corante marrom (Tetric Color, Ivoclar Vivadent).
(j) Aplicação do primeiro incremento de compósito translúcido (Tetric Ceram, cor T, Ivoclar Vivadent) na área da cúspide mésio-vestibular para reproduzir o esmalte artificial.
(k) Vista proximal da restauração concluída.
(l) Imagem radiográfica em que se observa sugestão de lesão de cárie em esmalte na distal do dente 36. Notar que a radiopacidade correspondente à restauração de amálgama na oclusal está interrompida (restauração fraturada – ver Figura 5.8a). Situação em 1990.
(m) Imagem radiográfica obtida 14 anos após a confecção de restauração direta de compósito no dente 36. Observar que não houve progressão da lesão de cárie na superfície distal do 36 e que há maior radiopacidade na área, o que pode sugerir remineralização.
(n) Aspecto da restauração direta de compósito concluída.

→ DIAGNÓSTICO

RESTAURAÇÃO INDIRETA DE COMPÓSITO

POR QUE INDICAR RESTAURAÇÕES INDIRETAS DE COMPÓSITO EM DENTES POSTERIORES?

Uma alternativa clínica também descrita na literatura é o emprego da técnica semidireta, em que é realizado o preparo, a moldagem e a conseqüente confecção da restauração sobre um modelo de silicona, além da cimentação adesiva, na mesma sessão clínica. Apesar de apresentar como principal vantagem a maior facilidade de confecção da restauração fora da boca, entendemos que essa técnica, por consumir muito tempo clínico, mantendo o cliente na cadeira durante todas as etapas, não apresenta boa relação custo-benefício. Em função disso, utilizamos essencialmente a técnica indireta em detrimento da técnica semidireta.

Objetivamente as principais vantagens em confeccionar uma restauração indireta são minimizar a contração de polimerização e ter maior facilidade na construção da restauração de compósito.

Estabelecer um limite preciso entre a possibilidade de indicação de uma restauração direta ou indireta de compósito é muito difícil. Alguns aspectos devem ser considerados e serão descritos a seguir.

QUAL É A EXTENSÃO DA CAVIDADE A SER RESTAURADA?

Quando a cavidade for composta, o profissional pode optar pela técnica direta ou indireta levando em consideração principalmente a amplitude da cavidade no sentido vestibulolingual. Quando esse istmo for igual ou superior à metade da distância intercuspídea, a possibilidade de utilização da técnica indireta aumenta, porque, nessa técnica, é necessário obedecer a certos princípios geométricos no preparo que levam a um desgaste adicional de tecido hígido. Se a cavidade for de pequena à média extensão, não faz sentido remover tecido dental hígido desnecessariamente e, portanto, deve ser eleita a técnica direta. No caso de cavidades complexas, em especial aquelas que envolvem a necessidade de restituir uma ou mais cúspides, a técnica indireta deve ser a opção preferencial, visto que o compósito indireto apresenta maior grau de polimerização comparativamente ao direto. Esse aspecto pode representar melhores propriedades físico-mecânicas do material restaurador. Ainda, torna-se mais fácil para o profissional ou técnico restabelecer a forma anatômica e o ponto de contato interproximal e minimizar a contração de polimerização quando a restauração é confeccionada sobre o modelo e não na boca. Isso pode ser relevante em restaurações extensas que, freqüentemente, se localizam em áreas de mais difícil acesso e visualização para o profissional. De modo geral, nas situações clínicas em que o profissional opta pela confecção de restauração tipo *inlay*, o uso de compósito indireto é vantajoso pela agilidade do processo de laboratório, menor custo e mais facilidade em obter boa adaptação marginal ao dente preparado, comparativamente ao *inlay* cerâmico. Por outro lado, apesar da possibilidade de usar compósito indireto para confeccionar restaurações tipo *onlay*, optamos pela alternativa de usar a cerâmica porque há maior evidência científica de seu uso em situações clínicas nas quais é necessário reconstituir uma ou mais cúspides (ver Capítulo 9).

QUANTAS RESTAURAÇÕES SERÃO CONFECCIONADAS?

A indicação de mais de uma restauração na região posterior em um mesmo cliente, no mesmo quadrante, e se forem restaurações extensas, pode determinar a eleição pela técnica indireta, que permite maior controle sobre o procedimento restaurador e otimiza o tempo clínico e, por conseqüência, a relação custo-benefício.

QUAL É A DIFICULDADE TÉCNICA OU DE ACESSO PARA A REALIZAÇÃO DA RESTAURAÇÃO?

Quando o dente a ser restaurado estiver muito para distal e o cliente apresentar limitação de abertura da boca, por exemplo, talvez a técnica indireta possa ser indicada por propiciar maior conforto tanto para o profissional na confecção da restauração quanto para o cliente, minimizando o seu "tempo de cadeira" na mesma sessão clínica.

COMO É A CONDIÇÃO DE ISOLAMENTO DO CAMPO OPERATÓRIO DURANTE A ETAPA DE CIMENTAÇÃO ADESIVA?

É importante que o profissional avalie a real condição de realizar isolamento absoluto do campo operatório durante a etapa de cimentação da restauração indireta em compósito. Outra opção será o emprego de isolamento relativo associado ao uso de fio retrator, afastador tipo Free Access

2 (J. Morita), suctor de saliva, pontas absorventes (*dry tips*) e roletes de algodão em dentes superiores que apresentam preparos supragengivais. A dificuldade em realizar uma cimentação adesiva em dentes inferiores é significativamente maior e, por isso, o isolamento absoluto é preferível. Quando o profissional detectar uma inviabilidade ou extrema dificuldade em obter condições para adequado isolamento, é necessário adotar medidas cirúrgico-periodontais ou "trazer" a parede cervical mais para oclusal com restauração direta para favorecer os procedimentos de preparo, moldagem e cimentação adesiva.

COMO É O DENTE ANTAGONISTA?
As mesmas considerações posicionadas para as restaurações diretas anteriormente são válidas para as restaurações indiretas de compósito.

QUAL É O PERFIL DO CLIENTE?
Se o profissional identifica a personalidade do cliente como sendo de uma pessoa objetiva, com valorização acentuada do seu tempo, esse cliente será um bom candidato para receber restaurações indiretas, em especial se várias puderem ser executadas ao mesmo tempo. Essa relação de custo-benefício é normalmente bem-aceita por esse tipo de cliente.

Durante as etapas clínicas e laboratoriais envolvidas para a confecção de restaurações indiretas em dentes posteriores com compósito, algumas questões exigem do profissional a necessidade de decidir em qual direção trabalhar. Alguns desses aspectos serão discutidos a seguir.

✖ DECISÃO CLÍNICA

É NECESSÁRIO ROMPER O PONTO DE CONTATO INTERPROXIMAL DURANTE A ETAPA DE PREPARO CAVITÁRIO?
Diferentemente da técnica direta, durante o preparo cavitário para receber uma restauração indireta tipo *inlay/onlay* é preferível romper o contato interproximal tanto na parede cervical quanto na vestibular e lingual da caixa proximal. Isso porque possibilita realizar adequado acabamento das paredes do preparo, facilita a remoção de excessos do agente de cimentação e principalmente permite obter um bom molde por evitar o risco de esse rasgar em áreas de contato ou retentivas durante a remoção.

QUANDO A(S) CÚSPIDE(S) DEVE(M) SER RECOBERTA(S)?
Essa, sem dúvida, é uma das decisões mais difíceis de ser tomada na prática clínica diária, pois não há um limite preciso para tal escolha suportado integralmente na literatura científica. Alguns autores consideram que todo dente tratado endodonticamente deve receber cobertura de cúspides quando restaurações indiretas estiverem indicadas. Entretanto, do ponto de vista de tratamento restaurador adesivo, procedemos de modo semelhante em um dente vital e em um tratado endodonticamente, porque a principal causa de eventual menor resistência à fratura está diretamente vinculada à quantidade de tecido dental remanescente. Da mesma forma, também essa indicação-padrão de que toda cúspide de trabalho deve ser recoberta não nos parece ser a melhor escolha. Outros aspectos, como a presença de trincas em parede vestibular ou lingual delgada após o preparo intracoronário, a alteração de cor, uma região de ponta de cúspide muita fina, que não permita arredondamento da parede circundante e assim dificulte a adaptação da futura restauração cimentada, podem ser indicativos para realizar a redução e a cobertura de cúspide. O que se busca, então é, sempre que possível, manter as cúspides e qualquer tecido hígido para ter uma orientação do padrão de oclusão a ser restabelecido pela futura restauração e trabalhar vinculado ao compromisso de máxima preservação tecidual. Isso é ainda mais significativo para os *inlays/onlays* de compósito que exigem menor expulsividade das paredes do preparo comparativamente às mesmas restaurações quando confeccionadas em cerâmica.

QUAL TIPO DE COMPÓSITO UTILIZAR?
Nos últimos anos, uma série de produtos comerciais, nesse caso, de sistemas de compósitos indiretos, foi introduzida no mercado com a intenção de apresentar propriedades e comportamento clínico superior aos compósitos micro-híbridos de uso direto. Foram sugeridas nomenclaturas diferenciadas para classificar esses materiais, tais como cerômero ou polímero de vidro. Se analisarmos com atenção a composição desses materiais, poderemos observar que existem pequenas diferenças com relação aos compósitos de

uso direto para dentes posteriores. Assim, na sua essência, esses materiais são compósitos e não apresentam alterações significativas que justifiquem classificá-los em uma nova categoria. O que muda então? Fundamentalmente, os sistemas de compósito indiretos disponíveis no mercado apresentam em comum a indicação de algum dispositivo que permita a realização de uma polimerização complementar, que pode ser simplesmente pela exposição à luz por um tempo maior em unidades específicas, pelo aquecimento e/ou pela pressão também realizados em um dispositivo em separado. Há sistemas que realizam a etapa de polimerização complementar em atmosfera de nitrogênio. Uma vantagem dos procedimentos de polimerização complementar é alcançar um maior grau de polimerização do material, ou seja, converter maior número de monômeros em polímero. Com isso, freqüentemente melhores propriedades mecânicas são observadas nos compósitos indiretos em estudos laboratoriais. Em estudos clínicos, a maioria dos sistemas apresentou comportamento satisfatório, especialmente quanto à resistência ao desgaste, à retenção e ao selamento marginal. Contudo, os tipos de falhas, quando observadas, mais comumente são perda de brilho, manchamento superficial e fratura por fadiga da restauração. Se traçarmos uma comparação entre as restaurações indiretas de compósito confeccionadas com esses sistemas e as restaurações diretas de compósito, poderemos verificar que não há uma diferença significativa quanto ao comportamento clínico em longo período de acompanhamento, como demonstrado no estudo de Van Dijken.[17] Se considerarmos ainda a alternativa de utilizar, na técnica indireta, os compósitos micro-híbridos, nanoparticulados ou submicrométricos, que normalmente são indicados para uso direto, provavelmente teremos comportamento clínico similar ao dos sistemas de compósito indireto, porque também se pode realizar uma polimerização complementar e melhorar o grau de polimerização desses materiais.[18] Além disso, o profissional já está familiarizado com a manipulação e a seleção de cores quando de seu uso direto e, ainda, pode eliminar a participação de um outro profissional, no caso o técnico em prótese dental, evitando possíveis dificuldades no processo de comunicação dentista-protético, diminuindo o tempo de confecção e o custo e exercendo um controle total sobre o procedimento restaurador. Também é necessário ressaltar que, dependendo da preferência e do perfil de cada profissional, o molde ou modelo do dente preparado pode ser enviado para receber uma restauração tipo *inlay/onlay* de compósito no laboratório de prótese. Uma reflexão com relação à melhor relação custo-benefício deve ser feita por cada profissional individualmente. Então, o profissional pode optar pelo uso de sistemas de compósito específicos para técnica indireta ou empregar compósitos normalmente indicados para técnica direta, realizando uma polimerização complementar.

COMO EVITAR A SENSIBILIDADE PÓS-OPERATÓRIA?

Existem muitos fatores que podem ser responsáveis pela ocorrência de sensibilidade pós-operatória. Ela pode ocorrer por causas pré, trans ou pós-operatórias. Podem incluir aspectos relacionados à condição prévia do dente, a erros do profissional durante a realização do preparo cavitário e a execução da restauração propriamente dita e a situações de interferências oclusais e/ou exposição de margens na interface dente/restauração.[19] Contudo, para as restaurações indiretas, observamos que a situação de sensibilidade pós-operatória mais freqüentemente relatada é a de que, quando o paciente morde, sente dor localizada em um ponto específico da restauração. A principal razão para isso pode ser a obtenção de uma camada híbrida não-uniforme devido ao condicionamento ácido excessivo, à incorreta aplicação do sistema adesivo ou à fina espessura do mesmo. Essa situação pode gerar defeito ou porosidade na camada híbrida e conseqüente deslocamento do fluido intertubular dentinário quando o paciente colocar o dente em função oclusal. Então, a realização de uma pré-hibridização logo após a conclusão do preparo cavitário e posterior cobertura com resina composta propicia uma camada adesiva "elástica", que pode praticamente eliminar essa ocorrência na rotina clínica de realização de restaurações indiretas em posteriores.[15,20] O procedimento dessa etapa clínica será descrito detalhadamente no item "Protocolo clínico".

QUAL SISTEMA ADESIVO EMPREGAR?

O uso de sistemas adesivos autocondicionantes é uma alternativa boa particularmente para realizar a pré-hibridização em cavidades profundas devido ao seu menor potencial de desmineralização e conseqüente selamento pelo adesivo. No entanto, os sistemas adesivos convencionais, ou seja, aqueles que empregam o condicionamento ácido como etapa clínica separada, podem ser utilizados também com excelentes resultados desde que a técnica de aplicação seja cuidadosamente obedecida. Em especial, o profissional deve se preocupar em obter uma camada híbrida mais espessa, e a forma de proceder está disposta no item "Protocolo clínico". Outra consideração é a preferência por sistemas adesivos fotopolimerizáveis, que são mais disponíveis na maioria das clínicas e permitem um bom controle da técnica pela possibilidade de ser aplicado e fotopolimerizado tanto na superfície interna da restauração de compósito quanto no dente antes da cimentação propriamente dita. Isso permite ao profissional avaliar o aspecto e a uniformidade da camada de adesivo aplicada e, como a película formada é de aproximadamente 10 micrometros para os adesivos convencionais e no máximo 30 micrometros para os autocondicionantes, não interfere significativamente na adaptação da restauração.[15] Então, é importante que o profissional realize a pré-hibridização com sistema adesivo autocondicionante ou convencional e execute a cimentação adesiva com adesivo convencional, de preferência hidrófobo, para não interferir na adequada polimerização do cimento resinoso.

QUAL TIPO DE AGENTE DE CIMENTAÇÃO USAR?

O mais comum é o profissional optar pelo uso de cimento resinoso dual pela condição de maior tempo de trabalho e possibilidade de polimerização quando em contato com a luz do aparelho fotopolimerizador. Outras alternativas são o cimento resinoso quimicamente ativado, que apresenta, como grandes inconvenientes, o curto tempo de trabalho e a possibilidade de incorporação de bolhas, e o fotopolimerizável, que, para muitos profissionais, não deve ser a opção preferencial pela possível limitação na etapa de fotopolimerização. Vários dados de avaliação laboratorial e clínica de restaurações indiretas de compósito cimentadas com cimento resinoso dual apontam para um bom desempenho. Entretanto, há a possibilidade de manchamento superficial e degradação exatamente na região de interface dente/restauração, que é inicialmente preenchida pelo cimento resinoso. Como esse material apresenta menor percentual de carga inorgânica em sua composição, é mais suscetível ao processo de desgaste e degradação comparativamente ao compósito propriamente dito. Assim, por que não cimentar as restaurações tipo *inlay/onlay* de compósito com o próprio compósito fotopolimerizável utilizado para confeccioná-las? O primeiro argumento para rejeitar essa indicação é a dificuldade de atingir o compósito usado para cimentação com a luz do aparelho fotopolimerizador e realizar esse procedimento de modo adequado. Então, quais são as vantagens em preconizar tal técnica? Em primeiro lugar, temos um agente de cimentação com melhores propriedades. Em segundo lugar, praticamente formamos um corpo único na restauração cimentada adesivamente no dente, eliminando uma interface, que é a do cimento resinoso. Além disso, podemos empregar a mesma cor utilizada no último incremento da restauração de compósito, favorecendo também a estética e, ainda, o profissional não precisa adquirir um material específico para cimentação, que apresenta algumas limitações já citadas anteriormente. Resta, então a questão da profundidade de polimerização. É possível alcançar adequada polimerização dos compósitos fotopolimerizáveis desde que a espessura da restauração não exceda 2 mm em toda sua extensão. Para que isso se torne possível, é fundamental que, em cavidades mais amplas, o profissional realize a pré-hibridização e aplique compósito "levantando" a parede pulpar e axial para propiciar essa espessura máxima de 2 mm da futura restauração indireta de compósito. Além de favorecer o procedimento de cimentação adesiva com o próprio compósito fotopolimerizável, o profissional estará protegendo o complexo dentino-pulpar e praticamente evitando sensibilidade pós-operatória quando da conclusão da restauração. Outro benefício é uniformizar o preparo, facilitando a confecção e a adaptação da restauração. Nessa direção, equipamentos que promovem algum aquecimento e/ou pequena vibração estão sendo testados e, em breve, possivelmente estarão disponíveis para facilitar o escoamento dos compósitos fotopolimerizáveis e favorecer o assentamento e a adaptação da restauração final. Recentemente foi introduzido no mercado um cimento resinoso autocondicionante (RelyX Unicem, 3M), que dispensa o condicionamento prévio do dente. Representa uma alternativa de simplificação da técnica de cimentação.

PROTOCOLO CLÍNICO

RESTAURAÇÃO INDIRETA DE COMPÓSITO

Um protocolo clínico bastante rigoroso deve ser seguido pelo profissional tanto nas duas sessões clínicas de atendimento ao cliente quanto na execução ou no acompanhamento da fase laboratorial de restaurações indiretas de compósito em dentes posteriores e está disposto a seguir.

Primeira sessão clínica

1. ANESTESIA

Em dentes vitais esta pode ser a primeira etapa com o intuito de agilizar o procedimento clínico.

2. VERIFICAÇÃO DOS CONTATOS OCLUSAIS

Do mesmo modo que na técnica direta, essa verificação deve ser realizada para planejar a localização das margens do preparo, evitando contato cêntrico na futura interface dente/restauração, e para auxiliar o profissional na fase de ajuste oclusal após a conclusão do procedimento restaurador.

3. PREPARO CAVITÁRIO

Normalmente os dentes candidatos a receber este tipo de restauração apresentam extensa lesão de cárie e/ou fratura ou possuem restaurações antigas amplas deficientes ou não-estéticas. Aqui, diferentemente da técnica direta, é necessário empregar um *kit* de pontas diamantadas específico, que auxilia o profissional no estabelecimento de certos requisitos geométricos do preparo para confecção de uma restauração tipo *inlay* ou *onlay* (Figura 5.9), uma vez que há uma série de pontas com desenhos apropriados para preencher os requisitos do preparo. Sugerimos o *kit* comercializado pela KG Sorensen desenvolvido pelos professores Ewerton Nocchi Conceição e Luiz Gaieski Pires (Figuras 5.9a e 5.9b) ou outros disponíveis no mercado, como da Komet ou Brassler. Com o uso desses *kits*, de acordo com a preferência de cada profissional, deve-se inicialmente determinar a profundidade do preparo na região oclusal, que deve ser de aproximadamente de 3 a 4 mm, permitindo um espaço mínimo de 1,5 mm da região do sulco central até a parede pulpar para o compósito. Com isso, assegura-se adequada resistência para o material restaurador. O uso da ponta diamantada 3131 da KG Sorensen, que tem 4 mm de ponta ativa, permite avaliar se a profundidade do preparo na oclusal está adequada. Para isso, basta posicioná-la na cavidade e observar o quanto da ponta ativa foi introduzido, tendo como parâmetro o ângulo cavo-superficial. Como mencionado anteriormente, para deixar um espaço de 1,5 a 2 mm na área de sulco central até a parede pulpar da futura restauração, em geral é requerida uma profundidade do preparo na oclusal de aproximadamente 3 mm, descontando a diferença de altura da ponta de cúspide até o cavo-superficial. Na região proximal, as margens devem estar de preferência localizadas supragengivalmente e fora de contato com o dente vizinho para viabilizar os procedimentos de moldagem e cimentação adesiva. Nessa etapa, é fundamental proteger a superfície proximal contígua do dente vizinho com uma matriz metálica para evitar desgaste iatrogênico. Nesse momento, deve-se observar também se não há perda de espaço interproximal, ou seja, se a superfície proximal não está invadindo o contorno proximal do dente a ser restaurado. A visualização de oclusal para cervical favorece essa análise. Esse fato pode dificultar a obtenção de um correto plano de inserção da restauração quando da sua cimentação. As pontas diamantadas 4138, 4137 e 4138F para molares e 3231 e 3231F para pré-molares da KG Sorensen são sugeridas para essa fase do preparo. Todas as paredes do preparo devem ser expulsivas e com ângulos internos arredondados. Nenhum tipo de bisel deve ser realizado, pois poderia expor áreas finas de compósito em pontos de contato cêntrico e ocasionar fraturas do material e manchamento superficial ou microinfiltração. Portanto, não se justifica esse desgaste de tecido adicional somente para favorecer a estética da linha de transição restauração/dente, como foi preconizado por alguns autores. Quando for necessário recobrir cúspide(s) transformando o preparo tipo *inlay* em *onlay*, deve-se reduzir a(s) mesma(s) em aproximadamente 2 mm e obter um chanfro na região extracoronária com profundidade próxima a 1 mm. Essa etapa pode ser executada com a ponta diamantada 4138 e 4138F. O acabamento das paredes cervicais do preparo deve ser realizado com instrumentos manuais, como os recortadores de margem gengival, e um alisamento e uma regularização final do preparo podem ser conduzidos com uma ponta diamantada 4138F ou broca multilaminada com velocidade reduzida.[1] O objetivo é produzir um preparo sem irregularidades e que deixe um espaço uniforme que permita a confecção de uma restauração de compósito com espessura o mais homogênea possível em toda a sua extensão. Em função de essa técnica ser mais comumente indicada em dentes já restaurados ou com amplas lesões de cárie, com freqüência é necessário preencher áreas retentivas e/ou "levantar" a parede pulpar e axial com compósito direto. Esse procedimento permite preservar tecido hígido, auxilia na eliminação de sensibilidade pós-operatória, facilita a confecção da restauração no modelo de trabalho e ainda favorece o procedimento de cimentação (Figuras 5.9c a 5.9m).

4. PRÉ-HIBRIDIZAÇÃO

A realização dessa etapa permite obter vantagens como proteger o complexo dentina-polpa na fase de temporização e

> ✓ **DICA CLÍNICA**
>
> Para avaliar se não existem retenções no preparo, o profissional deve posicionar a ponta diamantada 4138 ou 4137 e observando o dente preparado de mesial para distal, "caminhar" com ela sem acioná-la, verificando se encosta em toda a extensão das paredes analisadas. Se houver algum espaço entre a ponta diamantada e a parede do preparo, significa que existe alguma retenção que deve ser removida (Figura 5.9f).

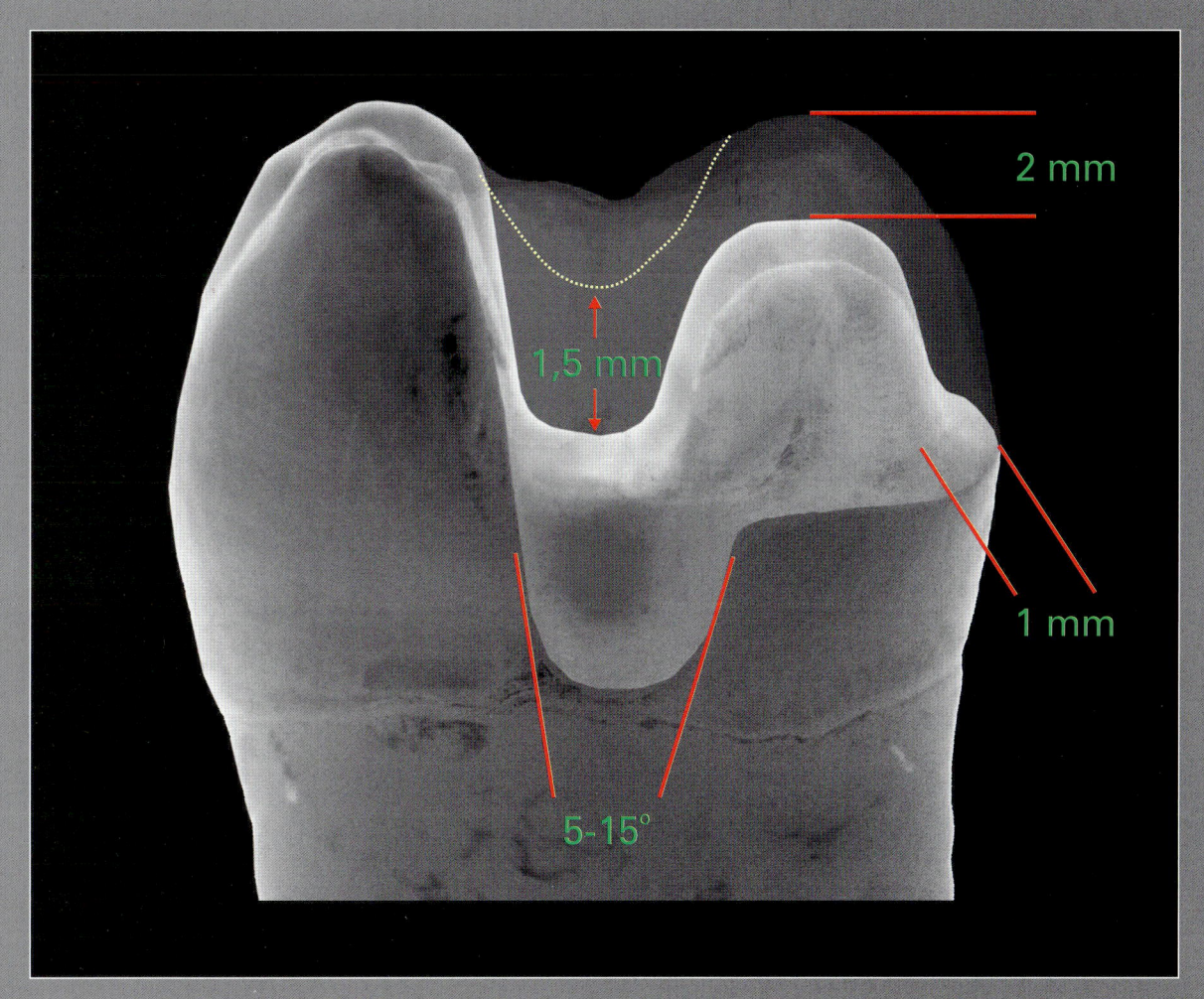

▲ **Figura 5.9**
Princípios básicos para preparo tipo *onlay* de compósito. As medidas mínimas recomendadas estão dispostas entre as linhas vermelhas: grau de expulsividade (5 a 15°), redução de cúspide (2 mm), redução da parede vestibular ou lingual para estabelecer suporte na margem cercical (1 mm) e espessura na oclusal na área correspondente ao sulco principal que se relaciona com a ponta de cúspide do dente antagonista (1,5 mm).

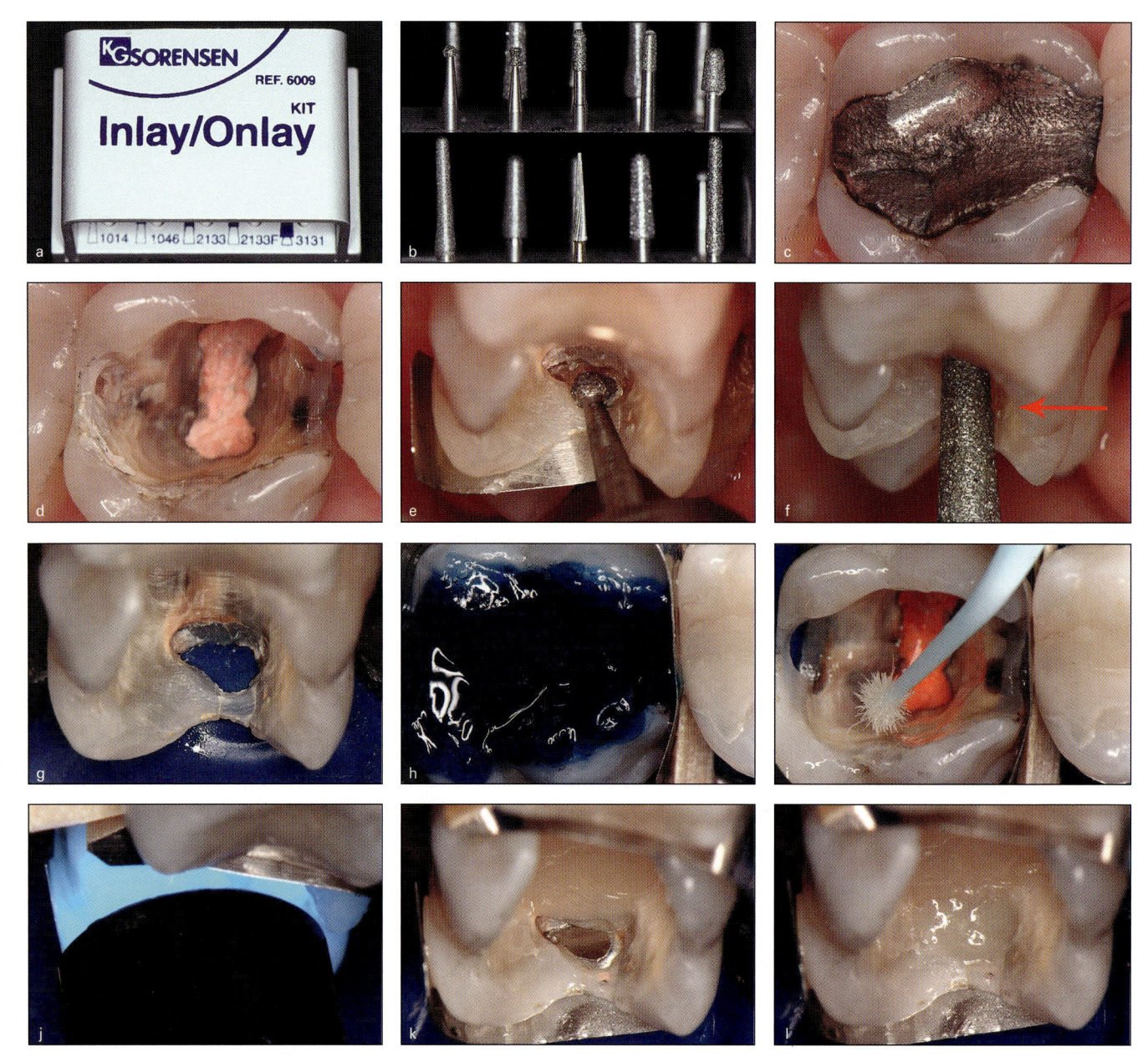

▲ **Figura 5.9 (continuação)**

(a) *Kit* de pontas diamantadas e broca multilaminada sugerida para realização de preparos tipo *inlay/onlay* (KG Sorensen).
(b) Vista aproximada das pontas diamantadas e broca multilaminada do *kit* para preparo tipo *inlay/onlay* (KG Sorensen).
(c) Dente 26 tratado endodonticamente apresentando restauração de amálgama deficiente.
(d) Removida a restauração de amálgama, pode-se notar a presença de áreas de esmalte sem apoio de dentina e cavitação na distal.
(e) Remoção de tecido cariado com ponta diamantada em alta rotação para diminuir o risco de fraturar a crista marginal. Matriz metálica posicionada para proteger dente vizinho.
(f) Com a ponta diamantada posicionada na cavidade, pode-se evidenciar a presença de retenções (quando ela não toca em toda extensão da parede circundante) com o profissional observando no sentido mésio-distal.
(g) Com o dique de borracha instalado, ficam evidentes a cavitação proximal e a pequena espessura da crista marginal que, normalmente, indica a sua remoção. Apesar de não representar uma indicação clássica, decidimos manter essa estrutura dental.
(h) Condicionamento com ácido fosfórico a 37% durante 15 segundos.
(i) Aplicação do sistema adesivo Single Bond (3M ESPE). Realização da pré-hibridização para posterior cobertura com compósito tipo *flow* ou universal.
(j) Fotopolimerização do adesivo por 10 segundos.
(k) Colocação de compósito Palfique Estelite (cor B3, J. Morita) sobre a parede pulpar. Observar que a cavidade na proximal ainda não foi restaurada.
(l) Compósito Palfique Estelite (cor I, J. Morita) posicionada na cavidade distal.

> **DICA CLÍNICA**
>
> A pré-hibridização deve ser feita e é possível tanto com sistema adesivo autocondicionante quanto convencional.

evitar sensibilidade pós-operatória nesse mesmo período e depois da cimentação definitiva quando executada em dentes vitais.

No caso de sistema adesivo convencional ou de duas etapas clínicas, deve-se aplicar o ácido fosfórico na área de dentina (ainda que contate o esmalte) por 15 segundos, lavá-lo pelo mesmo tempo, secá-lo com cuidado com bolas de algodão ou jatos de ar a distância e intermitentes e usar o adesivo com auxílio de microbrush ou pincel descartável, deixando agir por alguns segundos. Deve-se secá-lo para eliminar o excesso de solvente, que pode inibir uma polimerização adequada, e fotopolimerizá-lo por 10 segundos. No caso dos sistemas adesivos autocondicionantes, devem ser observadas instruções do fabricante. Geralmente, aqueles que têm o *primer* e o condicionador em um frasco recomendam sua aplicação na cavidade por aproximadamente 30 segundos seguida de secagem e aplicação do adesivo, que está em outro frasco, seguida da fotopolimerização por 10 segundos. Os do tipo *all in one* requerem a mistura dos dois frascos e a aplicação na cavidade por 30 segundos, seguida da fotopolimerização por 10 segundos. Então, as áreas de esmalte socavado normalmente presentes após a remoção de tecido cariado e/ou restauração antiga devem ser preenchidas e reforçadas com compósito direto, minimizando a quantidade de tecido dentário a ser removido. Outro objetivo pode ser construir uma "dentina artificial" em toda a extensão da cavidade, protegendo a dentina e favorecendo a finalização de um preparo uniforme e suas respectivas vantagens citadas anteriormente. Aqui, o profissional pode empregar um compósito tipo *flow* ou micro-híbrido.

5. MOLDAGEM

Essa etapa pode ser realizada com moldeiras parciais, que permitem uma impressão simultânea da arcada de trabalho e da antagonista, otimizando o tempo clínico e permitindo um registro oclusal em máxima intercuspidação habitual. A silicona de adição é uma ótima opção de material a ser empregado por suas características de manipulação, capacidade de reprodução de detalhes e estabilidade dimensional. Outra alternativa é o emprego de poliéter ou de silicona de condensação, a qual apresenta um menor custo, mas o molde obtido deve ser vazado em torno de duas horas após sua obtenção. O posicionamento de fio retrator gengival expõe as margens cervicais dos preparos e favorece a obtenção de um molde preciso e nítido também nessas regiões. Inicialmente, deve ser usado um fio retrator fino #000 Ultrapak, da Ultradent, que tem o objetivo de promover um afastamento em profundidade no sulco gengival e, após, deve ser posicionado um fio mais espesso, #00 ou #0, com a intenção de obter um afastamento lateral da gengiva.

No momento da moldagem, deve ser removido o fio mais espesso e aplicado o material leve diretamente na cavidade, iniciando pelas áreas mais cervicais do preparo preenchendo-as com bastante excesso. Então, deve ser levada a moldeira previamente carregada com o material pesado, pedindo-se ao paciente para ocluir vagarosamente até a posição de máxima intercuspidação habitual (Figuras 5.9n a 5.9t).

> **DICA CLÍNICA**
>
> O fio retrator deve ser umedecido por um período em torno de 2 minutos para que ocorra sua expansão, favorecendo um afastamento gengival mais eficiente.

6. SELEÇÃO DA COR

Nesse momento, o profissional deve mapear a sua restauração, ou seja, selecionar a cor para construir a "dentina artificial" e o "esmalte artificial", anotar detalhes da superfície oclusal presentes nos dentes vizinhos que deseja reproduzir como sulcos pigmentados, por exemplo, e informar ao técnico a coloração do fundo da cavidade.

7. TEMPORIZAÇÃO

A confecção do provisório pode ser realizada com uso de resina acrílica, resina composta fotopolimerizável ou resina específica para esse fim que, apesar de ser fotoativada, apresenta uma consistência borrachóide, favorecendo sua remoção na sessão clínica seguinte. Essa é nossa opção preferencial (Figura 5.9u). Três exemplos comerciais desse tipo de resina provisória facilmente encontrados no mercado são Fermit (Vivadent), Bioplic (Biodinâmica) e Tempit (DFL). Não se deve esquecer de isolar com vaselina ou glicerina as regiões da cavidade preparada que foram preenchidas com compósito direto antes de aplicar esses materiais. Caso contrário, a sua remoção na segunda sessão clínica ficará comprometida.

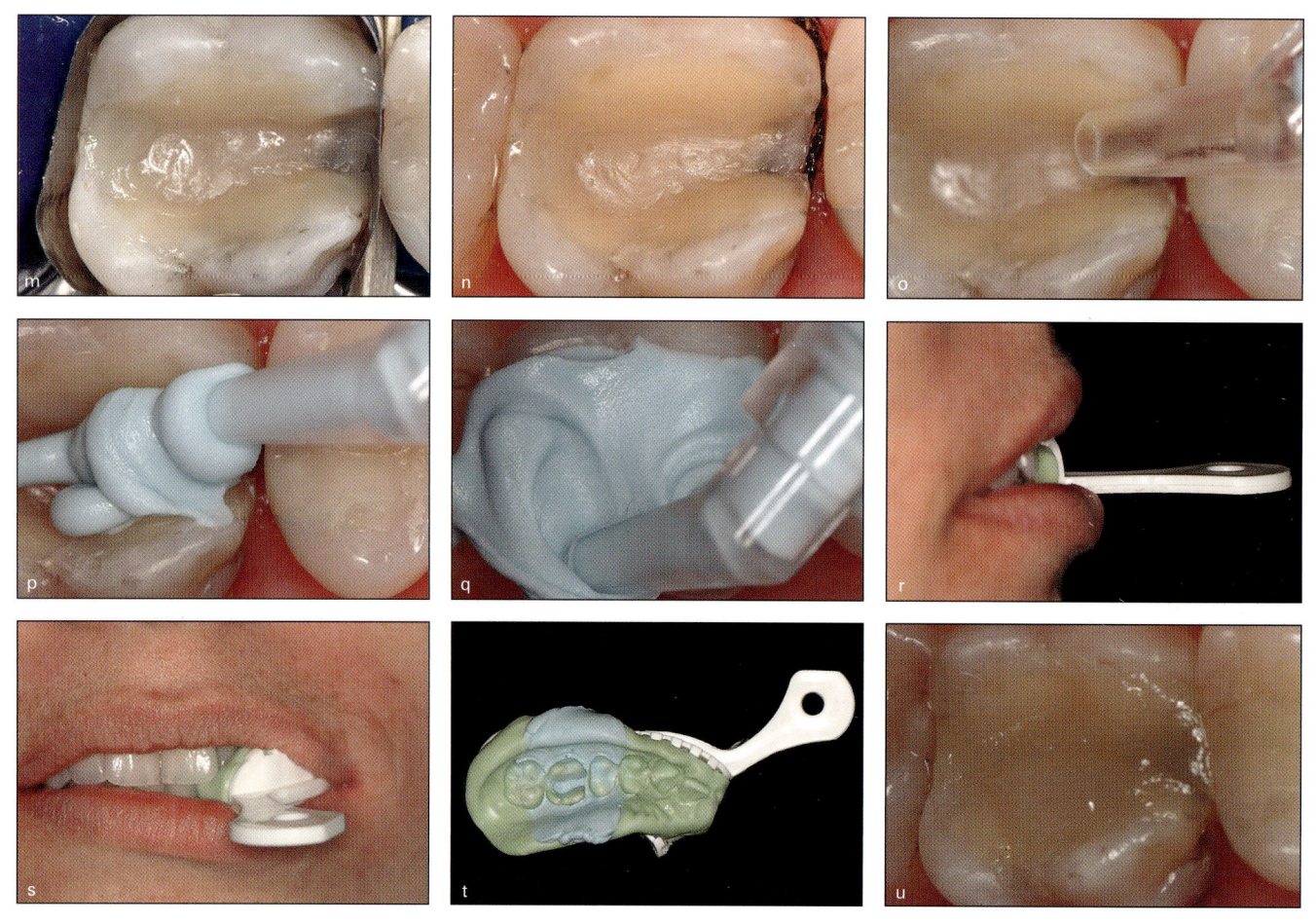

▲ **Figura 5.9** (continuação)
- (m) Preenchimento interno da cavidade com compósito.
- (n) Preparo tipo *inlay* concluído e fio afastador gengival posicionado.
- (o, p, q) Injeção do material leve da silicona de adição (Perfectim, J. Morita) na cavidade.
- (r, s) Moldeira parcial plástica para impressão simultânea das duas hemi-arcadas (Moldex, Angelus) posicionada.
- (t) Molde de silicona de adição obtido. A porção azul corresponde ao material leve, e a verde, ao pesado, que foi anteriormente manipulado e posicionado na moldeira pela auxiliar.
- (u) Provisório realizado com resina específica (Bioplic, Biodinâmica). Não esquecer de isolar áreas que foram cobertas com compósito na fase de preparo cavitário antes de colocar a resina provisória.

FASE LABORATORIAL

Pode ser realizada pelo técnico ou pelo próprio dentista diretamente sobre o modelo de gesso com o emprego de um dos diversos sistemas indiretos de compósito disponíveis no mercado ou ainda com os compósitos usualmente indicados para a técnica direta em dentes posteriores. A confecção da restauração segue os mesmos princípios de estratificação natural descritos para a técnica direta. Entretanto, volumes maiores de compósito podem ser usados na etapa de construção da restauração, visto que a contração de polimerização não oferece nenhum risco nesse momento. Isso diminui o tempo e estresse do profissional na etapa de confecção da restauração, além de apresentar as facilidades de melhor visualização, obtenção de contato interproximal e definição de contorno e escultura. Independentemente do compósito empregado, pode-se realizar uma polimerização complementar, como mencionado anteriormente neste capítulo.

Segunda sessão clínica

8. PROVA DA RESTAURAÇÃO

No início da segunda sessão clínica o profissional deve primeiramente remover o provisório. Quando foi utilizado compósito subpolimerizado, esse procedimento é bastante facilitado, pois uma pequena alavanca com uma sonda exploradora é suficiente para deslocá-lo. Então, deve posicionar a restauração no dente preparado com o intuito de ava-

> **✓ DICA CLÍNICA**
>
> Durante a fase de prova, a restauração deve ser posicionada na cavidade preparada com um agente intermediário, como a glicerina, pois isso favorece a avaliação da cor já que evita uma discrepância acentuada, que normalmente é observada quando a restauração é colocada diretamente no dente preparado sem um agente intermediário.

liar a adaptação marginal, o contato interproximal, o contorno, a forma anatômica e a cor.

Se forem necessários pequenos ajustes no contorno, na oclusão ou no ponto de contato interproximal (remover excessos), esses podem ser realizados com brocas multilaminadas ou pontas diamantadas de granulação fina seguidas de polimento com pontas siliconadas. O uso de carbono líquido facilita a análise quanto à presença de interferências na oclusão, na relação de contato interproximal ou na adaptação interna da cavidade. A manipulação da restauração indireta de compósito antes da cimentação adesiva é mais fácil do que a de cerâmica, visto que não é um material friável (Figura 5.10a).

9. ISOLAMENTO DO CAMPO OPERATÓRIO

Por se tratar de uma técnica adesiva, é importante que haja o melhor controle possível do campo de trabalho, e, nesse caso, a opção preferencial é o isolamento absoluto com dique de borracha. Em algumas situações especiais, particularmente em dentes superiores com margens supragengivais, há a possibilidade de utilizar um isolamento relativo com auxílio de roletes de algodão, fio retrator, afastador bucal e suctor de saliva.

10. PREPARO DA SUPERFÍCIE INTERNA DA RESTAURAÇÃO

O profissional deve realizar o microjateamento com óxido de alumínio da superfície interna da restauração com o objetivo de eliminar resíduos de isolantes e criar uma superfície microrretentiva. A seguir, um agente silano deve ser aplicado, esperando-se em torno de 30 segundos e, então, a superfície deve ser secada com jato de ar. O adesivo deve ser aplicado, seco com jato de ar para eliminar o solvente e, finalmente, ser fotopolimerizado pelo tempo preconizado pelo fabricante (Figuras 5.10b a 5.10d).

11. HIBRIDIZAÇÃO NA SUPERFÍCIE DENTAL

Após limpar a cavidade com jato de bicarbonato, óxido de alumínio ou pasta de pedra-pomes, eliminando eventuais resíduos do material provisório e/ou isolante, deve-se aplicar o ácido fosfórico por aproximadamente 15 segundos, e o sistema adesivo deve ser selecionado de acordo com as respectivas instruções do fabricante. Apesar da possibilidade de uso de sistemas adesivos duais, a nossa preferência recai sobre os fotoativados, preferencialmente os hidrófobos. Do ponto de vista de aplicação do sistema adesivo, a cavidade preparada que foi pré-hibridizada e protegida com compósito deve ser tratada como se fosse um dente recém-preparado (Figura 5.10e a 5.10j).

12. CIMENTAÇÃO

Após a aplicação e a fotopolimerização do sistema adesivo, o profissional pode empregar um cimento resinoso dual ou o próprio compósito fotopolimerizável utilizado na confecção da restauração. Caso o profissional opte por usar um compósito para essa etapa, deve dar preferência por um translúcido, normalmente denominado pela inicial I, T ou com a letra E no final, dependendo da marca comercial, para favorecer o mimetismo de cor na transição dente/restauração e facilitar a fotopolimerização. Deve-se manipular ou aquecer uma porção do compósito para quebrar a tensão superficial, diminuir sua viscosidade e, assim, facilitar seu escoamento no momento da cimentação. Um dispositivo de ultra-som também pode ser usado para promover um maior escoamento do compósito de cimentação. Como mencionado anteriormente, outros dispositivos estão sendo desenvolvidos com esse intuito. Os excessos de compósito cimentante devem ser removidos com auxílio de sonda exploradora nas superfícies livres e oclusal e de fio dental na superfície proximal. Então, cada área do dente restaurado deve ser fotopolimerizada por aproximadamente 60 segundos. Procedimento similar deve ser adotado se um cimento resinoso dual for utilizado. O uso de dispositivo plástico com resina na extremidade facilita a apreensão da restauração durante os procedimentos de cimentação (Figura 5.10k).

13. AJUSTE OCLUSAL

Após a remoção do dique de borracha, os contatos oclusais devem ser novamente registrados em máxima intercuspidação habitual, movimentos excursivos laterais, protrusão e relação cêntrica.

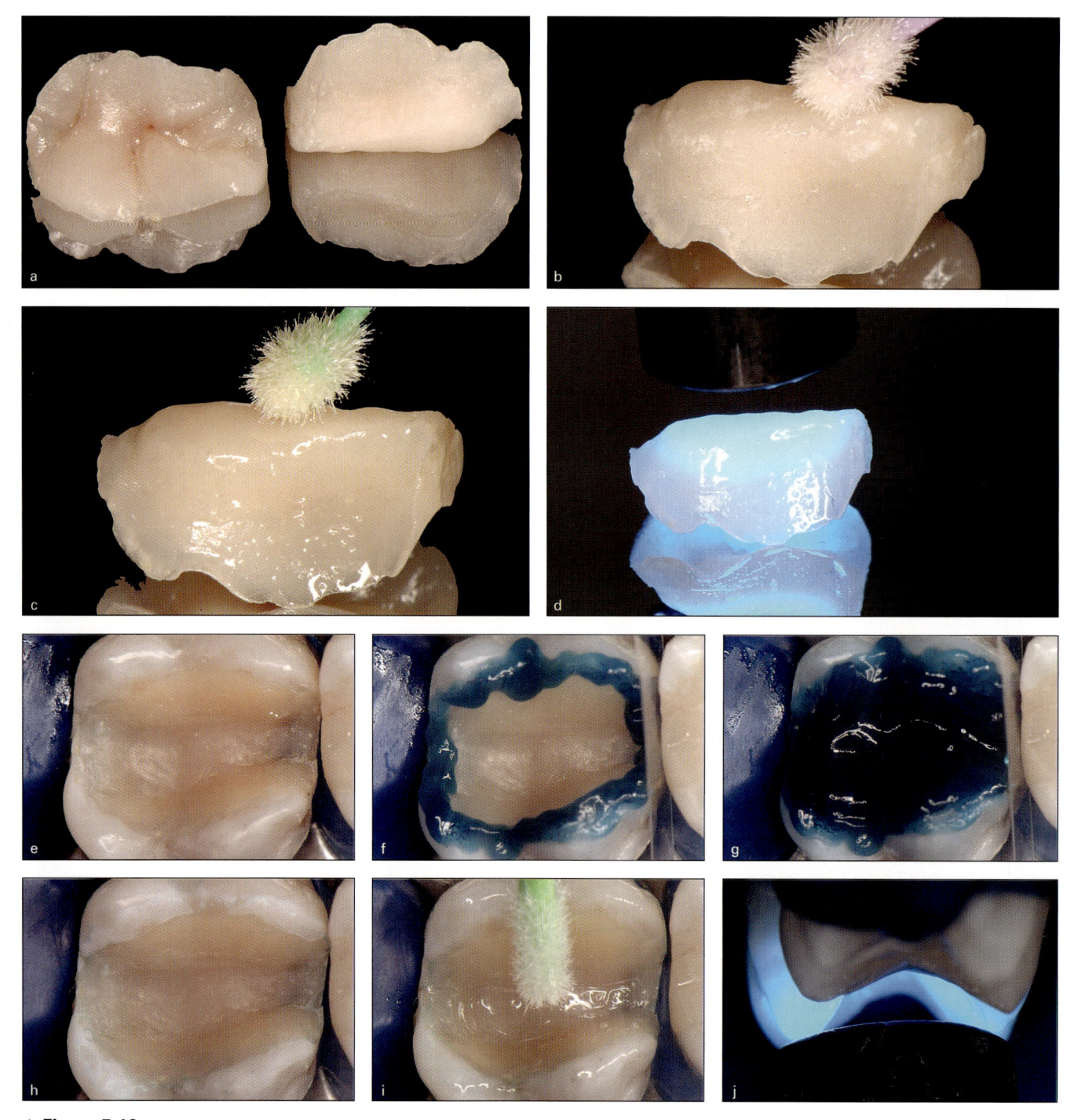

▲ **Figura 5.10**
(a) Restauração indireta de compósito confeccionada foi submetida à polimerização complementar. Atentar para as diferentes áreas de translucidez e opacidade no *inlay* com o intuito de favorecer o resultado estético.
(b) Aplicação do silano após o microjateamento da superfície interna da restauração com óxido de alumínio.
(c) Colocação do adesivo sobre a superfície interna do *inlay*.
(d) Fotopolimerização do adesivo por 10 segundos.
(e) Aspecto do dente 26 preparado e limpo com jato de bicarbonato para eliminar possíveis resíduos do provisório e/ou isolante já sob isolamento absoluto.
(f) Iniciando o condicionamento com ácido fosfórico a 37% pelo esmalte.
(g) Toda a cavidade preenchida pelo ácido fosfórico durante aproximadamente 15 segundos.
(h) Aspecto do esmalte condicionado. Notar que não há dentina exposta. Isso propicia eliminar a ocorrência de sensibilidade pós-operatória. Técnica da pré-hibridização e cobertura com compósito-*resin coat technique*.
(i) Aplicação do sistema adesivo.
(j) Fotopolimerização do adesivo.

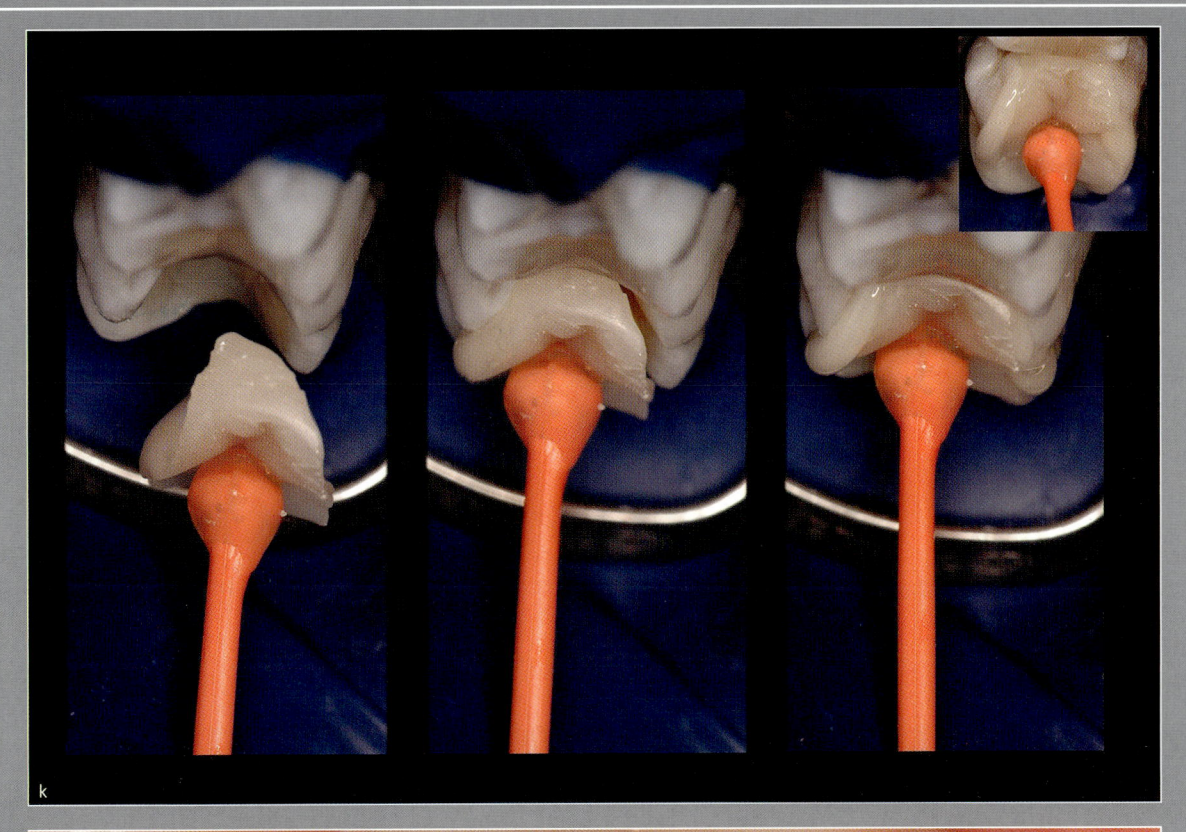

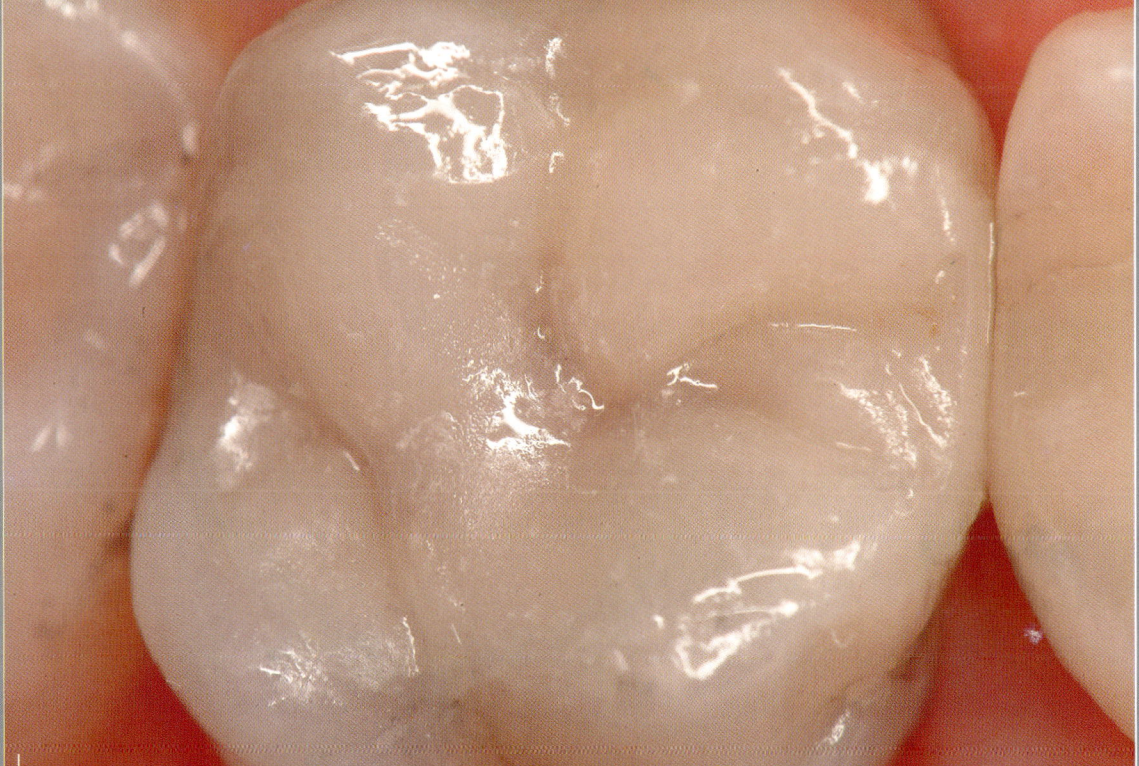

▲ **Figura 5.10 (continuação)**
(k) A restauração foi presa a um dispositivo plástico com adesivo na extremidade (Oral Stick, FGM) para facilitar sua manipulação durante a cimentação. Então, a área interna do *inlay* pode ser recoberta com cimento resinoso dual ou com o próprio compósito universal fotopolimerizável utilizado em sua confecção, e a peça foi posicionada na cavidade.
(l) Aspecto da restauração indireta de compósito tipo *inlay* concluída.

14. ACABAMENTO/POLIMENTO

Esse procedimento deve ser conduzido da mesma forma anteriormente descrita para a técnica direta (Figura 5.10l).

Uma seqüência clínica mostrando a confecção de restaurações tipo *inlay* e *onlay* na mesma arcada está disposta a seguir. O objetivo é ilustrar e reforçar aspectos importantes na técnica, como a obediência a determinados princípios de preparo e o uso da técnica de pré-hibridização com sistema adesivo autocondicionante (Figuras 5.11a a 5.11h).

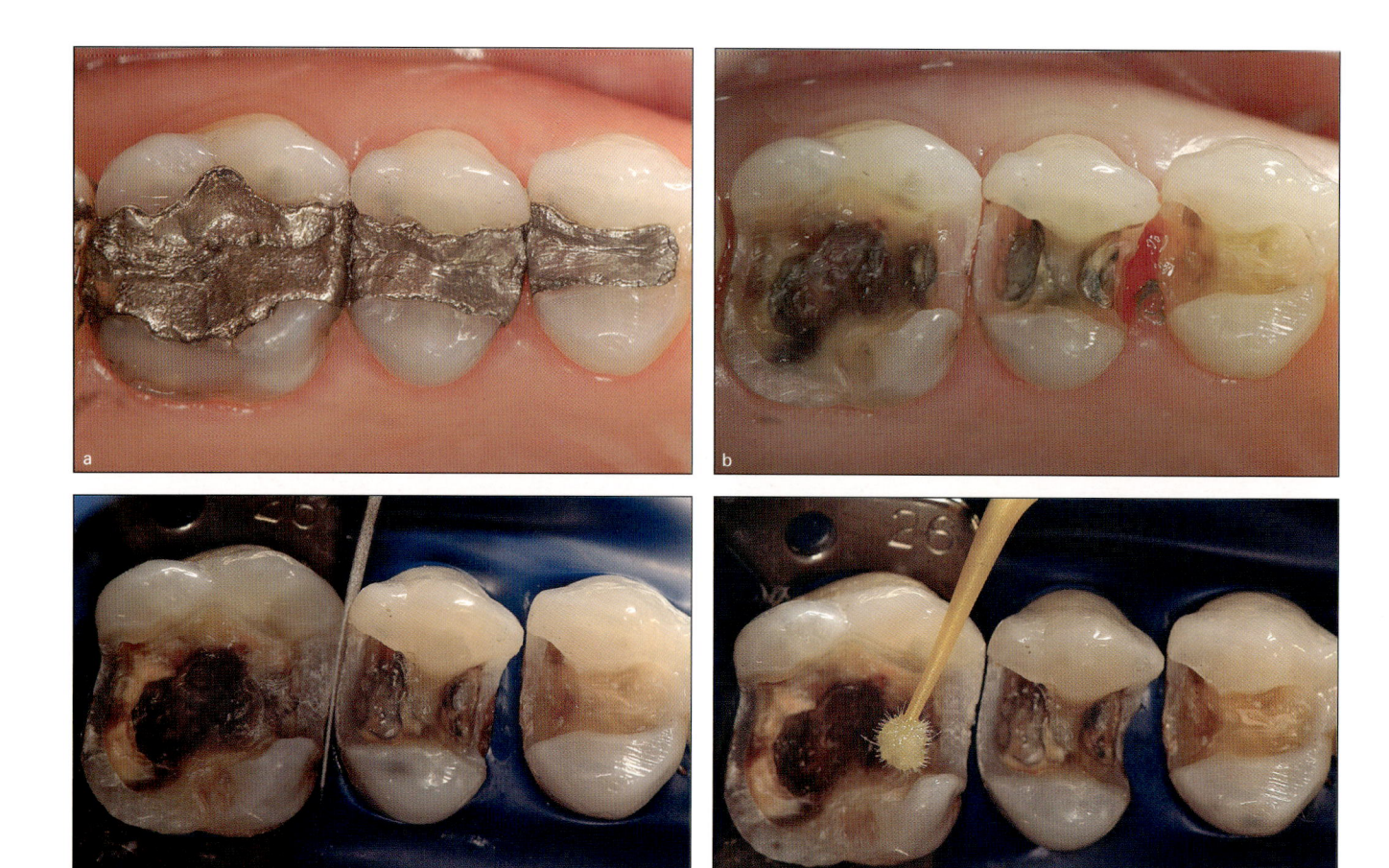

▲ **Figura 5.11**
(a) Paciente apresentando restaurações de amálgama deficientes nos dentes 24, 25 e 26.
(b) Removidas as restaurações, percebe-se presença de áreas retentivas e sinal de inflamação gengival na proximal entre os dentes 14 e 15.
(c) Separação entre os dentes com tira de lixa metálica com o intuito de romper contato interproximal e favorecer a execução das etapas de preparo, moldagem e cimentação.
(d) Aplicação do *primer* do sistema adesivo autocondicionante (adhe SE, Ivoclar Vivadent).

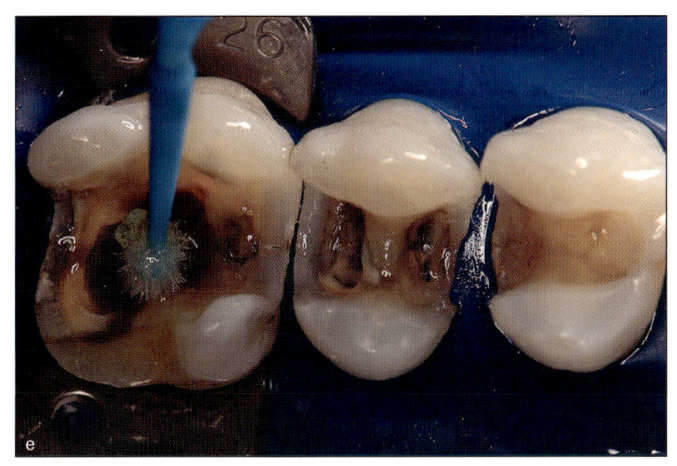

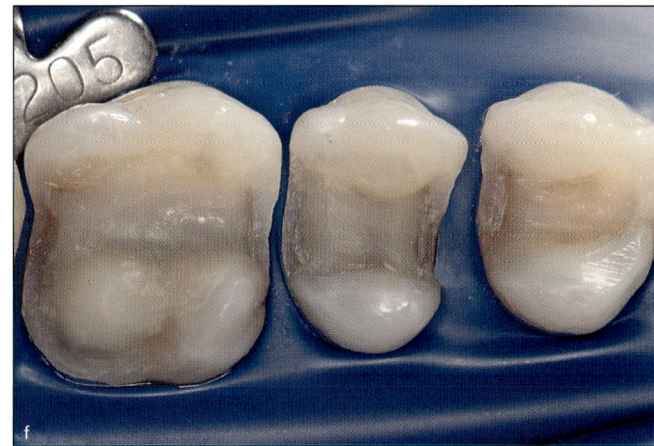

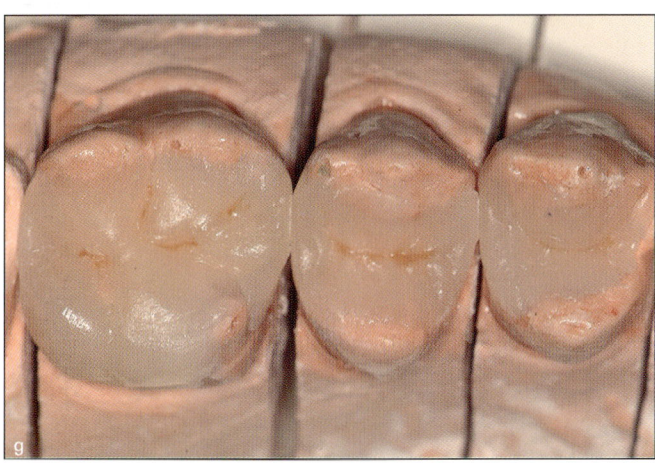

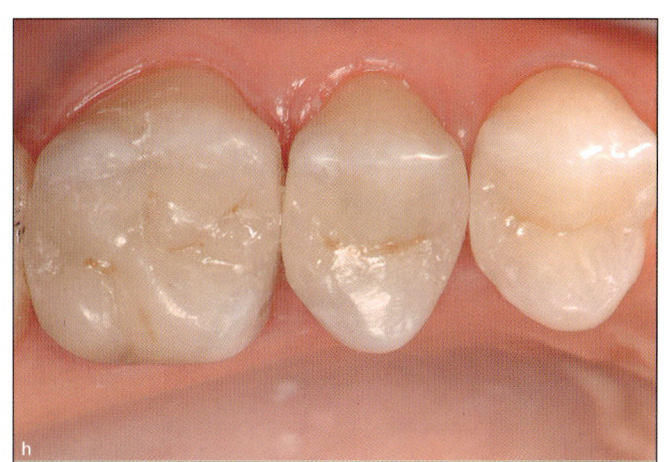

▲ **Figura 5.11 (continuação)**
(e) Adesivo do sistema adesivo autocondicionante sendo levado na cavidade com auxílio de microbrush (adhe SE, Ivoclar Vivadent).
(f) Vista por oclusal dos preparos concluídos. Notar que foi aplicado compósito para preencher áreas retentivas.
(g) Aspecto das restaurações indiretas de compósito concluídas sobre o modelo de gesso.
(h) Restaurações tipo *onlay* no dente 26 e *inlay* nos dentes 24 e 25 cimentadas.

EVIDÊNCIA CIENTÍFICA

Na Tabela 5.2, estão dispostos resumidamente os resultados de alguns estudos de avaliação clínica com a utilização de compósitos diretos e indiretos em dentes posteriores, que permitem ao profissional ter uma informação quanto à evidência científica disponível até o momento. Para suportar a indicação e o uso clínico desses materiais e técnicas em dentes posteriores, é importante a documentação científica *in vitro*, mas é fundamental sua avaliação *in vivo*. Portanto, apesar das dificuldades inerentes à realização de pesquisas clínicas, atenção especial deve ser dada pelos pesquisadores nesse sentido, e também pelos clínicos, no momento de eleger os materiais e as técnicas a serem adotados na sua rotina clínica.

Observando os percentuais de sucesso, ou seja, das restaurações que se apresentam clinicamente aceitáveis, vê-se que não há uma diferença significativa entre a utilização da técnica direta *versus* indireta para compósitos em dentes posteriores. Portanto, a decisão do profissional em eleger a melhor técnica pode estar mais relacionada ao seu treinamento prévio, ao perfil do cliente e às características particulares da situação clínica. Em ambas as técnicas, é essencial seguir um protocolo clínico cuidadosamente, visto que, por se tratar de técnicas adesivas, a atuação do profissional tem um papel importante na expectativa de longevidade clínica. Os resultados dessas avaliações clínicas demonstram um percentual bastante aceitável para indicação de compósito, tanto direto quanto indireto, em dentes posteriores. As limitações já foram discutidas ao longo deste capítulo. Espera-se a realização de um maior número de pesquisas clínicas, especialmente com longo tempo de acompanhamento, para reforçar ainda mais uma posição científica quanto ao uso dos compósitos em dentes posteriores.

TABELA 5.2 PESQUISAS DE AVALIAÇÃO CLÍNICA DE RESTAURAÇÕES DIRETAS E INDIRETAS DE COMPÓSITO

AUTORES	ANO	DURAÇÃO	MÉTODO	TÉCNICA	RESULTADO
Wilder et al.[21]	1999	17 anos	USPHS	Direta	76% restaurações aceitáveis
Van Dijken[17]	2000	11 anos	USPHS	Direta/indireta	72,7% restaurações aceitáveis (direta), 82,3% restaurações aceitáveis (indireta)
Scheinbenbongen-Fuchsbrunner et al.[22]	1999	2 anos	USPHS	Direta/indireta	90% restaurações aceitáveis (direta), 93% restaurações aceitáveis (indireta)
Wassel et al.[23]	2000	5 anos	USPHS	Direta/indireta	92,5% restaurações aceitáveis (direta), 82,6% restaurações aceitáveis (indireta)
Pallesen e Quist[24]	2003	11 anos	USPHS	Direta/indireta	84% restaurações aceitáveis (direta), 83% restaurações aceitáveis (indireta)
Krähenmann et al.[25]	2003	8 anos	USPHS + SEM	Direta/indireta	87% restaurações aceitáveis (direta), 93% restaurações aceitáveis (indireta)
Zarow et al.[26]	2003	2 anos	USPHS	Indireta	95,5% restaurações aceitáveis
Leirskar et al.[27]	2003	6 anos	USPHS	Indireta (*inlay/onlay*)	95% restaurações aceitáveis

REFERÊNCIAS BIBLIOGRÁFICAS

1. Conceição EN, Conceição AB. Reabilitação estética e funcional com compósito em dentes posteriores. In: Odontologia integrada-atualização multidisciplinar para o clínico e o especialista. Rio de Janeiro: Medsi; 2003. Cap 6, p.119-32.

2. Leinfelder KF. Current developments in posterior composite resins. Adv Dent Res 1988; 2(1): 115-21.

3. Leinfelder KF. Posterior composite resin. J Am Dent Assoc 1988; 21-6. Special Issue.

4. Mazer RB, Leinfelder KF. Evaluating a microfill posterior composite resin: a five year study. J Am Dent Assoc 1992; 123(4): 32-8.

5. Bayne SC, Heymann HO, Swift Jr EJ. Update on dental composite restorations. J Am Dent Assoc 1994; 125(6): 687-701.

6. Dietschi D, Magne P, Holz J. Recent trends in esthetic restorations for posterior teeth. Quintessence Int 1994;10: 659-77.

7. Kawai K, Leinfelder KF. Effect of surface-penetrations sealant on composite wear. Dent Mater 1993;9(2):108-13.

8. Leinfelder KF. New developments in resin restorative systems. J Am Dent Assoc 1997; 128(5): 573-81.

9. Baratieri LN. Odontologia restauradora-fundamentos e possibilidades. São Paulo: Quintessence; 2001.

10. Dietschi D, Spreafico R. Restaurações adesivas: conceitos atuais para o tratamento estético de dentes posteriores. Chicago: Quintessence; 1997.

11. De Gee AJ, Feilzer AJ, Davidson CL. True linear polymerization shirinkage of unfilled resins and composites determined with a linometer. Dent Mater 1993; 9: 11-4.

12. Feilzer AJ, de Gee AJ, Davidson CL. Stetting stresses in composites for two different curing modes. Dent Mater 1993; 9(1):2-5.

13. Conceição EN et al. Dentística: saúde e estética. Porto Alegre: Artmed; 2000.

14. Pires LG, Pacheco JF, Conceição EN. Como obter sucesso clínico com resinas compostas em dentes posteriores. In: Atualização para o clínico. São Paulo: Artes Médicas; 2004. Cap 6, p.124-42.

15. De Góes MF. Materiais e técnicas restauradoras – como escolher e aplicar materiais dentários. In: Cardoso RJA, Gonçalves EAN. Dentística/*Laser*. São Paulo: Artes Médicas; 2001. Cap.6, p.115-31. (Odontologia, Arte Ciência e Técnica – 20º CIOSP; vol 1).

16. Carvalho RM, Pereira JC, Ioshima M, Pashley DH. A review of polymerization contraction: the influence of stress development versus stress relief. Oper Dent 1996; 21: 17-24.

17. Van Dijken JW. Direct resin composite inlays/onlays: an 11 year follow-up. J Dent 2000; 28(5): 299-306.

18. Cesar PF, MIRANDA Jr WG, Braga RR. Influence of shade and storage time on the flexural strength, flexural modulus and hardness of composites used for indirect restorations. J Prosthet Dent 2001; v.86: 289-96.

19. Pereira JC, Segala AD. Hipersensibilidade pós-tratamento restaurador. In: Cardoso RJA, Gonçalves EAN. Dentística/*Laser*. São Paulo: Artes Médicas; 2001. Cap. 19, p.337- 94. (Odontologia, Arte Ciência e Técnica – 20º CIOSP; vol 1).

20. Cardoso PEC, Burmann PA, Santos JFF. Preparo dental para restaurações estéticas indiretas *inlays*, *onlays* e *overlays*. In: Cardoso RJA, Gonçalves EAN. Dentística/*Laser*. São Paulo: Artes Médicas; 2001. Cap11, p.199-214. (Odontologia, Arte Ciência e Técnica – 20º CIOSP; vol 1).

21. Wilder AD, May KN, Bayne SC, Taylor DF, Leinfelder KF. Clinical evaluation of posterior composite resin. J Esthet Dent 1999;11(3),135-42.

22. Scheinbenbogen-Fuchsbrunner. Clinical evaluation of direct and indirect posterior composite resin restorations. J Prosthet Dent 1999; 82(4): 391-7.

23. Wassel RW, Walls AW, McCabe JF. Direct composite inlays versus conventional composite restorations-5 year follow-up. JDent 2000; 28 (6): 375-82.

24. Pallesen U, Qvist V.Composite resin fillings and inlays: an 11-year evaluation. Clin Oral Investig 2003; 7(2): 71-9.

25. Krähenmann MA. Lab-made and direct composite restorations:a retrospective,clinical study after 5-8 years. J Dent Res; 2003. Abstract 1478.

26. Zarow M, Krupinski J. Clinical evaluation of indirect composite resin restorations in large cavities. 81st General Session of the International Association for Dental Research; 2003 June 25-28; Goteborg, Sweden.

27. Leirskar J, Norbdo H, Thoresen NR, Henaug T, Von der Fehr. A four to six years follow-up of indirect resin composite inlays/onlays. Acta Odontol Scand 2003; 61(4): 247-51.

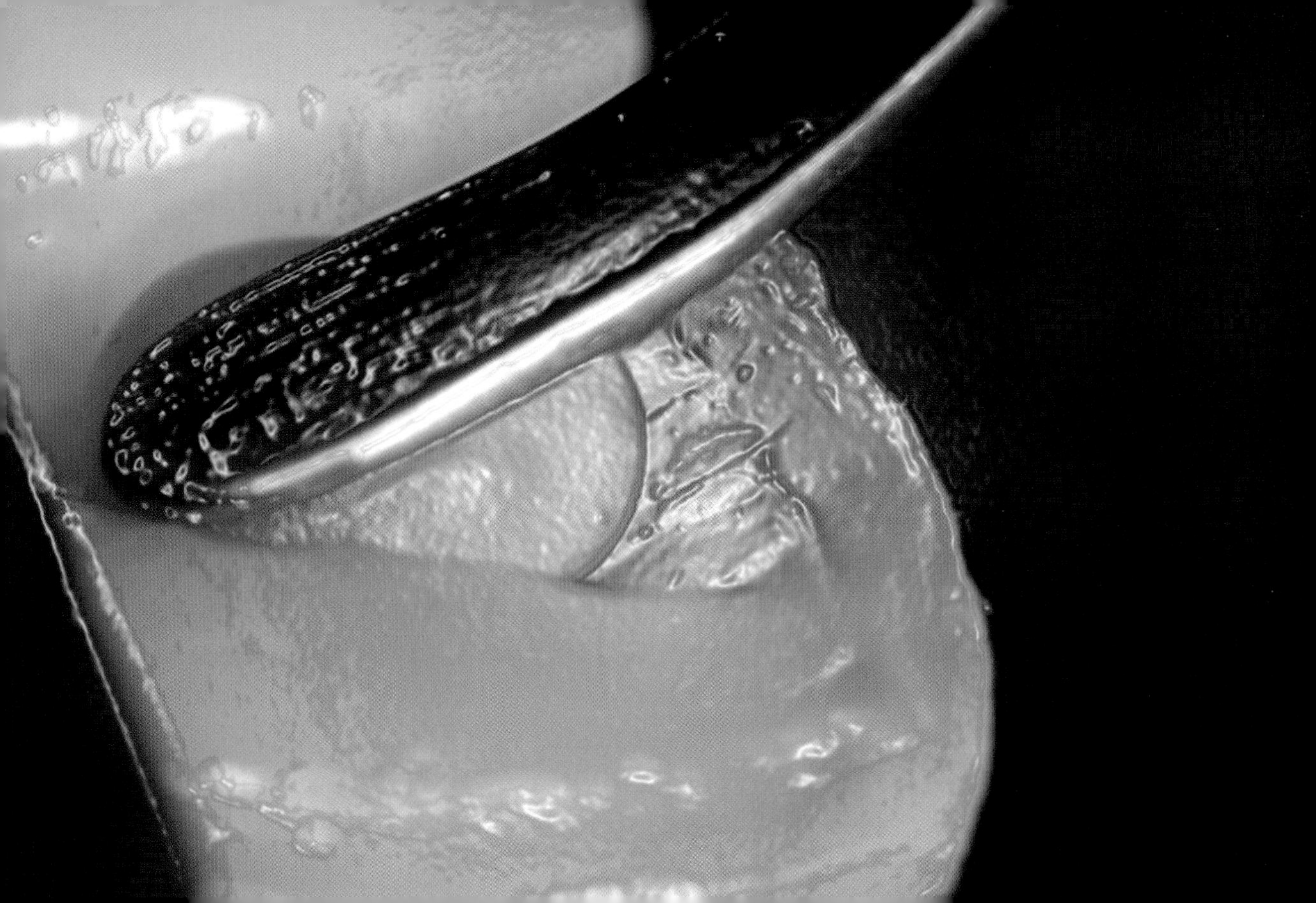

6
O POTENCIAL DOS COMPÓSITOS DIRETOS EM DENTES ANTERIORES

EWERTON NOCCHI CONCEIÇÃO

A crescente valorização de um sorriso esteticamente agradável faz com que as pessoas, especialmente na cultura ocidental, busquem cada vez mais alternativas de tratamento para modificar ou melhorar a aparência de seu sorriso. A "força" que uma boa imagem estética pessoal, e em particular o sorriso, exerce sobre as pessoas em sociedades competitivas é inegável e já foi discutida no Capítulo 2. Essa situação leva a um constante desenvolvimento de novos materiais e técnicas para que, por meio de procedimentos restauradores, possa ser atingido o objetivo de propiciar correções e/ou alterações estéticas no sorriso. Com isso, atualmente há um destaque considerável para os procedimentos restauradores adesivos estéticos. As cerâmicas e os compósitos são os materiais preferenciais para uso tanto em dentes posteriores quanto, principalmente, em anteriores. Apesar de a cerâmica possuir algumas propriedades que são superiores e que representam uma maior longevidade clínica em algumas situações, o compósito ocupa um lugar de extremo destaque e interesse tanto por parte dos profissionais quanto dos fabricantes. Isso ocorre em função de as restaurações de compósito possuírem grande potencial do ponto de vista estético, longevidade clínica aceitável e custo significativamente inferior quando comparadas às restaurações cerâmicas. Além disso, a indicação de associação com sistemas adesivos, as características de manipulação e o uso direto em boca possibilitam preservar de modo relevante o tecido dental hígido, ou seja, é um material que exige uma técnica restauradora adesiva direta e, por conseqüência, minimamente invasiva. É importante ainda ressaltar a evolução das propriedades físicas e das opções estéticas dos novos compósitos disponíveis no mercado. Outro fator significativo que ajuda a explicar o enorme interesse e a popularidade dos compósitos para aplicação em dentes anteriores é a grande quantidade de situações clínicas que podem ser solucionadas com esses materiais por meio de técnica direta.[1,2,3,4,5] Isso faz com que os compósitos diretos realmente proporcionem resultados ou melhorias estéticas no sorriso de modo rápido, gerando um grande impacto sobre os pacientes. Como o custo é mais acessível, tem-se aí uma combinação muito atraente para o triângulo paciente-profissional-fabricante.

O objetivo deste capítulo é discutir a utilização de compósito direto em dentes anteriores abordando aspectos relacionados ao diagnóstico para sua indicação, aos fatores que podem influenciar o profissional na decisão clínica de como e onde utilizá-lo e a um protocolo clínico definido para restauração de dentes anteriores fraturados, que é a situação clínica mais desafiadora para o profissional.

DIAGNÓSTICO

QUAL É O PERFIL DO PACIENTE?

Como para qualquer tipo de tratamento a ser instituído, a identificação do perfil do paciente por parte do profissional é essencial para favorecer a decisão de qual é a melhor alternativa de tratamento e de como substituí-la. Devem ser observados aspectos como condição de saúde bucal preexistente, capacidade de manutenção, capacidade de colaboração durante a realização do tratamento restaurador, disponibilidade de tempo, condição socioeconômica e presença de hábitos nocivos, como fumar, por exemplo. O compósito direto é, sem dúvida, um material mais "democrático" porque, em função de seu menor custo, comparativamente às restaurações cerâmicas, e da possibilidade de alterar rapidamente a condição estética do sorriso (muitas vezes em apenas uma única sessão clínica), pode atingir um maior número de pessoas.

EM QUE SITUAÇÕES CLÍNICAS SÃO INDICADAS RESTAURAÇÕES DE COMPÓSITO DIRETO EM DENTES ANTERIORES?

A amplitude de situações clínicas em dentes anteriores em que os compósitos diretos podem ser indicados é muito grande. Além das indicações tradicionais para restaurar cavidades tipo III e V geradas por lesões de cárie, podem ser utilizados para restaurar dentes anteriores fraturados com envolvimento do ângulo incisal ou lesões cervicais não-cariosas ocasionadas por abrasão/erosão/abfração, restaurar defeitos de formação no esmalte (amelogênese imperfeita, hipoplasia), corrigir a forma alterada de determinado dente ou grupo de dentes, restaurar dente com alteração de cor por meio da confecção de faceta, substituir restaurações antigas deficientes, reduzir ou fechar diastemas, alongar o dente ou readequar a proporção comprimento/largura, favorecendo a composição estética, corrigir posição de um ou mais dentes, restaurar para diagnóstico de casos amplos, colar fragmento dental, simular gengiva artificial e restabelecer guia canina ou guia anterior (Figuras 6.1 a 6.6).

POR QUE INDICAR COMPÓSITO DIRETO EM DENTES ANTERIORES?

A maior rapidez na obtenção de resultados estéticos e o menor custo comparativamente às restaurações cerâmicas são dois fatores significativos para indicação de compósito direto em dentes anteriores. Além disso, a técnica minimamente invasiva que proporciona preservar tecido dental hígido, a melhoria nas propriedades físicas e químicas, o aumento das opções de cores dos compósitos atuais, a boa condição de reparo na maioria das situações clínicas e o reforço da estrutura dental remanescente proporcionada pela técnica adesiva também representam vantagens desses materiais.[2,3,4,6]

EXISTEM LIMITAÇÕES PARA REALIZAR RESTAURAÇÕES DE COMPÓSITO DIRETO EM DENTES ANTERIORES?

Sim, e podem ser didaticamente divididas em relação ao material propriamente dito, ao paciente e ao profissional. No que diz respeito ao compósito direto, devemos lembrar

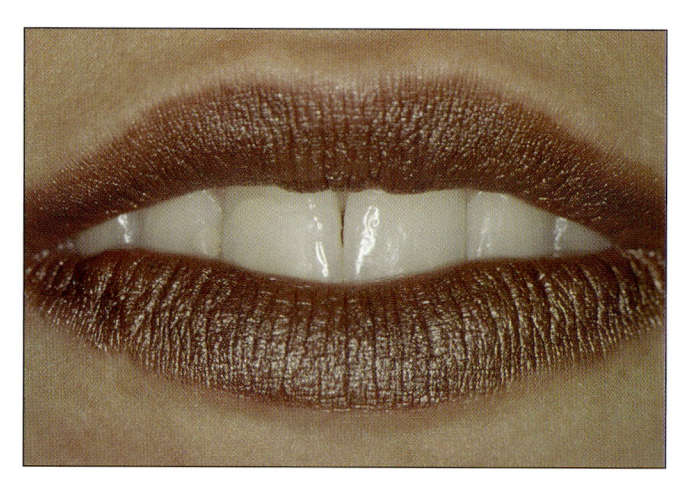

▲ **Figura 6.1**
Restauração de compósito deficiente (opaca e monocromática) no dente 11 prejudicando a aparência estética do sorriso.

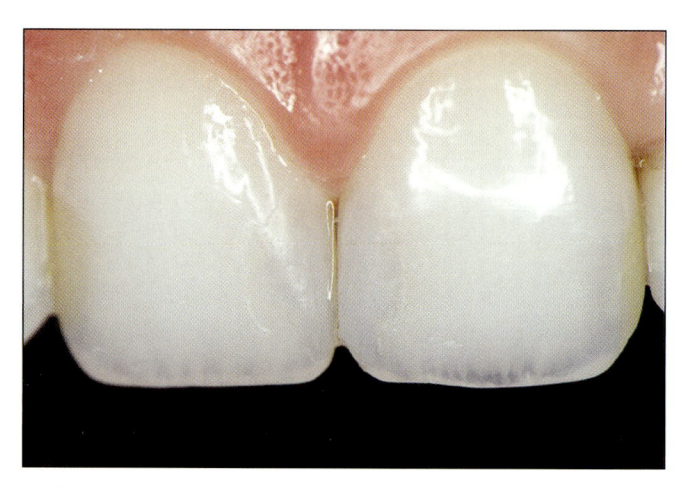

▲ **Figura 6.2**
Restaurações nas proximais dos incisivos centrais superiores apresentando escurecimento acentuado na distal do 11 e 21 e translucidez excessiva na mesial dos dentes 11 e 21.

RESTAURAÇÕES ESTÉTICAS   147

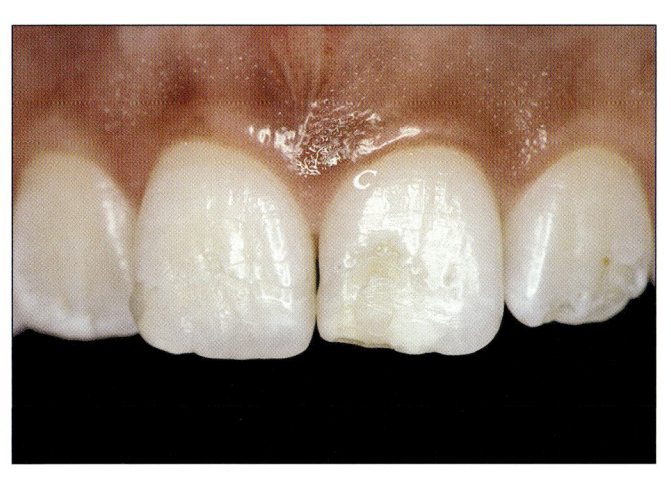

▲ **Figura 6.3**
Dentes anteriores com alterações de formação comprometendo a aparência estética.

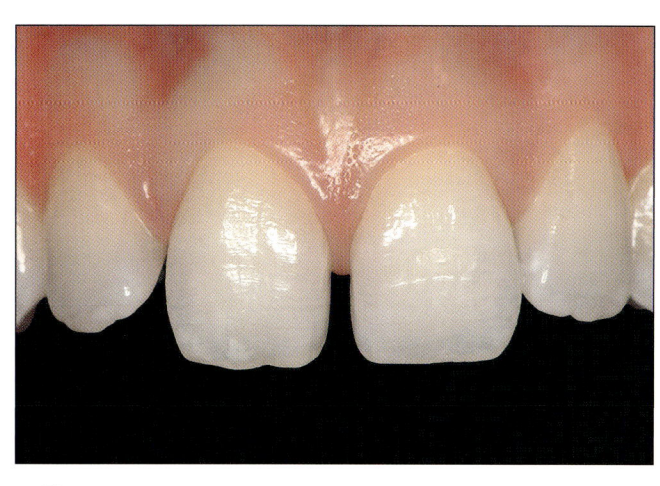

▲ **Figura 6.6**
Presença de diastemas e pequenas alterações de posição dental que podem ser corrigidas com compósito direto.

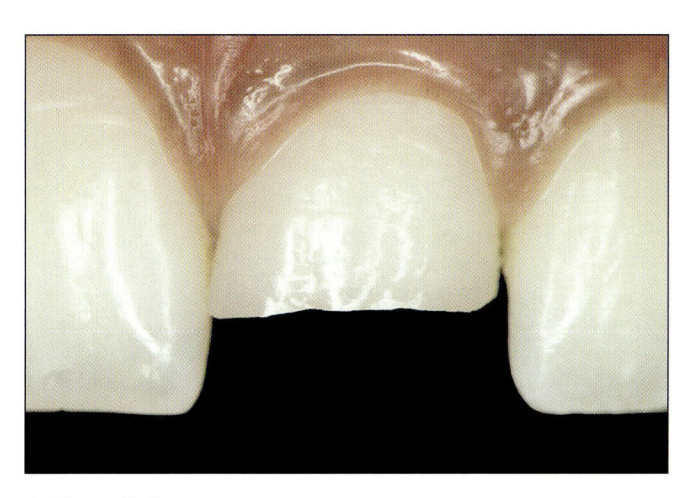

▲ **Figura 6.4**
Dente anterior fraturado com possibilidade de ser restaurado com compósito direto.

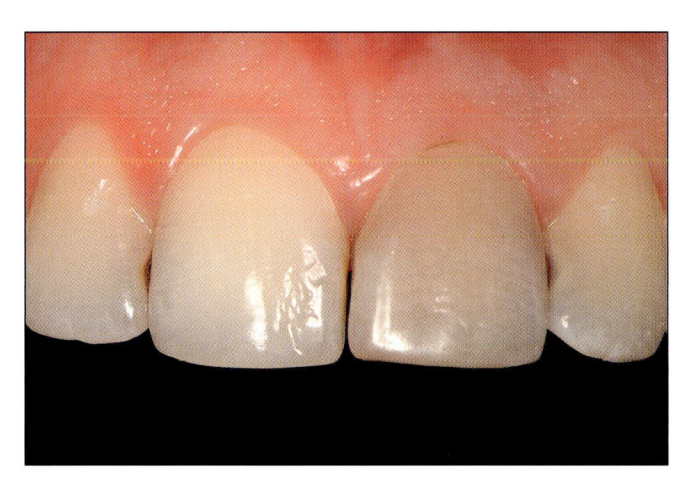

▲ **Figura 6.5**
Dentes ântero-superiores com lesões de cárie na mesial do 12 e 22 e escurecimento no 21.

que ele apresenta componentes orgânicos em sua formulação e, por conseqüência, uma contração de polimerização que, se não adequadamente controlada do ponto de vista técnico, pode trazer conseqüências indesejáveis, como manchamento marginal e sensibilidade pós-operatória. Ainda, são passíveis de manchamento superficial e/ou perda de brilho ao longo do tempo e de fraturas em áreas sujeitas a grandes tensões mecânicas. Com relação ao paciente, se ele apresentar hábitos nocivos, tais como fumar, não realizar uma higiene bucal adequada, ingerir substâncias corantes, como chimarrão, coca-cola ou vinho tinto, em excesso, o desafio para a restauração será maior. Entretanto, o profissional desempenha um papel fundamental nesse processo restaurador e de expectativa de sucesso no tratamento. Sua atuação é inicialmente importante para motivar o cliente na direção de cuidados de saúde que possam favorecer a longevidade clínica daquela restauração específica e principalmente para evitar novas ocorrências de doença cárie, periodontal ou trauma, por exemplo. Também o domínio da técnica restauradora por meio de treinamento prévio e a disciplina durante a execução das diversas etapas clínicas são imprescindíveis. A negligência na execução de qualquer etapa clínica, como o isolamento do campo operatório, o procedimento adesivo, a inserção e a fotopolimerização do compósito e o acabamento/polimento, pode ocasionar falhas precoces de restaurações diretas de compósito em dentes anteriores.

QUAL É A EXTENSÃO E A LOCALIZAÇÃO DE LESÃO DE CÁRIE E/OU DE RESTAURAÇÃO ANTIGA A SER SUBSTITUÍDA OU DE ÁREA FRATURADA A SER REPOSTA?

A indicação de compósito em dentes anteriores ocorre fundamentalmente pela sua característica adesiva e, portanto, de preservar tecido dental hígido. Então, em todas as situações clínicas em que há perda e/ou alteração de parte da estrutura dental (geralmente inferior a 50%), há a possibilidade de utilizá-lo, sendo essas as situações preferenciais. Apesar da possibilidade de confeccionar restaurações parciais de cerâmica também em dentes anteriores ("técnica de fragmentos cerâmicos"), elas são complexas e desafiadoras tanto do ponto de vista de execução laboratorial quanto de obtenção de resultado estético adequado, além de apresentar maior custo. Em situações mais amplas, em que quantidade significativa de estrutura dental foi comprometida, maior que 50%, há a possibilidade de utilizar o compósito direto associado a pinos intra-radiculares ou fibras de reforço, por exemplo, mas a alternativa de confeccionar uma restauração cerâmica normalmente é a opção preferencial (Figura 6.7).

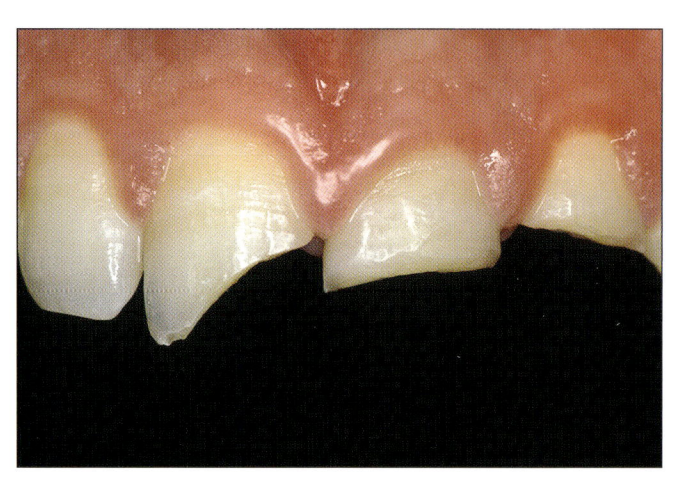

▲ **Figura 6.7**
Dentes anteriores com diferentes amplitudes de fratura em que o compósito direto pode ser empregado em conjunto com pino intra-radicular direto e/ou restauração indireta.

QUE FATORES DEVEM SER PRIORIZADOS NA CONFECÇÃO DE RESTAURAÇÕES DIRETAS DE COMPÓSITO EM DENTES ANTERIORES?

Quando o profissional vai confeccionar uma restauração direta de compósito, deve considerar aspectos a serem priorizados. Podemos dividi-los em três categorias: aspectos biológicos, morfológicos e estéticos. Os aspectos biológicos representam o primeiro compromisso que o profissional deve ter quando da execução do procedimento restaurador. Aqui está envolvida a necessidade de preservar a vitalidade pulpar e de alcançar adequada adaptação e selamento da restauração, assim como compatibilidade com o periodonto. Para tanto, selecionar e aplicar corretamente um sistema adesivo, adaptar, esculpir e polir a superfície da restauração adequadamente é muito importante. Os aspectos morfológicos incluem o tamanho e a forma da restauração, que devem estar em concordância com a condição dos demais dentes e a oclusão do paciente, porque esses detalhes têm relação direta com a função e também com o equilíbrio estético da restauração direta de compósito. Finalmente, os aspectos estéticos envolvem as principais características ópticas dos compósitos, que são a cor, a opacidade/translucidez, a opalescência e a fluorescência. Além disso, a textura superficial tem uma influência importante na aparência estética final da restauração. A integração da restauração com a gengiva, os lábios, o sorriso e a face do cliente é fundamental para alcançar êxito estético no procedimento restaurador, como já discutido no Capítulo 2.

✗ DECISÃO CLÍNICA

Durante as etapas de planejamento e execução de restaurações de compósito em dentes anteriores fraturados em que não há envolvimento de exposição pulpar e/ou invasão do espaço biológico, o clínico normalmente se faz alguns questionamentos quanto a decisões que tem de adotar na eleição de qual a melhor posição para determinado caso clínico. Algumas dessas questões estão dispostas a seguir.

COMO O PROFISSIONAL PODE REALIZAR O ISOLAMENTO DO CAMPO OPERATÓRIO?

É essencial que o profissional consiga realizar um adequado isolamento do campo operatório devido principalmente à técnica adesiva. Na maioria das situações clínicas, pode ser utilizado o isolamento absoluto do campo operatório por meio do emprego do dique de borracha. Entretanto, em muitas situações clínicas, particularmente em dentes ântero-superiores, pode ser usado um isolamento relativo combinado, que envolve a utilização de um fio retrator intra-sulcular, afastador tipo Free Access 2 ou expander, rolete de algodão e sugador de saliva.[4] A vantagem dessa opção é não perder as referências visuais das estruturas adjacentes ao dente a ser restaurado, como, especialmente, as papilas interdentais e o contorno gengival. Além de poder ser realizado com maior rapidez, proporciona uma velocidade de desidratação dos dentes menor comparativamente ao uso do dique de borracha, o que permite ao clínico avaliar a cor da restauração por um tempo maior durante sua confecção, minimizando o efeito de aumento do valor que ocorre devido à desidratação. Outro aspecto ainda é que geralmente os clientes se sentem mais confortáveis com o uso do isolamento relativo combinado. Portanto, a decisão de qual forma realizar o isolamento do campo operatório depende da preferência de cada profissional.

QUE SISTEMA ADESIVO DEVE SER UTILIZADO PARA RESTAURAÇÕES DIRETAS DE COMPÓSITO EM DENTES ANTERIORES?

Fundamentalmente existem dois grandes grupos de sistemas adesivos que podem ser selecionados: os que empregam o condicionamento com ácido fosfórico separadamente, seguido da utilização de *primer* + adesivo (três etapas clínicas) ou somente de uma solução de *primer* + adesivo no mesmo frasco (duas etapas clínicas) ou os que empregam os adesivos autocondicionantes. Quando estiver envolvida dentina e esmalte no preparo, ou seja, na maioria das situações clínicas, o profissional pode optar por qualquer desses sistemas adesivos (ver Capítulo 4). Entretanto, quando houver envolvimento apenas ou essencialmente de esmalte (fechamento de diastema, por exemplo) ou for uma restauração com muita solicitação mecânica (dente anterior fraturado, por exemplo), a preferência é o uso de sistemas que empregam o condicionamento com ácido fosfórico separadamente, pois já há uma maior evidência científica e de acompanhamento clínico desse condicionamento comparativamente aos adesivos autocondicionantes. O profissional deve preferencialmente evitar utilizar sistemas adesivos que tenham a coloração muito cromatizada (branco ou amarelo) em restaurações que tenham grande envolvimento da superfície vestibular, pois poderá ocorrer alguma interferência na cor da transição dente/restauração.

QUAL CATEGORIA DE COMPÓSITO DIRETO DEVE SER SELECIONADA PARA RESTAURAR DENTES ANTERIORES?

O primeiro ponto a ser discutido com relação a essa questão é se o profissional deve indicar compósito microparticulado, micro-híbrido submicrométrico ou ambos (Figuras 6.8 a 6.16). A melhor maneira de responder a essa pergunta é pensar quando o profissional pode empregar um, outro ou ambos em conjunto. Os compósitos microparticulados, por apresentarem menor resistência mecânica, não devem ser indicados para reconstruir região palatina de dentes ântero-superiores nem para recobrir bordo incisal. Devido a sua maior translucidez, tampouco devem ser a opção preferencial em amplas restaurações tipo III, por exemplo, visto que o efeito de halo escurecido ou "meia-lua" pode ocorrer com maior freqüência e comprometer negativamente a apa-

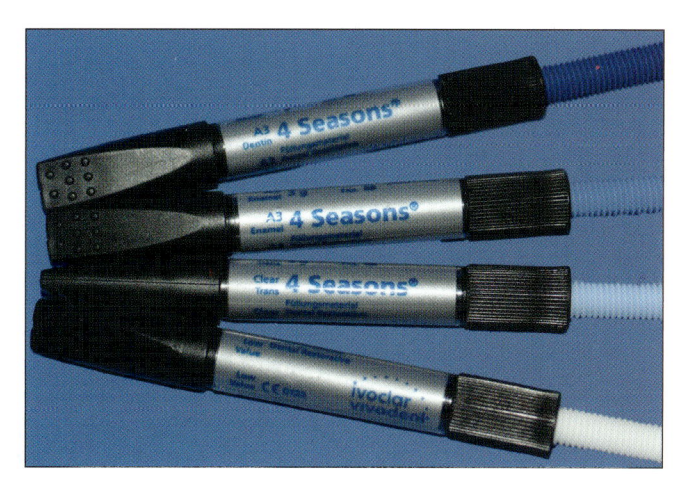

▲ **Figura 6.8**
Compósito micro-híbrido 4 Seasons (Ivoclar Vivadent).

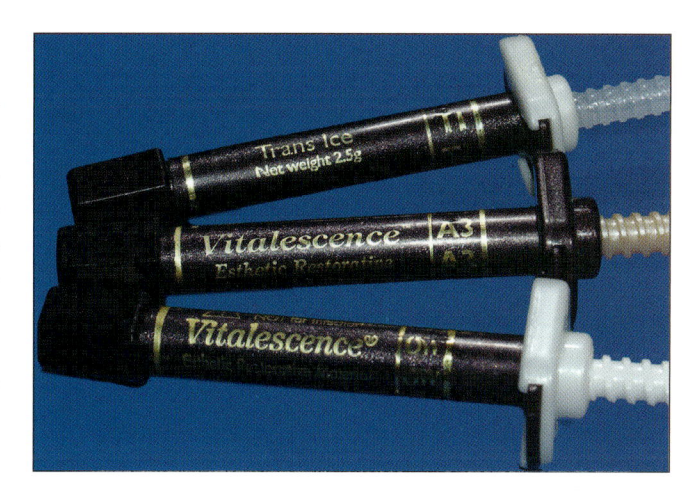

▲ **Figura 6.9**
Compósito micro-híbrido Vitalescence (Ultradent).

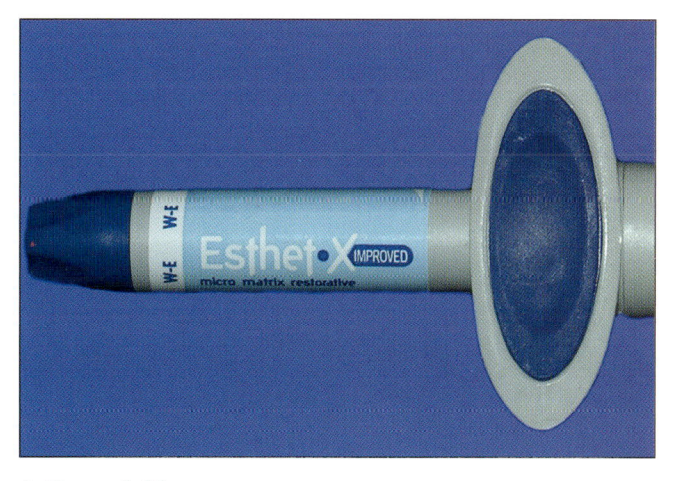

▲ **Figura 6.10**
Compósito nanoparticulado Esthet X (Dentsply).

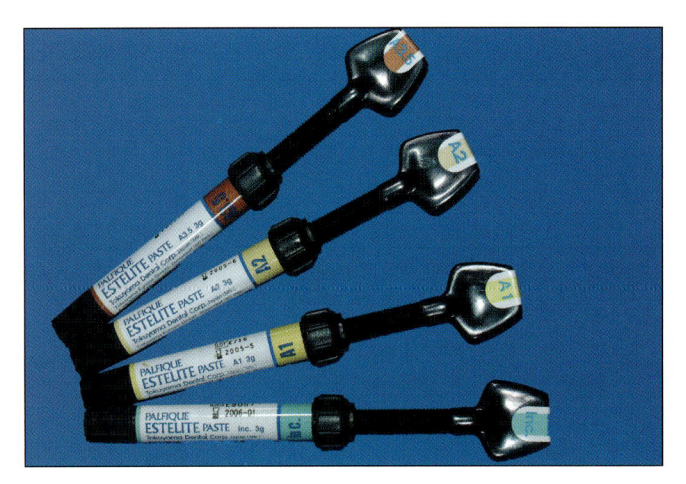

▲ **Figura 6.11**
Compósito submicrométrico Palfique Estelite (J. Morita).

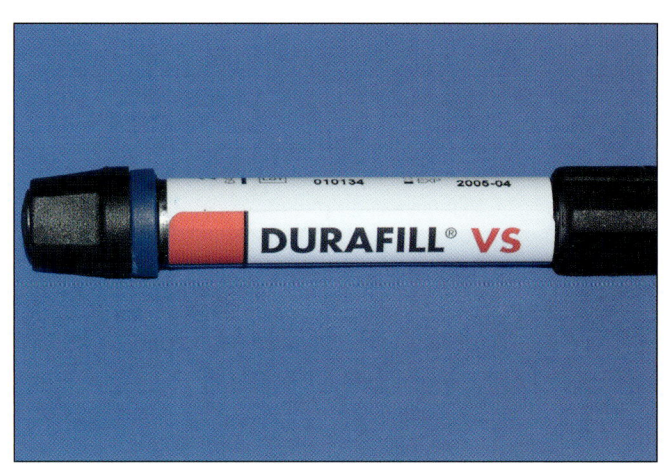

▲ **Figura 6.14**
Compósito microparticulado Durafill VS (Kulzer).

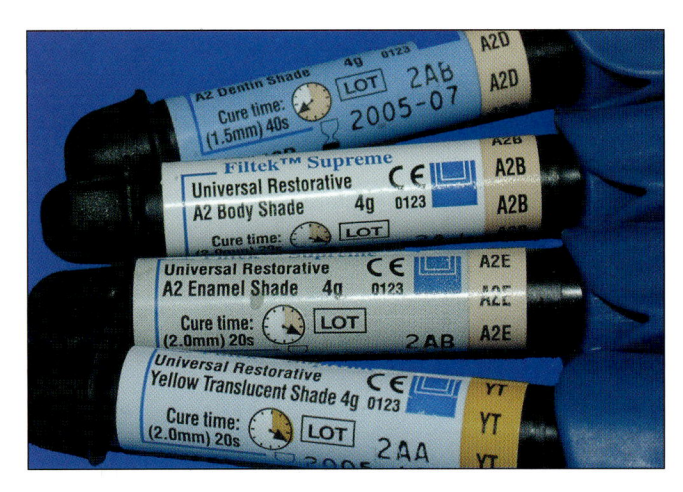

▲ **Figura 6.12**
Compósito nanoparticulado Filtek Supreme (3M ESPE).

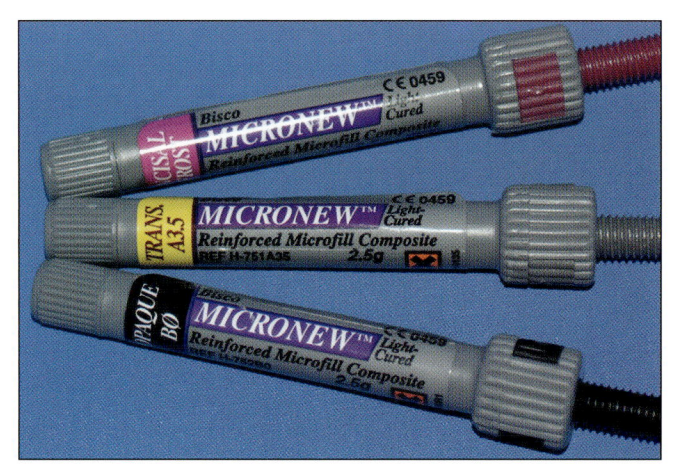

▲ **Figura 6.15**
Compósito microparticulado Micronew (Bisco).

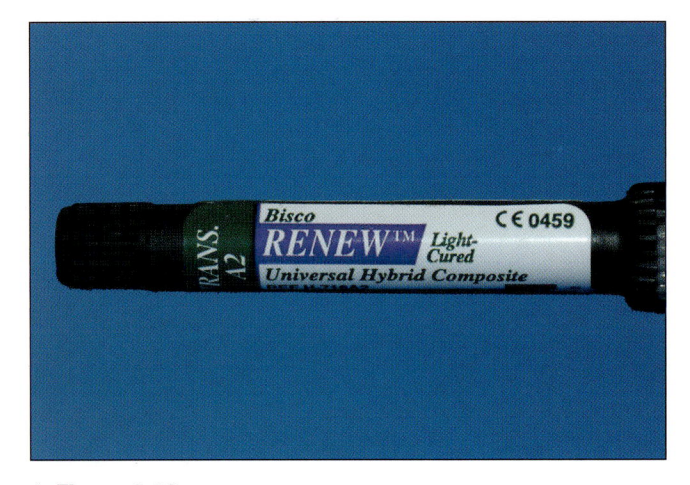

▲ **Figura 6.13**
Compósito micro-híbrido Renew (Bisco).

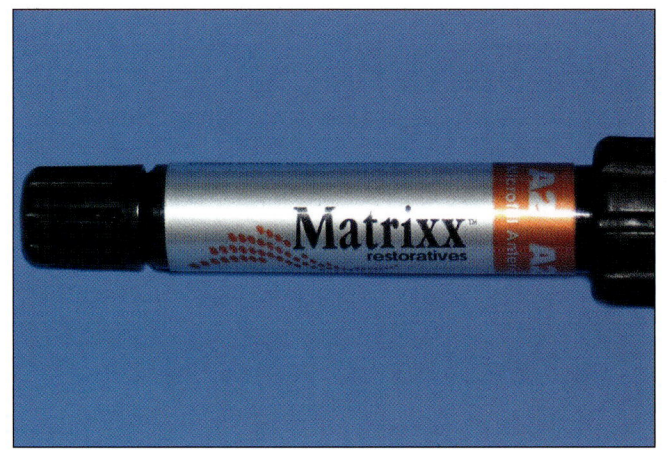

▲ **Figura 6.16**
Compósito microparticulado Matrix (Discus).

rência da restauração. Seu uso isoladamente é limitado a pequenas restaurações, em particular a lesões cervicais, em razão de seu módulo de elasticidade ser mais próximo ao do dente e também pela lisura superficial mais acentuada devido ao menor conteúdo inorgânico. Entretanto, é uma boa opção para atuar como um "esmalte artificial", ou seja, para ser a última camada, após a aplicação de compósito micro-híbrido, propiciando elevada translucidez e brilho superficial especialmente quando os dentes adjacentes apresentam esse detalhe. Essa combinação de compósito micro-híbrido para construir a "dentina artificial" e microparticulado para reproduzir o "esmalte artificial" tornou-se popular entre os clínicos e ainda hoje é bastante utilizada. Deve ser lembrado que o brilho superficial obtido com os compósitos microparticulados não é alcançado com nenhum compósito micro-híbrido, no entanto, em muitas situações, não é preciso obter brilho superficial elevado. Os compósitos micro-híbridos podem ser indicados em praticamente todas as situações clínicas de restaurações diretas em dentes anteriores porque possuem maior resistência mecânica em função da elevada quantidade de carga inorgânica. Aliado a esse fato, atualmente apresentam uma quantidade significativa de opções de cores para dentina, esmalte, incisal e modificadores, além de cores especiais para dentes clareados, regiões radiculares e até gengiva e um tamanho médio de partícula que varia de 0,4 μm a 0,7 μm em muitas marcas comerciais. Essas características têm possibilitado realizar restaurações praticamente imperceptíveis com excelente resultado estético e integradas ao contexto de cor dos dentes vizinhos, além de um polimento superficial muito próximo ao obtido com os compósitos microparticulados sem comprometer sua elevada resistência mecânica, o que permite ao profissional utilizá-los tanto em dentes anteriores quanto posteriores. Essa é outra vantagem, pois, com um só material, dito universal, cobre-se uma enorme quantidade de situações clínicas, representando uma economia para o profissional. Tal particularidade pode fazer com que o profissional use com mais freqüência determinado compósito micro-híbrido submicrométrico ou nanoparticulado e, por conseqüência, treine mais, adquira mais confiança e segurança na seleção de cores e no método de inserção e polimerização do compósito.

QUAIS OS ASPECTOS RELACIONADOS À COR QUE O PROFISSIONAL DEVE CONHECER PREVIAMENTE À CONFECÇÃO DE RESTAURAÇÃO DIRETA DE COMPÓSITO EM DENTE ANTERIOR?

É importante que o profissional tenha uma noção básica sobre cor, que, inicialmente, compreende os conceitos das três dimensões: matiz, croma ou saturação e valor ou luminosidade. Contudo, outros efeitos ópticos também são fundamentais, como a translucidez/opacidade, a opalescência e a fluorescência.

O matiz é o nome da cor, ou seja, se vermelho, azul, amarelo, verde, etc. Em relação ao dente, a referência comumente empregada, tanto pelos fabricantes de compósito quanto pelos fabricantes de cerâmica, é o uso da escala Vita que, no que se refere ao matiz, é dividida em A (marrom), B (amarelo), C (cinza) e D (vermelho). O croma é a quantidade de pigmento incorporado à determinada cor e é classificado em números, conforme o aumento da saturação, que vão de 1 a 4.

O valor que representa a relação entre a quantidade de branco e de preto presente em determinado dente é um aspecto importantíssimo para estabelecer naturalidade na restauração e exige capacidade de observação e treinamento por parte do profissional. Muitos autores têm recomendado que esse deve ser o primeiro aspecto a ser analisado na seleção da cor previamente à confecção da restauração (Figuras 6.17 e 6.18). Considerações com respeito aos efeitos ópticos de translucidez/opacidade, opalescência e fluorescência que são observados nos dentes naturais e que os fabricantes de compósito e cerâmica tentam reproduzir em seus respectivos materiais serão discutidas mais detalhadamente em questões a seguir.

O mais importante, nesse momento, é que o profissional tenha a compreensão de que a composição da cor de um dente é justamente determinada pela resposta desse dente a uma determinada fonte de luz que atua sobre as estruturas de esmalte e dentina, que apresentam diferentes espessuras nas várias regiões do dente. Isso é que faz com que possamos perceber diferenças de matiz, croma, valor, translucidez/opacidade, opalescência e fluorescência nas diversas regiões do dente.[7] Em função disso é tão complexo alcançar um elevado índice de acerto na seleção de cor para realização de restaurações estéticas. Portanto, é essencial que o profissional perceba que o esmalte atua como um filtro e, desse modo, sua espessura e translucidez/opacidade têm um papel significativo na determinação do valor, da opalescência e da cor final; que a dentina é responsável por determinar principalmente o croma e a opacidade e que novamente sua espessura em diferentes áreas do dente exerce influência na aparência de cor do dente.[6,8] Desse modo, fica mais fácil "construir" a percepção de cor que deve ser transportada para a seleção de cor dos compósitos a serem usados em restaurações estéticas. Em outras palavras, é sempre importante que, quando o profissional realize restaurações de compósito em dentes anteriores, imagine o dente recortado no sentido vestibulolingual e assim possa "imaginar" a influência das diferentes espessuras de esmalte e dentina nas várias áreas do dente. Dessa maneira, o profissional não ficará atrelado à seleção de cor por meio

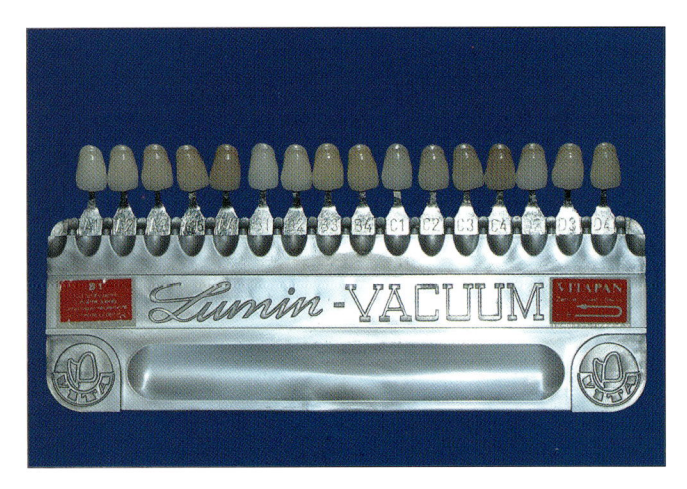

▲ **Figura 6.17**
Escala de cores Vita Lumin.

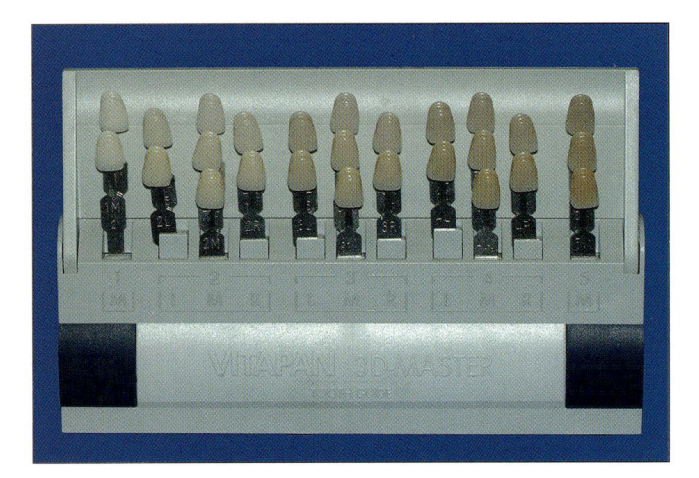

▲ **Figura 6.18**
Escala de cores Vita Lumin 3D.

de uma escala que tem determinada espessura de compósito ou cerâmica e sim estabelecerá um raciocínio considerando a influência das diversas espessuras de esmalte e dentina. Com isso, na sua "leitura visual" da cor de um dente, não mais se comunicará somente como dente A3, por exemplo. Essa informação ou percepção é muito escassa para refletir a complexidade de comportamento óptico observado no dente. Quando o profissional "imagina" o dente recortado ou estratificado, ele percebe os diferentes efeitos ópticos nas diversas regiões do dente, conseguindo visualizar o croma, o matiz, a translucidez/opacidade, o valor e a opalescência, "anotando-os" em sua mente. O passo seguinte é eleger compósitos com diferentes características ópticas e colocá-los sobre o dente com diferentes espessuras e nas diversas áreas do mesmo. Para tanto, é muito importante um treinamento do profissional com determinada marca comercial de compósito, ou seja, aprender a conhecê-la não só do ponto de vista de manipulação, mas também com relação ao seu potencial estético. As trocas freqüentes de material podem dificultar essa evolução do profissional. O efeito de fluorescência só é percebido quando o dente e/ou compósito é colocado sob incidência de luz ultravioleta no ambiente e será comentado com mais detalhes a seguir. Também é importante observar que existe uma série de estudos avaliando a cor dos dentes, mas esses estudos, na sua maioria, são conduzidos com todo o dente e, assim, têm contribuição limitada para os fabricantes de compósitos ou cerâmicas na produção das "cores" separadamente.[9,10,11] Talvez o que seja mais útil para ser relacionado com o uso clínico dos compósitos é a realização de estudos verificando as propriedades ópticas de diferentes marcas e cores de compósitos existentes no mercado, comparando-as com a dentina ou o esmalte separadamente, ou seja, com as estruturas que serão reproduzidas. Uma avaliação conduzida por Dietschi, utilizando um colorímetro (sistema L* a* B*, onde L* determina o valor, a* o quanto de verde e vermelho tem um objeto e B* o quanto de amarelo ou azul) e um cromatógrafo de reflectância para estabelecer a translucidez/opacidade, apontou como principais conclusões que a) foi difícil distinguir entre a cor A e B da escala Vita; b) aumentando o croma (de A1 para A4, por exemplo) do compósito, diminui acentuadamente o valor de L* ou o valor; c) poucos compósitos apresentam a opacidade da dentina natural; d) as cores incisais dos compósitos geralmente são mais translúcidas que o esmalte natural.

QUAL TÉCNICA RESTAURADORA E QUANTAS CORES DIFERENTES DE COMPÓSITO DEVEM SER USADAS PARA RESTAURAR DENTES ANTERIORES?

O uso da técnica incremental em pequenas porções de compósito a serem inseridas e fotopolimerizadas separadamente durante a confecção da restauração é fundamental principalmente para minimizar os efeitos da contração de polimerização, que é inerente ao material. Contudo, em função da maior quantidade de opções de cores com diferentes graus de translucidez/opacidade presente em muitas marcas comerciais de compósito disponíveis atualmente, há uma outra vantagem do ponto de vista estético, que é a possibilidade de estratificar, ou seja, distribuir as camadas de compósito. Com isso, é possível reproduzir uma "dentina artificial" e um "esmalte artificial" para que a luz atue sobre a restauração e, pela diferença de comportamento óptico entre as camadas de compósito, seja viável alcançar um resultado estético similar ao observado nos dentes naturais adjacentes[12] (Figuras 6.19a a 6.19c). De modo objetivo, para selecionar qual técnica empregar para restaurar dentes anteriores com compósito direto, o clínico deve classificar as diferentes situações conforme seu grau de dificuldade estética, visto que esse é um dos principais e ao mesmo tempo o mais desafiador requisito a ser atingido. Vamos comentar detalhadamente as opções técnicas para confeccionar restaurações em dentes anteriores fraturados de pacientes jovens já que são geralmente as situações mais complexas. Desde que o profissional entenda o conceito de estratificação natural e consiga selecionar e distribuir adequadamente as diferentes camadas de compósito, superando situações mais complexas, ele conseguirá com maior facilidade obter êxito em restaurações menores se estender o mesmo conceito para as diversas regiões do dente, sempre lembrando a influência da espessura da dentina e do esmalte, respectivamente. Então, nas restaurações em dentes anteriores fraturados em pacientes jovens, é comumente necessário evitar a influência do fundo escuro da boca correspondente à região de estrutura dental perdida, mascarar a linha de transição dente/restauração, confeccionar uma dentina artificial acertando matiz, croma e forma, caracterizar detalhes específicos, como região de mamelos e eventuais manchas particulares, simular o efeito de opalescência existente no esmalte natural, apresentar fluorescência similar ao dente natural, copiar a linha de halo esbranquiçado ou amarelado no bordo incisal, acertar o valor ou a luminosidade e reproduzir a textura encontrada nos dentes adjacentes. Quando acertar essas etapas, é então possível reproduzir as características de policromatismo nas diferentes áreas da restauração. Portanto, para cada aspecto estético a ser reproduzido, o clínico deve saber eleger corretamente não só a cor do compósito, mas também sua espessura e localização dentro da restauração. Em outras palavras, a cada etapa realizada, o profissional deve verificar se o objetivo foi alcançado para prosseguir com o procedimento restaurador. É importante observar que não existirá em todos os casos clínicos a necessidade de utilizar uma construção estratificada anatômica com tanta riqueza de detalhes, que exige um maior tempo e treinamento para o profissional. Portanto, na prática diária, o clínico deve ter esse discernimento para eleger qual situação exige técnica de inserção mais complexa ou simplificada. Essa postura é essencial para que não se crie uma idéia falsa de que alguns clínicos sempre trabalham com técnicas complexas. O bom senso também deve prevalecer aqui para favorecer um equilíbrio entre a relação custo/benefício tanto para o paciente quanto para o profissional. Não existe apenas um método de confeccionar as restaurações diretas de compósito em dentes anteriores a ser adotado indiscriminadamente, mas sim técnicas que devem ser adequadas ao caso clínico específico, ao perfil do paciente, ao material utilizado e ao treinamento prévio do profissional.

Na Tabela 6.1, estão dispostas situações clínicas passíveis de indicar compósito direto, a técnica preferencial e as cores de compósito que podem ser utilizadas com maior freqüência. O profissional pode eleger o uso de diferentes cores de compósito e efeitos (corantes) naquelas situações

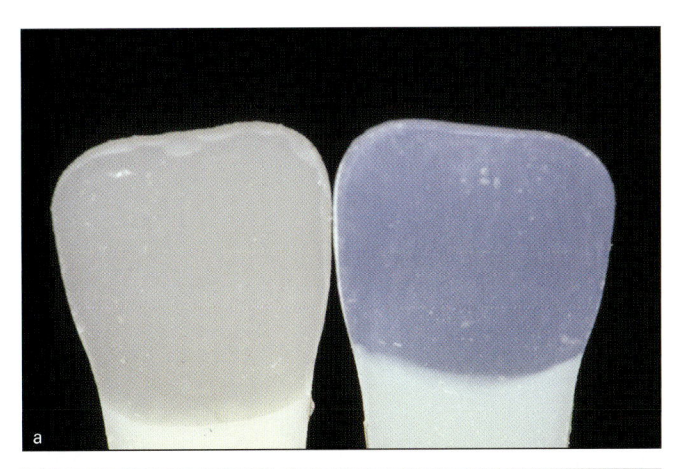

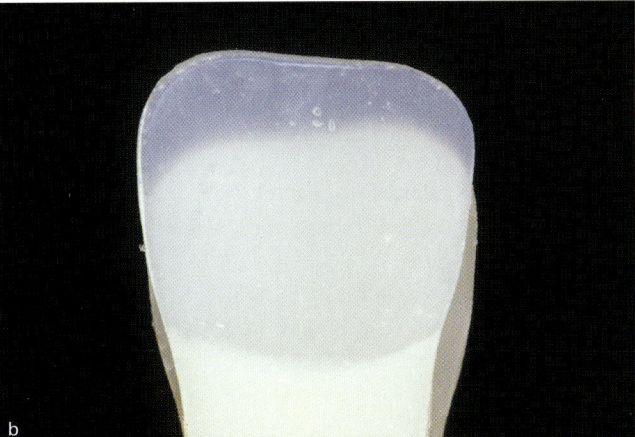

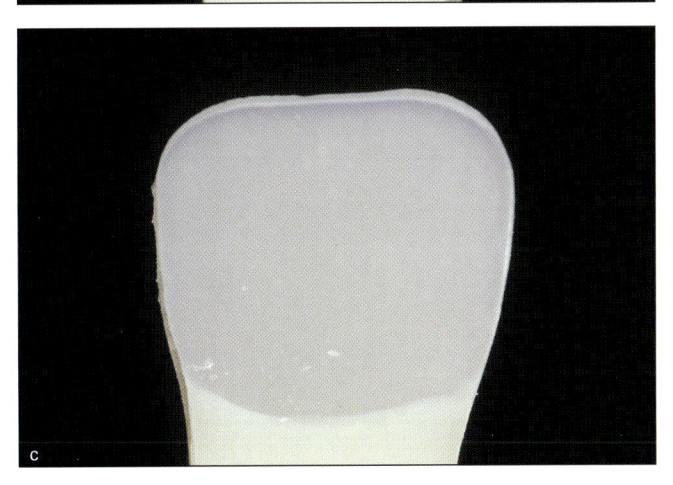

▲ **Figura 6.19**
(a) Compósito cor A2 à esquerda e cor TB (*transparent blue*) à direita.
(b) Sobreposição parcial do compósito transparente sobre o de cor A2. Notar a diferença da cor final com ou sem essa sobreposição.
(c) Aspecto final da cor obtida demonstrando o efeito de filtro da camada de compósito transparente correspondente ao "esmalte artificial" sobre a camada de cor A2, que simula a "dentina artificial".

que envolvem perda de estrutura dental significativa e utilizar apenas uma ou no máximo duas cores ou camadas de compósito em situações menos complexas para racionalizar e agilizar seu trabalho.

COMO IDENTIFICAR A TRANSLUCIDEZ/OPACIDADE, OU TRANSMITÂNCIA, DOS COMPÓSITOS E QUAL SEU SIGNIFICADO CLÍNICO?

Para trabalhar em restaurações de compósito em dentes anteriores dentro do conceito de estratificação natural anatômica em casos mais complexos, como os de dentes anteriores fraturados, deve-se avaliar a translucidez/opacidade dos compósitos utilizados para construir a "dentina artificial" e o "esmalte artificial".

Para tanto, muitas vezes o profissional se detém em informações que podem confundir mais que auxiliar. Por exemplo, para um determinado ministrante, um compósito A é mais opaco do que um B ou C, mas para outro pode ser exatamente o contrário e assim por diante. Isso ocorre porque essa informação está normalmente vinculada à observação pessoal e sua subjetividade, além de não considerar outros fatores, como a influência do tipo de luz e a intensidade que cada um trabalha no seu dia-a-dia. Em função disso, é muito importante a realização de estudos que possam proporcionar dados mais científicos, ou seja, parâmetros mais seguros para auxiliar o clínico. Uma avaliação

> **DICA CLÍNICA**
>
> A técnica de estratificação natural anatômica, que consiste em observar a posição, cor e espessura das camadas de compósito de acordo com as estruturas de dentina e esmalte presentes nos dentes naturais, deve ser utilizada em dentes anteriores fraturados e em casos clínicos que envolvem ampla destruição de tecido dental. Uma técnica de estratificação simplificada deve ser usada em restaurações menores ou quando envolvem apenas regiões do dente onde há pouca característica de policromatismo, como o terço cervical e médio dos dentes (Figuras 6.20a a 6.23u).

empregando um espectrofotômetro de UV/luz visível (HP Instruments) utilizando diversas marcas comerciais e cores de compósitos (secos e com a mesma espessura) foi realizada por Masotti e Conceição,[13] e os principais resultados estão dispostos nas Tabelas 6.2 e 6.3.

A intenção é proporcionar ao clínico uma informação objetiva e comparativa entre marcas comerciais presentes no mercado com relação a seu percentual de transmitância da luz, que tem relação direta com a translucidez/opacidade. Essa informação pode auxiliar na seleção de determinada marca comercial para uma situação clínica específica. Por exemplo, se o profissional está diante de um dente mais escurecido, dará preferência ao uso de compósito mais opa-

TABELA 6.1 SUGESTÃO DE TÉCNICA E CORES DE COMPÓSITO PARA DIVERSAS SITUAÇÕES CLÍNICAS

SITUAÇÃO CLÍNICA	TÉCNICA SUGERIDA	CORES DE COMPÓSITO
Tipo III (pequena/média)	Estratificada simplificada	1 ou 2 (D ou D+E)
Tipo III (extensa)	Estratificada anatômica	2 ou 3 (D + E ou D+E+T)
Tipo V	Estratificada simplificada	1 ou 2 (D ou D+E)
Tipo IV (dente anterior fraturado)	Estratificada anatômica	3 ou mais (D+E+T ou D+E+X+T)
Defeitos no esmalte	Estratificada simplificada	1 (E)
Lesão cervical	Estratificada simplificada	1 ou 2 (D ou D+E)
Faceta de dente sem alteração de cor	Estratificada anatômica	2 ou 3 (D + E ou D+E+T)
Faceta de dente com alteração de cor	Estratificada anatômica	3 ou mais (X+D+E ou D+E+X+T)
Fechamento de diastema	Estratificada simplificada	1 ou 2 (E ou D+E)
Alongamento incisal	Estratificada anatômica	2 ou 3 (E+T ou E+X+T)

D = compósito cor de dentina (geralmente com a letra D colocada após o matiz e croma, por exemplo, A2D).
E = compósito cor de esmalte (normalmente com a letra E posicionada após o matiz e croma, por exemplo, A2E).
T ou I = compósito translúcido ou incisal para reproduzir opalescência e esmalte (normalmente com a letra I ou T, que pode ser seguida de indicativo de cromatização, como TB, *trans blue*, onde predomina efeito azul, ou Ty, *transyellow,* que significa transparente amarelo, por exemplo).
X = cores de compósito especiais que servem para opacificar, cromatizar ou estabelecer o valor de parte ou de toda a restauração.

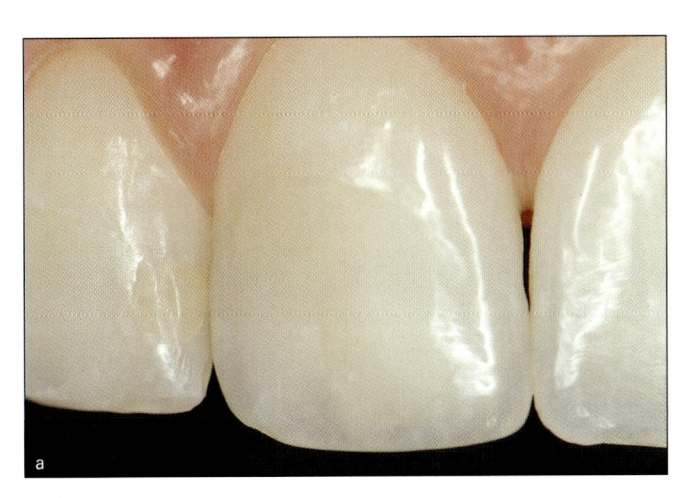

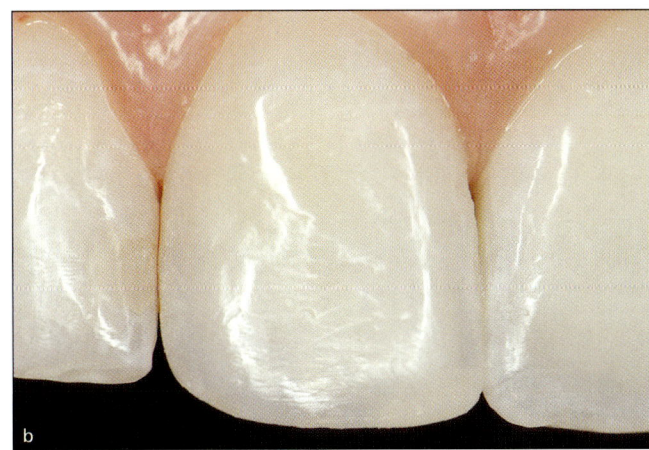

RESTAURAÇÕES ESTÉTICAS   155

▲ **Figura 6.20**
(a) Restauração deficiente de compósito na vestibular do dente 11, que se apresenta opaca e monocromática. Ver a sua influência negativa na estética do sorriso na Figura 6.1.
(b) Aspecto da restauração de compósito direto realizada. Notar a textura superficial e a integração de cor com o dente natural. Técnica estratificada simplificada.

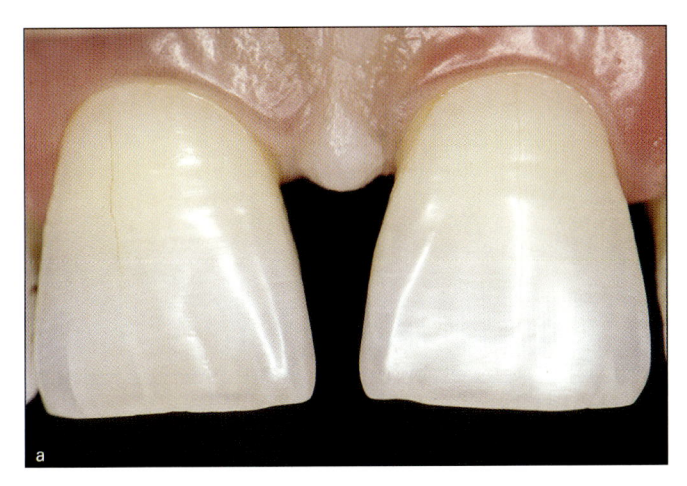

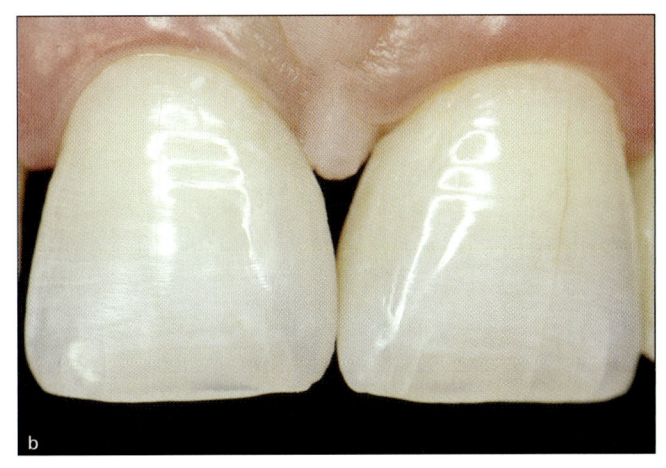

▲ **Figura 6.21**
(a) Presença de diastema entre os incisivos centrais superiores.
(b) Vista aproximada das restaurações de compósito fechando o diastema. Nenhum desgaste dental foi realizado. Técnica estratificada simplificada.

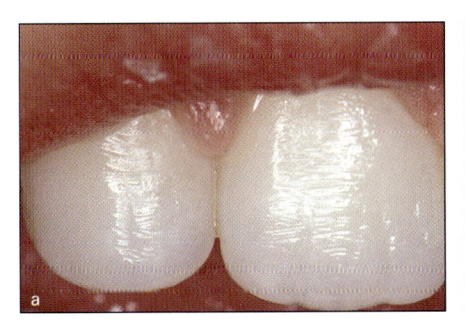

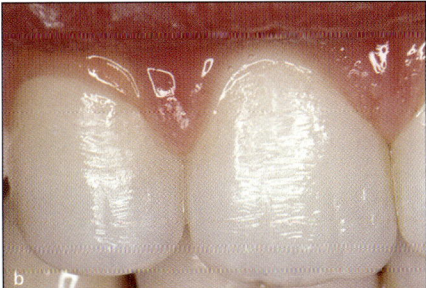

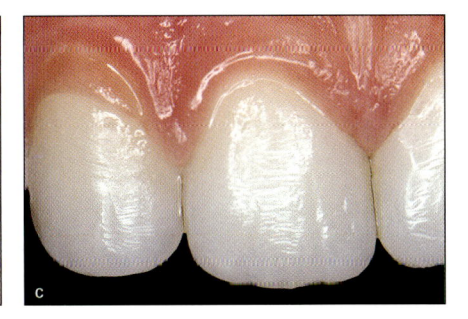

▲ **Figura 6.22**
(a) Aspecto dos dentes 11 e 12 que apresentam facetas diretas de compósito com o lábio em repouso.
(b) Observar o contorno gengival dos dentes 11 e 12.
(c) O contorno gengival do dente 12 foi reconstituído com compósito tipo *flow* cor de gengiva, representando uma alternativa para dentes que tenham grande discrepância ou retração gengival.

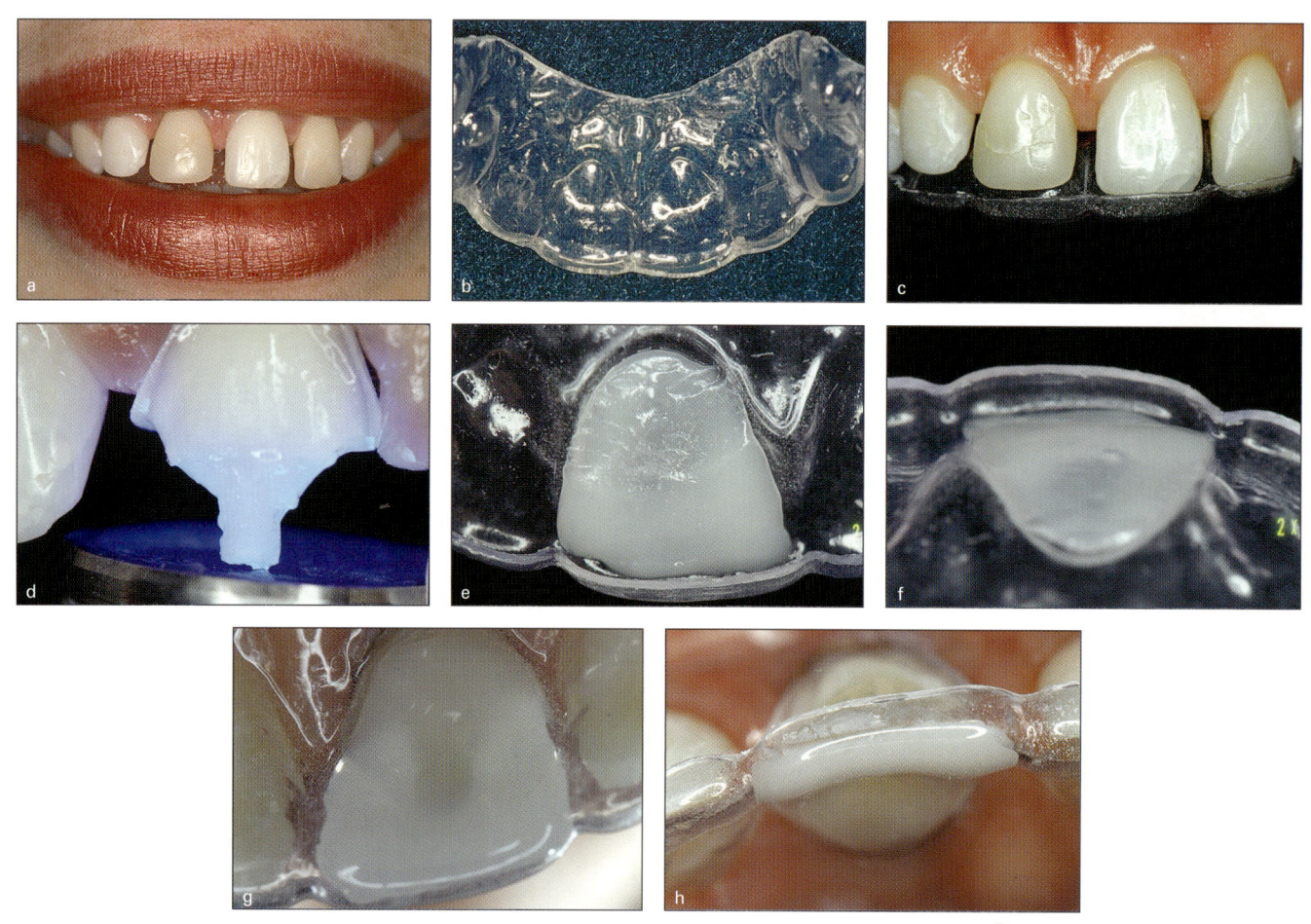

▲ **Figura 6.23**

(a) Paciente jovem que sofreu traumatismo dental com avulsão e reimplante do dente 11 e perda de vitalidade dental nos dentes 12,11,21 e 22, que foram tratados endodonticamente. Observar a presença de diastemas e alteração de cor nos dentes 11 e 22, que não responderam ao clareamento interno.

(b) Placa transparente de polietileno com 1 mm de espessura confeccionada em aparelho a vácuo sobre um modelo de gesso em que foi construída com compósito a nova forma e o tamanho dos dentes. Fase de planejamento e diagnóstico.

(c) Placa de polietileno transparente posicionada antes da confecção das restaurações. O seu uso permite ao profissional ter um guia que facilita a inserção das camadas de compósito. O dente 11 apresentava ampla restauração deficiente envolvendo toda a face palatina e grande área da vestibular.

(d) Após remoção da restauração antiga deficiente e colocação de pino de fibra de vidro intra-radicular (ver Figuras 7.13a a 7.13v), foi inserido e fotopolimerizado incremento de compósito com maior croma, cor A 3,5, recobrindo o pino.

(e) Compósito translúcido posicionado na área correspondente à superfície palatina.

(f) Vista de cervical para incisal do incremento translúcido de compósito posicionado, que deve ter aproximadamente 0,2 mm de espessura. Notar o espaço existente para a aplicação das camadas subseqüentes de compósito.

(g) Vista por palatino da placa de polietileno com o incremento translúcido de compósito posicionado no dente 11. Uma das vantagens de usar um guia transparente é poder observar o adequado posicionamento do compósito antes de polimerizá-lo.

(h) Vista por incisal do primeiro incremento de compósito translúcido posicionado com o auxílio da placa de polietileno.

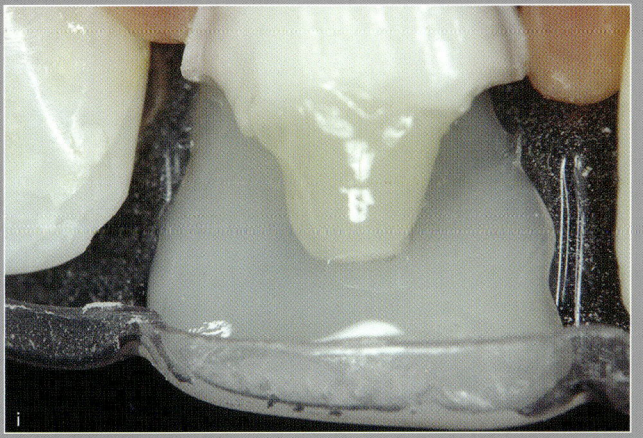

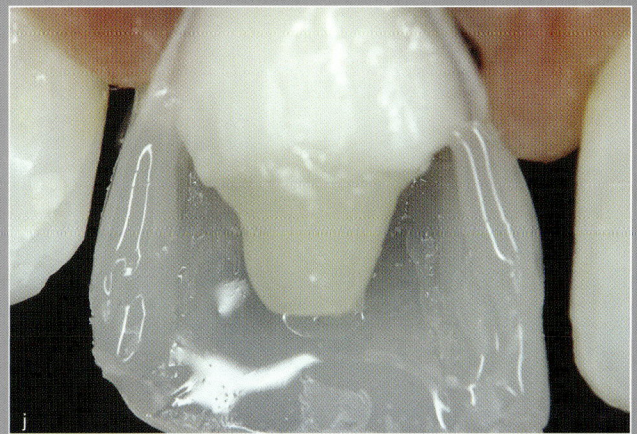

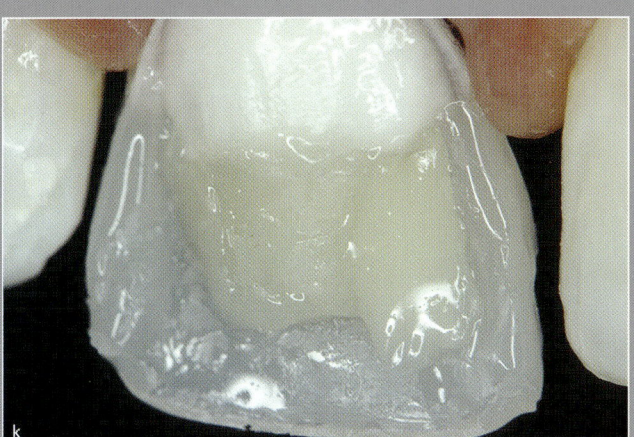

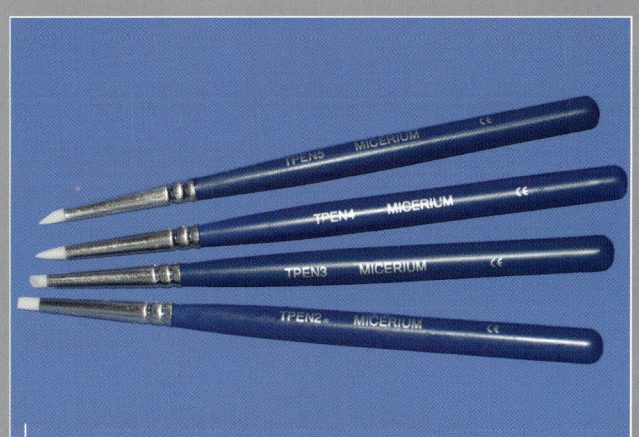

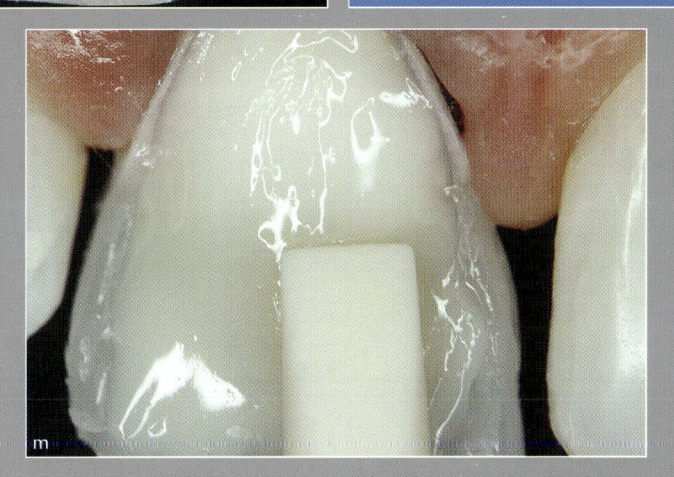

▲ **Figura 6.23 (continuação)**
(i) Aspecto por vestibular após a polimerização do incremento do compósito translúcido ("esmalte artificial"). Observar o contraste de opacidade e croma com o incremento de compósito aplicado junto ao pino intra-radicular ("dentina artificial").
(j) Inserção de compósito translúcido junto às áreas proximais.
(k) Compósito cor A3 inserido para construir a "dentina artificial".
(l) Pincéis de borracha para inserção de compósito (Micerium).
(m) Posicionamento do incremento de compósito com auxílio de pincel de borracha (Micerium). A vantagem é a flexibilidade da borracha.

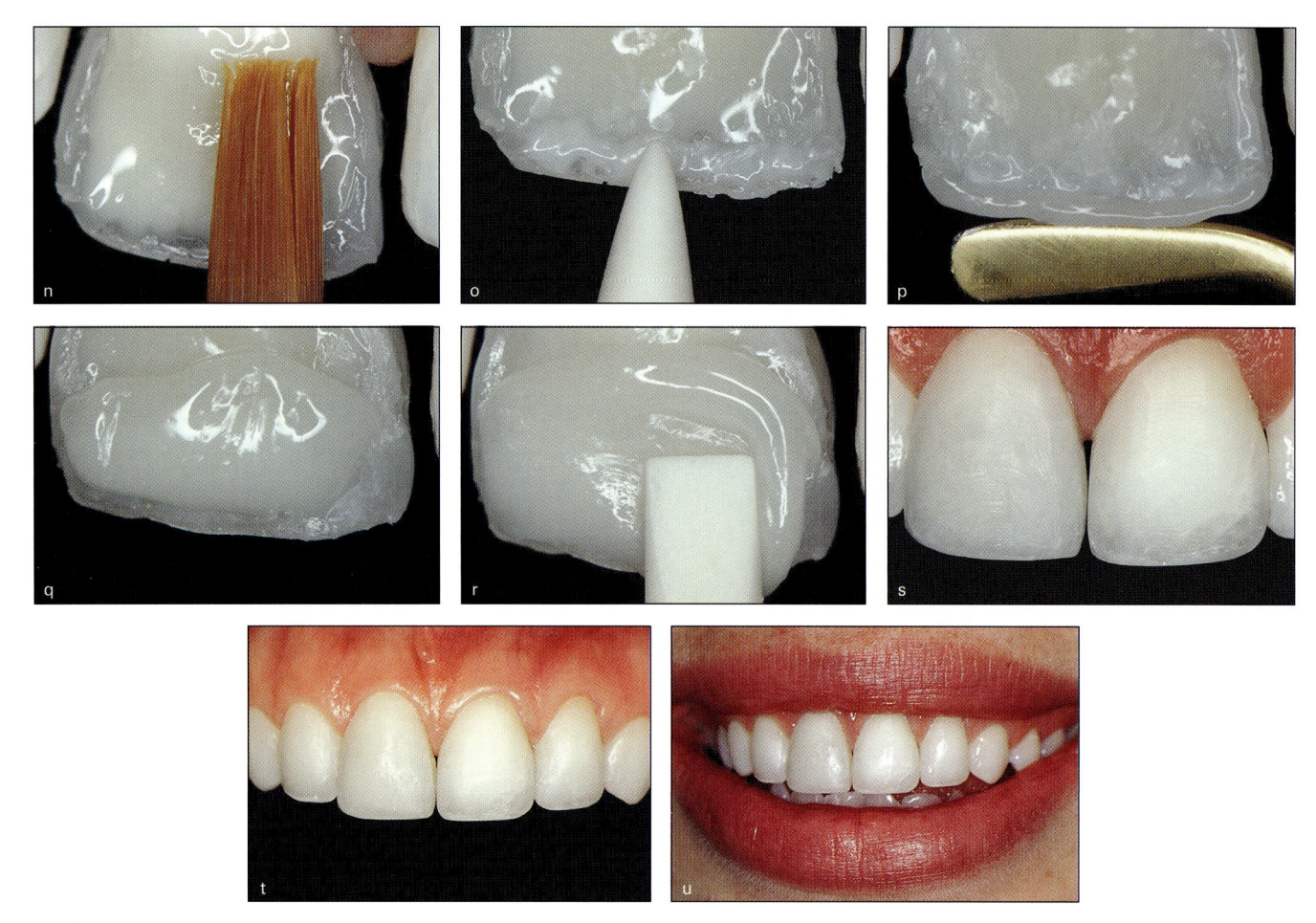

▲ **Figura 6.23** (continuação)
(n) Acomodação da camada de compósito com pincel (Cosmedent # 3) antes da fotopolimerização.
(o) Colocação de incremento opaco branco de compósito junto à incisal para simular o halo branco presente nos dentes naturais.
(p) Inserção de incremento de compósito translúcido cinza para reproduzir o efeito de opalescência do esmalte no terço incisal.
(q) Colocação do incremento de compósito translúcido, o mesmo aplicado na palatina, como última camada na superfície vestibular.
(r) Assentamento do compósito translúcido "esmalte artificial" na superfície vestibular.
(s) Vista aproximada dos dentes 11 e 21 após a confecção de restaurações de compósito direto.
(t) Aspecto após a realização das restaurações de compósito nos dentes 12,11,21 e 22 utilizando a placa de polietileno como guia e técnica de estratificação natural.
(u) Aspecto do sorriso após a realização das restaurações de compósito. Comparar com a Figura 6.23a.

co; se está tratando um paciente jovem, provavelmente indicará um compósito mais translúcido para reproduzir a "dentina artificial" (a dentina é menos mineralizada), ao contrário de uma restauração em um dente de um paciente idoso (a dentina é mais opaca). Um raciocínio inverso se estabelece quanto ao esmalte: se for de um paciente jovem, será mais opaco comparativamente ao esmalte do dente de uma pessoa idosa, que é mais translúcido. Portanto, esses parâmetros de translucidez/opacidade podem ajudar a eleger determinado compósito e a respectiva cor para reproduzir a "dentina e o esmalte artificiais", respectivamente (Figuras 6.24 a 6.26).

COMO REPRODUZIR A OPALESCÊNCIA DO ESMALTE DENTAL NAS RESTAURAÇÕES DE COMPÓSITO EM DENTES ANTERIORES?

Observando o comportamento óptico da região incisal em que está presente apenas o esmalte nos dentes naturais, o profissional pode detectar que, devido a sua translucidez, o esmalte tem a capacidade de preferencialmente refletir ondas de luz azul-cinza e transmitir luz laranja. Esse efeito é denominado de opalescência.

Para reproduzir esse efeito óptico, o clínico pode empregar compósito bastante translúcido posicionado em determinados pontos na região incisal. Portanto, é novamente

TABELA 6.2 PERCENTUAIS DE TRANSMITÂNCIA DIRETA EM 560 NANÔMETROS PARA COMPÓSITOS MICRO-HÍBRIDOS INDICADOS PARA "DENTINA ARTIFICIAL"

MARCA COMERCIAL	COR DO COMPÓSITO	% TRANSMITÂNCIA
CHARISMA	A 3	3,8132
FILTEK SUPREME	A 3B	0,1967
ESTHET X	A 3	0,1782
VITALESCENCE	A 3	0,0564
CLEARFIL APX	A 3	0,0408
RENEW	A 3	0,0352
4 SEASONS	A 3 DENTIN	0,0341
INTENS	A 3	0,0340
SOLITAIRE	A 3	0,0218
FILTEK Z 250	A 3	0,0191
CHARISMA	OA 3	0,4151
RENEW	OA 3	0,0270

Os valores maiores indicam que o material é mais translúcido.

▲ **Figura 6.24**
Três compósitos microparticulados (Incisal) de marcas comerciais distintas evidenciando a diferença de translucidez. Da esquerda para a direita: A110, Renamel e Durafill.

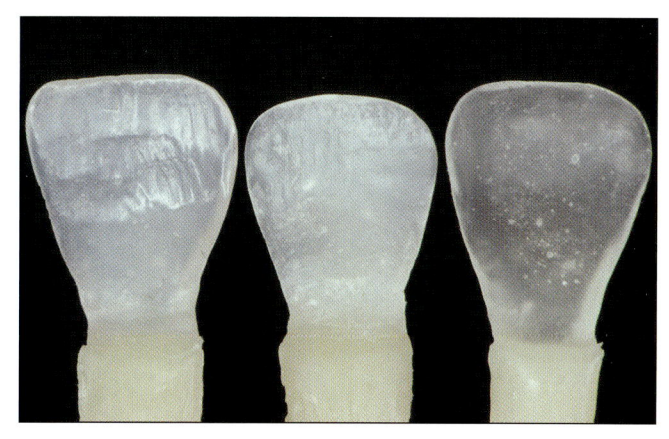

▲ **Figura 6.25**
Três compósitos micro-híbridos de marcas comerciais distintas mostrando a diferença de translucidez. Da esquerda para a direita: Charisma I, Tetric Ceram T e Vitalescence TI.

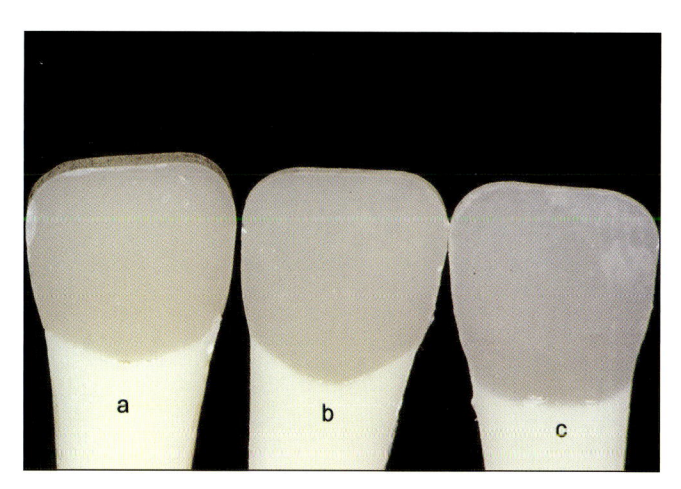

▲ **Figura 6.26**
Compósito cor A2B (Filtek Supreme, 3M ESPE) com três diferentes espessuras, 2 mm (a), 1 mm (b) e 0,5 mm (c), evidenciando a importância da espessura de compósito no seu comportamento quanto à translucidez e à opacidade.

valioso que o profissional tenha alguma informação com respeito à translucidez/opacidade de diferentes marcas comerciais e cores de compósito disponíveis no mercado. Outra estratégia importante é confeccionar sua própria escala de cores com o compósito que irá empregar (Figura 6.27).

É INTERESSANTE QUE OS COMPÓSITOS APRESENTEM FLUORESCÊNCIA?

A fluorescência observada nos dentes naturais acontece quando eles são expostos à luz ultravioleta, ocorrendo excitação de sua fotossensibilidade, absorvendo energia luminosa e difundindo-a para o espectro visual do branco intenso ao azul claro. Devido ao seu maior conteúdo orgânico, a dentina normalmente apresenta maior fluorescência do que o esmalte natural. A questão que se impõe é se é importante que essa característica de fluorescência esteja presente nos compósitos. Apesar de não ser decisiva para o sucesso estético de todas as restaurações, sem dúvida, a fluorescência confere mais vitalidade e auxilia a obter um correto valor ou uma correta luminosidade da restauração.[6,14] Há uma diferença significativa quanto à fluorescência entre as diversas marcas comerciais de compósito

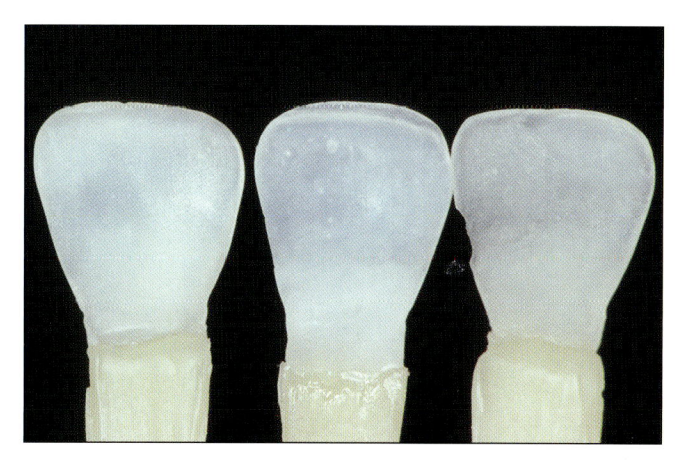

TABELA 6.3 PERCENTUAIS DE TRANSMITÂNCIA DIRETA EM 560 NANÔMETROS (SIMULAÇÃO LUZ DO DIA) PARA COMPÓSITOS MICRO-HÍBRIDOS PARA "ESMALTE ARTIFICIAL"

MARCA COMERCIAL	COR DO COMPÓSITO	% TRANSMITÂNCIA
VITALESCENCE	TI	8,1404
CONCEPT	TY	3,4731
CHARISMA	I	1,6108
ESTHET X	YE	0,7837
4 SEASONS	CLEAR	0,6643
IN TENS	T	0,1566
FILTEK SUPREME	YT	0,1189
PALFIQUE ESTELITE	INCISAL	0,0159

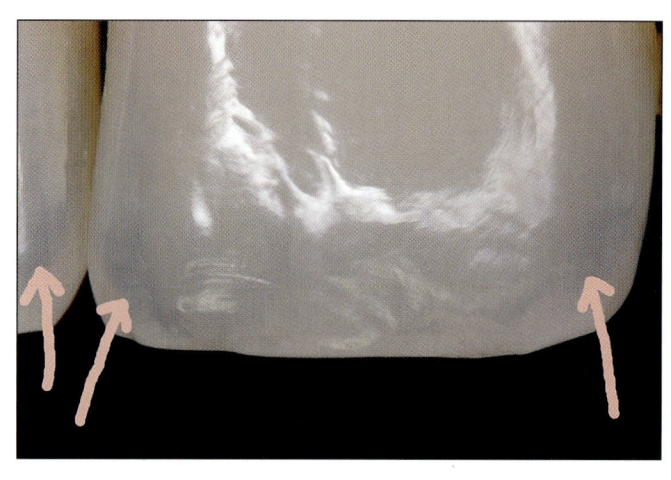

Os valores maiores indicam que o material é mais translúcido.

▲ **Figura 6.27**
Setas indicando áreas da restauração de compósito onde foi simulado o efeito de opalescência do esmalte.

direto (Figuras 6.28 a 6.31). Podemos observar compósitos com elevada fluorescência (superior à dos dentes naturais), com fluorescência próxima à da estrutura dental e os que não apresentam fluorescência. Os compósitos sem fluorescência tendem a uma aparência acinzentada e podem ser detectados como uma área escura quando expostos à luz ultravioleta, como em boates, por exemplo (Figuras 6.32 e 6.33). Uma estratégia alternativa para alguns profissionais é ter uma lâmpada ultravioleta e, quando acioná-la sobre os dentes sem influência significativa de outra fonte de luz (sala escurecida), poder detectar o comportamento quanto à fluorescência do dente e do compósito que pretende utilizar. Outro detalhe é que poderá determinar mais facilmente a área de dentina (mais fluorescente) e de esmalte (menos fluorescente). Essa observação pode auxiliá-los no momento de posicionar corretamente as camadas de compósito para reproduzir a "dentina artificial" e o "esmalte artificial, respectivamente.

QUANDO E COMO UTILIZAR OS CORANTES?

Nas restaurações diretas de compósito, os corantes podem ser empregados para simular diferentes efeitos. Atualmente são empregados com mais freqüência para aumentar o croma em determinadas áreas da "dentina artificial", como a região de mamelos ou cervical, por exemplo. O seu uso para simular pontos de hipocalcificação ou opalescência é atualmente menos freqüente porque o efeito obtido empregando a grande variedade de cores dos compósitos atuais geralmente produz uma restauração mais natural. Uma boa comparação para o clínico é perceber que, se fizer um efeito cinza-azulado na incisal com corante de uma restauração no incisivo superior, mesmo o paciente fechando a boca o efeito estará visível. Por outro lado, se, nesse mesmo dente, o efeito de opalescência for reproduzido com compósito translúcido, quando o paciente oclui, a percepção de cor na região incisal se altera influenciada pelos dentes inferiores. Isso deixa a restauração com comportamento óptico mais natural, ou seja, mais próximo ao encontrado nos dentes naturais (Figuras 6.34a a 6.34c).

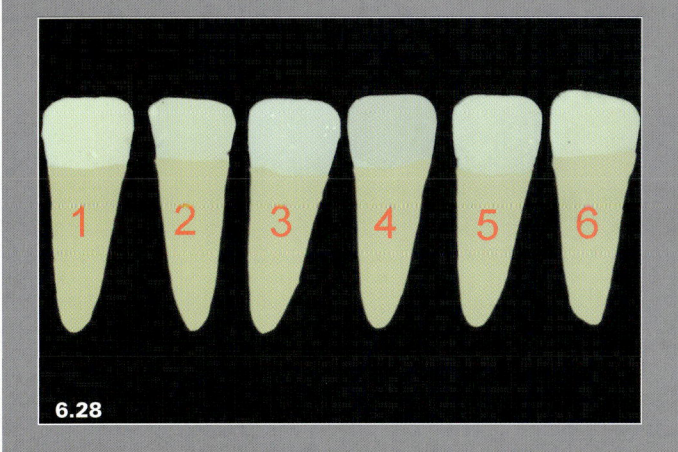

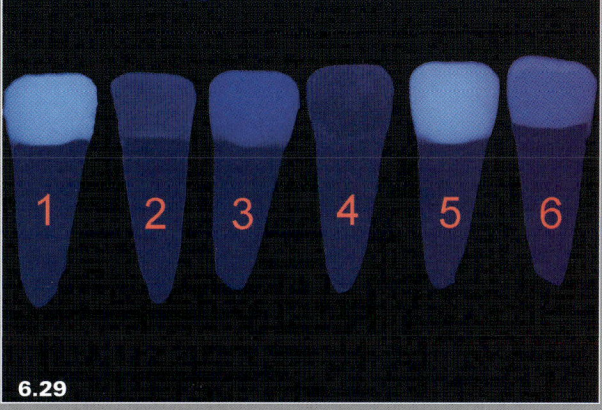

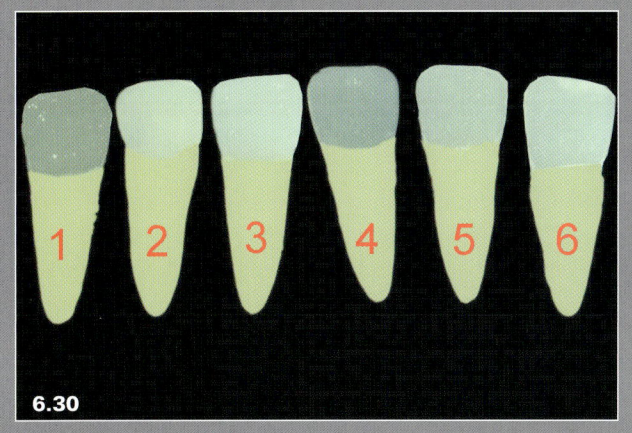

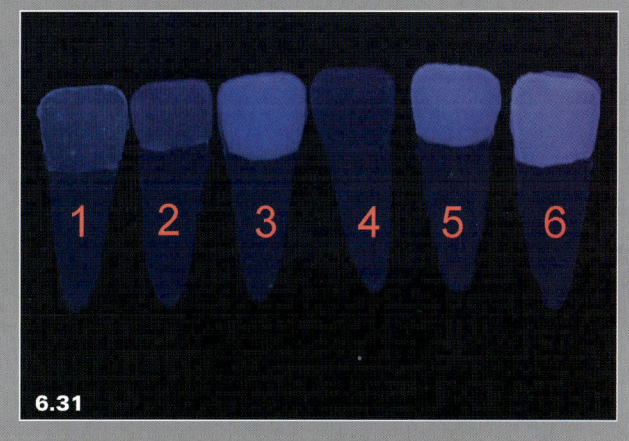

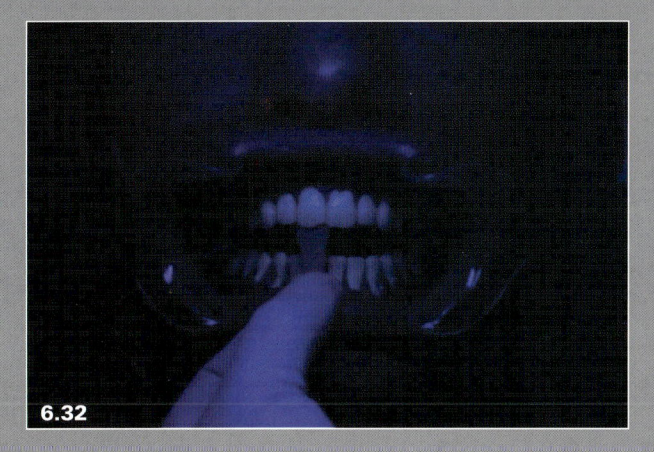

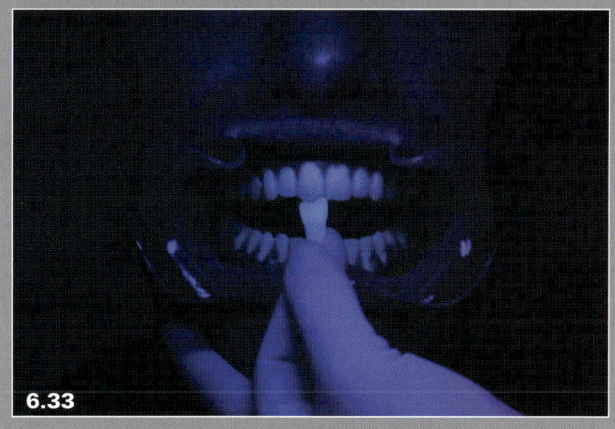

(28) Seis marcas comerciais de compósito micro-híbrido cor A2 normalmente empregadas para confeccionar a dentina articial colocadas na área correspondente à coroa. O compósito que reproduz as raízes é o mesmo para possibilitar contraste uniforme quando observado à fluorescência.
(29) Os mesmos compósitos da Figura 6.28 expostos à luz ultravioleta. Notar a diferença evidente de comportamento quanto à fluorescência.
(30) Seis marcas comerciais de compósitos micro-híbridos translúcidos normalmente empregados como esmalte artificial na área correspondente às coroas.
(31) Os mesmos compósitos apresentados na Figura 6.30 expostos à luz ultravioleta. Observar o comportamento diferente quanto à fluorescência.
(32) Amostra de compósito posicionado junto ao paciente evidenciando que não há fluorescência adequada (aspecto escuro do compósito). Comparar com os dentes naturais.
(33) Amostra de compósito colocada próxima ao paciente mostrando que a fluorescência do compósito é excessiva comparativamente aos dentes naturais. O objetivo é que a fluorescência do compósito seja o mais similar possível ao dente natural.

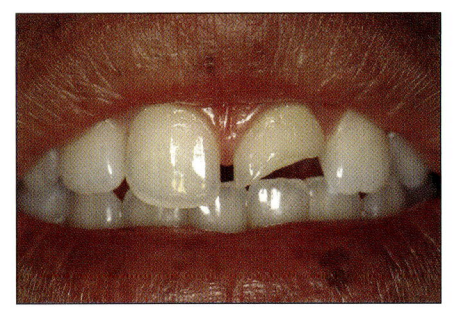

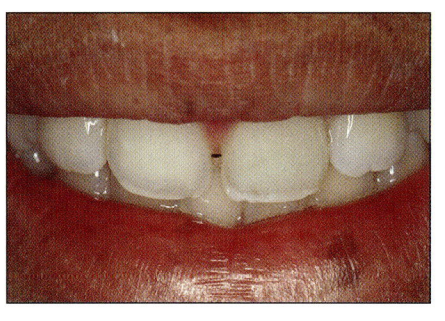

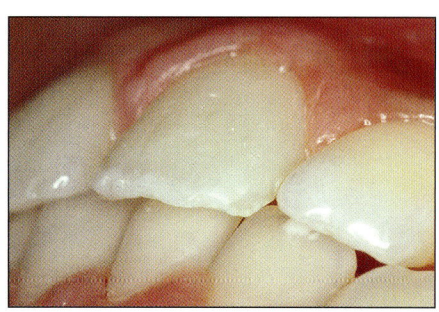

▲ **Figura 6.34**
(a) Paciente jovem apresentando fratura coronária no dente 21.
(b) Vista frontal com paciente ocluindo, demonstrando potencial estético dos compósitos atuais para reproduzir características ópticas no dente 21.
(c) Vista por incisal evidenciando harmonia estética do dente 21 restaurado com compósito direto.

PROTOCOLO CLÍNICO

RESTAURAÇÃO DIRETA DE COMPÓSITO EM DENTE ANTERIOR

Durante o planejamento e especialmente durante a confecção de restaurações diretas de compósito em dentes anteriores, é fundamental que o profissional siga de forma bastante disciplinada e atenta uma seqüência de etapas inseridas em um protocolo clínico definido. Atuando assim, os resultados, tanto do ponto de vista funcional quanto estético, passam a ser mais previsíveis, e a margem de erro diminui. Justamente pelo fato de que a restauração de dentes anteriores fraturados é a situação mais desafiadora para o profissional, porque exige a reprodução da forma e de detalhes estéticos em regiões diferentes do dente, é que comentaremos em detalhes, a seguir, todas as etapas de uma sugestão de protocolo clínico para esses casos.

1. ESCOLHA DA TÉCNICA RESTAURADORA

Frente a um dente anterior fraturado ou já restaurado de modo deficiente, situações comumente classificadas como tipo ou classe IV, o passo inicial é eleger qual a técnica restauradora a ser adotada. O profissional pode optar por moldar o dente a ser restaurado para construir uma guia de silicona ou de matriz de polietileno, o que será detalhado no item 2, ou optar por confeccionar a restauração a mão livre. Confeccionando uma guia, o profissional tem que adicionar uma etapa clínica no seu protocolo, o que inicialmente pode parecer desvantajoso por consumir um pouco mais de tempo. Entretanto, de posse dessa guia, a segurança quanto ao correto posicionamento dos diferentes incrementos e cores de compósito é muito maior, além de a referência quanto à largura e ao comprimento da restauração estar em harmonia com a dos dentes vizinhos. Desse modo, o procedimento restaurador torna-se mais previsível e menos dependente da capacidade manual do clínico.[6,15] Caso o profissional opte por realizar a restauração a mão livre, deve continuar o protocolo direto no item 3.

2. CONFECÇÃO DA GUIA PALATINA

Quando o dente anterior está fraturado, o profissional tem duas opções para confeccionar a guia palatina. Ele pode moldar a arcada com alginato, vazar o molde com gesso e construir "restaurações" com cera ou com o próprio compósito diretamente sobre o modelo de gesso. Isso possibilita definir a forma, a largura e o comprimento da restauração de modo compatível com os dentes vizinhos com toda a tranqüilidade, sendo possível avaliar em ângulos de visão que seriam difíceis em boca. Então, um nova moldagem agora com silicona é realizada sobre o modelo de gesso "restaurado", e o molde é recortado no sentido mésio-distal bem próximo do bordo incisal, preservando-o.[2,6,15] Outra possibilidade nessa mesma técnica é obter a guia plastificando o modelo de gesso com uma matriz de polietileno de 1 mm de espessura em um aparelho de calor a vácuo (ver Figuras 6.23a a 6.23u). A grande vantagem dessa guia plástica é ser transparente e permitir ao profissional avaliar o correto assentamento e a correta adaptação do compósito na superfície palatina, permitindo sua fotopolimerização somente quando o clínico tiver certeza de que essa etapa está correta. Além disso, por ser mais rígida, a guia plástica pode ser estabilizada nos dentes adjacentes e ser colocada e retirada a qualquer momento e não se deforma durante o uso, evitando uma possibilidade de deslocamento que pode ocorrer com mais freqüência com a guia de silicona e ocasionar um incorreto posicionamento do compósito. Entretanto, demanda mais tempo para sua confecção. Então, cabe ao profissional eleger o modo de confecção da guia que julgar mais adequado. A outra forma de confeccionar a guia palatina é "restaurar" o dente fraturado com compósito diretamente na boca do paciente sem o uso de sistema adesivo. Logo após, é feita uma moldagem parcial com silicona e realizado seu recorte como descrito anteriormente (ver Figuras 6.36e e 6.36g). Se o dente apresentar uma restauração deficiente apenas em termos de cor, mas a forma estiver adequada, o profissional pode realizar diretamente a moldagem com silicona para confeccionar a guia palatina (Figuras 6.35a e 6.35b). Caso contrário, os mesmos passos relatados previamente podem ser seguidos para a confecção da guia palatina.

3. ANÁLISE DA OCLUSÃO

Nos casos que envolvem a necessidade de reconstruir a região incisal, é importante que o clínico avalie e registre, com o auxílio de papel articular, os contatos em máxima intercuspidação habitual, os movimentos de lateralidade e a protrusão que devem ser reproduzidos quando da restauração final. Não podemos esquecer que uma correta reprodução da superfície palatina é essencial para manutenção da guia anterior de desoclusão.

4. PREPARO DO DENTE

O preparo do dente consiste em essencialmente remover uma eventual restauração antiga deficiente e/ou um tecido cariado. A grande questão é se o clínico deve ou não confeccionar bisel na superfície vestibular visto que ele tem apenas a função de favorecer o resultado estético. Considerações quanto à idade do paciente, a sua expectativa estética e à altura da linha do sorriso podem auxiliar nessa decisão. Quanto mais jovem o paciente, mais indicada está a tentativa de não realizar o bisel, pois, com o passar do tempo, provavelmente essa mesma restauração precisará de nova intervenção, e mais tecido será envolvido.[2,16] Quanto maior for a expectativa estética do paciente, maior é a possibilidade de executar o bisel, uma vez que ele facilita a obtenção de melhor resultado estético na transição dente/restauração. Nesses casos, os biséis longos, geralmente com 2 mm ou mais de extensão, são ainda mais favoráveis comparativamente aos curtos. O bisel pode ser realizado empregando uma ponta diamantada tronco-cônica, como a 4138 da KG Sorensen. Na linha de término, é interessante que haja uma pequena depressão no sentido vestibulopalatino de aproximadamente 0,1 a 0,2 mm de espessura, o que permite espaço para posicionar o compósito e visualizar exatamente a linha de término do preparo. Isso facilita a etapa de acabamento/polimento a ser realizada no final do procedimento restaurador. Outra consideração importante é quanto à altura do sorriso, pois, se ele for baixo e houver pouca exposição dos dentes durante o sorriso, maior chance de não indicar o bisel. Entretanto, mesmo em situações de restaurações amplas, uma constatação importante foi verificada em um estudo que comparou a capacidade de diagnóstico de dentistas e de pessoas leigas com relação a dentes anteriores restaurados com compósito direto com ou sem bisel. Observou-se que parece não haver superioridade relevante quando da confecção do bisel. Essa é uma informação para, pelo menos, servir como reflexão antes de indicar

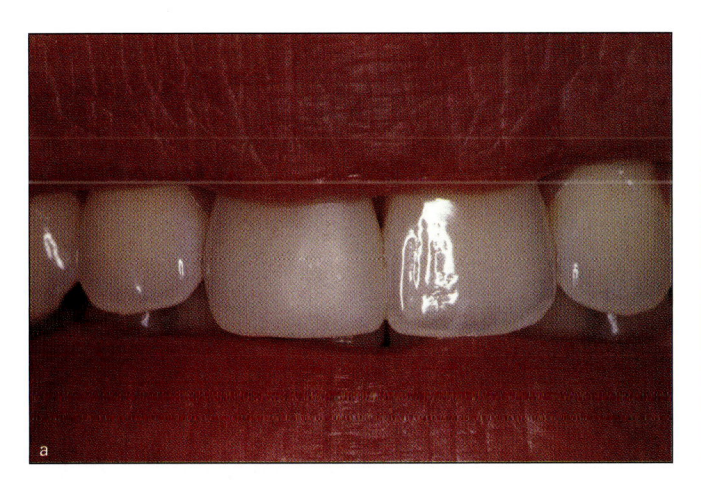

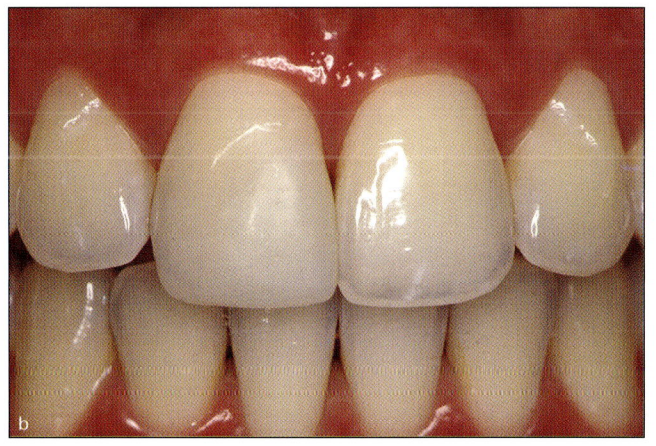

▲ **Figura 6.35**
(a) Aspecto do dente 11 apresentando restauração deficiente de compósito com opacidade excessiva e monocromática.
(b) Com os dentes superiores sobrepostos sobre os inferiores, fica evidente a diferença das características de microestética entre o dente 11 restaurado e o 21, que é natural. Como a forma do dente 11 está adequada, pode-se confeccionar a guia de silicona diretamente.

indiscriminadamente a confecção de bisel em restaurações de dentes anteriores fraturados com compósito direto.

5. SELEÇÃO DO COMPÓSITO

Como já comentado anteriormente neste capítulo, o profissional pode optar pelo uso de compósito micro-híbrido submicrométrico isoladamente ou associado a um compósito microparticulado. O uso de compósito microparticulado isoladamente é contra-indicado devido a sua baixa resistência mecânica para suportar tensões na região palatina e bordo incisal quando o dente é colocado em função. O emprego dos compósitos micro-híbridos tem crescido significativamente porque os fabricantes disponibilizam no mercado cada vez mais compósitos com uma grande variedade de opções de cores, as quais podem atender às exigências estéticas para confecção da restauração utilizando a técnica de estratificação natural anatômica. Além disso, o polimento superficial evoluiu muito, aproximando-se mais ao dos compósitos microparticulados. Quando o profissional optar por associar um compósito micro-híbrido a um microparticulado, o primeiro serve para construir a "dentina artificial", e o segundo, o "esmalte artificial".

6. SELEÇÃO DA COR

Nessa etapa, observar atentamente as diferentes áreas do dente vizinho àquele a ser restaurado e o próprio dente é decisivo para aumentar a chance de acerto na seleção de cores. Geralmente, é utilizada a escala de cores de porcelana da Vita, mas o profissional pode confeccionar sua própria escala com o compósito que irá trabalhar e mantê-la hidratada.[7] Uma sugestão de fases a serem seguidas na seleção de cor está disposta a seguir. A primeira fase a ser realizada é selecionar o matiz básico do dente de acordo com a escala Vita, que vai de A a D, lembrando que a maior influência é da dentina. Não deve ser dispensado esforço exagerado nessa etapa, pois não há consenso de que é essencial utilizar compósitos com diferentes matizes para construir a "dentina artificial". Normalmente, empregando compósitos com cores de dentina com matiz A pode-se alcançar

> **DICA CLÍNICA**
>
> Para que a seleção do croma correspondente à dentina seja mais precisa, um dos lados da escala deve ser mantido sem polimento para evitar a influência que uma lisura superficial acentuada pode ter na percepção visual.

ótimos resultados do ponto de vista de ajuste de cor da restauração final.[6] Isso gera menor custo e menos estresse para o profissional nessa etapa de trabalho. A próxima fase consiste em selecionar o croma da dentina.

De modo geral, se o profissional detecta uma cor A3, na realidade a dentina deve ser A 3,5 ou A4, já que temos que desconsiderar o papel de filtro de luz do esmalte.

A próxima fase inclui a seleção do compósito que irá reproduzir a opalescência do esmalte e aqui, normalmente, é selecionado um compósito bastante translúcido, que permite perceber, ou seja, refletir um efeito de cor cinza ou azul quando a luz incide sobre a restauração. O profissional não deve deixar de considerar a idade do paciente e se há desgaste do bordo incisal, pois, nessas situações, comumente o esmalte incisal já foi removido, e o efeito de opalescência pode ser mínimo ou até inexistente. Para simular o halo esbranquiçado presente no limite incisal, particularmente em dentes jovens, o clínico pode utilizar um compósito micro-híbrido mais opaco, com predominância do matiz branco, ou corante branco, se preferir. Caso sejam necessárias caracterizações específicas na "dentina artificial" (mamelos, hipocalcificações, por exemplo), ela pode ser conduzida posicionando pequenos incrementos de compósitos bastante cromatizados, ou mais comumente, usando corantes amarelo, ocre ou branco. Finalmente, um compósito translúcido é indicado para construir o "esmalte artificial" e ser colocado recobrindo a área vestibular da restauração. Aqui é que o profissional precisa desenvolver uma capacidade de observação quanto à influência das diferentes cores disponíveis para esmalte, se mais ou menos translúcida e se cromatizada ou não. Deve-se lembrar que a espessura do compósito também tem influência decisiva na percepção da cor da restauração concluída.

> **DICA CLÍNICA**
>
> Para selecionar o croma da "dentina artificial", a amostra de compósito previamente confeccionada ou da escala Vita deve ser posicionada junto ao terço cervical do dente. Isso porque, nessa área, há menor espessura de esmalte e, conseqüentemente, maior influência da dentina determinando a cor.

7. ISOLAMENTO DO CAMPO OPERATÓRIO

Como mencionado antes, o profissional pode utilizar o dique de borracha para obter um isolamento absoluto do campo operatório. Outra possibilidade é empregar um isolamento relativo combinado, que consiste em utilizar fio retrator cervical, rolete de algodão, expander ou afastador bucal tipo Free Access 2 (J. Morita) e sugador de saliva.

8. APLICAÇÃO DO SISTEMA ADESIVO

Aqui o profissional deve seguir as instruções do fabricante do sistema adesivo selecionado. É importante que seja um fabricante idôneo e com alguns estudos laboratoriais e clínicos já disponíveis. A nossa preferência para restaurar dentes anteriores fraturados ainda recai sobre os adesivos que empregam o condicionamento com ácido fosfórico como etapa separada antes da aplicação do sistema adesivo propriamente dito. O tempo de condicionamento ácido deve ser em torno de 15 segundos, seguido de lavagem com água e secagem, a qual não deve ser excessiva em função da dentina. O adesivo deve, então, ser aplicado no esmalte e na dentina com auxílio de microbrush ou pincel descartável, esfregando-o na superfície e deixando agir por aproximadamente 20 a 30 segundos. O excesso de solvente deve ser eliminado por meio de secagem com a seringa tríplice e fotopolimerizado por 10 segundos (Figuras 6.35c a 6.35e).

9. INSERÇÃO E FOTOPOLIMERIZAÇÃO DO COMPÓSITO

Durante a etapa de inserção e fotopolimerização dos diversos incrementos de compósito, deve-se seguir uma seqüência de procedimentos para alcançar cada objetivo que, no final, propiciarão a construção de uma restauração com previsibilidade. Lembrar que a cada passo técnico um objetivo tem que ser avaliado e, caso tenha sido alcançado, aí sim o profissional deve prosseguir.

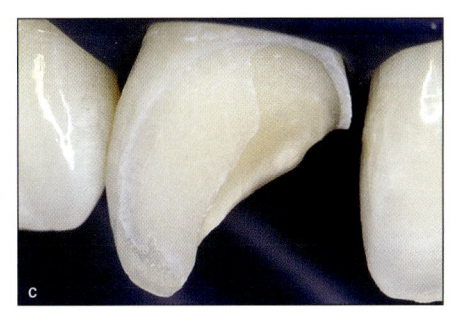

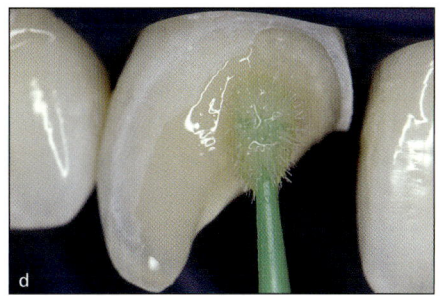

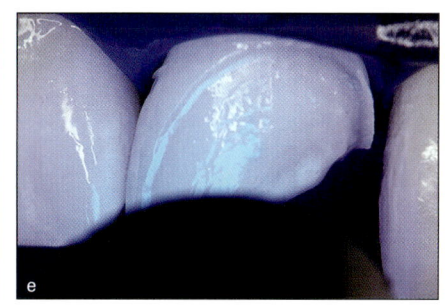

▲ **Figura 6.35 (continuação)**
(c) Aspecto após a remoção da restauração antiga do dente 11 e colocação do dique de borracha.
(d) Após o condicionamento com ácido fosfórico, aplicação do sistema adesivo.
(e) Fotopolimerização do sistema adesivo por 10 segundos.

- **Reconstrução da superfície palatina.** O primeiro objetivo é reconstruir a superfície palatina que servirá como suporte para a subseqüente colocação das camadas de compósito para reproduzir a "dentina artificial" e o "esmalte artificial". Como já mencionado anteriormente, o profissional pode utilizar uma guia palatina em silicona ou em matriz de polietileno. Ela facilita a determinação da dimensão correta da futura restauração, ou seja, a largura e a altura. Além disso, faz com seja economizado um tempo considerável na fase de acabamento/polimento, visto que a superfície palatina estará com a forma, ou a concavidade, adequada e sua superfície praticamente polida. Com a superfície palatina reconstruída com compósito, fica mais fácil estabelecer onde posicionar os demais incrementos de material nas diferentes áreas da restauração. Isso é particularmente importante na região incisal, pois, se o clínico não tem uma referência como a guia palatina, pode facilmente colocar cores e/ou efeitos nesse ponto e ter que eliminá-los na fase de ajuste oclusal.

> ✓ **DICA CLÍNICA**
>
> O compósito normalmente utilizado para restabelecer a superfície palatina é micro-híbrido translúcido ou semitransparente, pois estamos "substituindo esmalte". A espessura deve ser em torno de 0,2 mm, e o clínico deve observar se essa camada de compósito foi adequadamente posicionada, conferindo a forma e a espessura em diferentes ângulos de observação (Figuras 6.23g a 6.23i e 6.24g).

O tempo de fotopolimerização pode ser bastante curto nessa fase de trabalho, girando em torno de 10 segundos (Figuras 6.35f e 6.35g). Outra alternativa que o profissional tem é reconstruir a superfície palatina com a técnica a mão livre e, nesse caso, pode usar o próprio dedo polegar ou a matriz de poliéster para auxiliá-lo no posicionamento do compósito.

- **Confecção da "dentina artificial"**. O objetivo seguinte é construir uma "dentina artificial", em que geralmente é empregado um compósito micro-híbrido submicrométrico com um croma mais acentuado. O profissional pode usar duas cores com cromas diferentes, uma cor para cervical e outra para o terço médio e incisal, mas deve preferencialmente posicioná-las no mesmo momento. Com isso, evita que, se inseridas e fotopolimerizadas separadamente, propiciem uma estratificação horizontal, ou seja, a identificação da separação entre os incrementos. A manipulação dos incrementos com os dedos protegidos pela luva, estabelecendo um formato arredondado, permite atenuar um pouco a tensão superficial do compósito, facilitando sua inserção, além de indicar uma idéia de se o volume de material está adequado para reconstituir aquela camada. Vários instrumentos para compósito podem ser usados pelo profissional conforme sua preferência. Temos trabalhado com mais freqüência com os instrumentos metálicos da Hu-Friedy (Mini Flex 3, Goldstein), espátulas Safident, pincéis de borracha (Micerium) e pincel de ponta chata Cosmedent # 3. O único que exige estar um pouco umedecido com adesivo ou álcool é o pincel de cerdas, para favorecer o contato e deslizamento do compósito sem ocasionar bolhas de ar ou aderência ao pincel, gerando falhas na superfície do compósito (Figuras 6.35h a 6.35m).

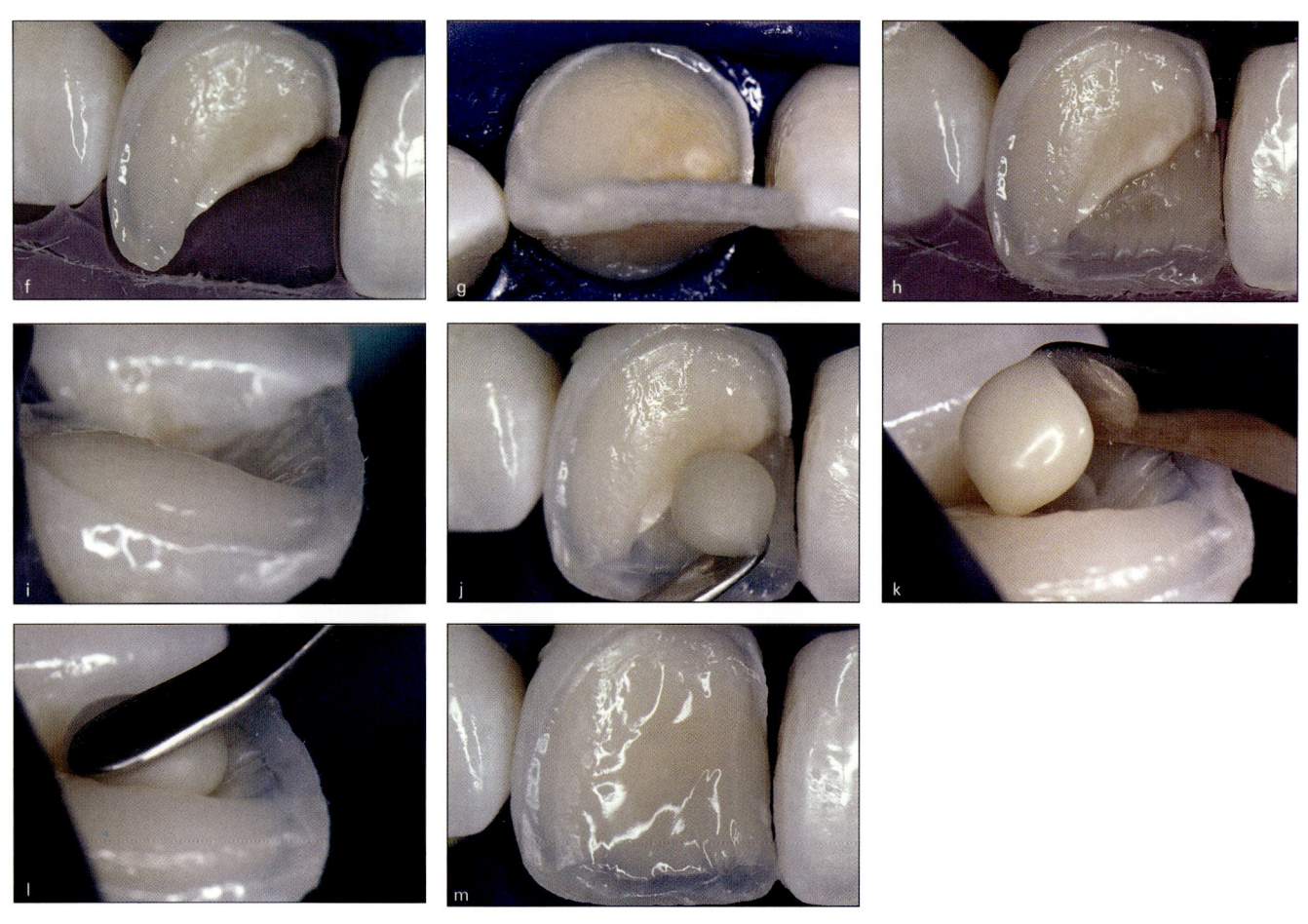

▲ **Figura 6.35 (continuação)**
(f) Posicionamento da guia de silicona previamente confeccionada antes da remoção da restauração antiga visto que a forma estava adequada.
(g) Vista por incisal após inserção e fotopolimerização do primeiro incremento de compósito translúcido correspondente ao "esmalte artificial" da superfície palatina.
(h) Colocação do compósito cor A2 sobre o primeiro incremento translúcido para construir a "dentina artificial".
(i) Observação lateral mostrando o espaço existente para colocação de mais compósito de "dentina artficial".
(j) Incremento de compósito cor A2 mais opaco para mascarar linha de fratura (transição dente/restauração).
(k) Vista lateral da inserção do incremento cor A2 mais opaco descrito na Figura 6.35j.
(l) Assentamento do compósito com auxílio de espátula metálica.
(m) O objetivo dessa camada de compósito foi alcançado: "mascarar" a linha de transição dente/restauração.

> **DICA CLÍNICA**
>
> Fazer recortes, ou seja, deixar o compósito correspondente à "dentina artificial" com formato irregular junto ao terço incisal para demarcar o limite da dentina e deixar espaço para a colocação do compósito translúcido que irá reproduzir o efeito de opalescência do esmalte.

Um tempo de fotopolimerização recomendado pelo fabricante do compósito deve ser utilizado nessa fase; atualmente, esse tempo é, em geral, é ao redor de 20 segundos.

Os principais objetivos na construção da "dentina artificial" são reproduzir o croma adequado da dentina e principalmente "mascarar" a linha de transição dente/restauração. Para tanto, são mais indicados os compósitos micro-híbridos com maior opacidade.

- **Obtenção de contato interproximal.** Para conseguir estabelecer um adequado ponto de contato interproximal, o clínico deve proteger as superfícies proximais dos dentes vizinhos do contato com o ácido fosfórico e o adesivo aplicados no dente a ser restaurado. Desse modo, o compósito pode ser posicionado encostando a superfície proximal contígua e, com auxílio da espátula verde da Safident, ou similar, uma depressão no sentido vestibulopalatino pode ser confeccionada movimentando a espátula no sentido cervical e incisal, respeitando a convexidade da região interproximal. Após a fotopolimerização do último incremento de compósito, o profissional, utilizando um instrumento de ponta afilada posicionado na ameia cervical, faz um movimento lateral, e um ruído baixo é detectado, traduzindo o deslocamento do compósito da superfície proximal contígua. Então, o procedimento de acabamento/polimento pode ser realizado nessa área da restauração.

- **Reprodução da opalescência do esmalte.** Um compósito micro-híbrido ou microparticulado bastante translúcido deve ser empregado na região incisal na área previamente estabelecida pela colocação da "dentina artificial". Uma observação do aspecto dessa região no dente vizinho natural é essencial para que o profissional tenha um parâmetro da extensão e localização desse efeito e tente reproduzi-lo no dente a ser restaurado. Outra alternativa é empregar a mistura de corantes cinza-azulados, mas o efeito normalmente fica mais natural quando obtido com o uso de compósito translúcido (Figuras 6.35n, 6.35p e 6.35r.).

- **Construção do halo incisal.** Freqüentemente, no limite do bordo incisal, invadindo também as proximais, há uma linha que em geral é bastante irregular e tem uma coloração esbranquiçada. Ela pode ser reproduzida usando um compósito branco opaco ou um corante branco diluído em adesivo (Figuras 6.35n, 6.35p e 6.35r.).

- **Caracterizações específicas na "dentina artificial".** Se o dente vizinho apresenta algumas caracterizações específicas, como pontos de hipocalcificação, intensidade e coloração diferentes na região dos mamelos, por exemplo, ele pode ser reproduzido com o uso de corantes ou pequenos incrementos de compósito com cores especiais. A reprodução de certos detalhes deve ser conversada com o cliente previamente para verificar se ele realmente deseja fazê-la. Caso contrário, podem ocorrer situações de frustração tanto para o profissional quanto para o paciente.

- **Confecção do "esmalte artificial".** Essa é uma etapa bastante delicada e difícil de ser realizada, não propriamente pela colocação e escultura do incremento correspondente ao "esmalte artificial", pois, caso o profissional tenha deixado espaço adequado para esse último incremento, isso é muito fácil de ser executado, mas, sim, pela convicção de que a escolha do tipo, da cor e da espessura do compósito translúcido irá proporcionar a obtenção da cor final da restauração em harmonia com o dente vizinho. Não devem ser esquecidas as considerações quanto à idade do paciente; dentes jovens geralmente têm esmalte mais opaco, enquanto dentes de pacientes idosos têm esmalte mais translúcido. Avaliar o dente vizinho, testar as opções de compósito, ter uma escala de compósito para sobrepor sobre a "dentina artificial" fornecem uma idéia melhor da influência desse na aparência final da restauração. Freqüentemente, uma associação de compósito para esmalte (com a letra E disposta ao lado da cor) e um mais translúci-

> **DICA CLÍNICA**
>
> Durante a colocação das diversas camadas de compósito na técnica de estratificação natural anatômica, elas devem ser observadas antes de fotopolimerizar com um espelho maior, normalmente usado para fotografia, para se certificar de que o volume e a forma de cada camada estão adequados para o objetivo proposto de construir a "dentina e o esmalte artificiais" (Figuras 6.35f a 6.35o).

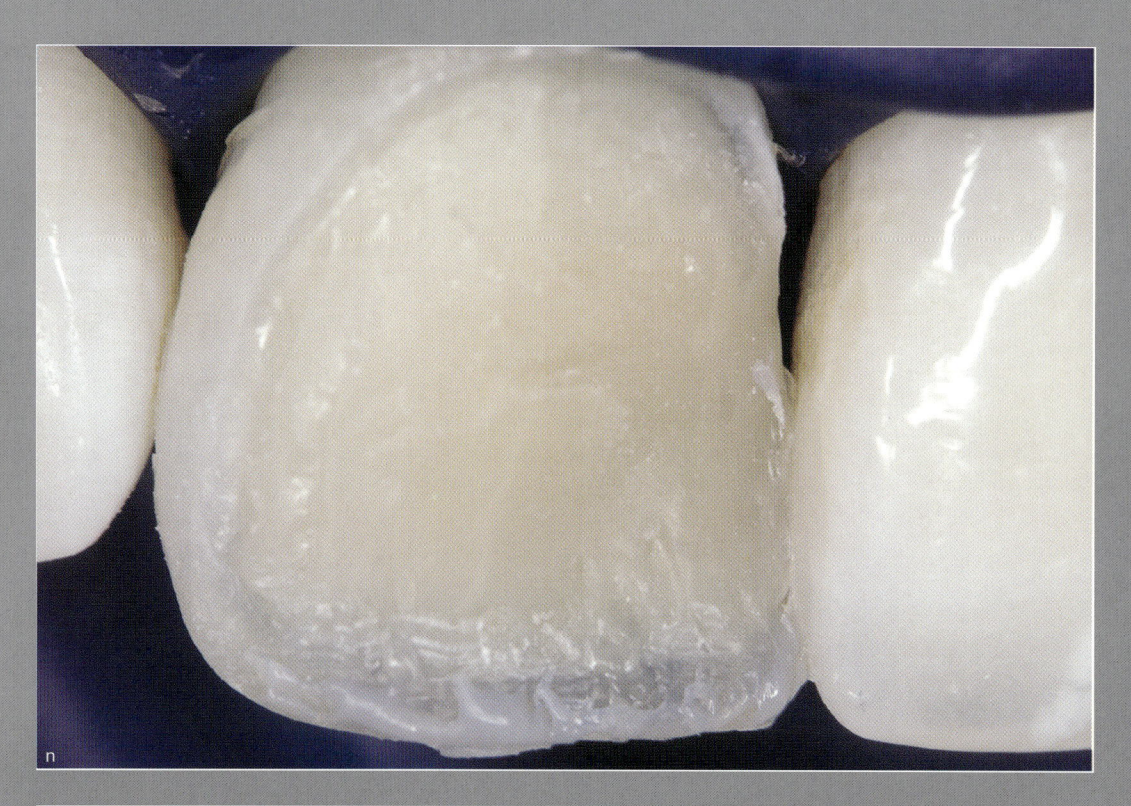

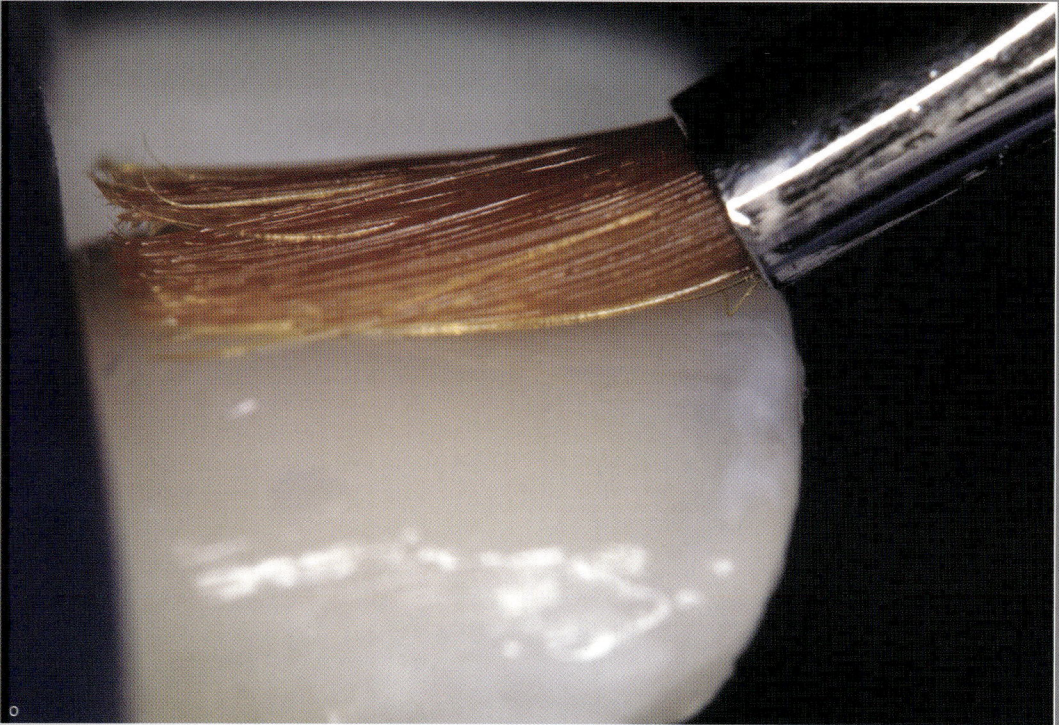

▲ **Figura 6.35** (continuação)
(n) Incremento de compósito translúcido cinza aplicado junto à incisal. Notar a presença de área transparente, que corresponde ao efeito de opalescência do esmalte, entre o compósito de dentina artificial e o bordo incisal.
(o) Alisamento da última camada de compósito translúcido para construir o "esmalte artificial" com auxílio de pincel.

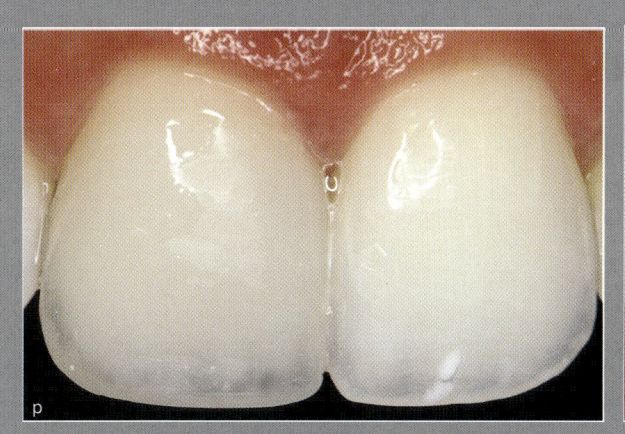

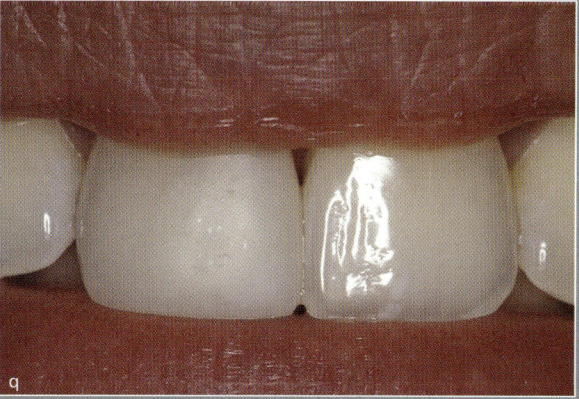

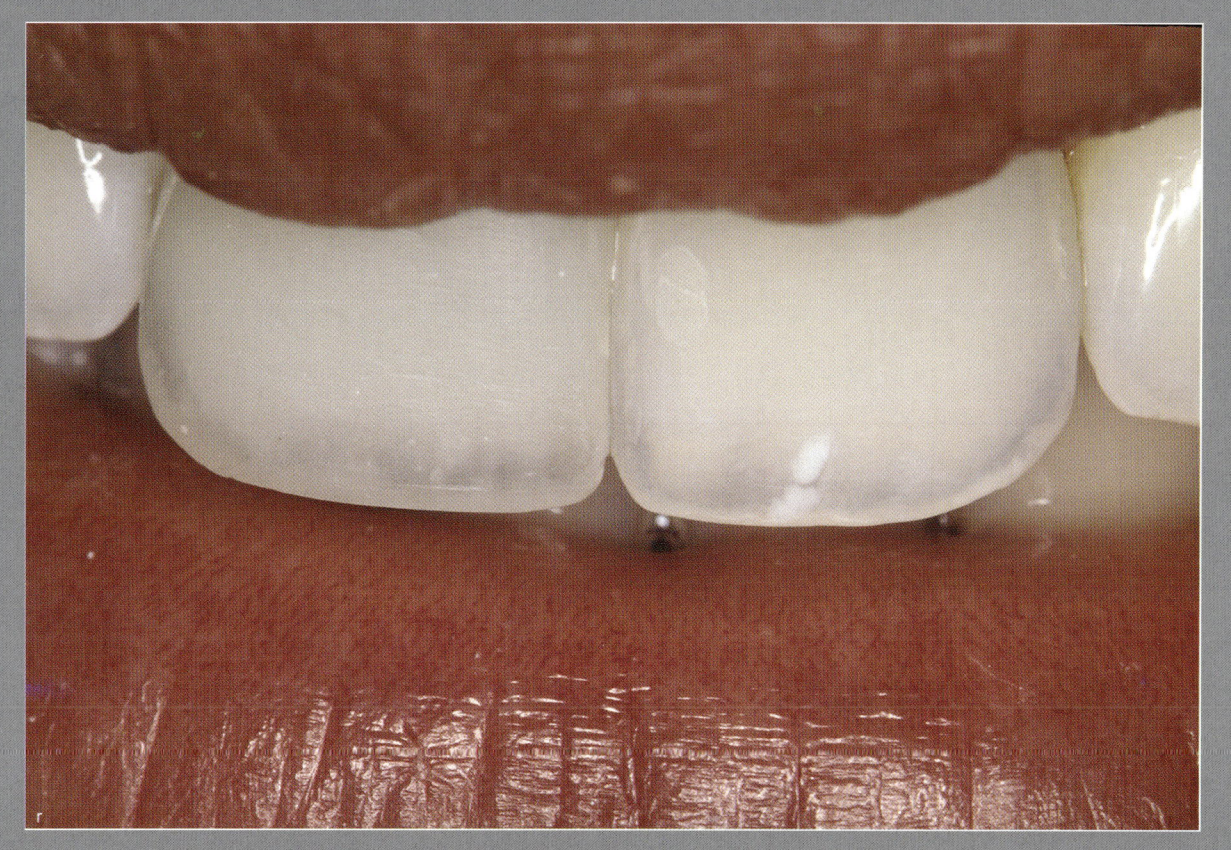

▲ **Figura 6.35** (continuação)
(p) Aspecto após a conclusão da restauração de compósito no dente 11. Comparar com a Figura 6.34b.
(q) Situação inicial com a paciente sorrindo.
(r) Vista aproximada do sorriso da paciente após a realização da restauração no dente 11. Comparar com a Figura 6.34q.

do (com a letra T ou I) alcança um resultado esteticamente agradável. Então é realizada uma fotopolimerização por aproximadamente 60 segundos tanto na superfície vestibular quanto palatina (Figura 6.35o).

10. AJUSTE DA OCLUSÃO

Após a remoção do isolamento do campo operatório, o profissional deve verificar novamente os contatos em máxima intercuspidação habitual e os movimentos de lateralidade e protrusão. Se necessário, ajustes na forma da restauração devem ser conduzidos com auxílio de uma ponta diamantada de granulação fina ou broca carbide multilaminada com formato compatível à região palatina. O uso do papel articular com duas cores possibilita ao clínico marcar os contatos em máxima intercuspidação habitual com uma cor e os movimentos excursivos com outra. Desse modo, fica mais evidente a dinâmica de oclusão nessa restauração e se é necessário corrigir eventuais interferências. Atenção especial deve ser dada aos movimentos de lateralidade e protrusão, pois comumente não há espaço adequado para o compósito no bordo incisal, o que pode ocasionar pequenas fraturas ou lascas de compósito quando o dente entra em função.

11. ACABAMENTO/POLIMENTO DA RESTAURAÇÃO

A fase de acabamento pode ser iniciada pela região cervical e proximal. Com o auxílio de uma lâmina de bisturi número 12, posicionando-a junto à margem da restauração, com movimentos muito curtos, o profissional deve remover eventuais excessos de compósito e adesivo nessas regiões. Pequenas correções na forma da restauração podem ser realizadas com o uso de ponta diamantada de granulação fina ou broca carbide multilaminada com formato cônico. Os discos abrasivos do tipo Sof-Lex (3M), ou similares, também podem ser usados nessa fase. São particularmente atraentes pela flexibilidade, facilitando a manutenção da convexidade e de ondulações em determinados pontos da superfície vestibular. Então, após determinada a escultura ou forma final da restauração, pontas siliconadas são utilizadas para iniciar o polimento. Logo após, a definição da textura superficial da restauração é obtida pelo uso de pontas diamantadas, discos abrasivos ou brocas carbide multilaminadas.

A fase final dessa etapa de acabamento/polimento inclui o uso de discos ou cones de feltro e discos superfinos associados a pastas para polimento de compósito com o intuito de acentuar o brilho da superfície da restauração. Ter atenção nessa fase é importante, pois o que se deseja é obter um brilho compatível com o dos dentes vizinhos e não exagerado, que poderia "apagar" a textura superficial obtida anteriormente e ocasionar uma reflexão intensa de luz na restauração, deixando-a com uma aparência artificial (Figuras 6.35p a 6.35t).

> **✓ DICA CLÍNICA**
>
> Estando o profissional na posição de trabalho em 12 horas, a luz do refletor deve ser movimentada em diferentes direções, o que facilita a percepção da textura superficial presente no dente vizinho que deve ser reproduzida na restauração.

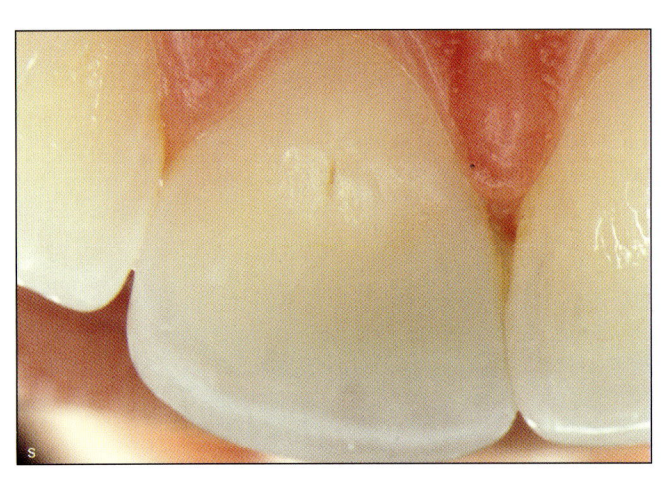

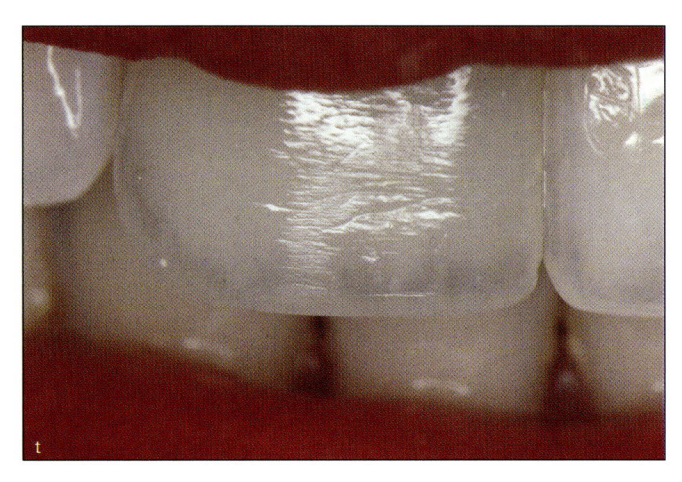

▲ **Figura 6.35** (continuação)
(s) Região palatina após a restauração mostrando adequada forma e efeito de opalescência na região incisal.
(t) Efeito de opalescência na restauração do dente 11 com o dente sobreposto com os inferiores. Observar também a textura superficial da restauração concluída.

RESTAURAÇÕES ESTÉTICAS 171

DESAFIO CLÍNICO

Várias situações clínicas representam uma condição de desafio para o profissional quando da indicação e confecção de restaurações diretas de compósito em dentes anteriores fraturados. Algumas delas são a necessidade de urgência na resolução dos casos, o abalo emocional do paciente e/ou familiares, um eventual envolvimento pulpar e/ou invasão do espaço biológico, a expectativa estética do paciente e a alteração de cor do remanescente dentário, por exemplo. No entanto, a possibilidade de preservar um pouco mais de tecido dental hígido por meio da não-realização de bisel representa um desafio essencialmente do ponto de vista estético, mas, pela consideração biológica, essa alternativa certamente merece pelo menos ser discutida para algumas situações clínicas. Essa idéia é reforçada quando temos à disposição compósitos com grande variedade de cores com diferentes graus de translucidez/opacidade, melhor entendimento da técnica de estratificação natural anatômica e indícios de que a percepção visual por parte das pessoas e até mesmo dos dentistas pode não ser muito diferente quando uma restauração com compósito direto em dente anterior fraturado foi executada com ou sem bisel.

- **Confeccionar restauração direta de compósito em dentes anteriores sem bisel**: Uma seqüência clínica ilustrando a possibilidade de confeccionar restauração direta de compósito em dente anterior fraturado está disposta nas Figuras 6.36a a 6.36z. O grande desafio para o profissional é "mascarar" a linha de transição dente/restauração principalmente devido à influência do fundo escuro da boca nessas situações clínicas. Uma alternativa é selecionar um compósito com adequada opacidade para disfarçar a linha de transição dente/restauração, mas, ao mesmo tempo, evitar excesso de compósito nessa área.

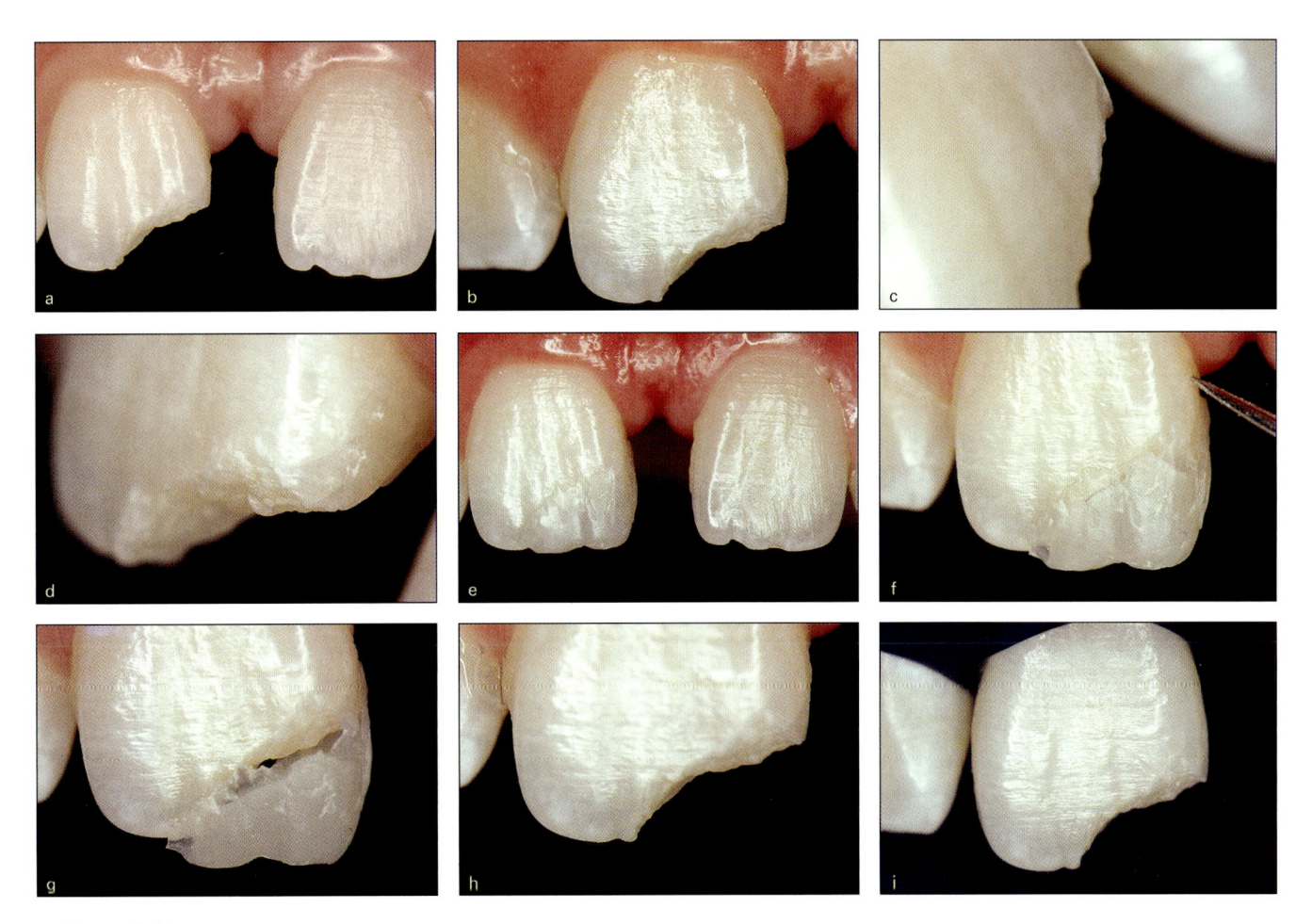

▲ **Figura 6.36**
(a, b) Paciente jovem apresentando fratura do dente 11. Notar o diastema presente.
(c, d) Vista aproximada da região incisal do dente fraturado. Observar a irregularidade na área da fratura quase como um "minibisel".
(e-g) "Prova estética" confeccionada com compósito sem prévia aplicação de sistema adesivo em posição e sendo removida.
(h) Vista frontal do dente após a "prova estética". Observar que nenhum desgaste, preparo ou bisel foi realizado.
(i) Isolamento absoluto instalado.

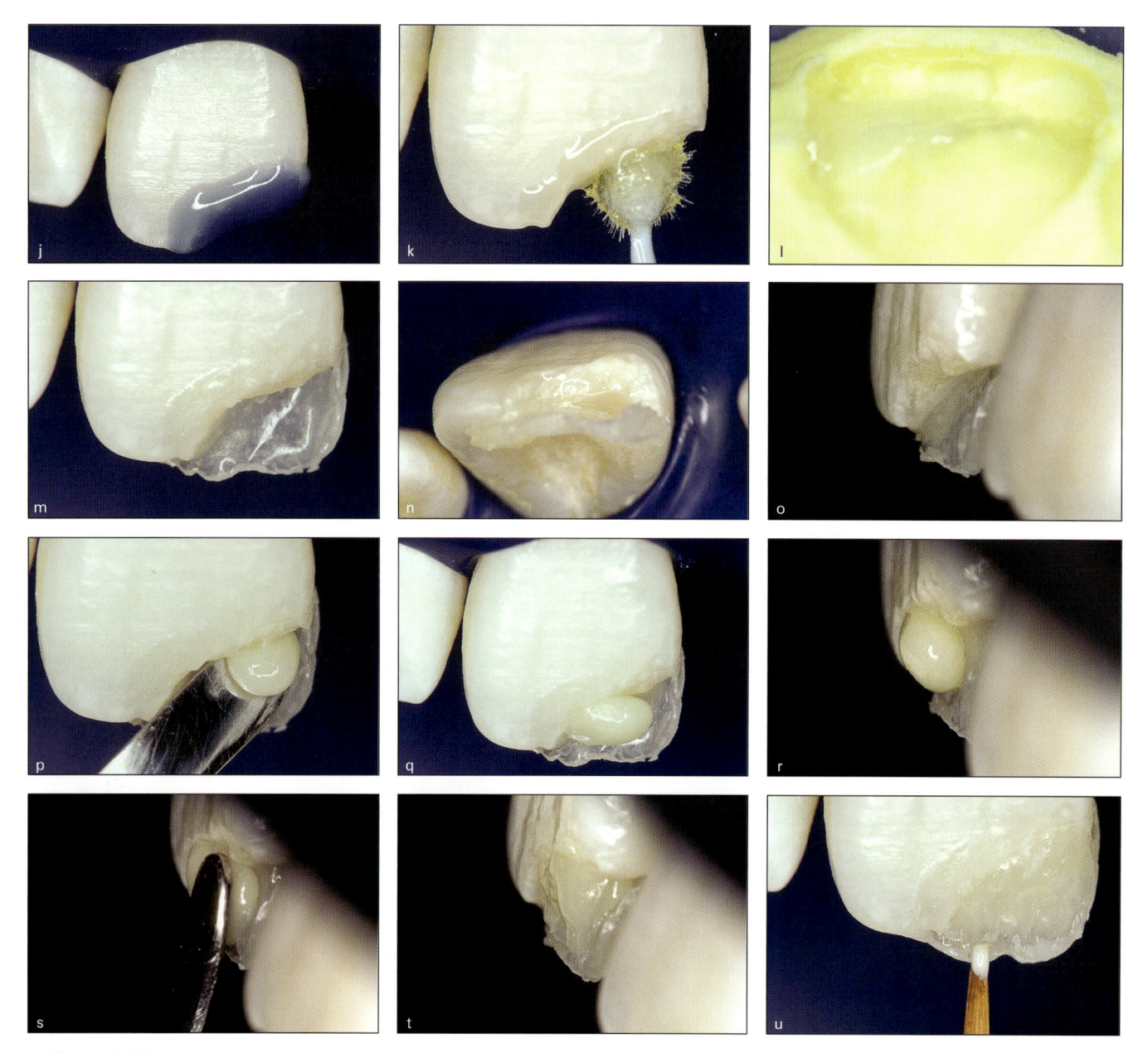

▲ **Figura 6.36** (continuação)
(j) Condicionamento com ácido fosfórico a 37% durante 15 segundos.
(k) Aplicação do sistema adesivo.
(l) Incremento de compósito translúcido aplicado na guia de silicona previamente confeccionada e recortada no sentido próximo-proximal com a "prova estética" em posição.
(m-o) Vista frontal, incisal e lateral após fotopolimerização do primeiro incremento de compósito translúcido.
(p-s) Inserção e assentamento com auxílio de espátula metálica do incremento de compósito correspondente à "dentina artificial".
(t) Vista lateral do incremento de compósito mais opaco "dentina artificial" após a fotopolimerização. Observar que ele foi intencionalmente colocado de modo inclinado, sobrepondo levemente a linha de fratura para "mascarar" a transição dente/restauração e deixar espaço para o compósito mais translúcido correspondente ao "esmalte artificial".
(u) Aplicação de corante branco junto ao bordo incisal para simular halo esbranquiçado.

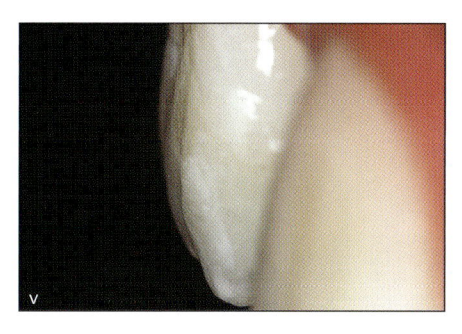

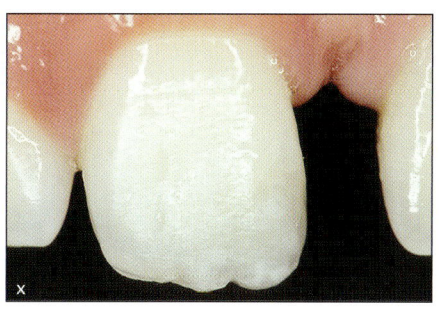

▲ **Figura 6.36 (continuação)**
(v) Vista lateral da restauração concluída onde se pode observar convexidade da restauração acompanhando a do dente natural e boa adaptação marginal.
(x) Aspecto frontal do dente restaurado. Notar que a restauração está satisfatoriamente integrada com a cor e a forma do dente 11, ainda que sem a prévia confecção de bisel.
(z) Vista frontal do paciente após a realização de restauração direta de compósito no dente 11, sem a confecção prévia de bisel. Especialmente em pacientes jovens, essa pode ser uma boa alternativa de abordagem restauradora por preservar tecido hígido.

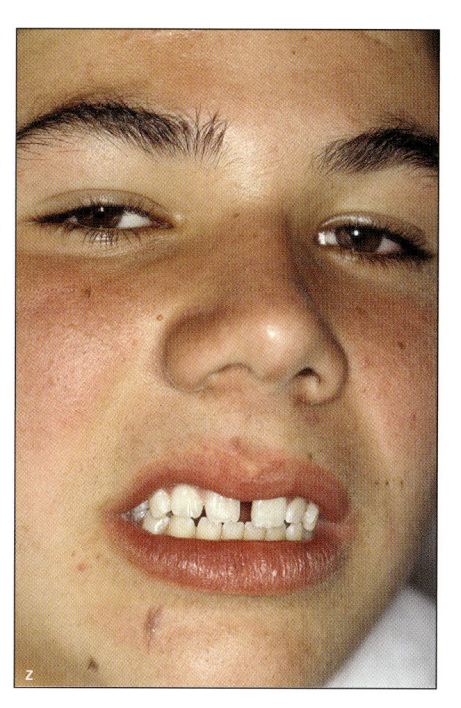

EVIDÊNCIA CIENTÍFICA

A longevidade clínica de restaurações diretas de compósito em dentes anteriores é tida como muito significativa para as principais indicações clínicas. Entretanto, há poucos estudos de avaliação clínica prospectiva ou longitudinal na literatura.

REFERÊNCIAS BIBLIOGRÁFICAS

1. Albers HF. Tooth-colored restoratives: principles and techniques. 9th ed. London: BC Decker; 2002. p.302.

2. Baratieri LN, Araujo Jr, EM, Monteiro Jr S, Vieira LC. Caderno de Dentística: restaurações adesivas diretas com resinas compostas em dentes anteriores. São Paulo: Livraria Editora Santos; 2002. p.131.

3. Busato ALS, Barbosa NA, Bueno M, Baldissera RA. Dentística: restaurações em dentes anteriores. São Paulo: Artes Médicas; 1997.

4. Conceição EN. Dentística: saúde e estética. Porto Alegre: Artmed; 2000. p.265.

5. Dietschi D. Free-hand composite resin restorations: a key to anterior esthetics. Pract Periodont Aesthet Dent 1995; 7: 15-25.

6. Dietschi D, Jacoby T, Dietschi JM, Schatz JP. Treatment of traumatic injuries in the front teth: restorative aspects in crown fractures. Pract Periodont Aesthet Dent 2000; 12(8): 751-8.

7. Portalier L. Diagnostic use of composite in anterior aesthetics. Pract Periodont Aesthet Dent 1996; 8: 643-52.

8. Magne P, Holz J. Stratification of composite restorations: systematic and durable replication of natural aesthetics. Pract Periodont Aesthet Dent 1996; 8: 61-8.

9. Goodkind RJ, Schwabacher WB. Use of a fiber-optic colorimeter for in vivo color measurements of 2830 anterior teeth. J Prosthet Dent 1987; 58: 535-42.

10. Macentee M, Lakowski R. Instrument color measurement of vital and extracted human teth. J Oral Rehabil 1981; 8: 203-8.

11. Miller L. Shade matching. J Esthet Dent 1993; 5: 143-52.

12. Fahl Jr N, Denehy GE, Jackson RD. Protocol for predictable restoration of anterior teeth with composite resins. Pract Periodont Aesthet Dent 1995; 7: 13-21.

13. Masotti A, Conceição EN. Comunicação pessoal.

14. Vanini L. Light and color in anterior composite restorations. Pract Periodont Aesthet Dent 1996; 8: 673-82.

15. Behle C. Placement of direct composite veneers utilizing a silicone buildup guide and intraoral mock up. Pract Periodont Aesthet Dent 2000; 12(3): 259-66.

16. Elderton RJ. The prevalence of failure of restorations: a literature review. J Dent 1976; 4: 207-10.

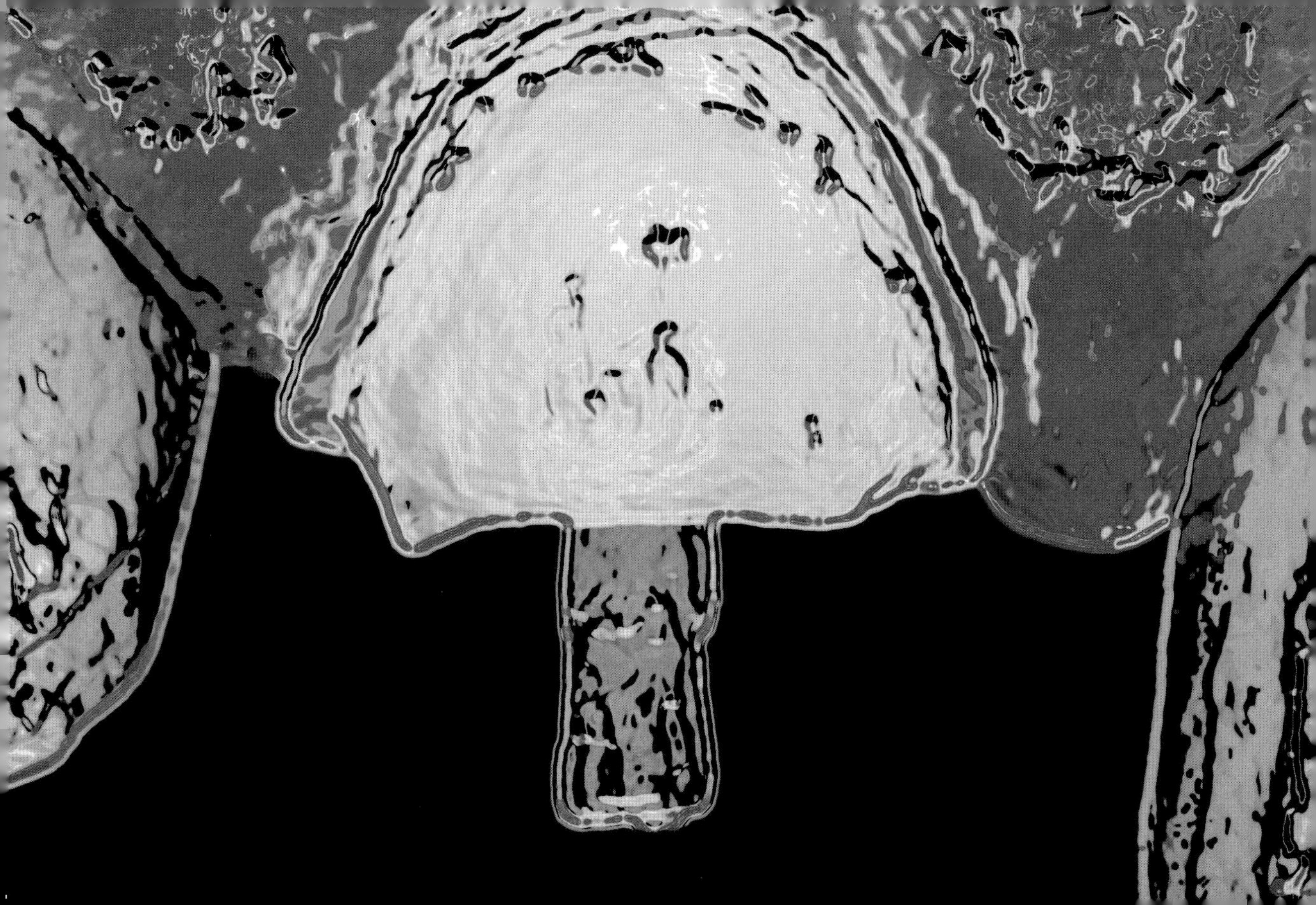

7
PINOS INTRA-RADICULARES DIRETOS ESTÉTICOS

EWERTON NOCCHI CONCEIÇÃO
ANDRÉA BRITO CONCEIÇÃO
RODIVAN BRAZ

As freqüentes situações clínicas em que o profissional tem de decidir qual procedimento adotar para restaurar dentes tratados endodonticamente são normalmente bastante inquietantes e ainda geram muita discussão no meio odontológico. Isso porque as alternativas restauradoras disponíveis atualmente são inúmeras e traduzem uma evolução significativa nos materiais e nas técnicas adesivas, um melhor entendimento do comportamento biomecânico dos dentes e uma constante preocupação em realizar procedimentos cada vez menos invasivos e que contemplem uma estética favorável. Soma-se ainda a necessidade, como clínicos, de realizarmos tratamentos restauradores mais ágeis e ao mesmo tempo com boa longevidade clínica para que consigamos atender à expectativa de nossos clientes e oferecermos opções que tenham uma relação custo/benefício satisfatória tanto para o cliente quanto para o profissional. Todos esses fatores fazem com que paradigmas restauradores tradicionais sejam rediscutidos e outras alternativas sejam testadas, buscando-se evidência científica para sua incorporação na prática diária de modo seguro e previsível.

Um bom exemplo dessa constante transformação é a observação de que a postura de que todo dente tratado endodonticamente deve receber um pino intra-radicular metálico fundido e máxima cobertura da estrutura dental remanescente com material restaurador, que até pouco tempo atrás era praticamente consenso, atualmente pode ser questionável. A análise de alguns estudos clínicos indica um importante índice de ocorrência de fraturas radiculares em dentes restaurados dessa forma. Uma excelente adaptação desses pinos metálicos fundidos às paredes radiculares pode aumentar a sua retenção, mas também pode ocasionar tensões na raiz, levando a possíveis fraturas longitudinais devido ao efeito cunha dos pinos com formato cônico.[1,2] Pinos curtos, corrosão das ligas metálicas e sucessivas recimentações também podem contribuir para esses fracassos clínicos, que são irreversíveis e que geram a falência desses dentes, implicando a necessidade de realizar procedimentos ainda mais invasivos, complexos e com maior custo (Figuras 7.1a e 7.1b).

Se, por um lado, essa situação gera para o profissional um importante desafio clínico de qual material e técnica utilizar, por outro lado, evidencia a necessidade de estabelecer um correto diagnóstico e especialmente de eleger o procedimento restaurador que melhor se adapte ao tipo de cliente e de situação clínica. Nesse aspecto, atualmente, o profissional de odontologia tem a sua disposição várias alternativas. Então, um quadro que, inicialmente, pode parecer muito desafiador deve ser encarado com grande entusiasmo pelo profissional.

O primeiro aspecto que deve ser refletido diz respeito às modificações realmente relevantes que ocorrem em um dente após tratamento endodôntico. A principal modificação é a significativa perda de estrutura dental, especialmente do teto da câmara pulpar e, com freqüência, das cristas marginais, que são estruturas nobres de reforço do dente. Em função disso, ocorre um enfraquecimento da estrutura dental remanescente com maior suscetibilidade à fratura, em particular na fase de realização do tratamento endodôntico e antes da confecção da restauração.

Outro aspecto a ser considerado é a alteração das características físico-mecânicas do dente. A desidratação dentinária devido à perda da irrigação sangüínea é responsável por um enfraquecimento que pode variar de 3 a 14%, dependendo do estudo consultado.[3,4] Em um trabalho de Reeh[5] e colaboradores, verificou-se que a diminuição da resistência à fratura do dente em função da realização de tratamen-

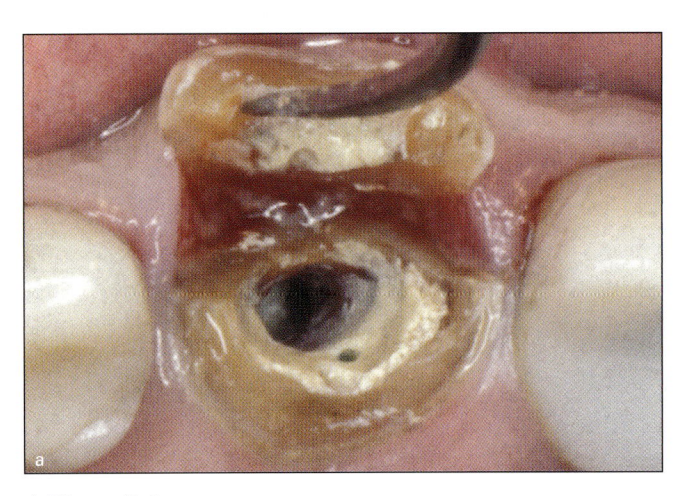

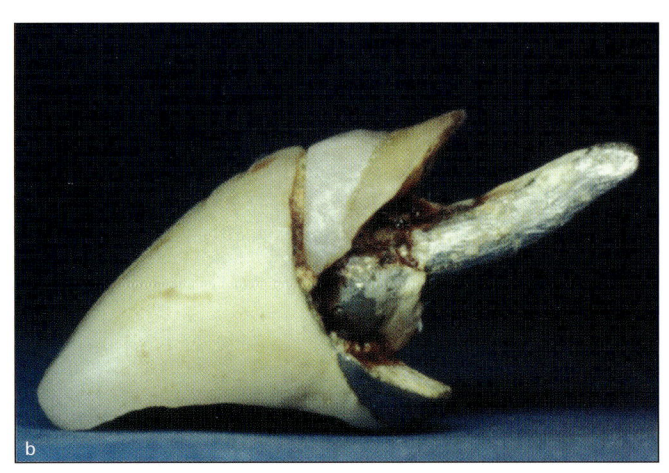

▲ **Figura 7.1**
(a) Fratura corono-radicular em um dente que apresentava pino intra-radicular metálico fundido.
(b) Aspecto da restauração e do pino metálico fundido. Notar o fragmento dental aderido. Caso gentilmente cedido pelo Dr. Alexandre Masotti.

to endodôntico gira ao redor de 5%. Isso parece pouco para justificar isoladamente a necessidade de sempre adotar tratamentos restauradores muito invasivos e que envolvam necessariamente o uso de pino intra-radicular metálico fundido e cobertura coronária total ou parcial. Uma redução da resistência à fratura próxima a 63% após a execução de um preparo cavitário tipo MOD parece ser muito mais significativa.[5] Portanto, a quantidade e a condição do tecido dental remanescente são aspectos mais relevantes relacionados ao comportamento biomecânico do dente tratado endodonticamente a ser restaurado.

Outro aspecto a ser observado é uma possível alteração na refração da luz através do dente, em particular na região cervical, que pode ocorrer devido à pigmentação ocasionada pela técnica ou pelos materiais usados no tratamento e na obturação dos canais radiculares. A presença de raiz escurecida, seja pela corrosão de pinos metálicos fundidos, seja pelo tratamento endodôntico, pode representar um importante desafio para o resultado estético da restauração a ser confeccionada.[6]

Nos últimos 15 anos, inúmeras pesquisas e materiais foram desenvolvidos com o intuito de representarem alternativas para restaurar dentes tratados endodonticamente. Os pinos intra-radiculares diretos metálicos, os de cerâmica e, mais especificamente, os de fibra de carbono e de vidro vêm experimentando uma aceitação cada vez maior como opções de materiais a serem empregados para restaurar dentes tratados endodonticamente devido às suas propriedades mecânicas, à redução do tempo clínico e às características estéticas de alguns desses materiais. O complemento, ou seja, o tipo de material usado para confeccionar o núcleo de preenchimento também tem um papel importante para a longevidade clínica do tratamento restaurador e, nessa área, novamente existem diversas opções.

O objetivo deste capítulo é inicialmente discutir os fatores de diagnóstico para auxiliar o profissional na decisão de quando indicar um pino intra-radicular. A seguir, será disposta uma classificação e uma comparação entre os tipos de pinos intra-radiculares disponíveis e uma discussão das decisões para o clínico no dia-a-dia no que diz respeito à seleção do tipo de pino intra-radicular, do sistema adesivo, do cimento e do material de preenchimento. Por fim, um protocolo clínico detalhado para restaurar dentes tratados endodonticamente e o que dispomos de evidência científica clínica até o momento serão apresentados.

→ DIAGNÓSTICO

QUANDO INDICAR UM PINO INTRA-RADICULAR?

Diante da situação clínica de ter que restaurar um dente tratado endodonticamente, a primeira decisão que o profissional precisa tomar é se deve ou não utilizar um pino intra-radicular. É importante refletir sobre todas essas questões, para que não tome essa decisão analisando apenas um ou outro aspecto. Para que se possa individualizar o tratamento ao perfil do cliente e à situação clínica específica, abandonando dogmas rígidos e "receitas", uma reflexão mais ampla é fundamental. No intuito de auxiliar nessa escolha, estão dispostas a seguir algumas perguntas que o clínico deve se fazer como meio de auxiliá-lo no diagnóstico e na conseqüente decisão.

QUAL A FUNÇÃO DO PINO INTRA-RADICULAR?

Existe ainda uma grande tendência entre os profissionais de relacionar o uso de pino intra-radicular com um reforço do dente restaurado. Entretanto, uma série de estudos tem demonstrado que a utilização por si só de um pino intra-radicular em um dente tratado endodonticamente não aumenta sua resistência à fratura e que, em algumas situações, dependendo do material e do formato, pode até mesmo representar mais um desafio para um adequado comportamento biomecânico desse pino ao longo do tempo.[7,8,9] Esses trabalhos relatam que o fator preponderante para favorecer a resistência à fratura é, sem dúvida, a quantidade de tecido dental remanescente.

Portanto, o profissional deve considerar que a indicação de um pino intra-radicular está diretamente vinculada à necessidade de auxiliar na retenção do material restaurador e distribuir as tensões impostas ao dente, particularmente nos anteriores (Figura 7.2). Sua utilização deve preferencialmente possibilitar uma máxima preservação de estrutura dentária e ter propriedades mecânicas similares à dentina.

QUANTO DE TECIDO DENTÁRIO CORONÁRIO RESTOU?

Após o tratamento endodôntico e a remoção de tecido cariado e/ou de restauração preexistente, é fundamental que o profissional analise a quantidade de tecido dental remanescente. Há uma recomendação tradicional de que quando houver perda de estrutura dental superior a 50%, deve ser instalado um pino intra-radicular. Tão ou mais importante do que verificar o percentual de tecido dentário perdido é analisar se houve remoção das cristas marginais, que são estruturas nobres de reforço do dente juntamente com o teto da câmara pulpar, que já foi eliminado pelo acesso ao canal para viabilizar o tratamento endodôntico. A ausência dessas estruturas permite uma maior deflexão das cúspides e da porção coronária remanescente, ocasionando um maior risco à fratura (Figura 7.3).

TRATA-SE DE UM DENTE ANTERIOR OU POSTERIOR?

A distribuição das forças que incidem sobre os dentes posteriores e anteriores é diferente e, por conseqüência, pode

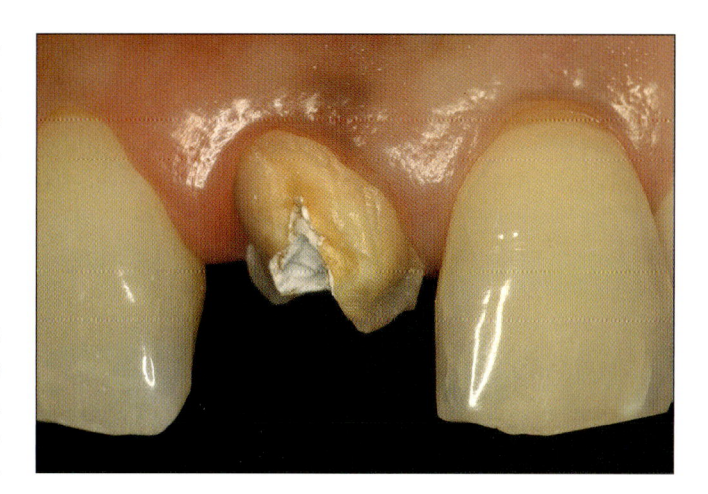

▲ **Figura 7.2**
Dente 11 com ampla perda de tecido coronário e tratamento endodôntico evidenciando a indicação do uso de pino intra-radicular.

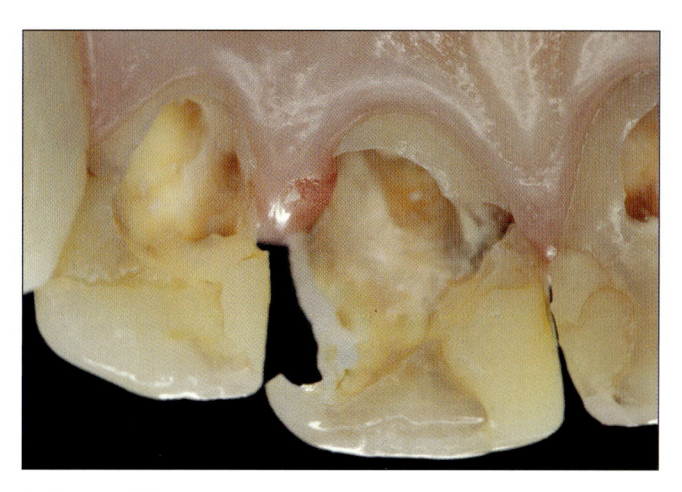

▲ **Figura 7.3**
Incisivos superiores com restaurações deficientes e acentuada perda de tecido coronário necessitando receber pino intra-radicular e restaurações indiretas.

influir no tipo de material e de técnica restauradora a ser indicado. Nos dentes posteriores, incidem preferencialmente forças verticais, o que gera uma menor necessidade de indicar um pino intra-radicular quando restaurações adesivas forem utilizadas, mesmo em restaurações amplas. Existem vários relatos clínicos disponíveis na literatura que dão suporte a essa indicação.[9] Assim, o uso de pino intra-radicular em dentes posteriores está normalmente associado à confecção de núcleo quando forem empregadas coroas totais em dentes com mínima estrutura coronária remanescente. Por outro lado, como nos dentes anteriores incidem mais freqüentemente forças oblíquas e horizontais ou de cisalhamento, mais comumente estará indicado o uso de pino intra-radicular com o intuito de dissipar essas forças ao longo da porção coronária remanescente e da raiz, prevenindo a ocorrência de fraturas. Apesar de serem considerados dentes posteriores, os pré-molares, mais especificamente os superiores, merecem atenção especial. Eles normalmente têm cúspides altas, o que favorece uma maior deflexão do dente e conseqüente estresse na região cervical, que é menos volumosa que a dos molares e recebem incidência de forças oblíquas/horizontais durante os movimentos excursivos quando há função em grupo. Portanto, a localização do dente no arco e sua respectiva função, especialmente os anteriores e pré-molares superiores, que podem participar como guias de desoclusão, propiciam uma indicação mais freqüente de utilização de pino intra-radicular.

COMO É A CONDIÇÃO DA RAIZ E A MORFOLOGIA DO CANAL?

Uma observação atenta da condição da raiz quanto à quantidade de dentina radicular remanescente é essencial (Figuras 7.4a e 7.5a). Se houver perda significativa de estrutura dental, ocorrerá maior risco de fratura durante a própria cimentação do pino intra-radicular ou quando o dente estiver em função. Uma situação clínica bastante particular é quando o profissional indica um pino intra-radicular direto e há uma discrepância acentuada entre a luz do canal e o tamanho/formato do pino intra-radicular. Nesses casos, é necessário reforçar a raiz com o uso de sistema adesivo/resina composta preferencialmente associado a pinos de fibra de vidro ou carbono, que apresentam módulo de elasticidade mais próximo ao do dente (Figuras 7.4b e 7.5b). Outra solução introduzida recentemente no mercado é o uso de pinos de fibra de vidro acessórios ou micropinos (Reforpin, Angelus), que permitem ao profissional preencher uma área maior da luz do canal com pinos de fibra de vidro, diminuindo, com isso, a quantidade de cimento resinoso (Figuras 7.4c e 7.5c). Vantagens importantes dessa técnica são minimizar os efeitos da contração de polimerização do cimento resinoso e ter um material mais resistente, no caso fibra de vidro, preenchendo a maior parte do canal radicular.

O DENTE JÁ APRESENTA RESTAURAÇÕES?

Se o dente que sofreu traumatismo não apresentar restaurações e a única alteração for a remoção de tecido para permitir acesso para o tratamento endodôntico, possivelmente não haja necessidade de indicar um pino intra-radicular (Figura 7.6). Entretanto, se houver restauração ampla que tiver que ser substituída e ainda ocorrer a necessidade de remover mais tecido dentário, especialmente crista marginal, provavelmente deverá ser utilizado um pino intra-radicular.

QUAL A FUNÇÃO DO DENTE A SER RESTAURADO?

Quando um dente é responsável pela guia de desoclusão, como ocorre com freqüência com os caninos, é recomendado colocar um pino intra-radicular para dissipar as forças tanto na porção coronal quanto radicular do dente. Nos pacientes que apresentam guia de desoclusão em grupo, os dentes posteriores, que recebem incidência de forças de cisalhamento, podem ser candidatos à colocação de pino intra-radicular. Os incisivos superiores, devido à função de corte e ao "efeito alavanca", proporcionados pela interposição do alimento e dos incisivos inferiores, são candidatos para indicação de pino intra-radicular. Independentemente da localização do dente no arco, se o paciente apresenta hábitos parafuncionais ou bruxismo, os dentes sofrerão forças de cisalhamento constantemente e de magnitude considerável, o que pode contribuir para a indicação de pino

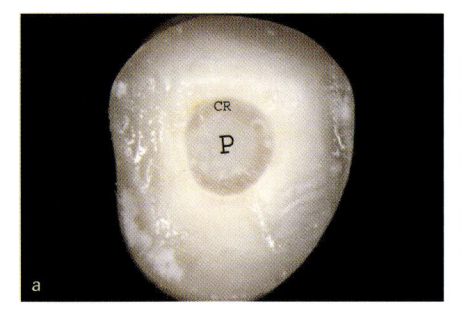

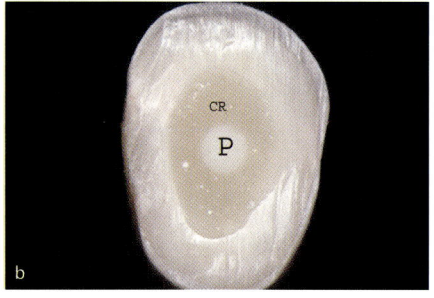

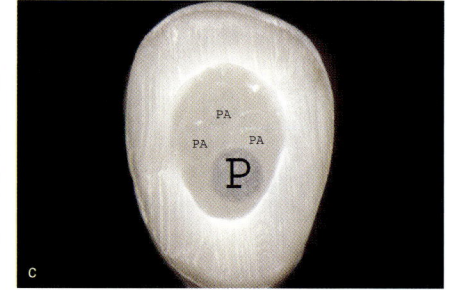

▲ **Figura 7.4**
Cortes tranversais ilustrando três condições de raiz remanescente:
(a) Condição normal, em que o pino intra-radicular (P) ocupa a maior área do canal, e o restante é preenchido pelo cimento resinoso (CR).
(b) Raiz debilitada, onde foi realizado reforço com cimento resinoso (CR), e o pino intra-radicular (P) ocupa menor área.
(c) Raiz debilitada, onde, além do pino intra-radicular direto (P), foram empregados pinos acessórios (PA), limitando, assim, o volume de cimento resinoso (CR).

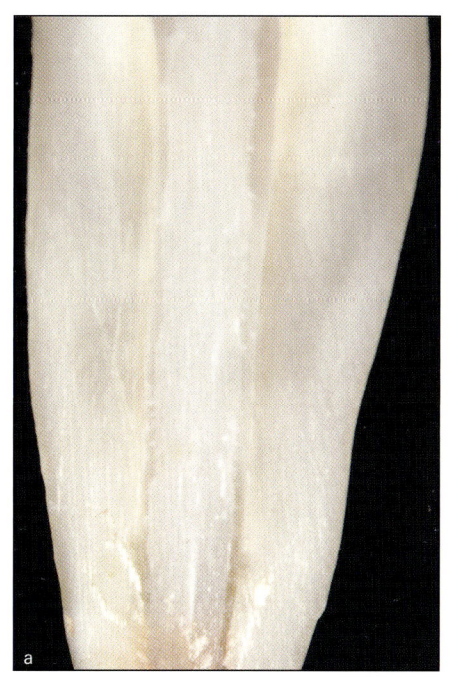

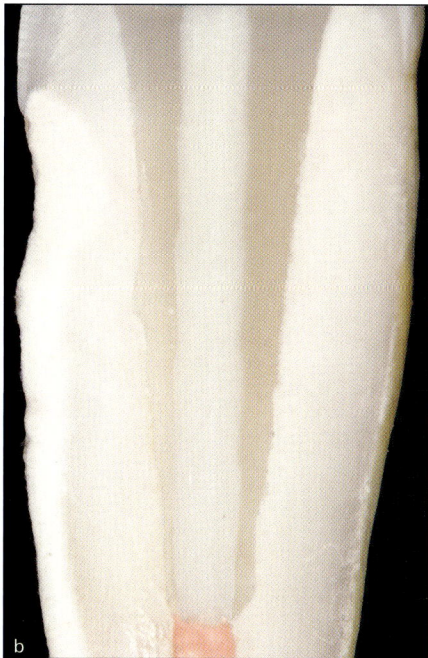

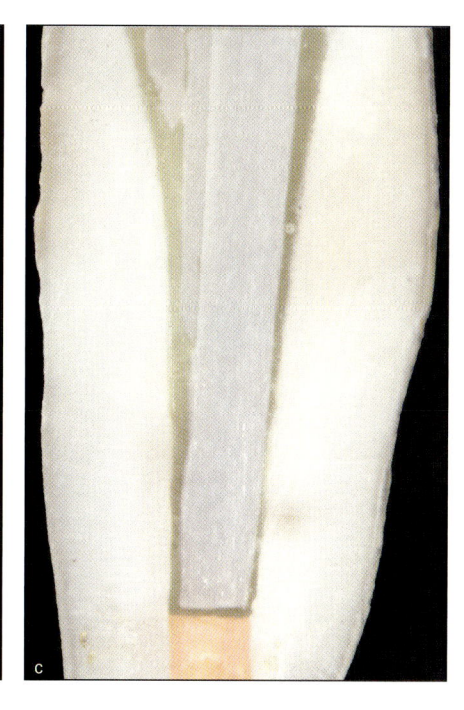

▲ **Figura 7.5**
Cortes longitudinais ilustrando três condições de raiz remanescente:
(a) Uso de pino intra-radicular direto com boa adaptação no canal, deixando pouco espaço preenchido pelo cimento resinoso. Correspondente à Figura 7.4a.
(b) Reforço da raiz remanescente com cimento resinoso, que ocupa grande área do canal radicular. Notar o pino no centro. Correspondente à Figura 7.4b.
(c) Uso de pino intra-radicular direto de fibra de vidro associado a pinos acessórios, o que permite limitar o volume de cimento resinoso. Correspondente à Figura 7.4c.

intra-radicular para dissipar o estresse sobre a estrutura coronal e radicular.

COMO É O *OVERBITE* OU A ALTURA DOS DENTES E/OU CÚSPIDES?

Pessoas que apresentam *overbite* muito acentuado e ainda têm dentes longos e/ou com cúspides altas têm maior propensão à deflexão quando incidem forças de cisalhamento. Nessa situação, os pinos intra-radiculares estão indicados com mais freqüência.

QUE TIPO DE RESTAURAÇÃO SERÁ CONFECCIONADO?

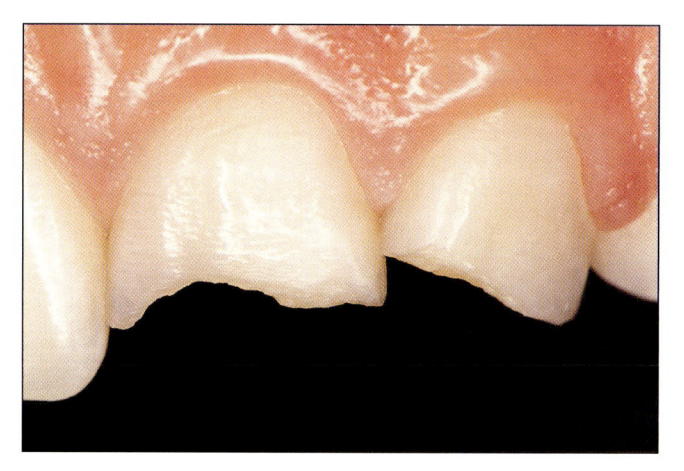

▲ **Figura 7.6**
Situação clínica em que restaurações diretas de compósito podem ser confeccionadas sem o uso de pino intra-radicular.

O tipo de restauração a ser realizado pode determinar a indicação do pino intra-radicular. Por exemplo, se for executada uma restauração total, normalmente estará indicado o uso de um pino intra-radicular (Figuras 7.7a e 7.7b). No entanto, se for uma restauração adesiva parcial do tipo *onlay* ou laminado cerâmico, o uso de pino intra-radicular pode ser dispensado, desde que os outros fatores discutidos an- teriormente não levem o profissional a indicá-lo. Outro aspecto a ser considerado é o de que as solicitações mecânicas são diferentes quando realizamos restaurações unitárias ou em dentes pilares de prótese parcial fixa, por exemplo. Nessa última situação, a resistência ao deslocamento lateral

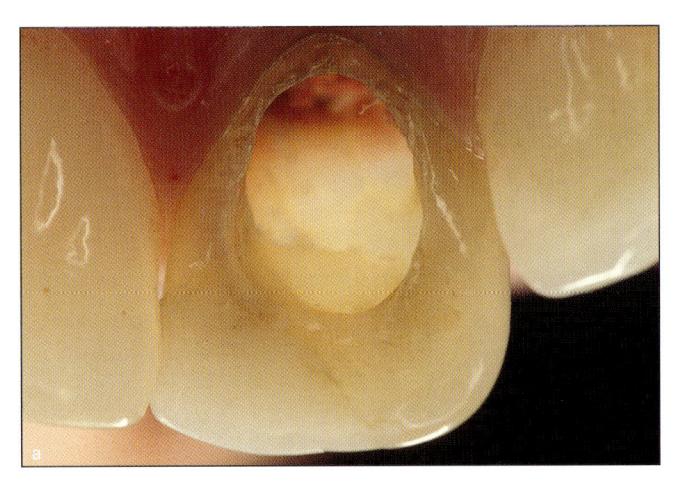

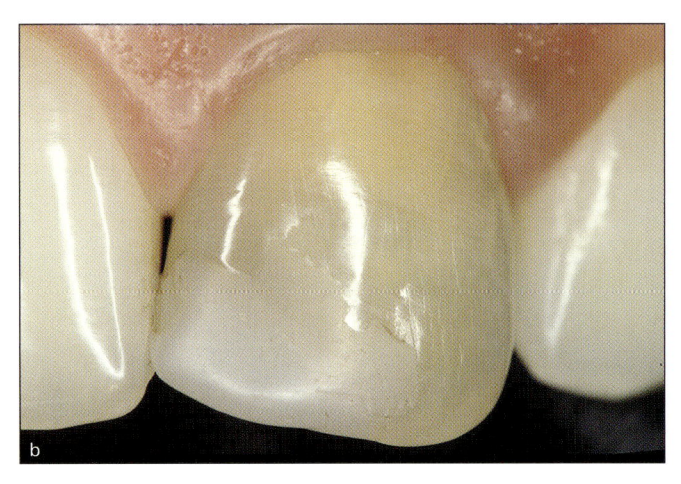

▲ **Figura 7.7**
(a) Apesar da manutenção das cristas marginais, observar a mínima espessura de esmalte vestibular presente.
(b) Vista por vestibular evidencia acentuada alteração de cor que, associada ao pouco esmalte vestibular remanescente, implica a indicação de pino intra-radicular e de restauração indireta.

precisará ser maior e, portanto, a necessidade de indicar um pino intra-radicular aumenta.

QUAL É A EXPECTATIVA ESTÉTICA DO CLIENTE QUANTO AO TRATAMENTO RESTAURADOR?

Uma acentuada expectativa estética do cliente implicará a decisão de realizar um procedimento restaurador mais invasivo, muitas vezes indireto, o que pode ocasionar a necessidade de indicar um pino intra-radicular. Nesses casos, o tipo de material restaurador a ser utilizado influenciará diretamente na escolha de qual pino intra-radicular empregar, como será discutido no item Decisão clínica, mais especificamente quando se aborda a seleção do pino.

CLASSIFICAÇÃO

Após o profissional ter refletido sobre as questões mencionadas anteriormente para tomar a decisão de indicar ou não o uso de pino intra-radicular, ele terá que decidir, em caso afirmativo, qual técnica e tipo de pino utilizar.

Primeiramente, é necessário ter conhecimento de uma classificação que possa norteá-lo quanto ao que existe no mercado para que, em um segundo momento, possa comparar a composição e as propriedades dos diferentes tipos de pinos intra-radiculares e, assim, definir qual técnica e tipo empregar para determinada situação clínica. Com o intuito de tornar este capítulo didático, está disposta, a seguir, uma classificação de diferentes pinos intra-radiculares existentes no mercado quanto à técnica, à rigidez, ao material, à forma e à estética (Tabelas 7.1, 7.2 e 7.3).

DECISÃO CLÍNICA

Na prática clínica, existem decisões fundamentais que o profissional deve tomar, geralmente com rapidez, levando em consideração a situação clínica específica, o perfil do cliente, os materiais e as técnicas disponíveis. Por sua importância, normalmente colocam o clínico na inquietude de qual caminho adotar. Soma-se a isso o fato de que, com freqüência, as opções são variadas, e as informações científicas podem ser conflitantes ou, pelo menos, não completamente estabelecidas. Especificamente no que se refere ao emprego dos pinos intra-radiculares, é relevante discutir as decisões a seguir.

SELECIONAR PINOS INTRA-RADICULARES INDIRETOS OU DIRETOS?

A primeira decisão que o profissional deve tomar é se vai utilizar um pino intra-radicular indireto ou direto. Uma indicação tradicional e comumente adotada por muitos clínicos é o uso de pino intra-radicular metálico fundido, que é confeccionado de forma indireta e individualizada em relação ao formato do canal radicular. Conforme um estudo clínico de Christensen,[7] muitos profissionais ainda consideram que o seu uso reforça a estrutura radicular remanescente. Apesar do grande acompanhamento clínico, ele apresen-

TABELA 7.1 TIPOS DE PINOS INTRA-RADICULARES INDIRETOS RÍGIDOS

PINO	FABRICANTE	MATERIAL	FORMA	ESTÉTICA
Metálico fundido	Confecção individual	Liga metálica	Cônico, similar ao canal	Não
Cerâmico	Confecção individual	Cerâmica	Cônico, similar ao canal	Sim

TABELA 7.2 TIPOS DE PINOS INTRA-RADICULARES DIRETOS RÍGIDOS

PINO	FABRICANTE	MATERIAL	FORMA	ESTÉTICA
Reforpost	Angelus	Titânio	Cônico	Não
Unimetric	Dentsply	Titânio	Cônico	Não
Parapost	Còltene	Titânio/aço	Paralelo	Não
Luminex	Dentatus	Titânio/aço	Paralelo	Não
Radix-anchor	Dentsply	Titânio	Paralelo	Não

TABELA 7.3 TIPOS DE PINOS INTRA-RADICULARES DIRETOS FLEXÍVEIS

PINO	FABRICANTE	MATERIAL	FORMA	ESTÉTICA
Reforpost	Angelus	Fibra de vidro	Paralelo/extremidade cônica	Sim
Reforpost	Angelus	Fibra de carbono	Paralelo/extremidade cônica	Não
FibreKor	Jeneric-Pentron	Fibra de vidro	Paralelo	Sim
Luscent Anchors	Dentatus	Fibra de vidro	Cônico	Sim
U.M.C-Post	Bisco	Fibra de carbono	Paralelo	Não
Aestheti-Post	Bisco	Fibra de carbono/quartzo	Paralelo	Sim
Para Post	Còltene	Fibra de vidro	Cônico	Sim
FRC Postec	Ivoclar Vivadent	Fibra de vidro	Cônico	Sim
D.T.Ligth Post	Bisco	Fibra de quartzo	Cônico	Sim
Dentin Post	Komet	Fibra de vidro	Cônico	Sim

ta uma série de limitações: necessidade de procedimentos de modelagem, confecção da porção intracanal no provisório, etapas laboratoriais para sua realização e remoção do cimento provisório para permitir prova e cimentação do pino definitivo, o que aumenta o tempo de trabalho e o custo.[8,9] Além disso, os pinos intra-radiculares indiretos são passíveis de corrosão, são escuros e podem influir negativamente na aparência estética de uma restauração cerâmica pura ou de compósito, requerem desgaste adicional da dentina radicular e apresentam elevada rigidez, transmitindo maior tensão à porção radicular quando o dente é submetido a forças externas. Essas duas últimas talvez sejam as principais razões de ocorrência relativamente alta de fraturas radiculares ao longo do tempo.[10,11] Outro inconveniente é a exposição da obturação endodôntica à saliva durante as etapas de confecção de um pino indireto, com conseqüente possibilidade de contato bacteriano, o que pode levar a um insucesso endodôntico no futuro.[12]

Outras alternativas de pinos intra-radiculares indiretos são os cerâmicos e os de fibra. Os cerâmicos são estéticos, mas sua principal desvantagem é a elevada rigidez e os inconvenientes que ela possa acarretar sobre a porção radicular, comentados anteriormente para os pinos metálicos fundidos. Os de fibra apresentam módulo de elasticidade mais próximo ao do dente. Entretanto, ambos os materiais usados de forma indireta têm reduzida aceitação clínica devido à complexidade de manipulação e aos custos elevados.[9]

Então, se existem tantas limitações e outras alternativas de pinos intra-radiculares no mercado, de menor custo e fáceis de utilizar, quando o profissional deve indicar pinos indiretos? Talvez as duas situações clínicas em que a alternativa seja indicar pinos indiretos são quando há necessidade de modificar significativamente a angulação da porção coronária do núcleo para vestibular ou lingual e nos casos de reabilitações protéticas extensas, em que vários pinos/núcleos serão confeccionados, facilitando a obtenção de paralelismo entre os preparos.

Pelas razões expostas anteriormente, nossa preferência recai sobre o uso de pinos intra-radiculares diretos, e algumas marcas comerciais representativas estão dispostas nas Figuras 7.8a a 7.8e.

USAR PINOS INTRA-RADICULARES RÍGIDOS OU FLEXÍVEIS?

Algumas características mecânicas e de fabricação dos pinos intra-radiculares contribuem para uma melhor expectativa de desempenho clínico do complexo dente/pino/restauração, por exemplo: o desenho do pino, que permite mínima remoção de tecido durante o preparo do canal radicular; uma resistência mecânica adequada do pino para suportar as tensões impostas sobre o dente restaurado em função e a possibilidade de unir-se à estrutura dentária remanescente, conferindo maior resistência ao conjunto pino/dente/restauração. O módulo de elasticidade é uma das propriedades mais relevantes, pois, se for o mais próximo possível ao do dente, possibilita pequena flexão quando submetido a forças externas, dissipando o estresse na estrutura dental e, assim, reduzindo o risco à fratura. Um aspecto interessante é o comportamento mecânico anisotrópico dos pinos de fibra, ou seja, ele modifica suas propriedades físicas quando submetido a forças de diferentes direções.[9] O módulo de elasticidade dos pinos de fibra é de aproximadamente 8 GPa, 34 GPa e 90 GPa se medido com a incidência de forças transversais, oblíquas e paralelas ao longo eixo das fibras, respectivamente. A dentina apresenta valores de módulo de elasticidade em torno de 8 GPa e 18 GPa para cargas com inclinação transversal e oblíqua ao longo eixo do dente. Essa característica associada ao uso de um cimento resinoso, que tem módulo de elasticidade entre 8-20 GPa e que pode ser unido ao pino e à dentina radicular,

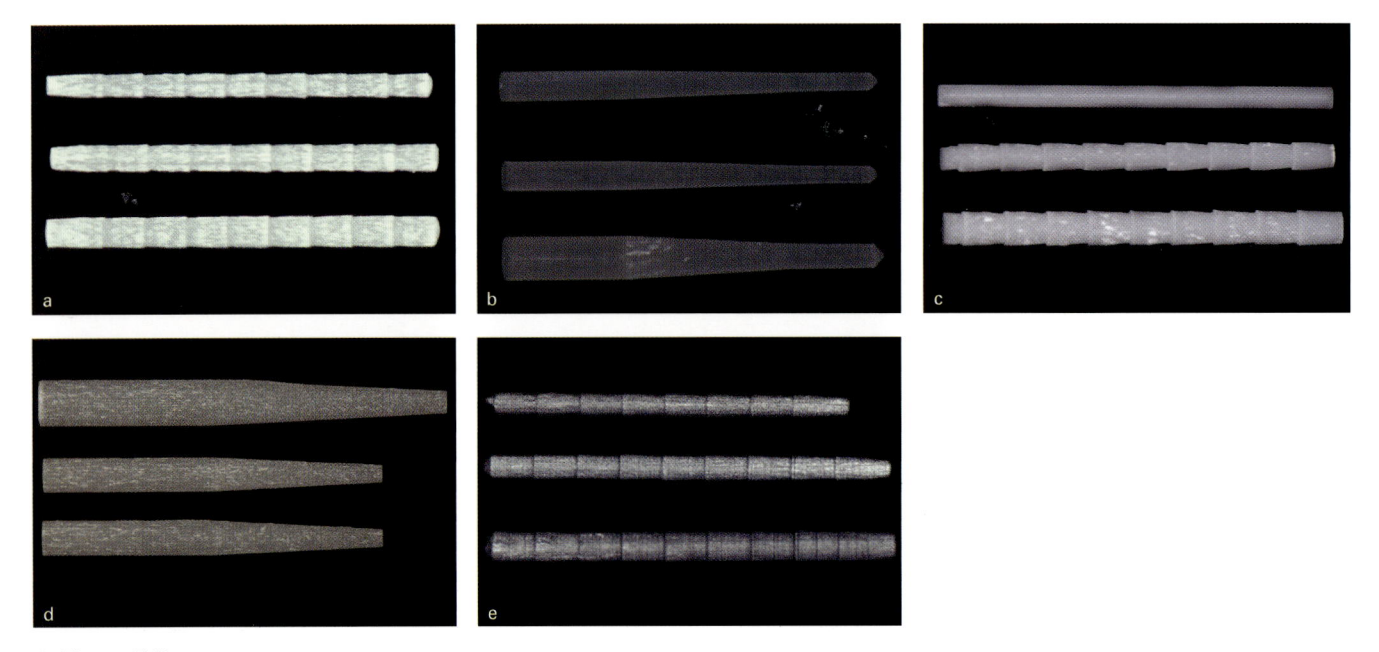

▲ **Figura 7.8**
(a) Pino intra-radicular direto de fibra de vidro (Reforpost, Angelus), que tem formato cilíndrico com extremidade cônica, serrilhado e diâmetros de 1,1; 1,3 e 1,5 mm.
(b) Pino intra-radicular direto de quartzo (D.T. Light Post, Bisco) com formato cônico.
(c) Pino intra-radicular direto de fibra de vidro (FibreKor, Jeneric-Pentron) com formato cilíndrico, com diâmetro de 1; 1,25 e 1,5 mm. Notar que o pino de 1 mm de diâmetro é liso, e os demais, serrilhados.
(d) Pino intra-radicular direto de fibra de vidro (FRC Postec, Ivoclar/Vivadent) com formato cônico.
(e) Pino intra-radicular de fibra de carbono (Reforpost, Angelus) com formato cilíndrico e extremidade cônica, serrilhado e diâmetros de 1,1; 1,3 e 1,5 mm.

permite uma distribuição mais homogênea das forças que incidem sobre o dente durante a mastigação e/ou os hábitos parafuncionais. Essa é uma característica dos pinos intra-radiculares flexíveis; já os metálicos e cerâmicos, devido a sua elevada rigidez, apresentam comportamento exatamente oposto, com distribuição não-homogênea e áreas de concentração de tensões, como demonstrado em estudos de elemento finito. Em um trabalho de Maccari, Conceição e Nunes,[13] comparando a resistência à fratura de dentes restaurados com pinos cerâmicos, de fibra de carbono com cobertura de quartzo e de fibra de vidro, foi verificada maior resistência à fratura dos dentes com pinos de fibra de vidro e carbono comparativamente aos cerâmicos. Outra observação foi a de que, mesmo submetendo os dentes a forças intencionalmente elevadas para produzir fratura, não foi observada fratura radicular quando se empregou pino de fibra de vidro, apenas uma fratura radicular com pino de fibra de carbono com cobertura de quartzo e 30% de ocorrência de fratura radicular associada ao uso de pino cerâmico. Resultados como o desse estudo e outros talvez possam explicar a tendência adotada pelos fabricantes de retirar os pinos diretos cerâmicos do mercado. Em contrapartida, pode ocorrer falha da restauração sob a ação de cargas mecânicas com valores mais baixos. Do ponto de vista clínico, é importante o comportamento dos pinos de fibra de vidro e carbono, já que é preferível uma eventual falha da restauração com a preservação da raiz dentária remanescente (Figuras 7.9 a 7.9d). Portanto, a composição dos pinos intra-radiculares diretos e, por conseqüência, suas propriedades podem ter uma maior influência no compor-

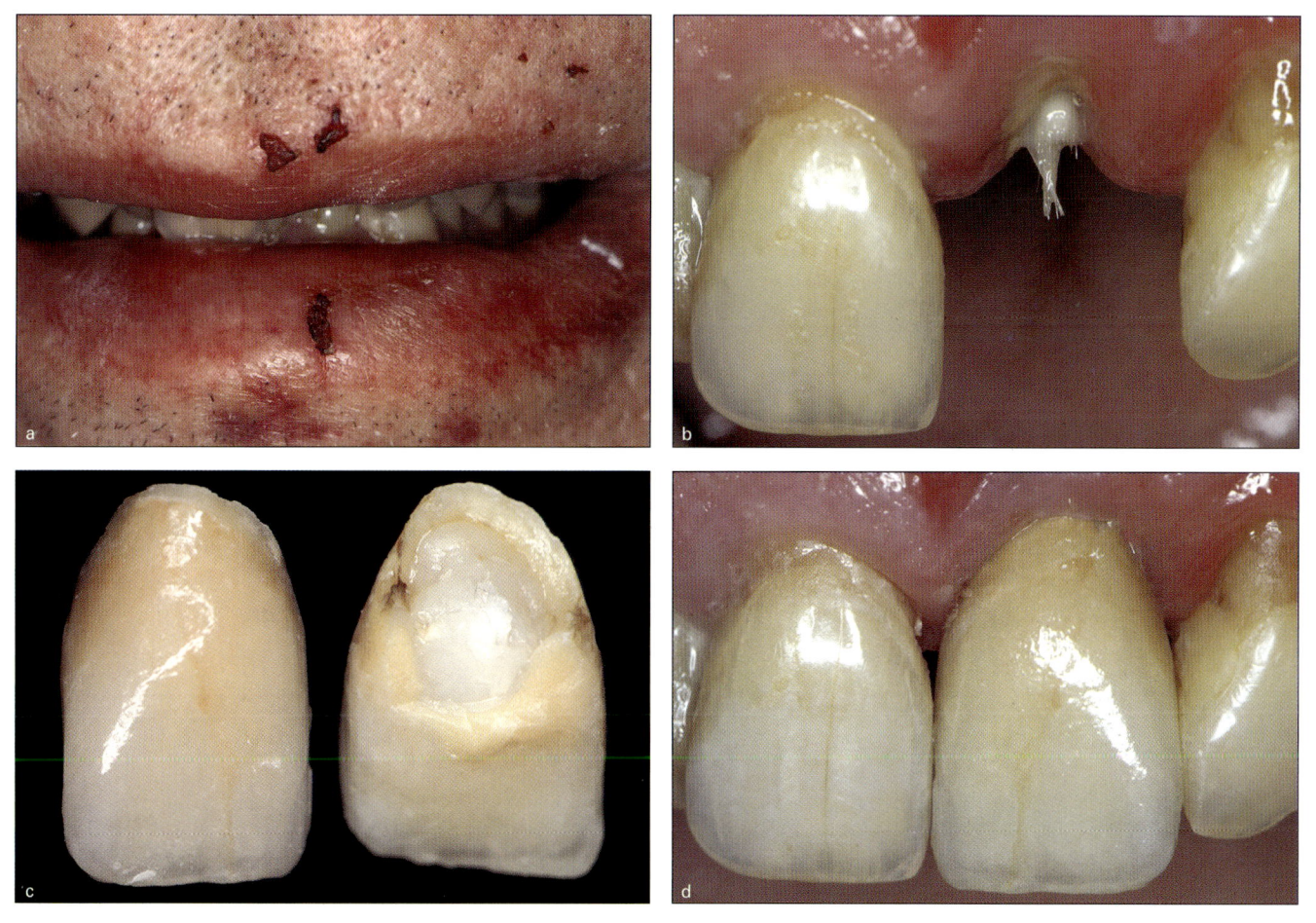

▲ **Figura 7.9**
(a) Aspecto três dias após o cliente ter sofrido traumatismo na face. Observar ainda a presença de edema e lesões nos lábios.
(b) Devido ao intenso traumatismo, ocorreu fratura da coroa cerâmica e do pino intra-radicular de fibra de vidro no dente 21. Não houve fratura radicular. Esse comportamento pode ser atribuído à presença de pino intra-radicular flexível.
(c) Vista vestibular e palatina da coroa cerâmica correspondente ao dente 21. Observar remanescente do pino de fibra de vidro fraturado e compósito correspondente ao núcleo no interior da restauração.
(d) Aspecto após remoção do restante do pino, cimentação de um novo pino de fibra de vidro (Reforpost, Angelus) e colagem da coroa cerâmica no dente 21. Uma abordagem restauradora ágil, conservadora e estética adotada para preservação do caso clínico. Ver a excelência estética da restauração cerâmica do dente 21 comparativamente ao dente natural 11.

tamento biomecânico da futura restauração e do dente do que o formato e o tamanho.[14] Os pinos de fibra de vidro e de carbono apresentam módulo de elasticidade mais próximo ao da dentina. Rengo,[15] em um estudo de elemento finito, observou que o estresse gerado na interface de cimentação dos pinos é de 7,51 MPa para o metálico, 3,45 MPa para o de fibra de carbono e 2,22 MPa para o de fibra de vidro. Assim, diante das informações disponíveis na literatura até o momento, tem-se que os pinos de fibra de vidro e os de carbono parecem apresentar propriedades mais interessantes para favorecer um melhor comportamento biomecânico do conjunto pino/dente/restauração, como observado em vários estudos *in vitro*[13,16] e clínicos.[17,18,19,20,21,22]

QUANDO INDICAR PINOS INTRA-RADICULARES ESTÉTICOS OU NÃO-ESTÉTICOS?

Essa decisão está vinculada de modo direto ao tipo de restauração a ser confeccionada.[23] Se o profissional confeccionar uma restauração parcial ou total em cerâmica pura ou compósito, a preferência recairá sobre os pinos de fibra de vidro, que são brancos e também permitem a difusão da luz, gerando uma condição mais favorável de estética final da restauração. Outra opção é o uso de pino de fibra de carbono com cobertura de quartzo, que tem sua superfície branca. Até mesmo o pino de fibra de carbono que tem a coloração preta pode ser empregado, mas será necessário utilizar agentes opacificadores para mascará-lo e eliminar sua influência na restauração estética. Os pinos cerâmicos, apesar de também serem claros e, portanto, estéticos, apresentam elevada rigidez, como mencionado anteriormente. Contudo, frente a restaurações metalocerâmicas ou mesmo de cerâmica reforçada com alumina ou zircônio (sistema In-Ceram ou Procera), a cor do pino intra-radicular não terá influência na condição estética final da restauração, visto que os *copings* metálicos ou cerâmicos opacos bloqueiam a passagem de luz. Com isso, o resultado estético desse tipo de restauração fica vinculado a uma adequada espessura e cor da camada de cerâmica aplicada sobre o *coping* (ver Capítulo 10).

QUAIS DEVEM SER O COMPRIMENTO E O DIÂMETRO DO PINO INTRA-RADICULAR?

Os requisitos ideais para os pinos intra-radiculares metálicos fundidos propostos por Shillinburg e Kessler,[24] que são de dois terços do comprimento e um terço do diâmetro da raiz mantendo aproximadamente 4 mm da obturação endodôntica junto ao ápice, ainda são adotados como regra por muitos profissionais, mesmo empregando pinos flexíveis. Na endodontia também há uma preocupação em realizar preparos minimamente invasivos, nesse caso, evitar re-

moção desnecessária da dentina radicular. Esse fato, aliado à evolução significativa dos sistemas adesivos, permite que, atualmente, quando do emprego dos pinos de fibra de vidro ou de carbono, o comprimento do pino intra-radicular possa ser igual ou pouco superior ao comprimento do núcleo clínico e que seu diâmetro fique limitado à morfologia do canal preparado. Com isso, contempla-se a importância da maior manutenção possível de estrutura dentária hígida, que favorece uma maior resistência à fratura. Essa mudança de requisito para colocação do pino intra-radicular possibilita ainda uma maior indicação desse pino já que, em muitas situações clínicas, existe uma série de limitações e riscos para instalá-lo nas dimensões propostas anteriormente.

QUAL SISTEMA ADESIVO UTILIZAR?

A seleção do tipo e da técnica de aplicação do sistema adesivo a ser empregado é fundamental para obter adequada fixação e retenção de pinos intra-radiculares no canal radicular em função de serem passivos, em especial os de fibra de vidro e os de carbono. A primeira etapa é lembrar que a estrutura radicular é constituída essencialmente por dentina intertubular e que a quantidade de túbulos dentinários diminui significativamente da região cervical para média e apical. Em estudo de Ferrari et al.,[25] foi demonstrado que o condicionamento com ácido fosfórico a 35% por 15 segundos estabelece uma modificação mofológica e estrutural da dentina radicular, estabelecendo um aumento da superfície disponível para união na ordem de 202,59, 156,78 e 113,69% nas regiões cervical, média e apical, respectivamente. A segunda etapa é eleger, dentre os sistemas adesivos disponíveis, qual a categoria a ser utilizada nessas situações clínicas. O primeiro aspecto a ser analisado deve ser o método de ativação. Apesar de alguns estudos *in vitro* e de os fabricantes sugerirem que os sistemas adesivos fotopolimerizáveis podem ser empregados devido à possibilidade de condução da luz através dos pinos de fibra de vidro ao longo do canal radicular, existem outros trabalhos que questionam essa possibilidade, mostrando uma inadequada polimerização, especialmente em áreas mais distantes da fonte de luz, como a região apical (Figura 7.10a). Recentemente foi introduzido no mercado um pino de fibra de quartzo D.T. Ligth Post (Bisco) que, segundo o fabricante, pode ser usado com sistemas adesivos duais ou fotopolimerizáveis pela grande capacidade de transmitir luz. Entretanto, Ferrari[26] e Ferrari e Manocci,[16] em um estudo *in vivo*, demonstraram que há maior uniformidade da formação da camada híbrida e de *tags* de resina no terço cervical da raiz, comparativamente aos terços médio e apical, quando utilizado um adesivo fotopolimerizável (Figuras 7.10b e 7.10c). Portanto, nossa preferência é ainda pelo uso de sistemas adesivos "duais" ou quimicamente ativados.[14]

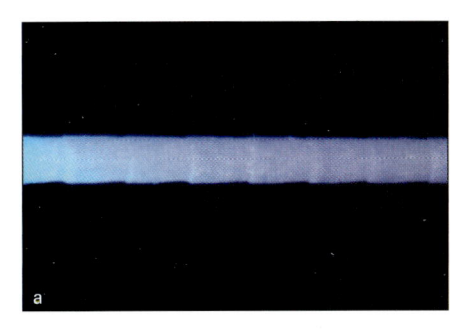

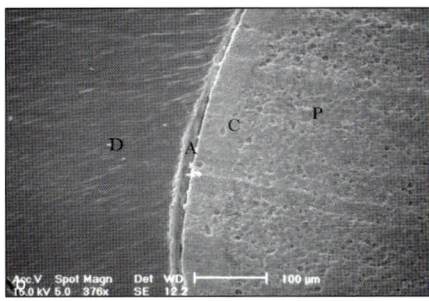

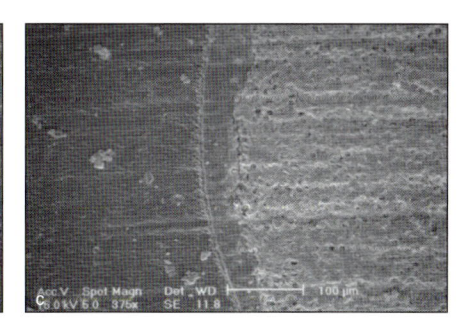

▲ **Figura 7.10**
(a) A incidência de luz do aparelho fotopolimerizador sobre um pino de fibra de vidro demonstra capacidade de transmitir luz ao longo do pino. No entanto, a intensidade de luz diminui significativamente a partir do primeiro terço do pino, e isso pode ser um fator limitante para o uso de adesivos fotopolimerizáveis.
(b) Imagem em microscopia eletrônica de varredura mostrando área deficiente de união entre sistema adesivo fotopolimerizável e cimento resinoso "dual" com a dentina radicular e pino de fibra de vidro na região apical.
(c) Imagem em microscopia eletrônica de varredura evidenciando adequada união entre sistema adesivo e cimento resinoso duais com a dentina radicular e pino de fibra de vidro na região apical.

O segundo aspecto a ser considerado é o número de etapas clínicas para aplicação do sistema adesivo, que tem relação direta com sua composição e seu mecanismo de ação. Os sistemas adesivos de três etapas – ácido, *primer* e adesivo – como All Bond 2 (Bisco) e Scotchbond Muli-Purpose (3M), eram mais freqüentemente indicados para técnicas de cimentação adesiva em restaurações indiretas e de pinos intra-radiculares. Ainda que, se aplicados corretamente, propiciem ótimos resultados laboratoriais e clínicos, esses sistemas requerem várias etapas de aplicação e, conseqüentemente, são de uso mais complexo, com maior possibilidade de erros durante sua utilização. Com a introdução dos sistemas adesivos de duas etapas clínicas – ácido e *primer*/adesivo em frasco único – a aplicação clínica ficou mais simplificada. Entretanto, esses sistemas adesivos são fotopolimerizáveis, o que limita sua indicação para cimentação de pinos intra-radiculares, como mencionado anteriormente. Alguns fabricantes disponibilizaram agentes catalisadores em frascos separados para torná-los "duais" e, assim, possibilitar seu uso nessas situações clínicas. Uma contribuição importante nessa categoria de sistemas adesivos "duais" foi o surgimento do Excite DSC (Ivoclar/Vivadent), que apresenta a característica particular de ter moléculas de catalisador químico impregnado nas cerdas do microbrush que, quando pressionado e em contato com a solução *primer*/adesivo, proporciona uma auto-ativação[26] (Figuras 7.11a e 7.11b). Isso permite uma polimerização mais eficiente e segura mesmo em áreas mais distantes da fonte de luz evidenciada pela formação de *tags* de resina principais, colaterais e da camada híbrida. Outra alternativa mais recente é o uso de sistemas adesivos autocondicionantes ou *self etching primers*. Deve-se considerar como vantagens importantes para esses sistemas adesivos, uma menor profundidade de desmineralização da dentina radicular e, por conseqüência, maior probabilidade de preenchimento dessa área pelo adesivo representada por uma maior uniformidade da camada híbrida. Particularmente na indicação para cimentação adesiva de pinos intra-radiculares, o uso de sistemas adesivos autocondicionantes parece bastante promissor, requerendo, no entanto, ainda mais estudos laboratoriais e clínicos para ratificar sua validade clínica a longo prazo. O profissional deve tomar cuidado no momento de combinar o sistema adesivo com o cimento resinoso visto que, em função das diferenças de pH e composição química, muitas combinações podem apresentar impossibilidade de polimerização adequada e conseqüente fracasso do procedimento de cimentação adesiva.

QUAL TIPO DE CIMENTO EMPREGAR?

A utilização de cimento resinoso associado ao sistema adesivo para cimentação de pino intra-radicular propicia uma maior retenção comparativamente ao uso de cimentos de ionômero de vidro ou de fosfato de zinco, além de proporcionar um maior reforço da porção radicular. Isso é especialmente relevante quando o profissional se depara com raízes frágeis, ou seja, com canal radicular amplo. Dentre os cimentos resinosos, existem os quimicamente ativados, os fotopolimerizáveis e os "duais". Os primeiros podem ser empregados, mas restringem o tempo de trabalho, o que pode representar uma dificuldade para permitir um correto assentamento do pino e a remoção dos excessos. Os fotopolimerizáveis somente podem ser usados quando os pinos são fototransmissores, mas ainda assim existe a dúvida quanto a sua adequada polimerização em áreas mais profundas ou distantes da fonte de luz. Em função das colocações anteriores, a nossa preferência recai sobre os cimentos resinosos duais, já que isso concilia um maior conforto para

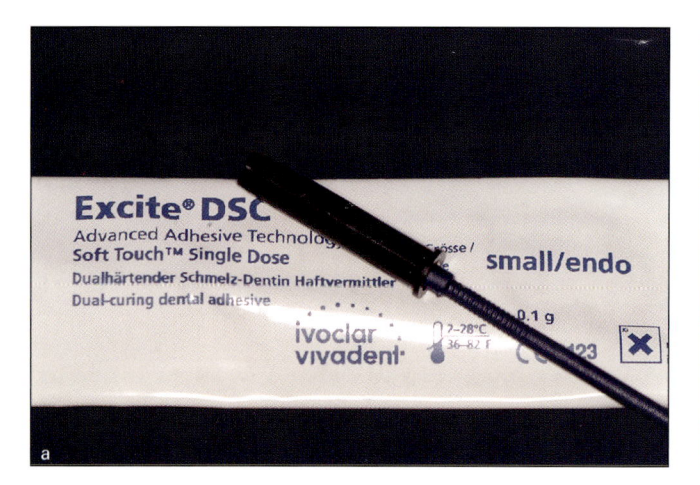

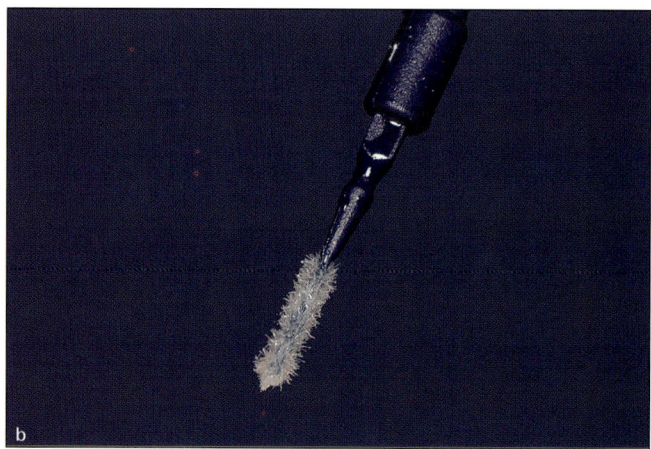

▲ **Figura 7.11**
(a) Sistema adesivo "dual" Excite DSC (Ivoclar/Vivadent).
(b) Unidose do sistema adesivo Excite DSC (Ivoclar/Vivadent), que apresenta moléculas do catalisador impregnadas nas cerdas do microbrush que, quando empurrado e em contato com a solução adesiva, proporciona auto-ativação.

o clínico quanto ao tempo de trabalho e também uma melhor segurança quanto a uma adequada polimerização ao longo do canal radicular.[27]

Outro aspecto relevante é a função de "amortecedor" que a película de cimento resinoso desempenha, redirecionando e, então, dispersando, as forças impostas à raiz. Para tanto, deve idealmente apresentar um módulo de elasticidade em torno 8 GPa, ou seja, deve possuir alta resiliência e ser o componente menos rígido do conjunto núcleo/pino/cimento resinoso/dentina radicular.[9]

QUAL MATERIAL UTILIZAR PARA CONFECCIONAR NÚCLEO DE PREENCHIMENTO OU PORÇÃO CORONÁRIA?

Os materiais para confecção de núcleo ou reconstrução coronária devem suportar as tensões geradas pela função mastigatória e apresentar fácil manipulação e tempo curto para tomar presa. Além disso, devem ser preferencialmente estéticos para favorecer o resultado da restauração de cerâmica ou compósito e adesivos para favorecer sua retenção e capacidade de selamento, o que é fundamental para evitar infiltração entre a guta-percha e a dentina radicular durante a fase de provisório, que pode causar insucesso endodôntico a longo prazo. Vários materiais podem ser empregados para confecção de núcleo ou para a reconstrução coronária, como o amálgama, o ionômero de vidro e a resina composta. O amálgama, devido a sua ampla limitação estética, a ausência de união às estruturas dentais e o tempo requerido para atingir adequada resistência mecânica, foi completamente substituído por outras alternativas. O ionômero de vidro convencional, apesar de apresentar algumas características importantes, como união à dentina, liberação de flúor e baixo coeficiente de expansão térmica, necessita de um longo tempo para tomar presa e é extremamente sensível à umidade. Mesmo os ionômeros de vidro modificados por resina ou compômeros, que possuem características de manipulação mais favoráveis comparativamente aos ionômeros convencionais, parecem inadequados para confecção de núcleos de preenchimento coronário devido a propriedades mecânicas insuficientes. Os compósitos são os materiais de eleição para confeccionar núcleo ou reconstrução coronária em função da sua alta resistência de união à estrutura dental, da facilidade de manipulação, da estética, do módulo de elasticidade próximo ao da dentina e da resistência mecânica adequada (Figura 7.12). Dentre os compósitos, pode-se utilizar os fotopolimerizáveis

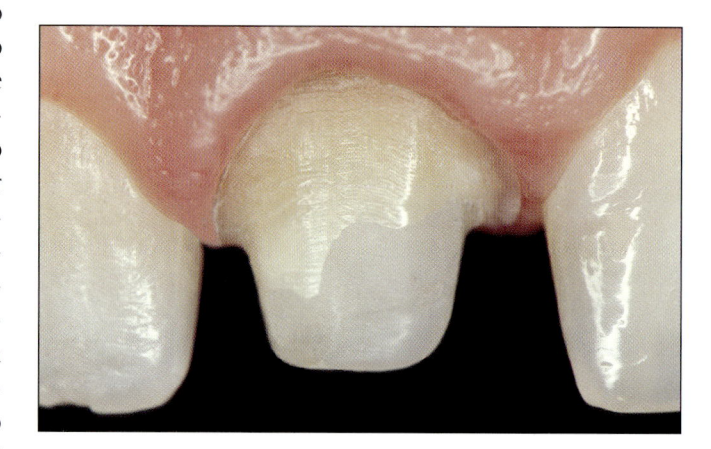

▲ **Figura 7.12**
Aspecto de um núcleo parcial de preenchimento confeccionado com resina composta micro-híbrida fotopolimerizável.

ou os quimicamente ativados específicos tipo *Core*, que são híbridos ou micro-híbridos e apresentam propriedades mecânicas similares entre si e superiores comparativamente aos microparticulados ou tipo *flow*. Contudo, a associação de um compósito de alto escoamento – *flow* – e outro micro-híbrido é atraente do ponto de vista clínico, porque o compósito *flow* possibilita uma melhor adaptação ao pino na porção cervical, visto que materiais mais viscosos podem propiciar zonas de descontinuidade ou imperfeita adaptação, e os micro-híbridos apresentam maior resistência.

PROTOCOLO CLÍNICO

Como em toda técnica restauradora adesiva, é essencial que o profissional obedeça rigorosamente a um protocolo clínico definido para controlar as etapas operatórias e, assim, minimizar as chances de erro, aumentando as possibilidades de sucesso clínico. A seguir, são descritas as etapas necessárias para a fixação de pinos intra-radiculares diretos estéticos de fibra de vidro e de carbono, que são os de nossa preferência, conforme comentado anteriormente neste capítulo.

1. EXAME RADIOGRÁFICO

A primeira atitude que o profissional deve adotar quando pretende indicar um pino intra-radicular é obter uma radiografia periapical. Ela permite avaliar a qualidade da obturação endodôntica, a condição da região periapical, o comprimento da raiz, a anatomia radicular e eventual presença de curvatura, a inclinação da raiz, a dimensão do canal radicular e a espessura de dentina radicular remanescente. Esses dados são importantes para auxiliar no planejamento inicial de qual pino utilizar.

2. AVALIAÇÃO CLÍNICA

Uma observação detalhada da condição emocional e da expectativa do cliente, da região adjacente e especialmente do(s) dente(s) a ser(em) restaurado(s) é essencial. Então, deve-se remover a restauração antiga e/ou o material restaurador provisório para permitir acesso e uma melhor avaliação do formato e diâmetro do canal radicular. Unindo essa observação ao exame radiográfico prévio e considerando também qual material restaurador será utilizado, fica facilitada a seleção do tipo e tamanho do pino intra-radicular (Figuras 7.13a a 7.13g).

3. DESOBTURAÇÃO E PREPARO DO CANAL RADICULAR

É importante ter atenção quanto à inclinação da raiz para evitar riscos de perfuração durante o preparo do canal radicular. Uma remoção da guta-percha com instrumento aquecido ou com uma broca Gates Glidden (Maillefer) deve ser realizada. Então, usar uma broca específica disponibilizada pelo fabricante e selecionada de acordo com o diâmetro do pino intra-radicular em baixa rotação (Figura 7.13h). Os movimentos de introdução devem ser paralelos ao longo eixo do canal radicular e com irrigação de água. Normalmente, os fabricantes disponibilizam pinos e respectivas brocas para preparo do canal radicular em três diâmetros. O formato do pino pode ser cônico ou paralelo. Nossa preferência recai sobre os paralelos com extremidade cônica para minimizar o desgaste da dentina radicular.

Deve ser verificado se não há resíduos de guta-percha aderidos às paredes do canal radicular, que podem interferir negativamente no procedimento adesivo a ser realizado posteriormente.

> **DICA CLÍNICA**
>
> Não deve ser realizado desgaste adicional das paredes do canal radicular, evitando movimentos laterais ou oscilatórios. O comprimento do preparo do canal radicular é controlado com o uso de um cursor de borracha posicionado na broca de acordo com as medidas da radiografia inicial. É preciso lembrar que há uma relação direta entre resistência à fratura e quantidade de tecido dentário remanescente e que o comprimento do pino de fibra precisa ser somente igual ao do núcleo clínico e não obrigatoriamente dois terços do canal radicular.

4. TESTE DO PINO NO CANAL RADICULAR

É fundamental que o profissional insira o pino previamente selecionado no canal radicular para avaliar sua adaptação, sua inclinação e seu comprimento, que deve reproduzir o espaço deixado pelo prévio preparo com a broca (Figura 7.13i). Uma alternativa nesse momento é obter nova radiografia periapical para conferir se há pelo menos 4 a 5 mm de guta-percha na região apical, garantindo selamento da obturação endodôntica, verificar uma possível presença de material obturador aderido às paredes do canal e certificar-se da adaptação do pino no canal radicular. Então, deve ser realizado um corte do pino aproximadamente 2 mm aquém do bordo incisal, com uma ponta diamantada em alta rotação com *spray* ar/água em movimento único e transversal ao longo eixo do pino ou das fibras que são dispostas longitudinalmente (Figuras 7.13j e 7.13k). Deve ser evitado realizar desgastes do pino e/ou cortá-lo com tesouras ou alicates, pois isso pode macerar as fibras e comprometer a resistência do mesmo.

> **DICA CLÍNICA**
>
> A correta inclinação do pino deve ser verificada olhando o mesmo por um ângulo de visão próximo-proximal com o intuito de evitar uma invasão do espaço que deve ser deixado para a restauração final após o preparo do núcleo de preenchimento. Este erro ocorre com freqüência principalmente em incisivos superiores, que apresentam uma concavidade palatina acentuada.

5. TRATAMENTO DA SUPERFÍCIE DO PINO INTRA-RADICULAR

Após o teste do pino no canal radicular e o corte da porção excedente, ele deve ser limpo com álcool para remover detritos. Logo após, o tratamento da superfície do pino deve ser realizado de acordo com a sua composição. Os pinos de fibra de carbono são silanizados industrialmente ou pré-silanizados e requerem apenas a aplicação do sistema adesivo conforme a recomendação do respectivo fabricante. Sobre os pinos de fibra de vidro deve ser aplicado silano, esperando-se aproximadamente um minuto, seguido de secagem com ar e uso do sistema adesivo (Figura 7.13l). O objetivo é favorecer uma união química da porção orgânica do cimento resinoso com o quartzo ou com a porção inorgânica das fibras do pino, já que o silano apresenta uma molécula bifuncional. Se o profissional utilizar um pino cerâmico, deve condicioná-lo com ácido fluorídrico por aproximadamente 2 minutos, seguido do uso do silano e sistema adesivo. É importante ressaltar que não é indicado o uso de microjateamento com óxido de alumínio dos pinos de fibra de vidro ou carbono, pois isso pode alterar sua superfície e prejudicar sua resistência e capacidade adesiva.

6. APLICAÇÃO DO SISTEMA ADESIVO NO CANAL RADICULAR E NA ESTRUTURA DENTÁRIA REMANESCENTE

Como mencionado anteriormente, preferimos utilizar um sistema adesivo "dual" ou quimicamente ativado, visto que nos fotopolimerizáveis não temos a certeza de alcançar adequada polimerização em áreas distantes da fonte de luz. O clínico pode ainda optar pelo uso de um sistema adesivo de três ou de duas etapas clínicas associado ao uso de condicionamento ácido prévio ou autocondicionante "dual". No primeiro caso, o ácido fosfórico deve ser aplicado com uma ponta fina e longa para facilitar seu posicionamento em toda a extensão do canal radicular preparado e na porção coronária remanescente durante aproximadamente 30 segundos, seguido de lavagem abundante com água para removê-lo adequadamente do interior do canal (Figura 7.13m). Então, usar uma cânula de endodontia para aspirar o excesso de água do interior do canal radicular e completar essa etapa com o uso de cones de papel absorvente. Aplicar o sistema adesivo de acordo com a recomendação do fabricante e empregar microbrush delgado e longo, que permita atingir toda a extensão do canal radicular (Figuras 7.13n a 7.13p).

> **DICA CLÍNICA**
>
> O excesso de adesivo do interior do canal radicular deve ser removido com o auxílio de cone de papel absorvente para garantir que não interfira no correto assentamento do pino no canal preparado durante a cimentação.

O adesivo deve ser polimerizado por aproximadamente 40 segundos, posicionando a ponta do aparelho fotopolimerizador o mais próximo possível da entrada do canal radicular.

7. INSERÇÃO DO CIMENTO RESINOSO

Preferencialmente, deve ser usado cimento resinoso dual ou quimicamente ativado seguindo as recomendações do respectivo fabricante. Ele pode ser levado ao interior do canal radicular com auxílio de uma seringa Centrix com uma ponta fina, sendo posicionado inicialmente junto à região apical do canal radicular e preenchendo-o lentamente na direção dos terços médio e cervical (Figura 7.13q). Outra alternativa é usar uma broca lentulo para essa finalidade. Evitar o uso de uma quantidade excessiva de cimento resinoso (Figuras 7.13r e 7.13s). Remover os excessos e fotopolimerizar por aproximadamente 40 a 60 segundos com a ponta do aparelho fotopolimerizador posicionado junto à extremidade coronária do pino.

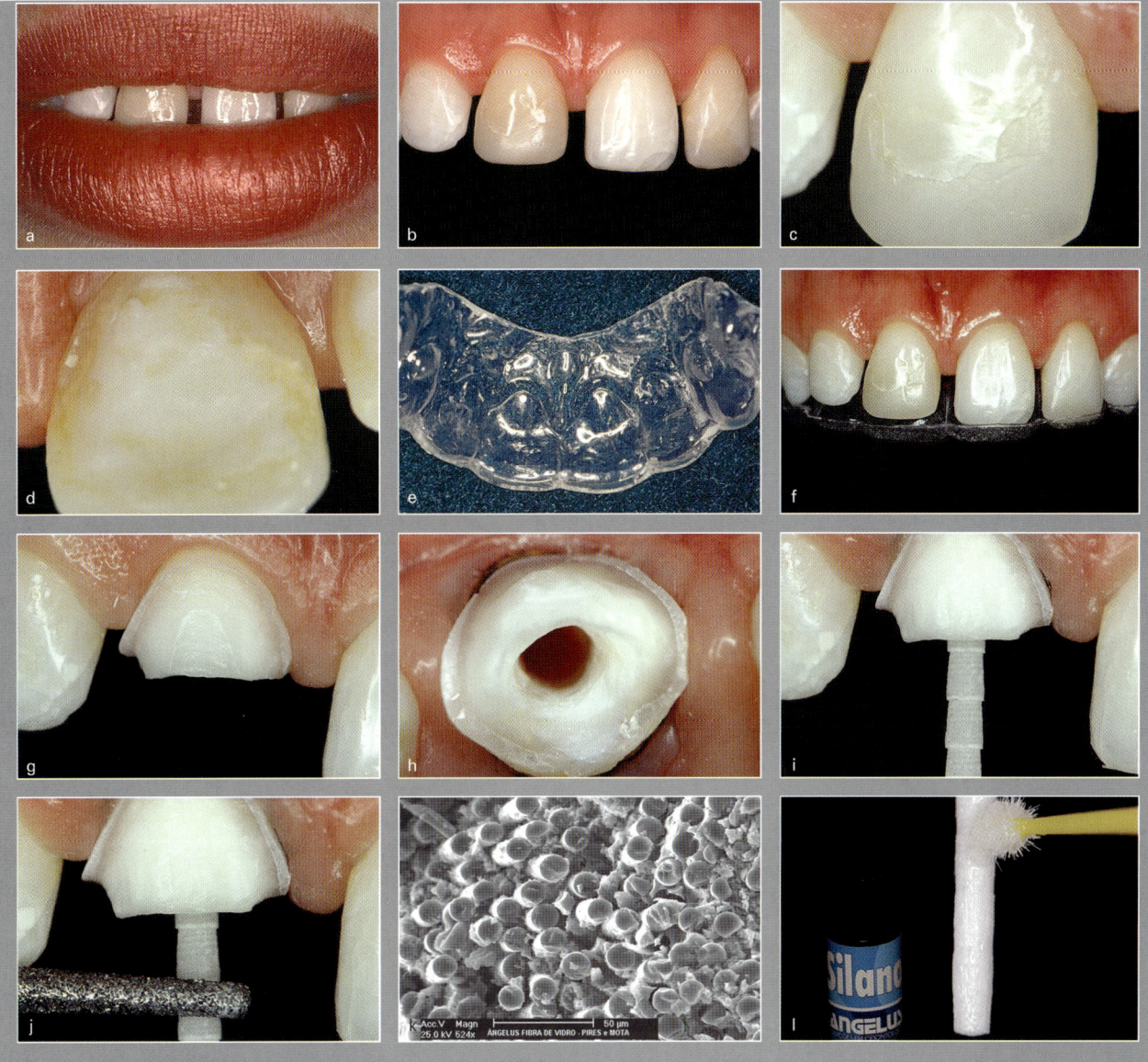

▲ **Figura 7.13**

(a) Sorriso esteticamente deficiente de uma jovem de 17 anos que sofreu traumatismo dental apresenta diastemas e tratamento endodôntico nos dentes 12, 11, 21 e 22.
(b) Os incisivos superiores foram submetidos ao clareamento interno mediato, sendo que os dentes 11 e 22 não responderam favoravelmente.
(c) Vista vestibular do dente 11, em que se verifica restauração ampla de compósito deficiente.
(d) Aspecto do dente 11 mostrando envolvimento de toda a face palatina com restauração deficiente de compósito.
(e) Guia transparente confeccionada com placa de polietileno de 1 mm de espessura sob vácuo sobre modelo de gesso previamente restaurado com compósito, simulando a forma dos dentes – planejamento estético.
(f) Prova da guia transparente evidenciando o espaço disponível para colocação do compósito e estabelecimento de novas restaurações. Essa guia transparente permite melhor estabilidade e visualização durante o procedimento restaurador comparativamente à guia de silicona.
(g) Vista vestibular do dente 11 após remoção da restauração deficiente de compósito e preparo para o procedimento restaurador direto.
(h) Aspecto incisal após a desobturação parcial e preparo do canal radicular com broca específica compatível ao diâmetro do pino intra-radicular de fibra de vidro.
(i) Prova do pino de fibra de vidro com 1,5 mm de diâmetro no canal radicular.
(j) Corte do pino de fibra com ponta diamantada em alta rotação posicionada transversalmente ao longo eixo do pino, ou seja, da disposição longitudinal das fibras 2 mm aquém do bordo incisal.
(k) Imagem em microscopia eletrônica de varredura do aspecto do pino de fibra de vidro após o corte. Gentilmente cedida pelos Profs. Luiz Gaieski Pires e Eduardo Mota.
(l) Após limpeza com álcool, deve ser aplicado silano na superfície do pino de fibra de vidro para favorecer a união ao cimento resinoso.

8. CONFECÇÃO DO NÚCLEO DE PREENCHIMENTO OU RESTAURAÇÃO DIRETA

Preferencialmente, deve ser usado um compósito híbrido ou micro-híbrido fotopolimerizável ou quimicamente ativado. Se for empregado o fotopolimerizável, deve ser aplicado em incrementos de aproximadamente 2 mm de espessura cada um e fotoativado pelo tempo recomendado pelo fabricante (Figura 7.13t). Selecionar a cor do compósito levando em consideração principalmente como deve ser sua "dentina artificial" e as características de translucidez, que devem ser próximas do dente natural em questão. Quando empregar compósitos tipo core quimicamente ativados específicos para núcleo, posicionar uma matriz ou coroa de polietileno para facilitar o preenchimento. Deve ser considerado que os materiais quimicamente ativados podem agilizar a confecção do núcleo em termos de tempo, mas sua manipulação deve ser cuidadosa para minimizar a incorporação de bolhas de ar durante sua mistura, que podem afetar a resistência e as características ópticas. Após essa etapa, o preparo do núcleo, definindo sua forma, pode ser realizado com pontas diamantadas em alta rotação, seguido do procedimento de moldagem e confecção de provisório. Em casos em que a opção for uma restauração direta em compósito, essa deve ser confeccionada seguindo os princípios da técnica de estratificação natural (Figuras 7.13u e 7.13v). Outra seqüência clínica incluindo o uso de pino intra-radicular de fibra de vidro associado ao emprego de pino acessório e restauração direta de compósito está disposta a seguir com o intuito de ilustrar mais algumas etapas do protocolo clínico (Figuras 7.14a a 7.14o).

DESAFIO CLÍNICO

Na prática clínica diária, muitas vezes o profissional se depara com algumas situações clínicas especiais ou atípicas, as quais, com freqüência, geram no clínico a necessidade de adotar medidas de planejamento e/ou execução não-convencionais. Isso pode incluir uma nova proposta de ação e o uso de um novo material e/ou técnica restauradora. Essa criatividade associada a um conhecimento prévio das possibilidades dos materiais e das técnicas e à necessidade de resolução de uma situação clínica específica pode levar o profissional a ousar um pouco mais, não esquecendo que se faz necessário o bom senso clínico e a efetiva informação ao paciente das possíveis vantagens e limitações de tais atitudes. O quadro recém-descrito faz com que muitas vezes o caminho ideal de comprovação científica de um material e/ou técnica, que é o da avaliação *in vitro* seguida da avaliação clínica prospectiva, seja alterado. Assim, diante de um desafio clínico, o profissional pode inovar e buscar comprovação ou não de sua proposta no acompanhamento clínico controlado e, posteriormente, nos dados científicos obtidos *in vitro* e *in vivo*. Especificamente quanto ao uso de pinos intra-radiculares diretos estéticos, duas situações clínicas podem representar uma condição de desafio clínico:

- **Dentes posteriores com fratura próximo-proximal:** A ocorrência de fratura no sentido próximo-proximal geralmente está associada a dentes posteriores que apresentam amplas restaurações, mais comumente as não-adesivas, e em pacientes com parafunção. Essas fraturas, quando diagnosticadas, freqüentemente estão vinculadas à mobilidade do fragmento e à dor. Via de regra, são oblíquas e com extensão até a região radicular e infra-óssea; sua resolução clínica é complexa e muitas vezes inviável. Particularmente, frente a esse tipo de situação clínica, o profissional deve analisar a amplitude de mobilidade do fragmento, a importância estratégica do dente, o perfil do cliente e a viabilidade de isolar adequadamente o campo operatório para realizar um procedimento restaurador adesivo. Se esses aspectos forem positivos, há uma tentativa de evitar a exodontia ou o uso de técnicas restauradoras multidisciplinares complexas no dente em questão. A possibilidade é tentar a colagem dos fragmentos com ou sem posicionamento de um pino de fibra de vidro disposto no sentido vestíbulo-lingual seguida de restauração adesiva. A intenção é prover um reforço do dente com o emprego de materiais e técnicas adesivas e ainda auxiliar na dissipação das tensões impostas ao mesmo, minimizando a deflexão das cúspides e conseqüente a fratura corono-radicular. Evidentemente existe uma dificuldade do ponto de vista de saúde periodontal a longo prazo, que deve ser discutida com o cliente e que deverá ser acompanhada periodicamente pelo clínico. Uma seqüência clínica envolvendo a ocorrência de fratura próximo-proximal em um molar inferior tratado endodonticamente e restaurado com resina composta e pino de fibra de vidro posicionado transversalmente ao longo eixo do dente avaliado durante três anos está disposta nas Figuras 7.15a a 7.15f.

- **Dentes com luz do canal ampla, não-cilíndricos ou com raiz debilitada:** Quando o clínico se depara com um dente que apresenta canal radicular amplo com extensa perda de dentina radicular e/ou com formato não-cilíndrico, ou seja, inicialmente incompatível com o uso de pino intra-radicular direto, há freqüentemente dois caminhos a adotar (Figuras 7.16a e 7.16b).

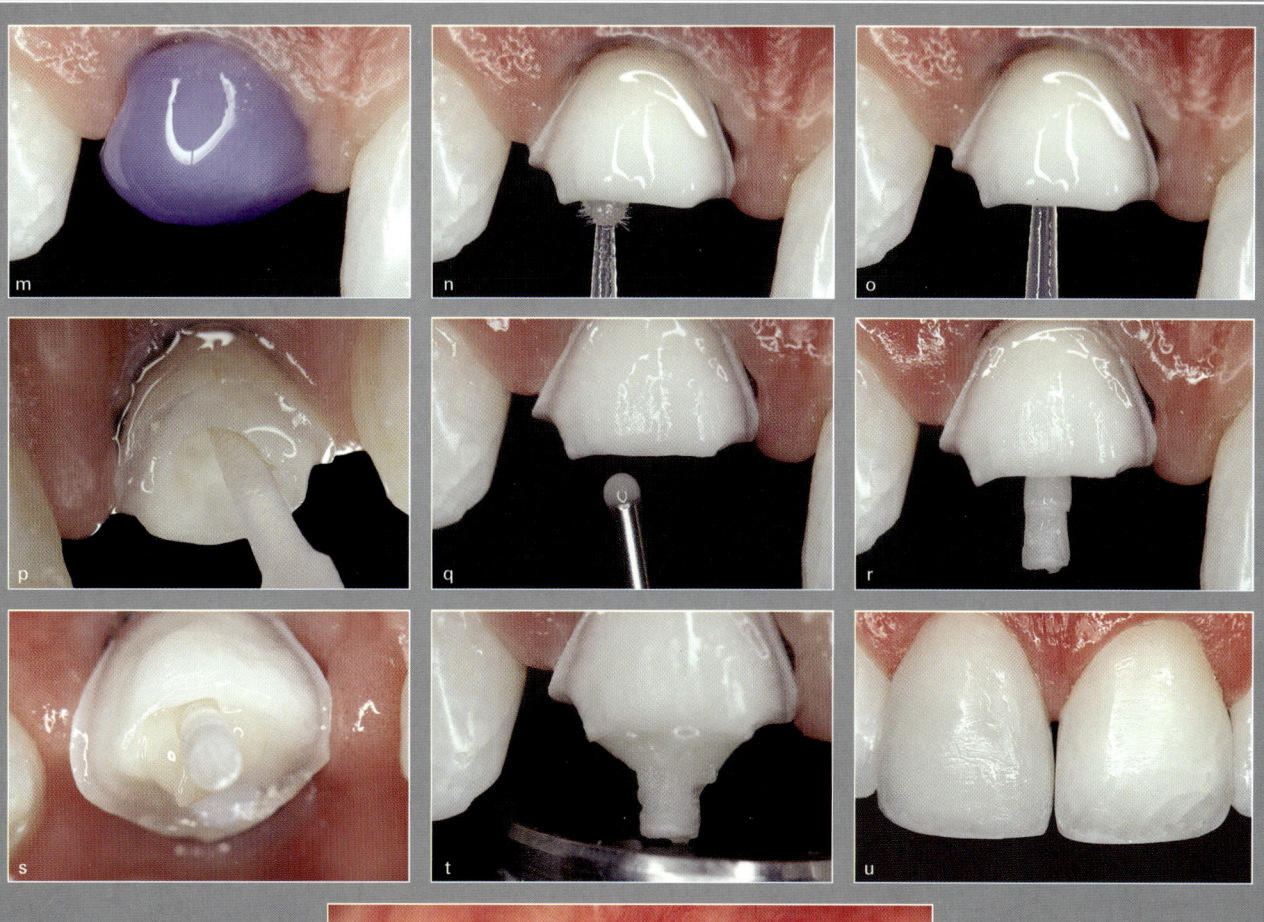

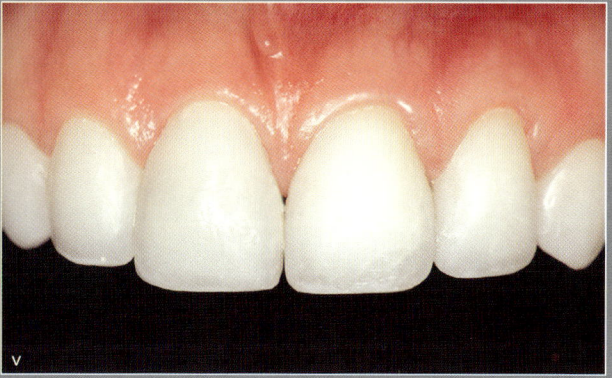

▲ **Figura 7.13** (continuação)

(m) Condicionamento com ácido fosfórico a 37% da dentina radicular e porção coronária durante aproximadamente 30 segundos.
(n) Após aplicação do sistema adesivo dual na porção coronária (ver o brilho), introdução do microbrush no canal radicular. Notar a presença de fio retrator posicionado para favorecer o isolamento relativo combinado para o procedimento adesivo restaurador.
(o) Posicionamento do microbrush impregnado com sistema adesivo dual no interior do canal radicular.
(p) Uso de microbrush apropriado, fino e longo, para permitir aplicação do sistema adesivo em toda a extensão do canal radicular desobturado.
(q) Inserção do cimento resinoso dual no interior do canal radicular com auxílio de seringa Centrix.
(r) Vista por vestibular após a cimentação do pino intra-radicular direto de fibra de vidro.
(s) Aspecto por incisal após a cimentação do pino de fibra de vidro. Observar que a quantidade de cimento resinoso dual fica restrita à entrada do canal.
(t) Aparelho fotopolimerizador posicionado para ativação do primeiro incremento de compósito junto ao pino de fibra de vidro correspondente à "dentina artificial".
(u) Restaurações diretas de compósito nos dentes 11 e 21 concluídas. A seqüência restauradora desse caso clínico está disposta no Capítulo 6 (Figuras 6.23a a 6.23u).
(v) Aspecto dos dentes superiores após restauração de compósito nos dentes 12,11,21 e 22, proporcionando fechamento dos diastemas e condição estética mais agradável do sorriso. Comparar com a Figura 7.13a.

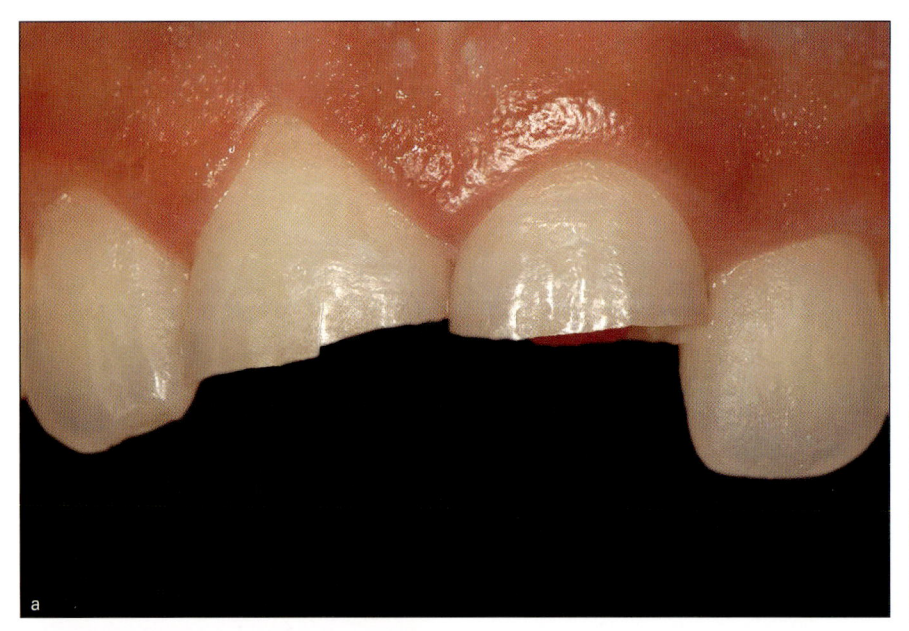

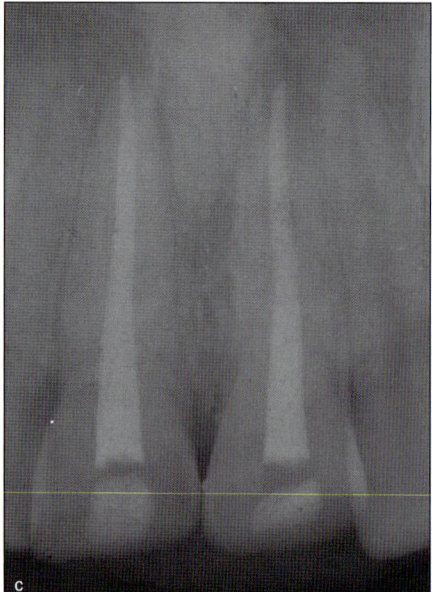

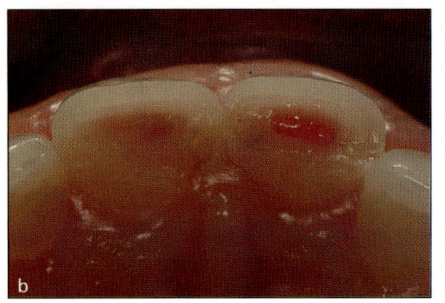

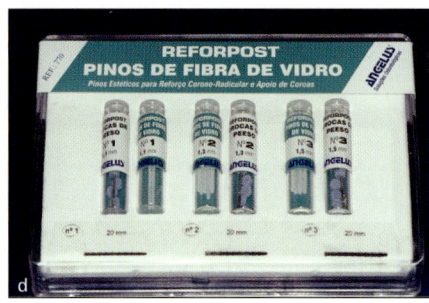

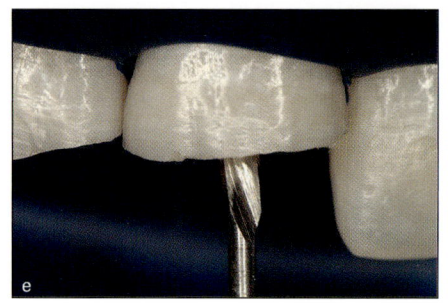

▲ **Figura 7.14**
(a) Cliente com 19 anos, que sofreu traumatismo dental com exposição pulpar nos dentes 11 e 21 e procurou atendimento 72 h após o acidente.
(b) Observar o aspecto de contaminação e volume da polpa, desencorajando a realização de tratamento conservador.
(c) Aspecto radiográfico após a realização de tratamento endodôntico nos dentes 11 e 21.
(d) Pino intra-radicular de fibra de vidro (Reforpost, Angelus) apresentado com diâmetros de 1,1; 1,3 e 1,5 mm, respectivamente, acompanhados das respectivas brocas com mesmo diâmetro para preparo do canal radicular.
(e) Preparo do canal radicular com a broca de 1,5 mm de diâmetro.

Um é a realização de reforço radicular com resina composta previamente ao uso de um pino intra-radicular, e outro é a confecção de um pino indireto. Ambas as resoluções apresentam vantagens e limitações e devem ser cuidadosamente avaliadas caso a caso. No entanto, existe uma alternativa mais recente, que é a utilização de pinos acessórios de fibra de vidro (Reforpin, Angelus), que possuem dimensões menores (14 mm de altura) comparativamente aos pinos de fibra de vidro (20 mm de altura), e ambos apresentam diâmetros de 1,1; 1,3 e 1,5 mm (Figura 7.16c). Com a associação desses dois tipos de pinos é possível preencher o espaço existente entre o canal radicular e o pino de fibra de vidro direto de forma ágil e conferindo maior resistência ao pino do que o uso somente de resina composta nessa diferença de espaço. Com isso, a espessura de cimento resinoso fica bastante diminuída, minimizando os efeitos de contração de polimerização e não excedendo os 500 μm de espessura máxima recomendada para absorver as tensões mecânicas durante a função mastigatória do dente restaurado (Figura 7.16d). A confecção de núcleo de preenchimento com compósito e a realização da restauração indireta em cerâmica podem ser uma alternativa de resolução clínica (Figuras 7.16e a 7.16g).

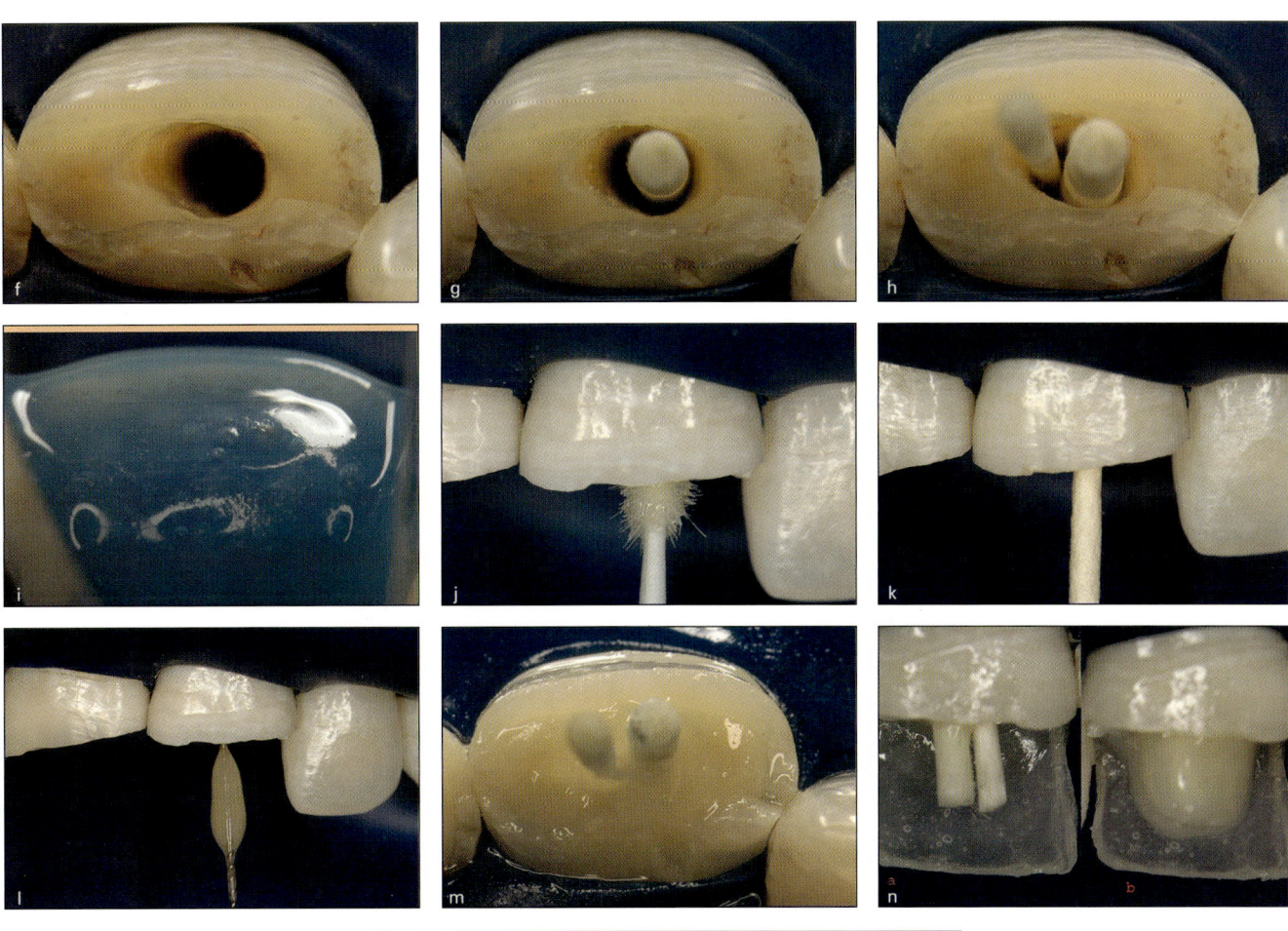

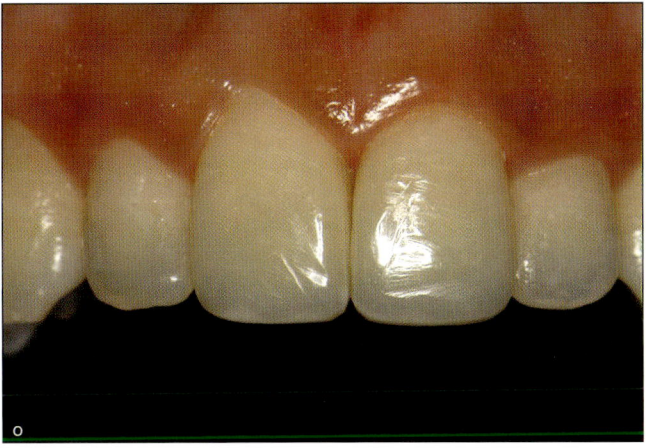

▲ **Figura 7.14 (continuação)**
- **(f)** Canal radicular preparado.
- **(g)** Prova do pino de fibra de vidro (Reforpost, Angelus) de 1,5 mm de diâmetro. Observar o espaço presente ao redor do pino.
- **(h)** Posicionado pino acessório (Reforpin, Angelus) para preencher esse espaço e reduzir a quantidade de cimento resinoso a ser empregado.
- **(i)** Condicionamento com ácido fosfórico a 37% por aproximadamente 15 segundos.
- **(j)** Aplicação do sistema adesivo "dual".
- **(k)** Utilização de cone de papel absorvente para remover excesso de adesivo antes da fotopolimerização do mesmo e garantir o espaço correto para inserção do pino de fibra de vidro até o comprimento estabelecido.
- **(l)** Posicionamento do cimento resinoso "dual" no interior do canal radicular com auxílio de broca lentulo.
- **(m)** Aspecto após a cimentação do pino e do micropino de fibra de vidro.
- **(n)** Camada de compósito translúcido aplicado com auxílio de guia de silicona (a) e colocação do incremento com maior croma para recobrir o pino de fibra de vidro e iniciar a construção da "dentina artificial" (b).
- **(o)** Restaurações diretas de compósito concluídas. Compare com a Figura 7.14a. Caso realizado com a participação dos alunos de Especialização em Dentística da Faculdade de Odontologia da UFRGS, Richard Toigo e Carla Larentis.

▲ **Figura 7.15**
(a) Dente 36 tratado endodonticamente, que apresentava restauração de amálgama e fratura longitudinal com pequena mobilidade da parede lingual. Notar a trinca que se inicia na mesial e está presente na parede pulpar.
(b) Remoção da restauração de amálgama da face vestibular, transfixação de um pino de fibra de vidro da vestibular para lingual fixado adesivamente e início da restauração direta de compósito pelas faces mesial e distal.
(c) Preenchimento da cavidade com compósito micro-híbrido fotopolimerizável de modo incremental.
(d) Aspecto após a conclusão da restauração.
(e) Sondagem da superfície lingual evidenciando normalidade periodontal após três anos de acompanhamento.
(f) Vista oclusal da restauração após três anos. Caso clínico realizado com a participação do aluno de Especialização em Dentística da Faculdade de Odontologia da UFRGS, Aurélio Slaverri.

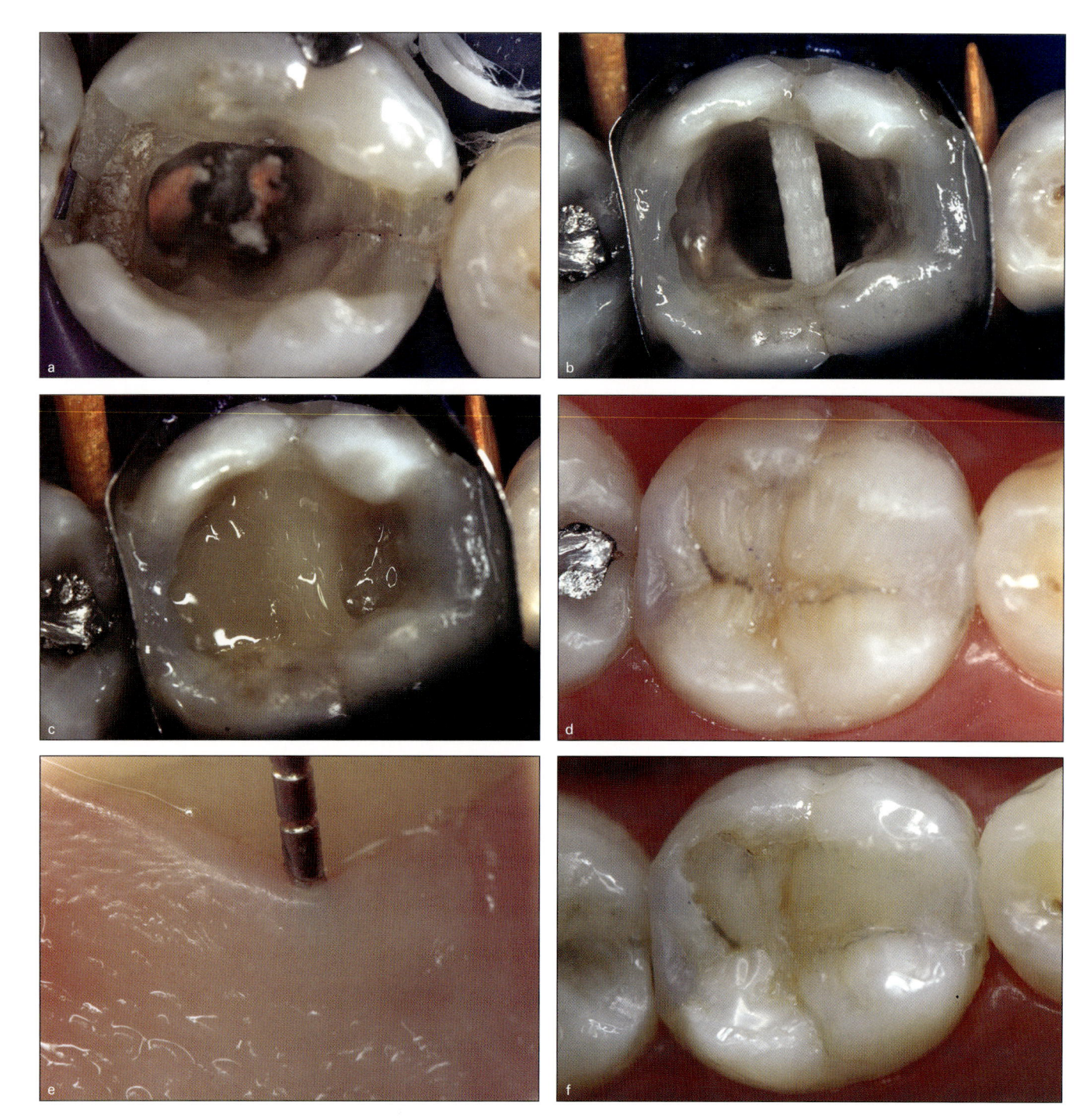

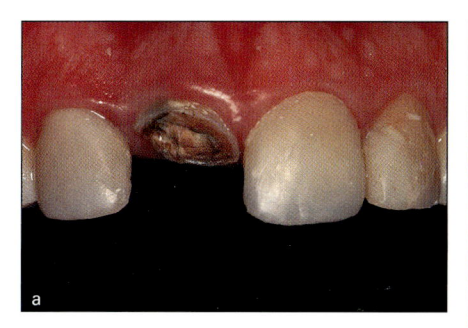

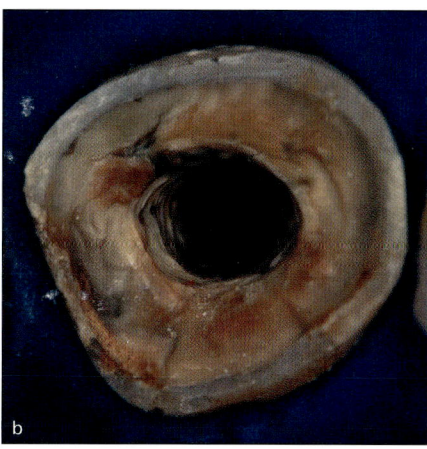

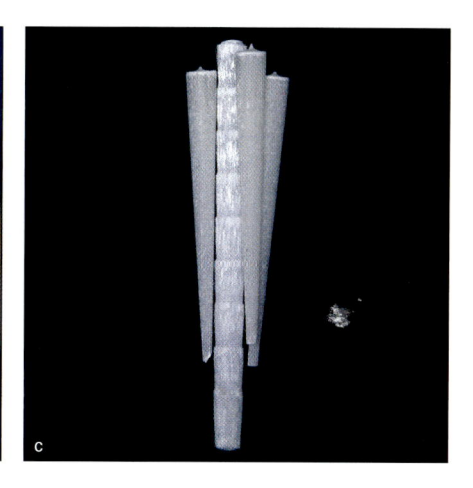

▲ **Figura 7.16**
(a) Cliente com deslocamento de restauração total metalocerâmica e pino intra-radicular metálico fundido no dente 11 e restaurações deficientes de compósito nos dentes 12, 21 e 22.
(b) Vista aproximada do dente 11. Observar a amplitude do canal radicular.
(c) Simulação do uso de pino intra-radicular de fibra de vidro (Reforpost, Angelus) associado a pinos acessórios (Reforpin, Angelus).

EVIDÊNCIA CIENTÍFICA

Como em toda técnica restauradora proposta, o profissional busca suporte nas publicações científicas disponíveis. Particularmente com relação aos pinos intra-radiculares diretos de fibra de vidro e de carbono, que são os de nossa preferência na prática clínica diária por todas as razões já expostas ao longo deste capítulo, encontramos uma série de estudos laboratoriais que avaliam suas propriedades por meio de testes *in vitro* ou de análise de elemento finito, sua capacidade adesiva e seu possível comportamento quanto à resistência à fratura de dentes restaurados com esses pinos. Embora os testes *in vitro* sejam muito importantes por possibilitar uma avaliação mais rápida e projetar o provável desempenho clínico desses materiais, é necessária uma observação dos estudos de avaliação clínica retrospectivos e especialmente dos prospectivos para confirmação desses testes *in vitro* e assim ter suporte científico sobre a indicação de uso clínico de determinado material e técnica. A seguir está disposta uma tabela com informações resumidas de traba-

Tabela 7.4 TRABALHOS DE AVALIAÇÃO CLÍNICA COM PINOS INTRA-RADICULARES DIRETOS DE FIBRA DE CARBONO E DE VIDRO

AUTORES	ANO	PINO	NÚMERO	PERÍODO	% DE SUCESSO	INSUCESSOS
Bolla et al.[28]	1995	FC	137	4 anos	96,4 %	1 fratura pino/núcleo, 4 decimentações
Glazer[21]	1995	FC	59	3,75 anos	85 %	1 decimentação, 8 fraturas pino
Dallari et al.[17]	1997	FC	350	6 anos	99,7 %	1 decimentação
Fredriksson[20]	1998	FC	236	3 anos	97,9 %	5 não-especificados
Ferrari et al.[18]	2000	FC/FV	1304	6 anos	96,8 %	25 decimentações, 16 não-especificados
Scotti et al.[9]	2000	FV	205	1,5 ano	99,5 %	1 fratura pino/núcleo
Ferrari et al.[30]	2000	FC	100	4 anos	95 %	5 não-especificados
Malferrari et al.[31]	2001	FV	53	1,5 ano	100 %	—
Scotti et al.[9]	2002	FV	205	2,5 anos	98,5 %	1 fratura pino/núcleo, 1 decimentação
Ferrari[19]	2002	FV	40	1 ano	95 %	2 lesões endodônticas
Malferrari et al.[22]	2002	FV	180	2,5 anos	98,3 %	1 fratura pino/núcleo, 2 decimentações
Conceição[29]	2003	FV	67	3 anos	95,5 %	2 decimentações, 1 fratura pino/núcleo

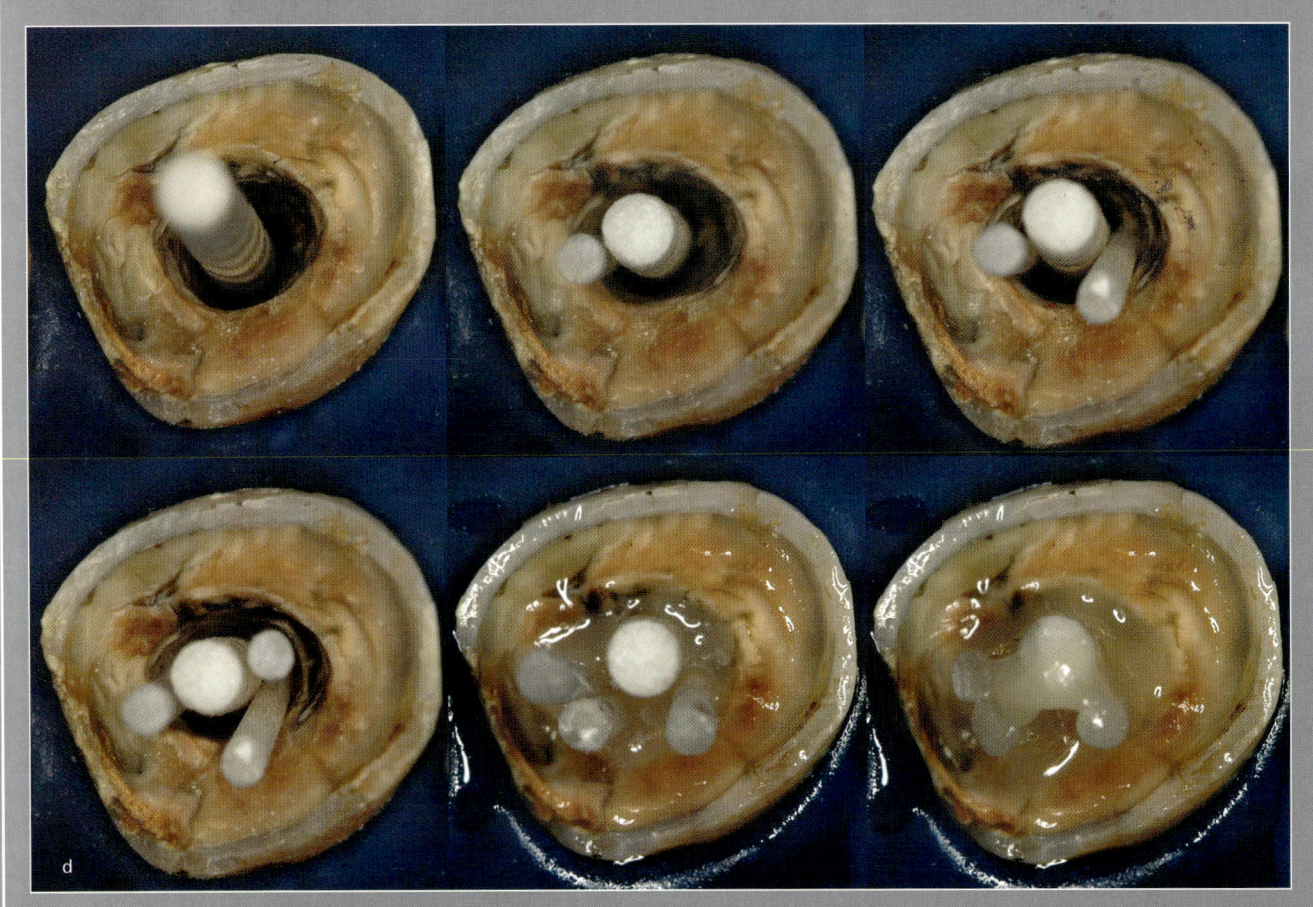

▲ **Figura 7.16 (continuação)**
(d)
- posicionamento do pino de fibra de vidro com 1,5 mm de diâmetro (a);
- colocação do primeiro pino acessório (b);
- inserção do segundo pino acessório (c);
- instalação do terceiro pino acessório (d);
- após a fase de prova, cimentação do pino e pinos acessórios de fibra de vidro (e);
- notar a colocação de resina tipo *flow* unindo o pino e os pinos acessórios (f).

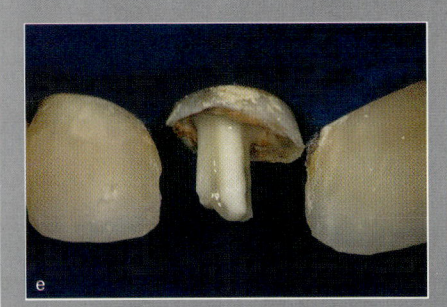

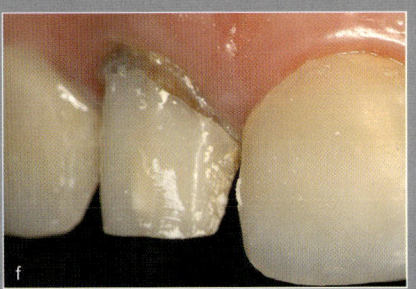

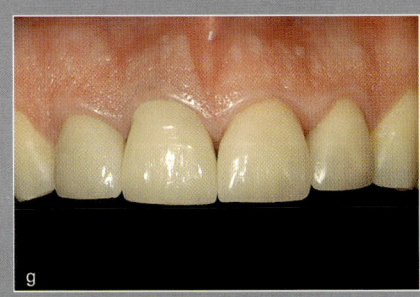

▲ **Figura 7.16 (continuação)**
(e) Vista por vestibular dos pinos de fibra de vidro cimentados e da resina composta tipo *flow* aplicada entre os mesmos.
(f) Compósito para confecção do núcleo de preenchimento aplicado.
(g) Aspecto dos incisivos superiores após procedimento restaurador com coroas de porcelana. Comparar com a Figura 7.16a. Caso clínico realizado com a participação da aluna do Curso de Atualização em Odontologia Estética da Associação Brasileira de Odontologia do Rio Grande do Sul (ABO/RS), Andréa Menegaz.

lhos de avaliação clínica do uso de pinos intra-radiculares diretos de fibra de carbono e de vidro (Tabela 7.4). Verifica-se um elevado percentual de sucesso clínico nos trabalhos publicados, e nenhum insucesso relatado incluiu fratura radicular. Esses resultados colocam o uso de pinos intra-radiculares diretos de fibra de carbono e de vidro como uma técnica confiável.[9,17,18,19,20,21,22,24,28,29,30,31] Vale ressaltar que esses estudos são de curto e médio prazos, entre 1 e 6 anos, e a publicação de trabalhos de avaliação clínica de longa duração possivelmente irá validar ou não essas observações.

REFERÊNCIAS BIBLIOGRÁFICAS

1. Assif D, Bitensky MD, Pilo R. Effect of post design on resistance to fracture of endodontically treated teeth with complete crown. J Prosthet Dent 1993; 69: 36-40.

2. Assif D, Gorfil C. Biomechanical considerations in restoring endodontically treated teeth. J Prosthet Dent 1994; 71: 565-7.

3. Helfer AR, Melnick S, Schilder H. Determination of moisture content of vital and pulpless teeth. Oral Surg 1972; 34: 661-9.

4. Rivera E, Yamauchi G, Chandler G, Bergenholtz G. Dentin collagen cross-link of root filled and normal teeth. J Endodon 1988; 14: 195.

5. Reeh EH, Messer HH, Douglas WH. Reduction of tooth stiffness as a result of endodontic and restorative procedure. J Endodont 1989; 15: 512.

6. Wagnild G, Muller KI. Restoration of the endodontically treated tooth. Pathway of the pulp. 7th ed. St. Louis: Mosby; 1998.

7. Christensen GJ. When to use fillers, build ups or post and cores. J Am Dent Assoc 1996; 127: 1397-8.

8. Conceição EN. Dentística: saúde e estética. Porto alegre: Artmed; 2000.

9. Scotti R, Ferrari M. Pinos de fibra: considerações teóricas e aplicações clínicas. São Paulo: Artes Médicas; 2003.

10. Lewis R, Smith BG. A clinical survey of failed post retained crowns. Br Dent J 1988; 165: 95-7.

11. Torbjoner A, Karlsson S, Odman PA. Survival rate and failure characteristics of two post designs. J Prosthet Dent 1995; 73: 439-44.

12. Ray HA, Trope M. Periapical status of endodontically treated teeth in relation to the technical quality of the root filling and the coronal restoration. Int Endod J 1995; 28: 12-8.

13. Maccari P, Conceição EN, Nunes M. Fracture resistance of endodontically treated teeth restored with three different prefabricated esthetic posts. J Esthet Restor Dent 2003; 15: 25-31.

14. Conceição EN, Conceição AAB. Pinos intra-radiculares de fibra de vidro, carbono e cerâmicos. In: Estética. São Paulo: Artes Médicas, 2002.Cap.9. vol.3 p. 169-84.

15. Rengo S. Importanza dell´interfaccia elastica nel restauro degli elementi dentari trattati endodonticamente con perni di carbonio.G It Endo 1998; 4: 216-21.

16. Ferrari M, Manocci F, VichiA, Cagidiaco MC, Mjor IA. Bonding to root canal: structural characteristics of the substrate. Am J Dent 2000; 13(5): 120-7.

17. Dallari A, Rovatti L. Six years of in vitro/in vivo experience with composipost. Compendium 1996; 17: 57.

18. Ferrari M, Vichi A, Manocci F, Mason PN. Retrospective study of the clinical performance of fiber posts. Am J Dent 2000; 13: 9b-13b.

19. Ferrari M, Balleri P, Vichi A. Clinical trial of fiber posts luted with self-curing Excite in combination with an experimental resin cement. IADR/AADR/CADR, San Diego, #198, 2002.

20. Fredrikson M, Astback J, Pameius M, Arvidson K. A retrospective study of 236 patients with teeth restored by carbon fiber reinforced epóxi resin posts. J Prosthet Dent 1998; 80: 151-7.

21. Glazer B. Restoration of endodontically treated teeth with carbon fiber posts: a prospective study. J Can Dent Assoc 2000; 66: 613-8.

22. Malferrari S, Baldissra P, Arcidiacono A. Translucent quartz fiber posts: a 20 months in vivo study. IADR/AADR/CADR, San Diego, ,# 2656, 2002.

23. Brito AB, BrazR, Conceição EN. Pinos de fibra de vidro: uma alternativa estética para dentes anteriores. Estética Contemporânea 2000; 1(2): 167-73.

24. Schillingburg HT, Kessler JC. Restoration of endodontically treated tooth. Chicago: Quintessence; 1982.

25. Ferrari M, Vichi A, Grandini S, Goracci C. Efficacy of a self-curing adhesive/resin cement system on luting glass fiber posts into root canals: An SEM investigation. Int J Prosthodont 2001; 14: 543-9.

26. Ferrari M. Studio clinici di um nuovo sistema di perni in fibra cementati com adesivo ad indurimento duale excite DSC in combinazione com um cemento compósito sperimentale. New and Now 2002; 10: 4-5.

27. Conceição AAB. Avaliação in vitro de materiais de reforço para raízes fragilizadas. Tese de Doutorado. FOP/UPE; 2004.

28. Bolla M, Medioni E, Muller M, Rocca JP. Le système composipost: étude clinique et analyse critique. Information Dentaire 1995; 7: 499-504.

29. Conceição EN. Avaliação clínica retrospectiva do uso de pinos intra-radiculares de fibra de vidro. No prelo.

30. Ferrari M, Vichi A, Garcia-Godoy F. Clinical evaluation of fiber-reinforced epóxi resin posts and post and cores. Am J Dent 2000; 13: 15b-18b.

31. Malferrari S, Monaco C, Bortolini S. Valutazione clinica di perni in fibre di quarzo light-posts e endo light posts: risultati preliminari. Riv Italiana Odont Protesica 2001; 8: 29-33.

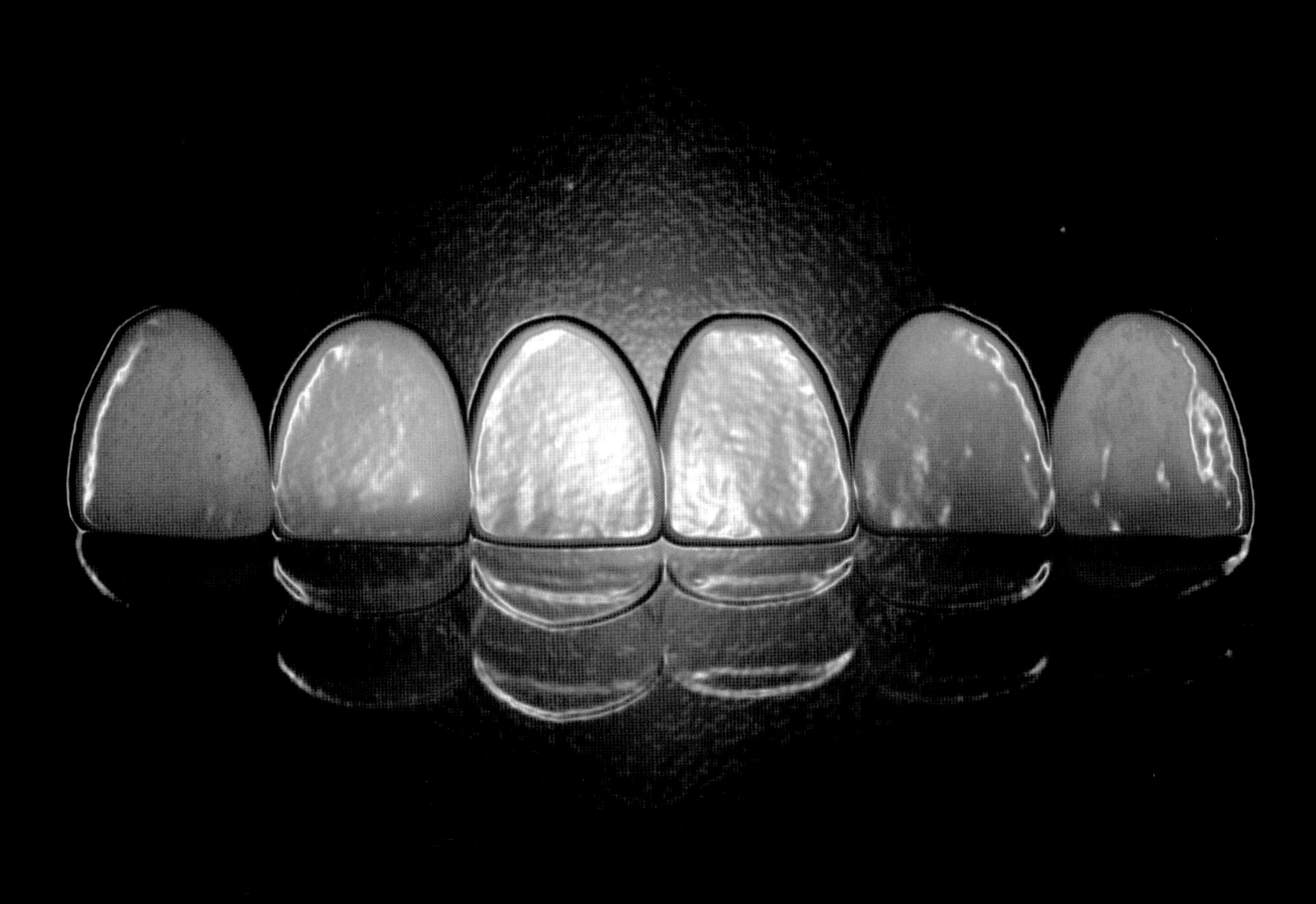

8
FUNDAMENTOS DOS SISTEMAS CERÂMICOS

ANA MARIA SPHOR
EWERTON NOCCHI CONCEIÇÃO

A cerâmica odontológica pode ser considerada uma arte que foi desenvolvida ao longo dos anos por meio de treinamentos e experiências. Sua história tem cerca de 200 anos e iniciou no século XVIII, quando foi empregada inicialmente para a confecção de próteses totais e de dentes para reproduzir a cor e a translucidez dos elementos naturais. Desde sua introdução na odontologia, as cerâmicas têm merecido atenção e destaque, e a principal razão para isso é que dificilmente algum outro material consegue reproduzir a beleza e a naturalidade dos dentes como as cerâmicas.

A história mostra que o interesse em relação à cerâmica tem oscilado através dos tempos, às vezes sendo largamente utilizada e, por vezes, quase abandonada. Na virada do século XIX para o XX, houve um grande entusiasmo pela confecção de restaurações cerâmicas, sendo dispensada grande atenção a esse material.[1] Isso ocorreu pelo fato de a cerâmica feldspática, a única existente na época, apresentar características desejáveis como substituta dos dentes naturais, como translucidez, estabilidade química, coeficiente de expansão térmica próximo ao da estrutura dentária, baixa condutividade térmica, compatibilidade biológica e alta resistência à compressão. Contudo, a cerâmica feldspática caracteriza-se pela baixa resistência à tração (20 a 40 MPa), o que torna esse material friável.[2] Essa friabilidade, principalmente nas margens das restaurações, tornou-se uma das desvantagens da cerâmica quando em comparação com o ouro,[3] visto a excelente integridade das margens das restaurações áuricas. Outra desvantagem é a alta resistência à abrasão e a dureza das cerâmicas feldspáticas, podendo resultar em traumas oclusais e desgaste acentuado do antagonista.[4] Além disso, os cimentos empregados antes do advento da odontologia adesiva, como o fosfato de zinco, além de terem friabilidade, alta solubilidade e falta de adesão, influíam na cor e estética das cerâmicas. Essas características dos cimentos associadas à contração e desadaptação das cerâmicas feldspáticas resultavam em restaurações com alta suscetibilidade a falhas clínicas. Somado a isso, o elevado índice de fraturas restringiu o uso da cerâmica feldspática em locais de aplicação de baixas tensões, limitando o seu emprego. Mais tarde, com o surgimento das restaurações metalocerâmicas, a cerâmica feldspática passou a ser amplamente utilizada, tanto na confecção de restaurações unitárias como em próteses fixas de vários elementos. Outra evolução importante foi a introdução da cerâmica de ombro, que possibilitou a eliminação do "colar" metálico na porção vestibular, favorecendo principalmente o resultado estético.

Apesar da casuística e do sucesso das restaurações metalocerâmicas, a odontologia sempre buscou substituir materiais metálicos, principalmente em função de resultados estéticos. A confecção de restaurações em cerâmica livre de metal tornou-se possível graças ao surgimento da odontologia adesiva e de cerâmicas reforçadas, que apresentam resistência superior à feldspática, possibilitando a confecção de elementos unitários, assim como de próteses fixas, dependendo do sistema cerâmico. Portanto, a tecnologia das cerâmicas odontológicas tem se desenvolvido rapidamente no campo das pesquisas, visando associar a redução da contração de sinterização e o aumento da resistência com a manutenção das propriedades óticas e estéticas.

CERÂMICA OU PORCELANA?

A terminologia utilizada, muitas vezes, confunde-se entre cerâmica e porcelana. A cerâmica é composta somente por óxidos, como a sílica (SiO_2), a alumina (Al_2O_3) e a potassa (K_2O), dentre vários outros, sendo o silício, o alumínio e o potássio elementos metálicos, e o oxigênio um elemento não-metálico. Por isso, cerâmica é um termo bastante amplo e é definida como um composto de elementos metálicos e não-metálicos. Já a porcelana é um tipo específico de cerâmica caracterizada por ter na composição o caulim, que é um silicato de alumínio hidratado ($Al_2O_3.SiO_2.2H_2O$) que fornece plasticidade à pasta de porcelana e cor esbranquiçada. As primeiras porcelanas empregadas na odontologia, no final do século XVIII, eram baseadas na composição de 50% de caulim, 25% de feldspato e 25% de quartzo. Pelo fato de as restaurações em porcelana se restringirem a pequenas peças, a plasticidade da pasta não é um fator tão importante assim como é para a confecção de peças maiores, como vasos ornamentais, por exemplo, em que uma quantidade maior de porcelana se faz necessária. Isso permitiu a eliminação do caulim nas cerâmicas empregadas em odontologia, possibilitando o aumento na quantidade de feldspato e a conseqüente melhora de algumas propriedades como contração e translucidez. Atualmente, os materiais empregados para a confecção de restaurações não contêm caulim. Portanto, o termo mais correto seria "cerâmicas odontológicas".[1]

CLASSIFICAÇÃO

Segundo Anusavice,[4] as cerâmicas odontológicas podem ser classificadas pelo tipo, pelo uso ou pelo método de processamento. Acreditamos que a forma mais didática e objetiva é a classificação pelo tipo em dois grandes grupos: cerâmicas feldspáticas (convencionais) e cerâmicas reforçadas.

CERÂMICA FELDSPÁTICA

Foi a primeira a ser empregada na odontologia e também é conhecida como cerâmica convencional ou tradicional. É essencialmente uma mistura de feldspato de potássio ($K_2O.Al_2O_3.6SiO_2$) ou feldspato de sódio ($Na_2O.Al_2O_3.6SiO_2$) e quartzo (SiO_2). Esses componentes são aquecidos a altas temperaturas (1200-1250°C), e a fusão incongruente do feldspato leva à formação de um vidro líquido e de cristais de leucita ($K_2O.Al_2O_3.4SiO_2$). A massa fundida é resfriada bruscamente para manutenção do estado vítreo, que é constituído basicamente por uma rede de sílica (SiO_2) e, após o resfriamento, a massa é moída a pó, conhecido como *frit*. Portanto, a cerâmica feldspática contém duas fases: uma vítrea, responsável basicamente pela translucidez do material, e uma cristalina, que confere resistência. A alumina (Al_2O_3) também é acrescentada à composição, além de outros óxidos metálicos, para obtenção de pigmentos que fornecem várias cores para a simulação dos dentes naturais, como o óxido de ferro ou níquel (marrom), óxido de cobre (verde), óxido de titânio (marrom-amarelado), óxido de manganês (lavanda), óxido de cobalto (azul) e óxido de zircônio ou estanho (opacidade). Esses pigmentos são produzidos pela fusão dos óxidos metálicos com vidros finos e feldspato, sendo moídos para formar um pó e então misturados com o pó de *frit* não-pigmentado para prover o matiz e a saturação adequados.[4]

As cerâmicas feldspáticas geralmente têm um conteúdo inerente de leucita. No caso daquelas que são empregadas na confecção de restaurações metalocerâmicas, existe uma proporção relativamente alta de feldspato de potássio na composição, o que resulta em uma cerâmica com um conteúdo maior de leucita, favorecendo o aumento do coeficiente de expansão térmica da cerâmica e, conseqüentemente, sua compatibilidade para aplicação sobre o metal. Contudo, o alto conteúdo de leucita parece contribuir para uma maior capacidade de desgaste do dente e da restauração antagonista,[5] sendo essa uma das principais desvantagens das cerâmicas feldspáticas. A capacidade de abrasão está relacionada com a dureza e a rugosidade superficial da cerâmica e a fatores individuais, como oclusão, saliva e hábitos alimentares. Recentemente, foram introduzidas cerâmicas feldspáticas de baixa fusão, como Finesse e AllCeram. Essas cerâmicas fundem e sinterizam a temperaturas mais baixas devido à redução do conteúdo de leucita e/ou por cristais de leucita mais finos, o que resulta em uma cerâmica com menor potencial de abrasão do dente e da restauração antagonista.[6] Podem ser usadas para confeccionar laminados, *inlays* e *onlays* ou, associadas a outro material cerâmico, para confeccionar coroas, por exemplo, a AllCeram, que é empregada como cerâmica de cobertura do *coping* do Procera.

Também existem as cerâmicas feldspáticas de ombro, que têm melhorado significativamente a estética das restaurações metalocerâmicas devido à eliminação do colar metálico vestibular, o que permite uma melhora na profundidade da translucidez cervical e a possibilidade de transmissão de luz através da área da raiz. Outra vantagem é que a cerâmica permite menor depósito de placa bacteriana, em relação às ligas metálicas, devido às baixas forças adesivas entre a placa bacteriana e as superfícies em cerâmica.[7] As cerâmicas de ombro são indicadas em coroas unitárias e retentores de prótese parcial fixa na região estética por causa da profundidade aumentada da translucidez na área cervical. Apresentam temperatura de fusão de 20 a 30°C mais alta do que a cerâmica de corpo, assim como maior resistência para o fluxo piroplástico, o que propicia mínima distorção da restauração durante a cocção.[8]

Fase laboratorial

As restaurações em cerâmica feldspática são geralmente confeccionadas sobre modelos refratários, sobre lâminas de platina ou sobre liga metálica (restauração metalocerâmica). O pó de cerâmica é misturado com um líquido (água ou líquido fornecido pelo fabricante, que contém água, amido e açúcar), produzindo uma pasta. A restauração é construída de maneira estratificada pela técnica de condensação. Inicialmente é aplicada uma camada opaca para mascarar a cor da infra-estrutura metálica ou do dente a ser restaurado. Posteriormente é aplicada uma camada de dentina, que é a principal responsável pela cor final da restauração e, por fim, uma camada translúcida que simula a aparência do esmalte. Após a aplicação de cada camada, a cerâmica é levada ao forno para a cocção (queima), quando ocorre a fundição da matriz vítrea e a sinterização das partículas e, conseqüentemente, a contração volumétrica da cerâmica, o que dificulta sobremaneira a obtenção de precisão marginal. Além dessas camadas básicas, uma série de pigmentos também pode ser empregada para reproduzir características policromáticas dos dentes naturais. A última fase da restauração é o acabamento, o qual pode ser obtido por meio de glazeamento, assim como pelo polimento mecânico com borrachas abrasivas, roda de feltro em baixa rotação e pastas diamantadas. O acabamento é uma etapa importante, pois visa obter lisura superficial e, assim, menor acúmulo de placa bacteriana e menor desgaste da estrutura dental oposta, bem como brilho e estética da restauração (Figura 8.1). O glazeamento promove o selamento das fendas e dos poros superficiais da cerâmica, e o polimento mecânico, a redução e/ou eliminação dessas fendas superficiais, de forma que ambos favoreçam o aumento da resistência da cerâmica. Diversos estudos têm demonstrado que tanto o glazeamento como o polimento mecânico podem produzir lisura superficial equivalente. No entanto, muitos ceramistas preferem o polimento mecânico em vez do glazeamento para controlar o brilho superficial.[9] A cerâmica feldspática também está disponível em blocos que são desgastados nos sistemas mecanizados, como o Cerec CAD-CAM (Sirona, Alemanha) e o Celay (Microna AG, Suíça). Vita Mark I (Vita) foi a primeira cerâmica feldspática a ser usada com o sistema Cerec e apresenta composição similar às cerâmicas empregadas nas restaurações metalocerâmicas. Vita Mark II (Vita) apresenta partículas menores, causando menor desgaste do dente antagonista.[10]

Dentro do grupo das cerâmicas feldspáticas, existem as chamadas cerâmicas hidrotérmicas que fazem parte de um conjunto de materiais da Dentsply-Degussa, estando disponíveis no mercado a Symbio-Ceram, a Duceragold e a Du-

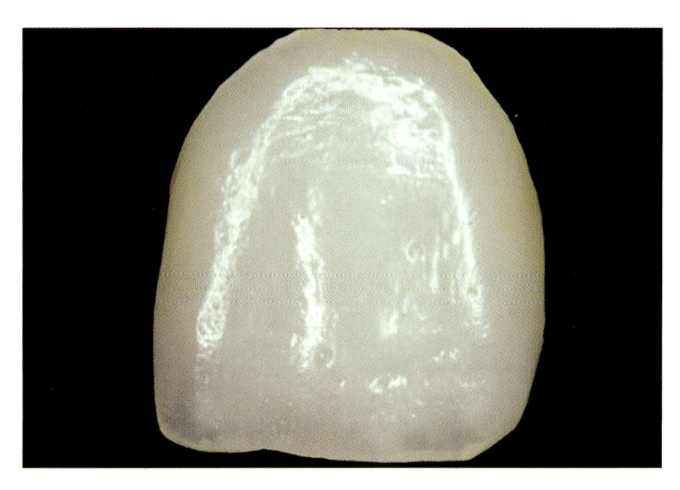

▲ **Figura 8.1**
Restauração cerâmica pura contemplando estética similiar aos dentes naturais.

ceram-LFC. São cerâmicas de baixa fusão, fornecidas na forma de pó. A técnica laboratorial para confecção das restaurações é semelhante à cerâmica feldspática, estando indicadas para *inlays*, *onlays* e coroas totais. A diferença dessas cerâmicas em relação às feldspáticas é a incorporação de hidroxilas (OH$^-$) na rede de óxido de silício (SiO$_2$) presente na estrutura vítrea da cerâmica por meio de calor em uma atmosfera de vapor de água. Quando a restauração em cerâmica hidrotérmica é hidratada, o cátion hidrogênio (H$^+$) existente nas moléculas de água da saliva e nas substâncias ácidas presentes nos fluidos orais é adsorvido pela hidroxila por diferenças eletromagnéticas, formando uma molécula de água. Essa hidratação da estrutura vítrea e a presença de moléculas de água tornam a cerâmica mais plastificada, ou mais macia, o que reduz significativamente a dureza superficial do material, levando ao menor desgaste do dente e da restauração antagonista.

CERÂMICAS REFORÇADAS

Todas as cerâmicas odontológicas apresentam defeitos de superfície, também conhecidos como fendas de Griffith, que se formam durante o processo de fundição e sinterização. Quando a cerâmica é submetida a uma força que tende a dobrá-la, são geradas tensões de tração que se concentram nas extremidades dessas fendas. Pelo fato de a cerâmica ser um material friável, ou seja, por apresentar limitada capacidade de distribuir tensões localizadas, essas tensões se concentram nas extremidades das fendas, promovendo a propagação das mesmas através da cerâmica e, conseqüentemente, a fratura do material sem a presença de deformação plástica. Portanto, o processo de fratura está associado com a propagação de fendas através do material cerâmico, e tudo que venha a reduzir, dificultar e/ou impedir essa propagação irá aumentar a resistência intrínseca da cerâmica.

Com esse objetivo, surgiram as cerâmicas reforçadas, que se caracterizam, basicamente, por apresentar uma maior quantidade de fase cristalina em relação à cerâmica feldspática convencional. Diversos cristais têm sido empregados, como a alumina, a leucita, o dissilicato de lítio e a zircônia, os quais atuam como bloqueadores da propagação de fendas quando a cerâmica é submetida a tensões de tração, aumentando a resistência do material. O aumento da resistência também é, em parte, explicado pelas tensões compressivas residuais que se formam pela diferença de coeficiente de expansão térmica entre a fase cristalina e a fase vítrea. De uma maneira geral, quanto maior a quantidade de fase cristalina, maior tende a ser a resistência da cerâmica. Atualmente existem diversas cerâmicas reforçadas que possibilitam a confecção de elementos unitários e de próteses fixas livres de metal.

CERÂMICA FELDSPÁTICA REFORÇADA COM ALUMINA

A primeira cerâmica odontológica reforçada pelo aumento da fase cristalina foi a cerâmica aluminizada, desenvolvida por McLean e Hughes[11] em 1965. A composição é semelhante à da cerâmica feldspática, porém com a incorporação de 40% em peso de alumina à fase vítrea, o que resultou no aumento da resistência à flexão para 120 a 140 MPa, sendo duas a três vezes mais resistente que a cerâmica feldspática convencional.[11] A primeira cerâmica aluminizada comercial foi a Vitadur-N (Vita), seguida pela NBK 1000 (De Trey/Dentsply) e posteriormente pela Hi-Ceram (Vita). A alumina diminui a translucidez da cerâmica de forma significativa, por isso ela é geralmente empregada como infra-estrutura com 0,5 a 1 mm de espessura em substituição ao metal. O material é condensado e sinterizado como descrito para a cerâmica feldspática. Sobre a cerâmica aluminizada é aplicada uma cerâmica feldspática convencional com coeficiente de expansão térmica compatível, empregando a técnica de estratificação natural; podem ser confeccionadas coroas totais, *inlays* e *onlays*. Embora as cerâmicas aluminizadas sejam comercializadas há mais de 30 anos, e mesmo não exigindo um equipamento especializado, poucos ceramistas as têm utilizado.

CERÂMICA FELDSPÁTICA REFORÇADA COM LEUCITA

A Optec HSP (Jeneric Pentron) é uma cerâmica feldspática reforçada com aproximadamente 50,6 % em peso de cristais de leucita em uma matriz de vidro. A resistência flexural é de cerca de 140 MPa, sendo indicada para a confecção de *inlays*, *onlays*, facetas e coroas totais. A etapa laboratorial para a confecção de uma restauração com essa cerâmica é semelhante à da cerâmica feldspática convencional. Suas principais vantagens são a ausência de subestrutura metálica ou opaca, boa translucidez, moderada resistência à flexão e capacidade de ser utilizada sem equipamento de laboratório especial. Contudo, apresenta falta de precisão marginal devido à contração volumétrica durante a cocção.[5,12]

CERÂMICA COM ALTO CONTEÚDO DE ALUMINA

- **Procera AllCeram (Nobel Biocare):** é um sistema cerâmico que foi descrito inicialmente em 1993 e utiliza a tecnologia CAD-CAM. Consiste na obtenção de uma infra-estrutura com 99,5% de alumina, que fornece resistência à flexão em média de 650 MPa e desadaptação marginal inferior a 70 μm. Essa cerâmica de infra-estrutura é coberta pela cerâmica feldspática de baixa fusão AllCeram, tendo indicação para a confecção de coroas totais anteriores e posteriores, próteses fixas de três elementos para a região anterior e posterior e laminados.[13]

Fase laboratorial

Inicialmente, para a confecção de restaurações em Procera AllCeram, o troquel mestre é posicionado em uma plataforma rotatória do Procera *Scanner* para o seu escaneamento; esse equipamento localiza-se normalmente no laboratório protético. Uma sonda com ponta esférica de safira realiza, a partir da linha de terminação, uma coleta de dados em que, a cada volta completada, a sonda é elevada automaticamente 200 μm de forma contínua, realizando um mapeamento de todo o contorno da superfície do preparo por contato (Figuras 8.2a a 8.2d). As informações são enviadas para um programa computadorizado, onde é traçada a infra-estrutura, estabelecendo a espessura adequada e o ângulo do perfil de emergência apropriado da futura infra-estrutura, e o próprio programa calcula o espaço de alívio necessário para o agente de cimentação. Todas as informações são armazenadas como uma receita digital e transmitidas via *modem* para o laboratório central na Suécia ou nos Estados Unidos, onde os dados são recebidos por uma máquina de fresagem controlada por computador que produz um troquel refratário 20% maior que o troquel mestre para compensar a contração de sinterização da alumina. Pó de óxido de alumínio puro é compactado sobre o troquel refratário, e a superfície externa é fresada de acordo com as dimensões requisitadas na receita digital; por fim, o pó de óxido de alumínio é sinterizado de forma extremamente

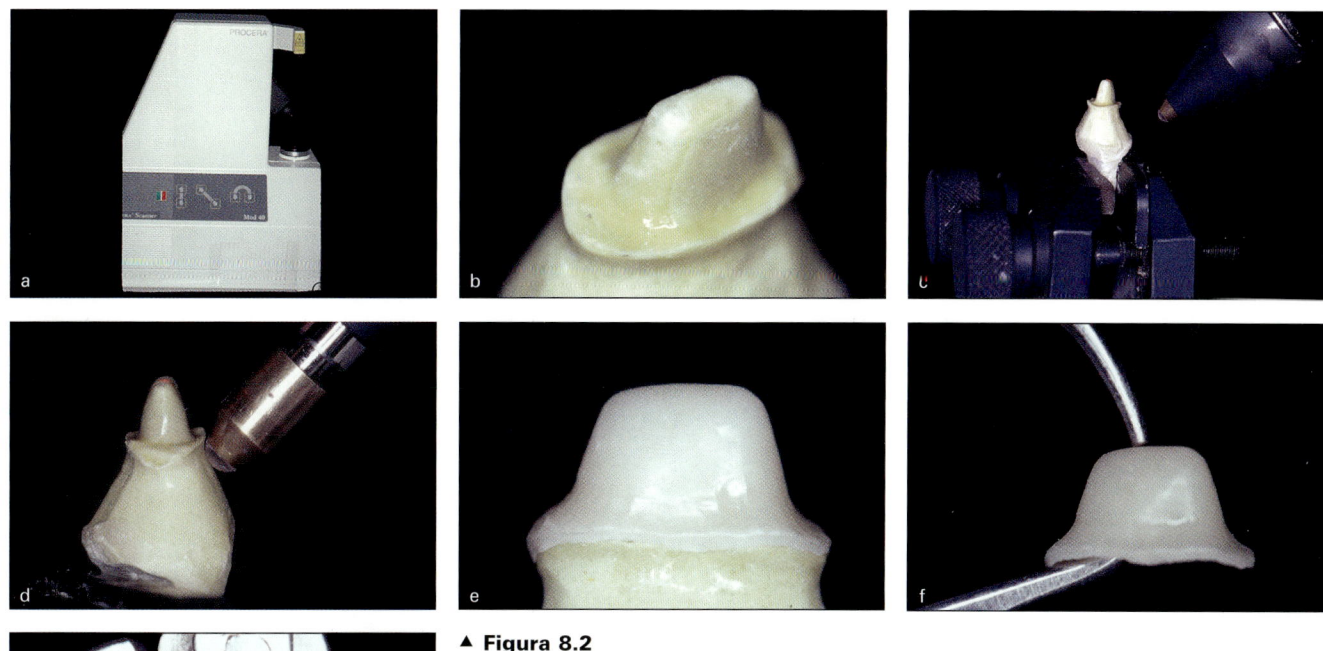

▲ **Figura 8.2**
(a) Procera *Scanner* utilizado para escaneamento do troquel.
(b) Troquel em gesso relativo a um dente preparado de acordo com as instruções para utilizar o sistema cerâmico Procera.
(c) Troquel posicionado no Procera *Scanner*.
(d) Sonda do Procera Scanner fazendo o escaneamento por contato.
(e) Infra-estrutura (*coping*) de Procera com alto conteúdo de alumina posicionado sobre o troquel. Notar a excelente adaptação.
(f) Medição da espessura da infra-estrutura de Procera com auxílio de especímetro.
(g) Infra-estrutura de Procera apresentando 0,6 mm de espessura.

compacta (Figuras 8.2e e 8.2f). Posteriormente, o trabalho retorna ao laboratório periférico, que é responsável pela aplicação da cerâmica de cobertura de baixa fusão AllCeram por meio da técnica de estratificação natural[14] (Figuras 8.3 e 8.4).

O *coping* de alumina para coroa total deve ter 0,6 mm de espessura para dentes posteriores e 0,4 mm para dentes anteriores, e a infra-estrutura para laminados, somente 0,25 mm. Além disso, *copings* personalizados podem ser confeccionados desde que seja feito duplo escaneamento, tanto do modelo quando de um enceramento. No caso das próteses fixas, a área do conector entre o pilar da ponte e o pôntico deve ter 4 mm de altura axial e 3 mm de largura, e o espaço edêntulo não pode ultrapassar 10 mm para que a infra-estrutura tenha resistência adequada.

CERÂMICA COM ALTO CONTEÚDO DE ZIRCÔNIA

- **Procera AllZirconia (Nobel Biocare):** contém alto conteúdo de zircônia, tendo resistência à flexão de 900 MPa. É indicada para confecção de infra-estrutura para coroas anteriores e posteriores, sendo aplicada uma cerâmica feldspática de cobertura com coeficiente de expansão térmica compatível. A fase laboratorial é semelhante à da Procera AllCeram (Figura 8.5).

- **Cercon Zirconia (Dentsply-Degussa):** é uma cerâmica recentemente desenvolvida que contém somente zircônia (ZrO_2) na composição, tendo resistência à flexão de 900 MPa. É indicada para a confecção de *copings* para coroa total anterior e posterior e infra-estrutura de próteses parciais fixas de três e quatro elementos para a região anterior e posterior. O material é fornecido na forma de blocos cerâmicos pré-sinterizados em três tamanhos (*coping*, prótese fixa de três e de quatro elementos).

Fase laboratorial
A infra-estrutura é construída em cera sobre o modelo, a qual é escaneada na unidade Cercon, que emprega um sistema a *laser*. Para uma coroa, o escaneamento demanda o tempo de quatro minutos e, para uma prótese fixa de qua-

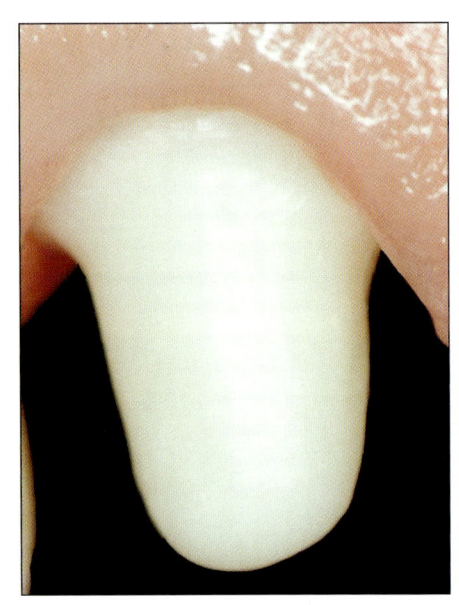

▲ **Figura 8.3**
Prova da infra-estrutura (*coping*) de Procera com alto conteúdo de alumina no dente preparado.

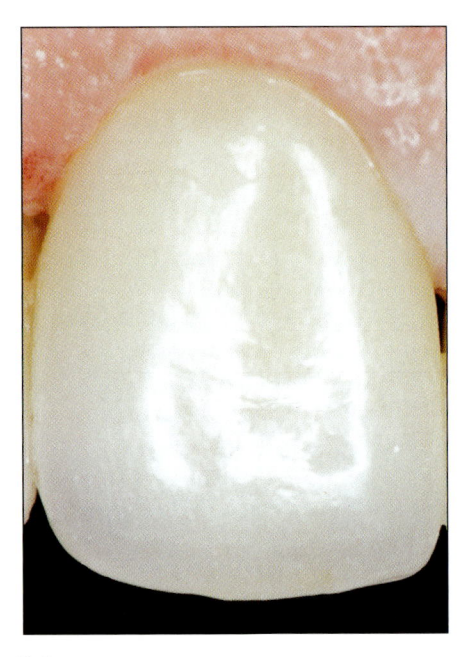

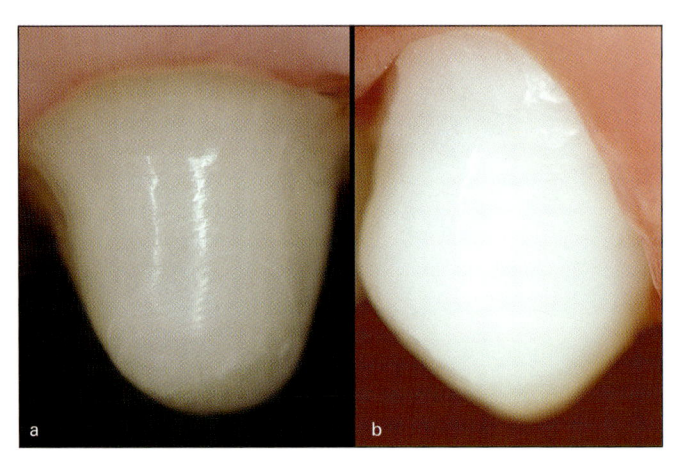

▲ **Figura 8.5**
Aspecto de infra-estrutura de Procera com alto conteúdo de alumina (a) e com alto conteúdo de zircônia (b). Observar a maior opacidade e coloração branca intensa do *coping* de zircônia.

▲ **Figura 8.4**
Restauração cimentada após aplicação da cerâmica de cobertura.

tro elementos, 12 minutos. O bloco cerâmico é desgastado em uma unidade específica do sistema empregando a tecnologia CAM (Computer Aided Manufacturing) e então sinterizado de forma compacta a 1350°C por seis horas. Durante a sinterização, a cerâmica contrai cerca de 50% do seu volume, sendo tal contração calculada adequadamente pelo sistema, que aumenta as dimensões do modelo em cera no momento do escaneamento. Sobre a infra-estrutura é aplicada a cerâmica de cobertura de baixa fusão Cercon Ceram, que apresenta coeficiente de expansão térmica compatível para ser aplicada sobre a cerâmica de zircônia.

CERÂMICA DE VIDRO CERAMIZADO

Esse grupo de cerâmicas caracteriza-se pelo fato de a fase cristalina ser obtida a partir de um vidro por meio do processo de cristalização controlada, também conhecido como ceramização. Nesse processo, formam-se núcleos de cristalização, obtendo-se um grande número de pequenos cristais uniformemente distribuídos em uma fase vítrea. Exemplos desse tipo de cerâmica disponíveis atualmente são o IPS Empress (Ivoclar), o IPS Empress 2 (Ivoclar), o Cergogold (Dentsply-Degussa), o OPC (Jeneric-Pentron), o Vision Esthetic (Wohlwend), o Lectra Press (Ugin Dentaire) e o Finesse Pressable Ceramic (Dentsply-Ceramco). Também existem os blocos de cerâmica de vidro ceramizado Dicor MGC para serem usados no sistema Cerec CAD-CAM.

- **IPS Empress:** esse sistema cerâmico foi desenvolvido em 1983 e também é conhecido como cerâmica prensada. Emprega a técnica da cera perdida. Contém 30 a 40% em volume de cristais de leucita que reforçam a matriz vítrea, tendo resistência à flexão de 110 a 130 MPa[15] e desadaptação marginal em cerca de 60 μm.[16] É indicado para a confecção de laminados, *inlays*, *onlays*, coroas totais anteriores; a cerâmica é fornecida na forma de lingotes em diferentes cores.

Fase laboratorial

Um padrão de cera com dimensão e forma da futura restauração é confeccionado sobre o troquel mestre e incluído em revestimento à base de fosfato próprio do sistema. Após a presa, o bloco de revestimento é colocado frio em um forno elétrico e aquecido progressivamente até 850°C e mantido nessa temperatura por 90 minutos para eliminação da cera e expansão térmica do revestimento. Passado esse período, um ou dois lingotes cerâmicos da cor desejada são colocados no centro do formador de espru, seguido do êmbolo de óxido de alumínio, e levado para o forno de prensagem EP 500 (Ivoclar), o qual se encontra na modalidade de espera em uma temperatura de 700°C. Uma vez iniciado o processo, a temperatura no forno eleva-se a 1.100°C sob vácuo, e um êmbolo pneumático injeta a cerâmica fundida na forma da restauração deixada pela eliminação da cera, mantendo uma pressão hidrostática durante todo o ciclo de resfriamento. O bloco de revestimento com a cerâmica injetada é resfriado à temperatura ambiente, sendo então a peça em cerâmica removida do revestimento e limpa com um aparelho de abrasão a ar usando esferas de vidro, seguido da usinagem do espru com um disco de diamante. Para finalizar, glazes coloridos são aplicados sobre a peça cerâmica para obter a cor final desejada, o que é conhecido como técnica da maquiagem, geralmente utilizada para os dentes posteriores (Figuras 8.6a a 8.6f e 8.7). Já para os dentes anteriores, em que existe maior exigência estética, também é possível confeccionar somente uma infra-estrutura com a cerâmica prensada, que deve ter espessura de 0,8 mm, sendo, posteriormente, aplicada uma cerâmica feldspática convencional de cobertura pela técnica de estratificação natural.

- **IPS Empress 2:** esse sistema cerâmico consiste em duas cerâmicas de vidro ceramizado: a) uma para infra-estrutura que contém 60% de cristais de dissilicato de lítio como principal fase cristalina e uma segunda fase composta por pequenos cristais de ortofosfato de lítio; b) uma cerâmica de cobertura que contém cristais de fluorapatita. A cerâmica de infra-estrutura apresenta resistência à flexão de 350 a 400 MPa, sendo indicada para a confecção de coroas totais anteriores e posteriores e próteses fixas de três elementos até a região do segundo pré-molar, servindo esse como pilar.[15]

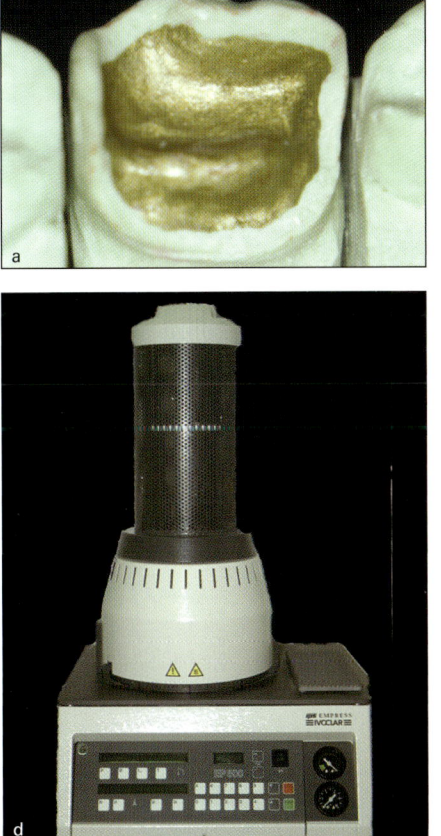

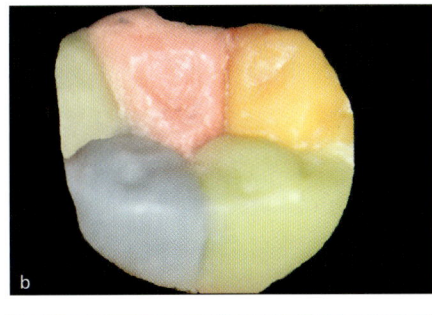

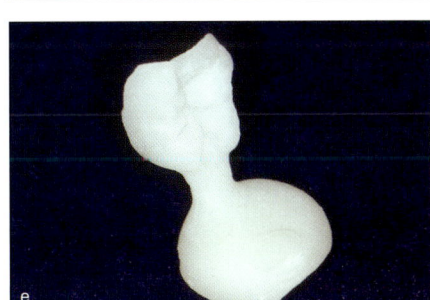

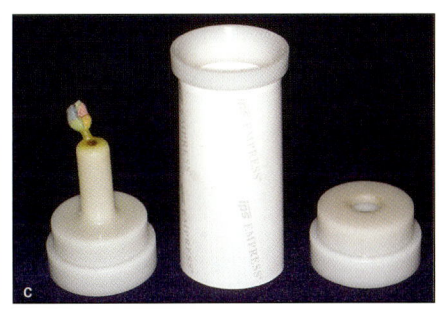

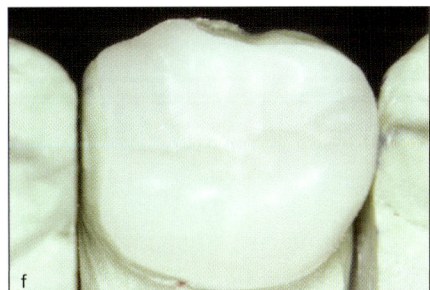

▲ **Figura 8.6**
(a) Troquel referente a um dente 36 preparado para receber *onlay* cerâmico a ser confeccionado com o sistema IPS Empress.
(b) Enceramento do *onlay* confeccionado.
(c) Dispositivos para inclusão do enceramento.
(d) Forno de prensagem da cerâmica de vidro ceramizado IPS Empress (EP 500- Ivoclar).
(e) Peça cerâmica (IPS Empress) após procedimento de prensagem e remoção do revestimento.
(f) Prova da infra-estrutura de cerâmica de vidro ceramizado (IPS Empress) no troquel.

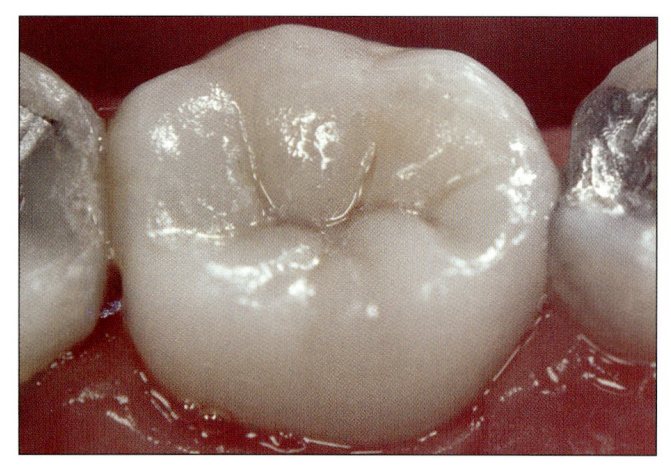

▲ Figura 8.7
Restauração cerâmica confeccionada com o sistema IPS Empress pela técnica da maquiagem após a cimentação. Caso clínico gentilmente cedido pelo Prof. Carlos José Soares.

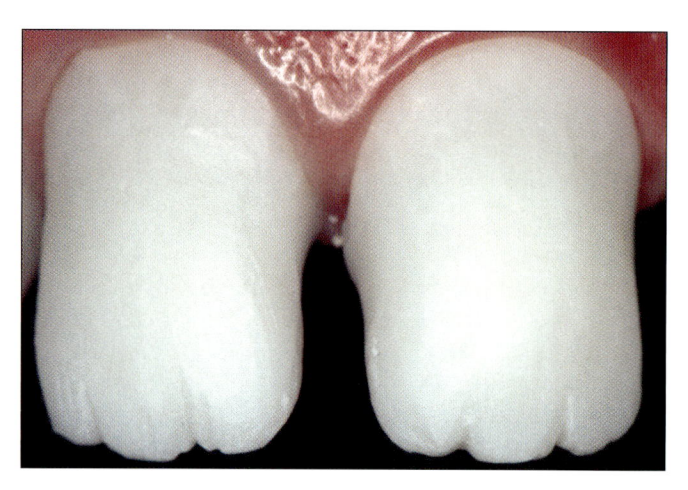

▲ Figura 8.8
Prova da infra-estrutura cerâmica de vidro ceramizado (IPS Empress 2) sobre o dente preparado.

Fase laboratorial

É semelhante ao que é empregado no IPS Empress, ou seja, a técnica da cera perdida e a prensagem da cerâmica de infra-estrutura no forno EP 500 (Ivoclar). No caso da IPS Empress 2, quando empregado o revestimento *Speed*, o bloco de revestimento é levado ao forno elétrico com temperatura de espera de 850°C e mantido por 90 minutos, e a cerâmica IPS Empress 2 é prensada no forno EP 500 (Ivoclar) à temperatura de 920°C. A peça cerâmica é removida do revestimento de forma semelhante ao IPS Empress e limpa em ultra-som com agente de limpeza Invex (Ivoclar) por 10 minutos, seguido de lavagem, secagem e jateamento com partículas de óxido de alumínio de 100 μm. Sobre a infra-estrutura, é aplicada a cerâmica de cobertura pela técnica de estratificação natural para obter a forma, o contorno e a cor adequados (Figuras 8.8 e 8.9).

Para resistência adequada do material, o *coping* de dissilicato de lítio deve ter uma espessura mínima de 0,8 mm. No caso de prótese fixa, o ideal é que a área do conector entre o pilar da ponte e o pôntico tenha 16 mm², ou seja, 4 × 4 mm.

Em pontes anteriores, nem sempre é possível estabelecer uma área para o conector de 4 × 4 mm com relação à região vestibulolingual. Nesses casos, a porção vestibulolingual da área do conector pode ser reduzida a 3 mm se, ao mesmo tempo, a porção que vai do incisal ao cervical for aumentada para 5 a 6 mm.

- **Cergogold:** essa cerâmica foi lançada no mercado em 1999, contém leucita como cristais de reforço, tendo resistência à flexão em média de 100 MPa. Indicada

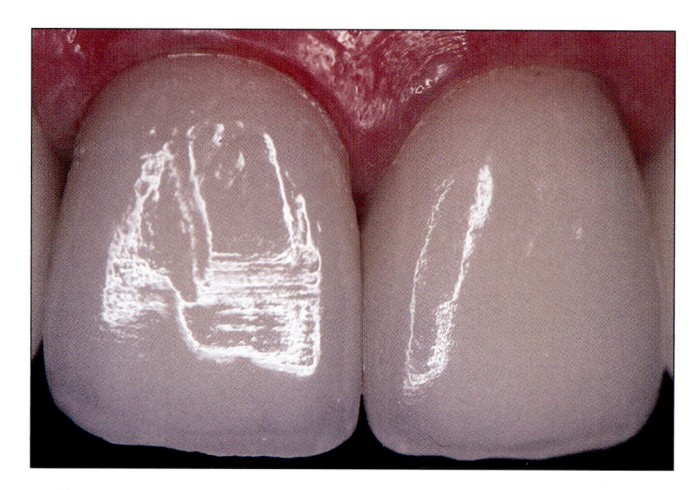

▲ Figura 8.9
Aspecto final da restauração confeccionada pela técnica de estratificação natural com a cerâmica de vidro ceramizado IPS Empress 2.

para a confecção de *inlays*, *onlays*, coroas totais anteriores e laminados. Esse sistema também emprega a técnica da cera perdida, sendo a cerâmica fundida e prensada a 980°C no interior de um bloco de revestimento (Cergofit) no forno Cerampress (Dentsply-Degussa). A cerâmica é fornecida na forma de lingotes com várias cores. Pode ser empregada a técnica da maquiagem com glazes coloridos ou pode ser confeccionada uma infra-estrutura (*coping*) sobre a qual é aplicada a cerâmica hidrotérmica de cobertura Duceragold (Dentsply-Degussa) pela técnica de estratificação natural. Para assegurar adequada estabilidade, a espessura da infra-estrutura não deve ser inferior a 0,7 mm.[17]

CERÂMICA INFILTRADA DE VIDRO

Essa cerâmica é utilizada como material de infra-estrutura e combina os processos de sinterização e infiltração de um vidro, sendo aplicada uma cerâmica feldspática de cobertura que apresenta um coeficiente de expansão térmica compatível com a cerâmica de infra-estrutura. Exemplos de cerâmicas infiltradas de vidro são In-Ceram Alumina (Vita), In-Ceram Zircônia (Vita) e In-Ceram Spinell (Vita).

- **In-Ceram Alumina:** esse sistema foi desenvolvido na França em 1988. A infra-estrutura obtida fornece resistência à flexão em média de 400 MPa e desadaptação marginal em cerca de 40 μm, sendo indicado para a confecção de coroas totais anteriores e posteriores e prótese fixas de três elementos para região anterior até pré-molar.[18] A alta percentagem de alumina (85% em volume) torna a infra-estrutura opaca.

Fase laboratorial

A duplicação do troquel mestre é realizada com silicone por adição, sendo o molde vazado com gesso especial. O pó de alumina é misturado com o líquido especial do sistema com auxílio de um aparelho de ultra-som, e a pasta obtida é aplicada sobre o troquel de gesso. O escoamento da água por capilaridade sobre o gesso compacta a alumina sobre o mesmo; esse processo é chamado de *slip casting*. Os troquéis de gesso com a pasta de alumina aplicada são levados ao forno, onde ocorre a sinterização da alumina a 1120°C por 10 horas. Durante esse processo, o gesso contrai, facilitando a remoção da peça de alumina sinterizada. Numa segunda etapa, o vidro, fornecido na forma de pó, é misturado com água destilada e aplicado na superfície externa da infra-estrutura em alumina, sendo levado novamente ao forno a 1.100°C por quatro horas (elementos unitários) ou seis horas (próteses fixas) para sua fundição e sua infiltração no arcabouço poroso de alumina, ocupando as porosidades da estrutura e conferindo resistência. O excesso de vidro é removido com pontas abrasivas e, por fim, é jateado com partículas de óxido de alumínio para a limpeza final (Figuras 8.10a a 8.10c). Sobre a infra-estrutura é aplicada a cerâmica feldspática Vitadur Alpha (Vita) para obter o contorno e a estética da restauração, sendo aplicada pela técnica de estratificação natural (Figuras 8.11 a 8.15).

A espessura do *coping* deve ser de 0,5 mm e, no caso de prótese fixa, o conector deve ter uma altura axial mínima de 3,5 mm e uma largura de 3 mm.

- **In-Ceram Spinell:** esse sistema cerâmico utiliza uma mistura de alumina e magnésia, o que torna a infra-estrutura mais translúcida e com resistência à flexão 25% menor em relação à In-Ceram Alumina. Portanto, é indicado para coroas totais anteriores, *inlays e onlays* em situações em que se deseja uma maior translucidez da estrutura. A fase laboratorial é semelhante à da In-Ceram Alumina.

- **In-Ceram Zircônia:** utiliza uma mistura de zircônia (20%) e alumina (67%), sendo aproximadamente 20% mais resistente que a In-Ceram Alumina. A resistência à flexão de 750 MPa permite a confecção de coroas totais posteriores e próteses fixas de três elementos, incluindo áreas posteriores sobre dentes naturais ou implantes. Fase laboratorial semelhante à da In-Ceram Alumina.

A espessura do *coping* deve ser de 0,5 mm, e os conectores devem ter 16 mm², ou seja, 4 mm de altura axial e 4 mm de largura.

A resistência das infra-estruturas em cerâmica para próteses fixas está diretamente relacionada com as dimensões do conector. As regiões mais suscetíveis à fratura em uma prótese fixa são o lado gengival do conector, sendo que a

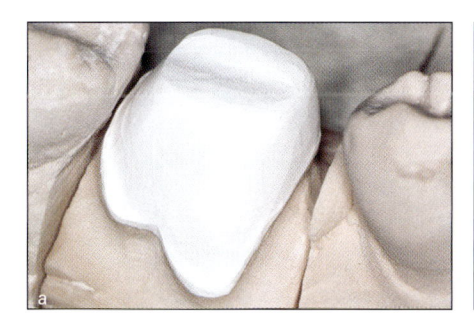

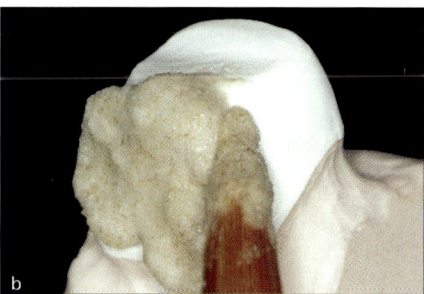

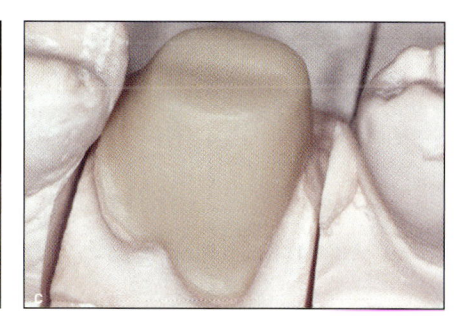

▲ **Figura 8.10**
(a) Infra-estrutura de alumina (In-Ceram Alumina) posicionada sobre o troquel.
(b) Vidro sendo aplicado sobre a infra-estrutura de alumina (In-Ceram Alumina).
(c) Aspecto da infra-estrutura da cerâmica infiltrada de vidro (In-Ceram Alumina) após completado o ciclo de fundição e infiltração do vidro e realização do acabamento.

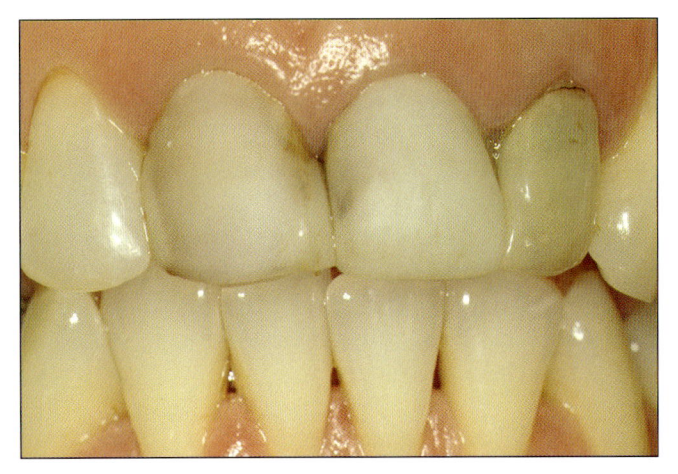

▲ **Figura 8.11**
Presença de restaurações deficientes nos dentes 11, 21 e 22.

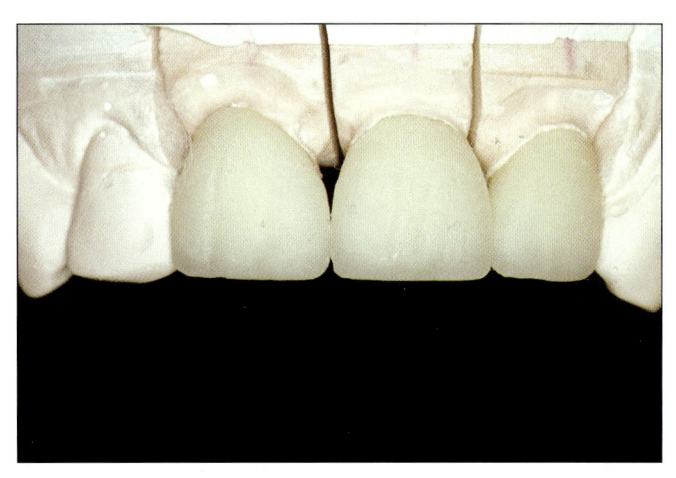

▲ **Figura 8.14**
Aplicação de cerâmica de cobertura sobre os *copings* dos dentes 11, 21 e 22.

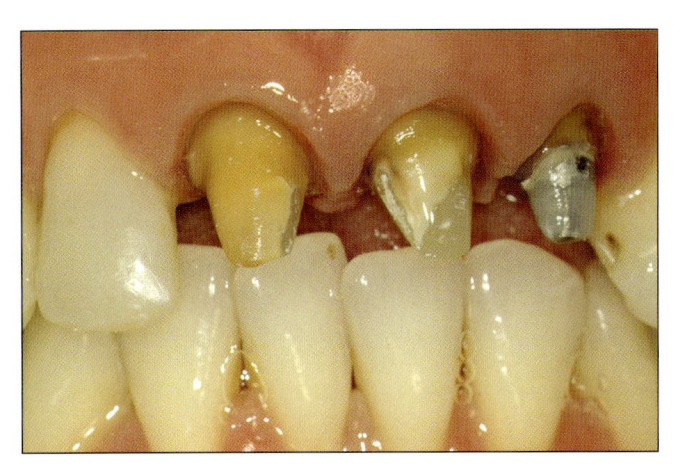

▲ **Figura 8.12**
Preparos para coroa total confeccionados nos dentes 11, 21 e 22.

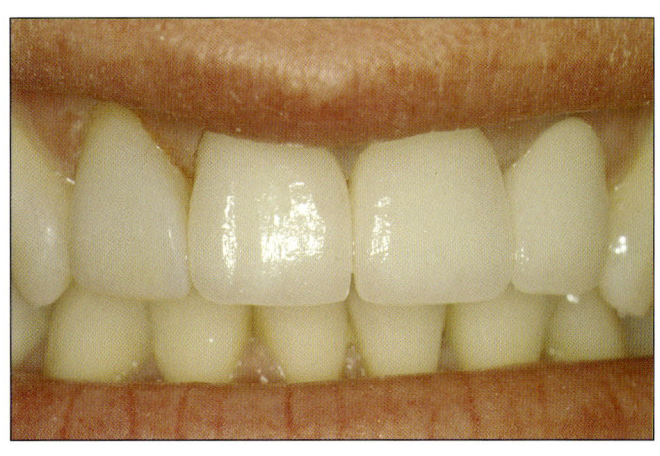

▲ **Figura 8.15**
Aspecto final das restaurações dos dentes 11, 21 e 22 confeccionados com o sistema cerâmico In-Ceram Alumina. Caso clínico gentilmente cedido pelo Prof. João Felipe Pacheco.

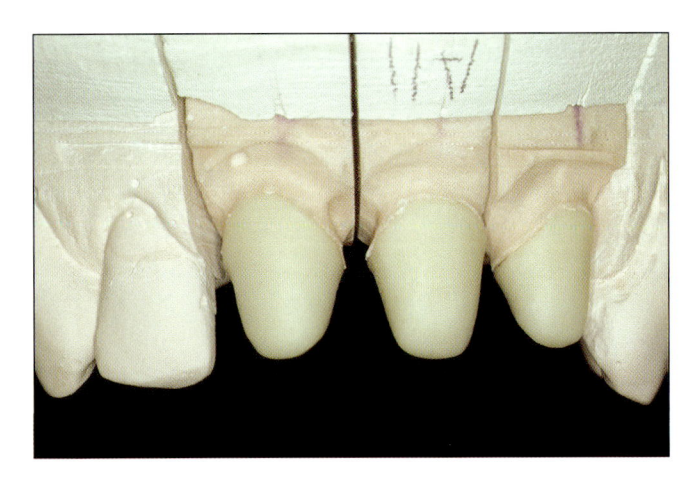

▲ **Figura 8.13**
Prova das infra-estruturas (*copings*) de cerâmica infiltrada de vidro (In-Ceram Alumina) sobre o troquel.

região distal do mesmo é submetida a maiores tensões, e a região próximo-lingual, que recebe maiores tensões em relação à região próximo-vestibular do conector. É importante respeitar as dimensões mínimas dos conectores para cada sistema cerâmico empregado. No entanto, em casos clínicos em que o preparo tenha pouca altura, é inviabilizada a obtenção das dimensões adequadas dos conectores, o que compromete de forma considerável a resistência e a longevidade do trabalho restaurador. O ideal é que o conector tenha o maior tamanho possível, aproveitando o máximo de espaço disponível, desde que não comprometa a estética e a condição de higienização na região de ameia.

CARACTERÍSTICAS ÓPTICAS DAS CERÂMICAS DE INFRA-ESTRUTURA

A translucidez das cerâmicas de infra-estrutura é um dos fatores determinantes no resultado estético final das restaurações e um dos critérios de seleção do material. O aumento do conteúdo da fase cristalina resulta, geralmente, no aumento da opacidade do material. A translucidez e a opacidade das cerâmicas odontológicas são dependentes da dispersão da luz. A quantidade de luz que é absorvida, refletida e transmitida depende da quantidade de cristais presentes na matriz vítrea, da natureza química dos cristais e do tamanho das partículas comparado ao comprimento de luz incidente. Quando a maior parte da luz que passa através da cerâmica é intensamente dispersa e difusamente refletida, o material torna-se opaco. Quando apenas parte da luz é dispersa e a maioria é difusamente transmitida, o material torna-se translúcido. O trabalho de Heffernan et al. (2002),[19] empregando espectrofotometria, ordenou as cerâmicas de infra-estrutura da mais translúcida para a mais opaca como sendo a seguinte: IPS Empress, In-Ceram *Spinell*, IPS Empress 2, Procera e In-Ceram Alumina e In-Ceram Zircônia. Quanto menor o conteúdo cristalino e o índice de refração próximo ao da matriz, menor a dispersão da luz e, conseqüentemente, maior translucidez. As cerâmicas IPS Empress e IPS Empress 2 apresentam menos conteúdo cristalino dentro da matriz vítrea em comparação com a In-Ceram e a Procera. Os cristais de leucita, empregados na IPS Empress, e os cristais de dissilicato de lítio, existentes na IPS Empress 2, apresentam índice de refração de 1,51 e 1,55, respectivamente, sendo próximo ao da matriz vítrea, que é de 1,50. Ao contrário, a zircônia têm índice de refração de 2,20; a alumina, de 1,76, e o *spinell,* de 1,72. Além disso, a espessura da infra-estrutura afeta tanto a resistência como as propriedades ópticas, de forma que quanto maior a espessura, maior a opacidade. Assim, são necessárias finas espessuras (0,5 mm) do *coping* de In-Ceram, por exemplo, para compensar a opacidade causada pela grande diferença no índice de refração dos cristais de alumina com a matriz vítrea.

Outro aspecto a ser considerado é a fluorescência dos sistemas cerâmicos, combinação da infra-estrutura com a cerâmica de cobertura, já que há uma diferença de comportamento entre diversas marcas comerciais. A observação da condição de fluorescência dos dentes naturais adjacentes e uma comparação entre diferentes sistemas cerâmicos podem auxiliar na decisão de qual selecionar para determinada situação clínica (Figuras 8.16).

SISTEMAS MECANIZADOS

Além dos métodos convencionais para a confecção de uma restauração em cerâmica, existe a possibilidade de realizá-la com desgaste de um bloco cerâmico, seja por meio de sistema digital como o CAD-CAM, seja por meio de um sistema análogo, como o Celay.

- **Sistema CAD-CAM:** o sistema CAD-CAM (Computer Aided Design – Computer Aided Manufacturing) teve seu início em 1971 com François Duret e representa a aplicação da tecnologia computadorizada na prática odontológica. O sistema Cerec (Sirona, Alemanha) encontra-se disponível comercialmente desde 1988 e foi desenvolvido para ser utilizado no consultório dentário, tendo sido o mais difundido e estudado. O sistema CAD-CAM funciona basicamente em três passos: escaneamento do preparo, desenho e fabricação da restauração. Para tal, a unidade Cerec é composta por uma microcâmera, componentes de computador, uma tela de computador e uma máquina de desgaste. A microcâmera capta as

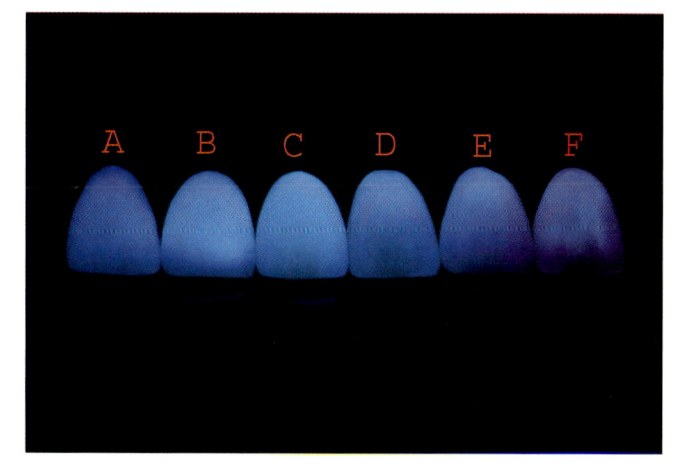

▲ **Figura 8.16**
Aspecto de restaurações cerâmicas sob luz fluorescente.Da esquerda para a direita: Empress 2 (A), In-Ceram Alumina (B), Procera Alumina (C), Cergogold (D), Metalocerâmica com ombro cerâmico (E) e Noritake (F). Notar a diferença de comportamento óptico entre os diversos sistemas cerâmicos.

✓ **DICA CLÍNICA**

Com base no grau de translucidez, é sugerido que IPS Empress e In-Ceram *Spinell* sejam empregadas em dentes com grande translucidez; Procera e IPS Empress 2, em dentes moderadamente translúcidos; In-Ceram Alumina, em dentes moderadamente opacos, e In-Ceram Zircônia, em dentes opacos.[19]

dimensões do preparo cavitário, sendo que a leitura do preparo pode ser feita pelo método direto (no dente) ou indireto (no modelo). A restauração é desenhada a partir da imagem tridimensional mostrada na tela do computador, sendo confeccionada a restauração por meio de desgaste de um bloco cerâmico com discos e pontas diamantadas. Três gerações foram desenvolvidas. O sistema Cerec 1 caracterizou-se pela má adaptação das restaurações, pela impossibilidade de confeccionar os contornos da superfície oclusal e pelas dificuldades de trabalhar com o *software*. No intuito de superar tais desvantagens, foi lançado o Cerec 2 em 1994, havendo melhorias na câmera digital, no *software* e na máquina de desgaste, proporcionando melhor adaptação das restaurações (50-100 μm) assim como obtenção dos contornos da superfície oclusal.[20] Em 2000, foi lançado o Cerec 3, com vantagens em relação ao seu antecessor, como melhor adaptação das restaurações, melhor obtenção da anatomia oclusal e maior rapidez no desgaste do bloco cerâmico. Com o sistema Cerec podem ser obtidos *inlays*, *onlays*, *copings*, coroas e laminados; diferentes blocos em cerâmica encontram-se disponíveis: Vita Mark II (Vita): cerâmica feldspática; Dicor MGC (Dentsply): cerâmica de vidro ceramizado; ProCAD (Ivoclar): cerâmica reforçada por partículas de leucita; Alumina e *Spinell* (Vita): esses blocos estão disponíveis para a confecção de coroas de In-ceram. O dentista ou assistente confecciona o *coping* em alumina ou *spinell* empregando o *lab software* que vem com o Cerec II e o envia ao laboratório, onde é infiltrado com o vidro; posteriormente, são aplicadas as camadas de cerâmica de cobertura pela técnica de estratificação natural. Comparando com o processo convencional do sistema In-Ceram, um tempo considerável é economizado.

A vantagem do emprego dessa tecnologia é a possibilidade de realizar a restauração indireta em uma única sessão. Também é alegada a vantagem de se trabalhar com blocos de cerâmica pré-fabricados, o que fornece um elevado padrão de qualidade do material cerâmico pelo fato de ser obtido sob condições industriais, apresentando menos poros e defeitos e eliminando erros de manipulação por parte do operador, o que não é possível nos casos das restaurações em cerâmica confeccionadas pelo método convencional. No entanto, os discos abrasivos e as pedras de diamante empregadas para desgastar os blocos cerâmicos podem produzir defeitos na cerâmica. Além disso, a característica monocromática dos blocos cerâmicos dificulta uma excelência em estética.

- **Sistema Celay:** o sistema Celay (Mikrona AG, Suíça) foi projetado para laboratórios protéticos e está disponível comercialmente desde 1991. Os mesmos blocos de cerâmica empregados no sistema Cerec podem ser empregados no sistema Celay, o qual permite a confecção de *inlays*, *onlays*, *copings*, coroas e infra-estrutura para próteses fixas. Na técnica Celay, inicialmente é confeccionado um padrão em resina com a forma e as dimensões da futura restauração, podendo o mesmo ser obtido diretamente sobre o dente preparado (técnica direta) ou sobre um modelo de trabalho (técnica indireta). O padrão em resina é fixado na unidade Celay e escaneado manualmente por um digitalizador de contato, que transfere a forma do padrão para o dispositivo de fresagem Celay, onde o bloco em cerâmica é desgastado com pedras de diamante de diferentes formas, permitindo também o esboço da superfície oclusal.[20,21]

CIMENTAÇÃO DE RESTAURAÇÕES CERÂMICAS LIVRES DE METAL

Uma série de fatores clínicos e laboratoriais é importante e determinante na longevidade das restaurações em cerâmica. Um desses fatores é o procedimento de cimentação, o qual pode ser realizado pela técnica convencional ou adesiva, dependendo do material cerâmico empregado.

A técnica convencional corresponde ao emprego dos cimentos de fosfato de zinco e de ionômero de vidro, sendo mais simples e menos crítica em relação à técnica adesiva. Já a técnica adesiva consiste em tratamento específico sobre a estrutura dentária e a superfície interna da restauração. Estudos têm demonstrado que a cimentação adesiva aumenta a resistência à fratura de elementos protéticos confeccionados com a cerâmica feldspática em comparação com o emprego dos cimentos de ionômero de vidro e fosfato de zinco.[22,23] Isso ocorre pelo fato de que a união adesiva proporciona a formação de corpo único entre a cerâmica e a estrutura dentária remanescente, evitando a concentração das forças mastigatórias no corpo da cerâmica e permitindo a transmissão de tais forças para a estrutura do dente subjacente, reduzindo a possibilidade de fratura da restauração.

✓ DICA CLÍNICA

O emprego da cimentação adesiva para cerâmica feldspática é uma exigência. Já as cerâmicas reforçadas pela incorporação de alta porcentagem de fase cristalina, como a IPS Empress 2, a In-Ceram Alumina, a In-Ceram Zircônia, a Procera e a Cercon Zircônia, a cimentação pode ser feita pela técnica convencional ou adesiva, visto que o material empregado para cimentação não tem influência significativa na resistência à fratura das cerâmicas mais resistentes.[24]

Isso é particularmente importante no caso da cerâmica feldspática, que apresenta resistência à flexão relativamente baixa, cerca de 60 a 80 MPa.

Seqüências clínicas ilustrando os procedimentos para cimentação de restaurações com diferentes sistemas cerâmicos livres de metal estão dispostas nos Capítulos 9 e 10.

CIMENTAÇÃO ADESIVA

Na cimentação adesiva faz-se necessário tratamento específico tanto da superfície do preparo como da superfície interna da cerâmica. Sobre o preparo dentário é aplicado um sistema adesivo, que consiste basicamente no condicionamento ácido e na aplicação de resina fluida. A difusão e a polimerização do monômero no interior das áreas desmineralizadas da estrutura dentária proporcionam união micromecânica pela formação da camada híbrida. Na superfície interna da cerâmica é realizado o condicionamento, que pode ser mecânico, como o jateamento com óxido de alumínio de 50 μm ou 100 μm, ou químico, pelo emprego do ácido fluorídrico. Dependendo do material cerâmico empregado, a efetividade desses condicionamentos sobre a superfície da cerâmica é diferente.

PROTOCOLO CLÍNICO

JATEAMENTO COM ÓXIDO DE ALUMÍNIO

Usualmente, os laboratórios empregam o jateamento com óxido de alumínio de 100 μm para remover o material refratário ou como um procedimento de limpeza da superfície da cerâmica. Para as cerâmicas feldspáticas e os vidros ceramizados, esse procedimento, por si só, promove uma alteração morfológica da superfície da cerâmica. Caso a superfície interna da restauração não tenha sido jateada, o tempo de jateamento por cinco segundos com partículas de óxido de alumínio de 50 μm com pressão de 4 bars é o suficiente para promover irregularidades na superfície da cerâmica em forma de cunha, o que favorece união micromecânica com o material resinoso. Para as cerâmicas reforçadas com alto conteúdo de alumina, como a In-Ceram e a Procera, o padrão de condicionamento formado pelo jateamento com óxido de alumínio é diferente, formando-se irregularidades mais rasas na superfície da cerâmica em relação às demais. Isso ocorre porque as partículas de óxido de alumínio empregadas no jateamento apresentam dureza semelhante ao óxido de alumínio (alumina) presente na cerâmica de infra-estrutura.

ÁCIDO FLUORÍDRICO

O ácido fluorídrico tem a capacidade de condicionar várias cerâmicas. Atua preferencialmente com a sílica (SiO_2) da fase vítrea da cerâmica para formar hexafluorsilicatos,[25] causando irregularidades na superfície da cerâmica. O condicionamento com ácido fluorídrico é apenas efetivo sobre as cerâmicas que tenham quantidade considerável de SiO_2 (óxido de silício) na sua composição, como é o caso das cerâmicas feldspáticas e os vidros ceramizados. Portanto, as cerâmicas reforçadas com alto conteúdo de alumina não são passíveis de serem condicionadas pelo ácido fluorídrico, visto que a In-Ceram contém somente 4,5% de SiO_2 no vidro que infiltra a estrutura porosa de alumina, assim como a Procera e a Cercon Zircônia, que são compostos somente por alumina e zircônia, respectivamente. O tempo de condicionamento para obtenção de uma topografia superficial favorável à retenção micromecânica varia de acordo com o material cerâmico. Segundo Chen et al. (1998),[26] dois minutos de condicionamento da cerâmica feldspática proporcionam os maiores valores de resistência de união com os agentes resinosos. Já para a cerâmica IPS Empress e Cergogold, o fabricante recomenda 60 segundos; para a IPS Empress 2, apenas 20 segundos, tempo suficiente para remover a matriz vítrea e expor os cristais de dissilicato de lítio. Comercialmente, a concentração do ácido fluorídrico pode variar, podendo estar combinada com outros ácidos, como o ácido sulfúrico, ou estar presente em forma parcialmente neutralizada como bifluoreto de amônia – todos os tipos têm capacidade de condicionar adequadamente a cerâmica. Nas cerâmicas passíveis de condicionamento pelo ácido fluorídrico, estudos mostram que esse tratamento proporciona superfície mais microrretentiva para o agente resinoso em comparação com as superfícies somente jateadas[27] (Figuras 8.17a a 8.20b).

SILANIZAÇÃO

Após jateamento com óxido de alumínio ou aplicação do ácido fluorídrico, é recomendado o uso do silano pelo fato de ele aumentar a união entre a fase inorgânica da cerâmica e a fase orgânica do material resinoso aplicado sobre a superfície da cerâmica condicionada. O silano é um monômero no qual o silício está ligado a radicais orgânicos reativos e a grupos monovalentes hidrolisáveis. Os radicais

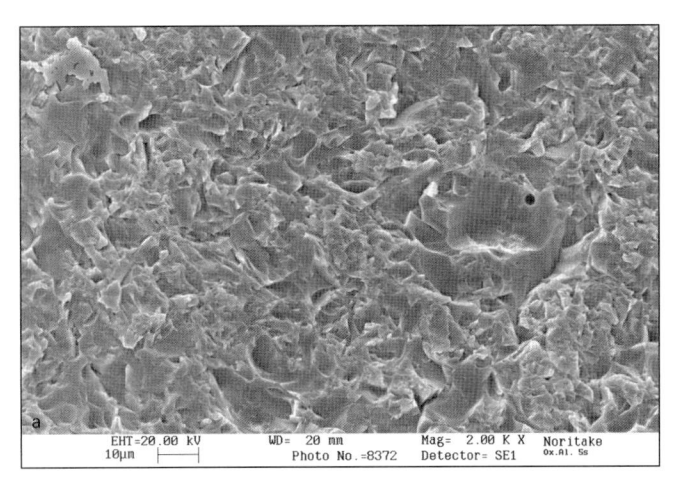

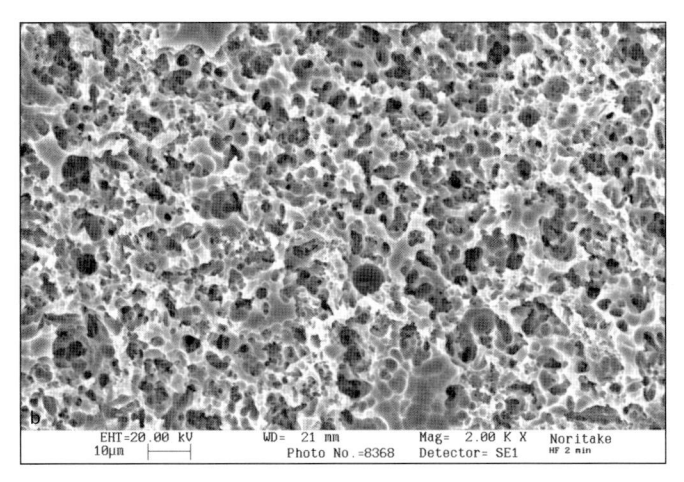

▲ Figura 8.17
(a) Fotomicrografia da cerâmica feldspática (Noritake) após jateamento com óxido de alumínio 2000x.
(b) Cerâmica felspática (Noritake) após condicionamento com ácido fluorídrico durante dois minutos 2000x. Note o aspecto microrretentivo obtido comparando com a Figura 8.17a.

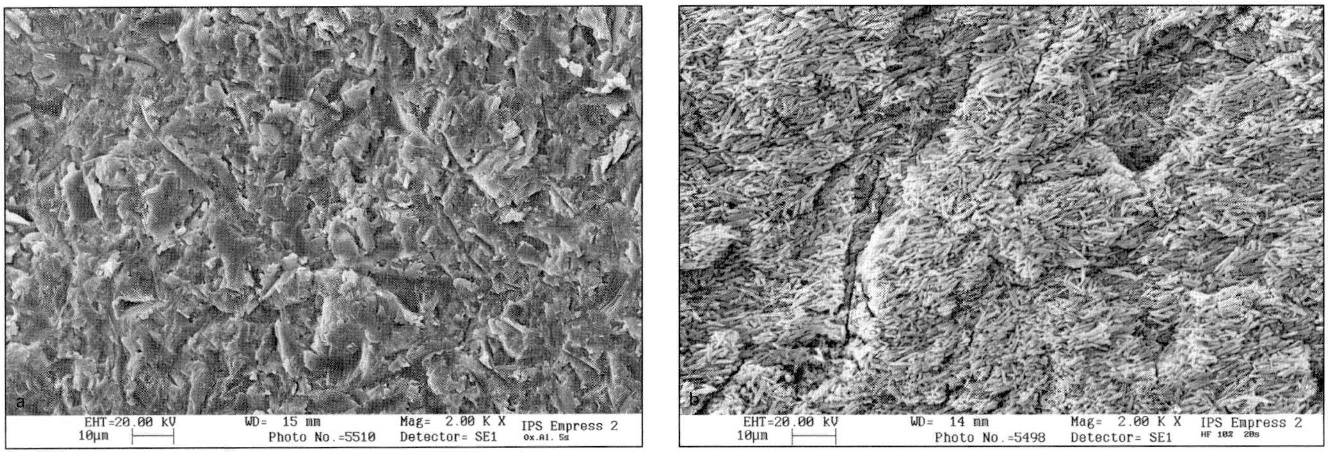

▲ Figura 8.18
(a) Fotomicrografia da cerâmica de vidro ceramizado (IPS Empress 2) após jateamento com óxido de alumínio 2000x.
(b) Cerâmica de vidro ceramizado (IPS Empress 2) após condicionamento com ácido fluorídrico por 20 segundos 2000x. Observe o aspecto microrretentivo obtido comparando com a Figura 8.18a.

reativos ligam-se quimicamente com moléculas de resina, como o HEMA e o Bis-GMA existentes em muitos adesivos e cimentos resinosos. Os grupos monovalentes hidrolisáveis unem-se quimicamente com o silício (SiO_2) contido tanto na matriz vítrea como na fase cristalina da cerâmica. Portanto, a união química ocorre em cerâmicas que contêm quantidades consideráveis de silício na sua composição, o que inclui as cerâmicas feldspáticas e os vidros ceramizados. Outro fator importante no aumento da união é a capacidade do silano em promover melhor umedecimento da superfí-

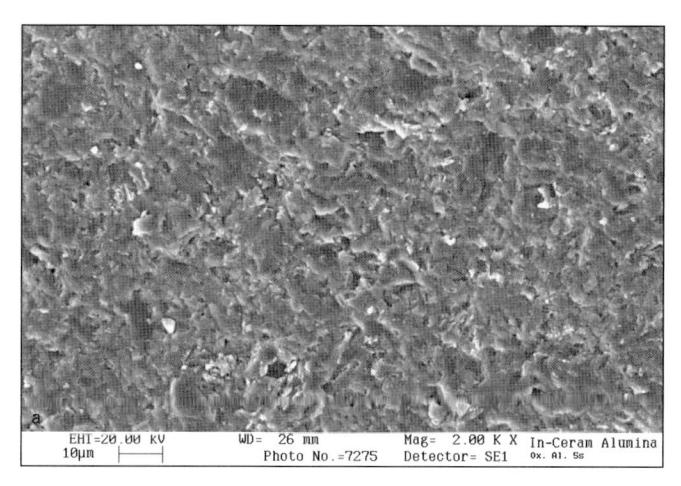

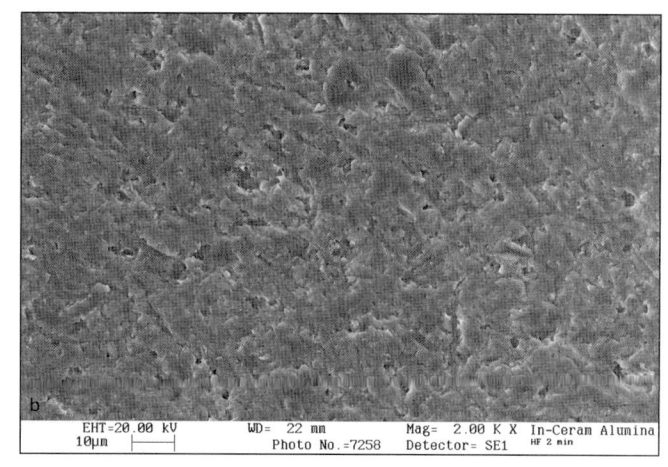

▲ **Figura 8.19**
(a) Fotomicrografia da cerâmica infiltrada de vidro (In-Ceram Alumina) após jateamento com óxido de alumínio 2000x.
(b) Cerâmica infiltrada de vidro (In-Ceram Alumina) após condicionamento com ácido fluorídrico durante dois minutos. Notar que não ocorre alteração significativa na superfície da cerâmica comparando com a Figura 8.19a.

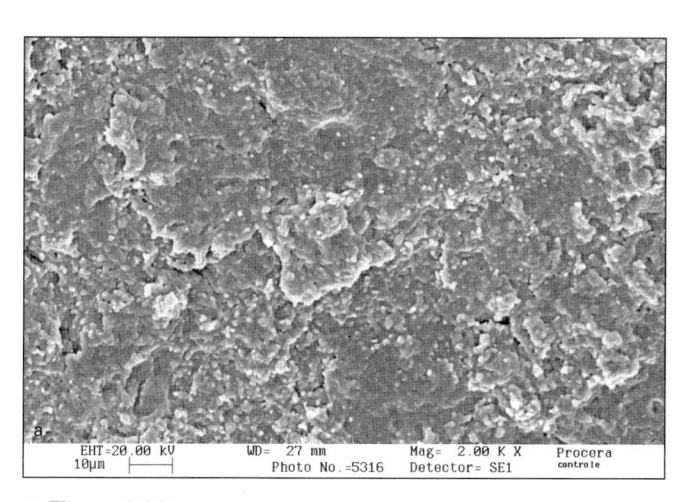

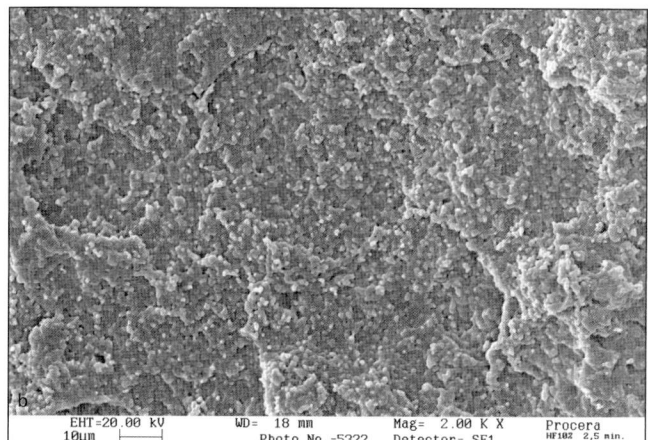

▲ **Figura 8.20**
(a) Fotomicrografia da cerâmica com alto conteúdo de alumina (Procera) após jateamento com óxido de alumínio 2000x.
(b) Cerâmica com alto conteúdo de alumina após condicionamento com ácido fluorídrico durante dois minutos e meio 2000x. Observar que não ocorre nenhuma alteração importante comparando com a Figura 8.20a.

cie, levando ao maior contato e à infiltração dos materiais resinosos nas irregularidades causadas na superfície da cerâmica pelo jateamento ou pelo ácido fluorídrico. Diversos agentes de silanização estão disponíveis no mercado, tanto os de frasco único, que já se encontram hidrolisados, como os de dois frascos, em que a hidrólise é obtida momentos antes da aplicação sobre a cerâmica por meio da mistura do conteúdo de ambos os frascos.[28] Por fim, uma resina fluida é aplicada à superfície interna da restauração, e um cimento resinoso une a estrutura dentária e a superfície da cerâmica em uma única unidade. Diferentes tratamentos de superfície têm sido propostos no caso das cerâmicas reforçadas com alto conteúdo de alumina, como a In-Ceram e a Procera. Para essas cerâmicas é preconizado o jateamento[29,30] em combinação com agentes resinosos que apresentam na sua composição monômeros fosfatados, como o Panavia Fluoro Cement (Kuraray), que contém o monômero 10-MDP,[29] e o C&B Metabond (Parkel), que contém o monômero 4-META. Esses monômeros apresentam uma maior afinidade com óxidos metálicos, no caso a alumina presente em grande concentração nessas cerâmicas, o que proporciona maiores valores de resistência de união em comparação com um agente resinoso à base de Bis-GMA. Também é relatado o tratamento da superfície da In-Ceram com o sistema Rocatec (3M ESPE),[29] que apresenta partículas abrasivas silicatizadas, tendo o objetivo de formar irregularidades na superfície da cerâmica e aumentar a quantidade de sílica disponível na superfície, favorecendo a união química do silano. Nas cerâmicas que apresentam um baixo conteúdo de sílica ou mesmo a ausência da mesma, a aplicação do silano pode favorecer um aumento na resistência de união por ação física, ou seja, um aumento da energia de superfície, favorecendo um maior umedecimento do agente resinoso na superfície da cerâmica. A ação química do silano apenas torna-se possível frente à silicatização da superfície da cerâmica.

Uma tabela contendo exemplos comerciais de alguns sistemas cerâmicos disponíveis no mercado e seus respectivos tratamentos de superfície, indicações clínicas e resistência à flexão está disposta a seguir (Tabela 8.1).

Portanto, as cerâmicas reforçadas por alto conteúdo de fase cristalina podem ser cimentadas pela técnica convencional ou pela técnica adesiva. O uso dos cimentos de fosfato de zinco e de ionômero de vidro pode ser indicado, desde que os princípios de retenção e de estabilidade mecânica sejam preservados, mesmo que a união desses materiais com a superfície da cerâmica e sua resistência coesiva sejam inferiores às do cimento resinoso.

TABELA 8.1 TRATAMENTO DE SUPERFÍCIE RECOMENDADO PARA CIMENTAÇÃO ADESIVA, INDICAÇÕES E RESISTÊNCIA À FLEXÃO DE ALGUMAS MARCAS COMERCIAIS DE CERÂMICAS

CERÂMICA	TIPO	RESISTÊNCIA À FLEXÃO	TRATAMENTO DE SUPERFÍCIE	INDICAÇÕES
Ceramco II (Dentsply)	Feldspática	75 MPa	Microjateamento Ácido fluorídrico Silano	Inlay/onlay Laminado Metalocerâmica
Noritake EX3 (Noritake)	Feldspática	70 MPa	Microjateamento Ácido fluorídrico Silano	Inlay/onlay Laminado Metalocerâmica
Vita Omoga 000 (Vita)	Feldspática	70 MPa	Microjateamento Ácido fluorídrico Silano	Inlay/onlay Laminado Metalocerâmica
Symbio-Ceram (Dentsply-Degussa)	Feldspática hidrotérmica	70 MPa	Microjateamento Ácido fluorídrico Silano	Inlay/onlay Laminado
Duceragold (Dentsply-Degussa)	Feldspática hidrotérmica	70 MPa	Microjateamento Ácido fluorídrico Silano	Metalocerâmica com Degunorm Cobertura do Cergogold
Duceram-LFC (Dentsply-Degussa)	Feldspática hidrotérmica	70 MPa	Microjateamento Ácido fluorídrico Silano	Inlay/onlay Laminado
Vitadur N (Vita)	Feldspática reforçada com alumina	125 MPa	Microjateamento Ácido fluorídrico Silano	Infra-estrutura Inlay/onlay Coroa pura
Optec HSP (Jeneric Pentron)	Feldspática reforçada com leucita	140 MPa	Microjateamento Ácido fluorídrico Silano	Inlay/onlay Laminado Coroa pura
IPS Empress Ivoclar)	Vidro ceramizado	130 MPa	Microjateamento Ácido fluorídrico Silano	Inlay/onlay Laminado Coroa pura
IPS Empress 2 (Ivoclar)	Vidro ceramizado	400 MPa	Microjateamento Ácido fluorídrico Silano	Coroa pura Prótese fixa anterior (três elementos)
Cergogold (Dentsply-Degussa)	Vidro ceramizado	100 MPa	Microjateamento Ácido fluorídrico Silano	Inlay/onlay Laminado Coroa pura
IPS d´Sign	Vidro ceramizado fluorapatita reforçado com leucita	70 MPa	–	Metalocerâmica
IPS Eris	Vidro ceramizado	70 MPa	–	Cerâmica de cobertura do IPS Empress 2
OPC (Jeneric-Pentron)	Vidro ceramizado	130 MPa	Microjateamento Ácido fluorídrico Silano	Inlay/onlay Laminado Coroa pura
OPC 3 Generation (Jeneric-Pentron)	Vidro ceramizado	400 MPa	Microjateamento Ácido fluorídrico Silano	Inlay/onlay Laminado Coroa pura Prótese fixa (três elementos)

TABELA 8.1 TRATAMENTO DE SUPERFÍCIE RECOMENDADO PARA CIMENTAÇÃO ADESIVA, INDICAÇÕES E RESISTÊNCIA À FLEXÃO DE ALGUMAS MARCAS COMERCIAIS DE CERÂMICAS (CONTINUAÇÃO)

CERÂMICA	TIPO	RESISTÊNCIA À FLEXÃO	TRATAMENTO DE SUPERFÍCIE	INDICAÇÕES
In-Ceram Alumina (Vita)	Infiltrada de vidro	400 MPa	Tratamentos especiais com SiO_2 e/ou cimento resinoso com monômeros fosfatos	Coroa pura Prótese fixa anterior (três elementos)
In-Ceram Spinell (Vita)	Infiltrada de vidro	300 MPa	Tratamentos especiais com SiO_2 e/ou cimento resinoso com monômeros fosfatos	*Inlay/onlay* Coroa pura
In-Ceram Zircônia (Vita)	Infiltrada de vidro	750 MPa	Tratamentos especiais com SiO_2 e/ou cimento resinoso com monômeros fosfatos	Coroa pura Prótese fixa posterior (três elementos)
Procera AllCeram (Nobel Biocare)	Alto conteúdo de alumina	650 MPa	Tratamentos especiais com SiO_2 e/ou cimento resinoso com monômeros fosfatos	Coroa pura Prótese fixa anterior e posterior, laminado (três elementos)
Procera AllZirconia (Nobel Biocare)	Alto conteúdo de zircônia	900 MPa	Tratamentos especiais com SiO_2 e/ou cimento resinoso com monômeros fosfatos	Coroa pura
Cercon Zircônia (Dentsply-Degussa)	Alto conteúdo de zircônia	900 MPa	Tratamentos especiais com SiO_2 e/ou cimento resinoso com monômeros fosfatos	Coroa pura Prótese fixa anterior e posterior (3 e 4 elementos)

REFERÊNCIAS BIBLIOGRÁFICAS

1. Jones DW. Development of dental ceramics. An historical perspective. Dent Clin North Am 1985; 29(4): 621-45.

2. Anusavice KJ. Recent developments in restorative dental ceramics. J Am Dent Assoc 1993; 124: 72-84.

3. Qualtrough AJE, Wilson NHF, Smith GA. The porcelain inlay: a historical view. Operative Dentistry 1990; 15(2): 61-70.

4. Anusavice KJ. Materiais dentários. 10 ed. Rio de Janeiro: Guanabara Koogan; 1998. p.345-66.

5. Seghi RR, Denry IL, Rosenstiel SF. Relative fracture toughness and hardness of new dental ceramics. J Prosthet Dent 1995; 74(2): 145-50.

6. Hacker CH, Wagner WC, Razzoog ME. An in vitro investigation of the wear of enamel on porcelain and gold in saliva. Journal of Prosthetic Dentistry 1996; 75(1): 14-7.

7. Dummer RM, Harrison KA. In vitro plaque formation on commonly used dental materials. J Oral Rehabil 1982; 9: 413.

8. Wanserski DJ et al. An analysis of marginal adaptation of all porcelain facial margin ceramo-metal crowns. J Prosthet Dent 1986; 56: p.289.

9. Al-Wahadni A, Martin DM. Glazing and finishing dental porcelain: a literature review. Canadian Dental Association 1998; 64(8): 580-3.

10. Rosenblum MA, Schulman A. A review of all. Ceramic restorations. JADA 1997; 128(3): 297-307.

11. Mc Lean JW, Hughes TH. The reinforcement of dental porcelain with ceramic oxides. British Dental Journal 1965; 119(6): 251-67.

12. Molin M, Karlsson S. A clinical evaluation of Optec inlay system. Acta Odontol Scand 1992; 50(5): 227-33.

13. May KB, Russell MM, Razzoog ME, Lang BR. Precision of fit: the Procera AllCeram crown. J Prosthet Dent 1998; 80(4): 394-404.

14. Andersson M, Razzog ME, Oden A, Hegenbarth EA, Lang BR. Procera: a new way to achieve an all-ceramic crown. Quintessence International 1998; 29(5): 285-96.

15. Höland W, Schweiger M, Frank M, Rheinberger V. A comparison of the microstructure and properties of the IPS Empress 2 and the IPS Empress glass. Ceramics. J Biomed Mater Res, New York, v.53, n.4, p.297-303, 2000.

16. Sulaiman F, Chai J, Jameson LM, Wozniak WT. A comparison of the marginal fit of In-Ceram, IPS Empress, and Procera Crowns. Int J Prosthodont 1997; 10(5): 478-84.

17. Bergler M, Reich S, Grund P. Cergogold: a new type of pressable ceramics. Quintessenz Zahntech 2000; 26(10): 1047-55.

18. Pröbster L, Diehl J. Slip. Casting alumina ceramics for crown and bridges restorations. Quintessence Int 1992; 23(1): 25-31.

19. Heffernan M, Aquilino AS, Diaz-Arnold AM, Haselton DR, Stanford CM, Vargas MA. Relative translucency of six all. Ceramic systems.Part I: core materials. J Prosthet Dent, v.88, n.1, p.4-9, 2002.

20. Hickel R, Dasch W, Mehl A, Kremers L. CAD/CAM – Fillings of the future? Int Dental Journal 1997; 47(5): 247-58.

21. Eidenbenz S, Lehner CR, Schärer P. Copy milling ceramic inlays from resin analogs: a practicable approach with the CELAY system. The Int J Prosthodont 1994; 7(2): 134-42.

22. Burke FJT. The effect of variations in bonding procedure on fracture resistance of dentin-bonded all-ceramic crowns. Quintessence Int 1995; 26(4): 293-300.

23. Groten M, Pröbster L. The influence of different cementation modes on the fracture resistance of feldspathic ceramic crowns. Int J Prosthodont 1997; 10(2): 169-76.

24. Leevailoj C, Platt JÁ, Cochran MA, Moore BK. In vitro study of fracture incidence and compressive fracture load of all-ceramic crowns cemented with resin. Modified glass ionomer ans other luting agents. J Prosthet Dent 1998; 80(6): 699-707.

25. Yen TY, Blackman RB, Baez RJ. Effect of acid etching on the flexural strength of a feldsphatic porcelain and a castable glass ceramic. J Prosthet Dent 1993; 70(3): p.224-33.

26. Chen JH, Matsumura H, Atsuta M. Effect of different etching periods on the bond strength of a composite resin to a machinable porcelain. J Dent 1998; 28(1): 53-8.

27. Spohr AM, Sobrinho LC, Consani S, Sinhoreti MA, Knowles JC. Influence of surface conditions and silane agent on the bond of resin to IPS Empress 2 ceramic. Int J Prostodont 2003; 16(3): 277-82.

28. Barghi N. To silanate or not to silanate: making a clinical decision. Compendium 2000; 21(8): 659-64.

29. Kern M, Thompson VP. Bonding to glass infiltrated alumina ceramic: adhesive methods and their durability. J Prosthet Dent 1995; 73(3): 240-9.

30. Awliya W, Oden A, Yaman P, Dennison JB, Razzoog ME. Shear bond strength of a resin cement to densely sintered high. Purity alumina with various surface conditions. Acta Odontol Scand 1998; 56(1): 9-13.

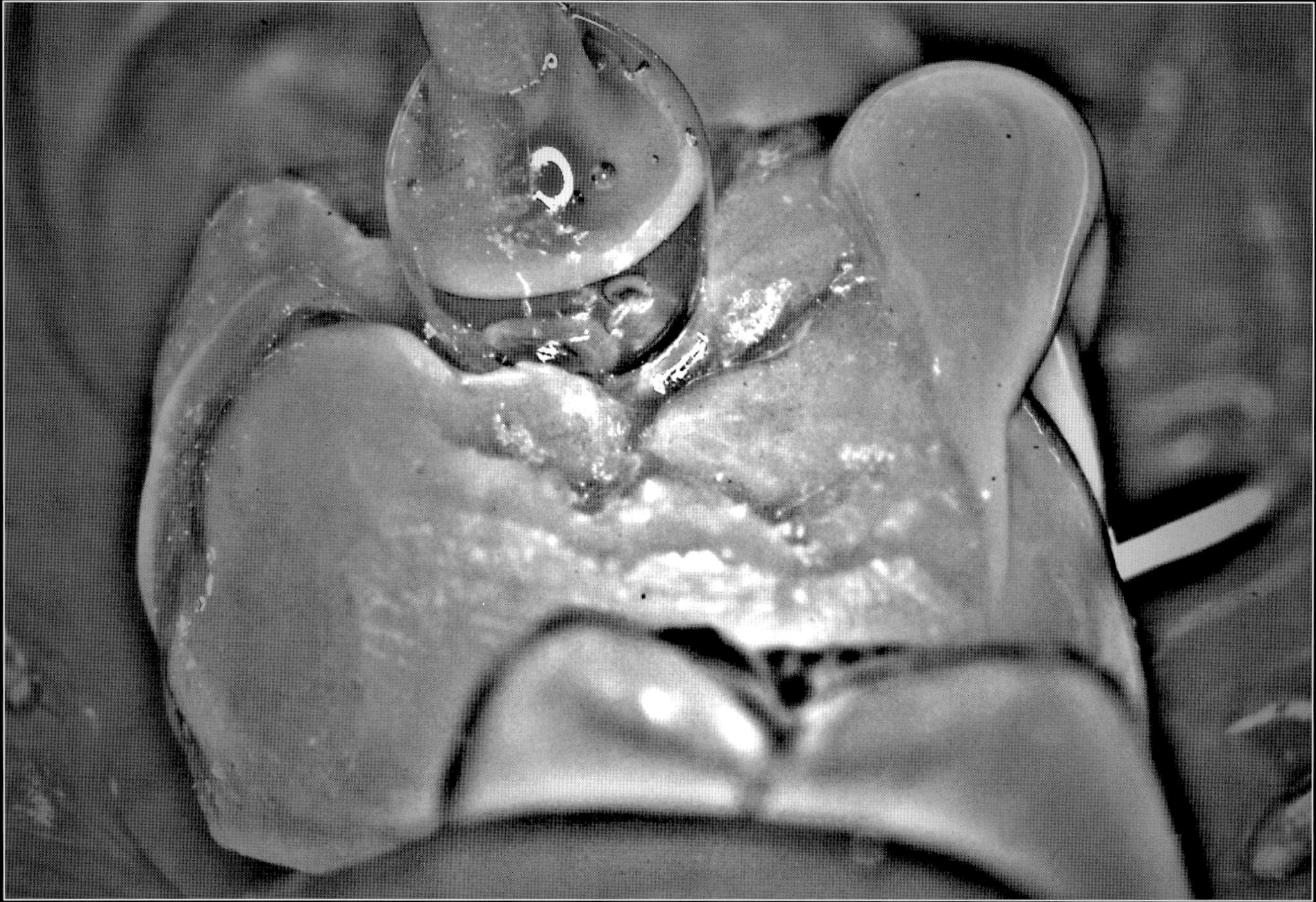

9
ALTERNATIVAS RESTAURADORAS COM SISTEMAS CERÂMICOS EM DENTES POSTERIORES

EWERTON NOCCHI CONCEIÇÃO
LUIZ ANTONIO GAIESKI PIRES
JOÃO FELIPE MOTA PACHECO

A realização de restaurações que contemplem função, ou seja, adequada resistência mecânica e longevidade clínica, biocompatibilidade e estética, representa os principais objetivos perseguidos pelo clínico para indicação do material e da técnica restauradora. Particularmente, para uso na região posterior, as cerâmicas experimentaram uma notável evolução na última década, como já discutido no Capítulo 8. Apesar de os compósitos diretos serem atualmente muito utilizados também para restaurar dentes posteriores, sua indicação preferencial fica direcionada para cavidades pequenas e médias. Isso porque, em cavidades maiores ou em múltiplas restaurações confeccionadas simultaneamente, as dificuldades em controlar a inerente contração de polimerização, restabelecer contorno, forma anatômica e contato interproximal e apresentar adequada resistência a longo prazo podem limitar sua indicação.[1,2] Portanto, especialmente em cavidades amplas que requerem cobertura parcial ou total de cúspides, as cerâmicas aparecem como melhor alternativa para contemplar a função, biocompatibilidade e estética.[3]

Esse crescente aumento das possibilidades de uso das cerâmicas tem ocorrido também pela evolução dos sistemas adesivos e procedimentos de cimentação, que permitem a colagem das peças restauradoras à estrutura dental ou até a materiais de preenchimento, formando praticamente um corpo único.[4] Mesmo quando não é possível realizar a cimentação adesiva, a resistência atual de alguns sistemas cerâmicos permite seu uso associado à cimentação convencional sem a necessidade de construir uma infra-estrutura metálica principalmente em restaurações unitárias totais.

O objetivo deste capítulo é discutir aspectos relacionados ao diagnóstico e fatores de decisão clínica por parte do profissional quando do uso de restaurações cerâmicas em dentes posteriores, tanto parciais quanto totais. Também será apresentado um protocolo clínico detalhado para confeccionar as restaurações cerâmicas em dentes posteriores.

→ DIAGNÓSTICO

QUANDO INDICAR UMA RESTAURAÇÃO INDIRETA EM CERÂMICA EM DENTE POSTERIOR?

A decisão de restaurar o elemento dental deve ser precedida de uma análise da condição clínica geral do paciente do ponto de vista odontológico, estando o paciente inserido em um plano de tratamento global que contemple o controle da doença cárie e periodontal e também as suas eventuais necessidades restauradoras e de posterior manutenção. Dessa forma, toda vez que houver uma significativa perda de tecido dental, por lesão de cárie, fratura dental ou ampla restauração deficiente preexistente, poderá estar indicada a confecção de restaurações parciais ou totais de cerâmica (Figuras 9.1 a 9.4).

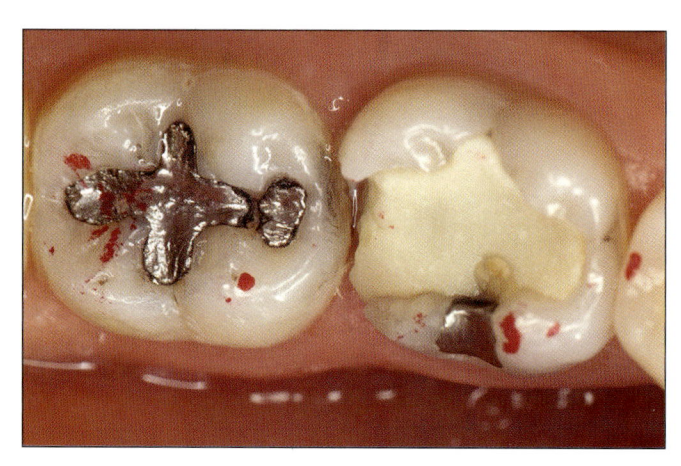

▲ **Figura 9.1**
Dente 46 com restauração ampla deficiente, que pode receber uma restauração parcial de cerâmica.

QUAL É A CONDIÇÃO DO DENTE A SER RESTAURADO?

Por meio do exame clínico e radiográfico, o profissional deve avaliar a condição prévia do dente que é candidato a receber uma restauração de cerâmica, parcial ou total. Se o dente é vital, é necessário determinar a possível quantidade e qualidade do tecido dentário remanescente após a realização do preparo; essa "previsão" irá influenciar decisivamente o clínico quanto à seleção preliminar do tipo de preparo a ser executado e ao sistema de cerâmica preferencial para determinada situação clínica. Em dentes tratados endodonticamente, é preciso avaliar os mesmos aspectos citados anteriormente e ainda a qualidade da obturação endodôntica e a condição do pino intra-radicular – ou se, eventualmente, é necessário instalar um (ver Capítulo 7).

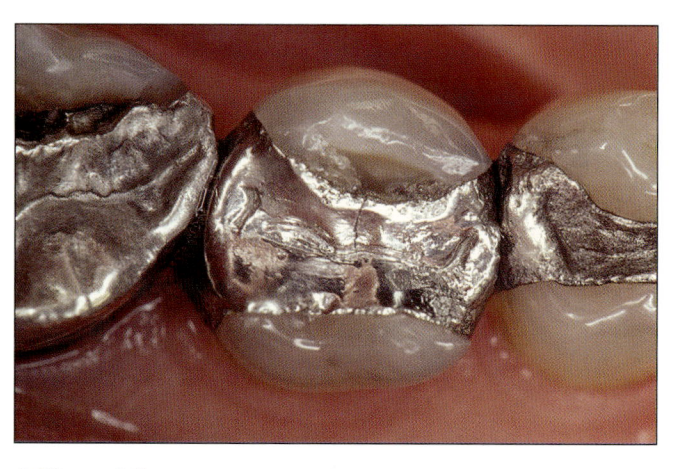

▲ **Figura 9.2**
Paciente com restaurações amplas deficientes de amálgama, que podem ser substituídas por restaurações indiretas estéticas.

QUAL É A EXTENSÃO DO PREPARO DENTAL NO DENTE A SER RESTAURADO?

Didaticamente, as situações clínicas envolvendo dentes posteriores que podem receber restaurações indiretas são divididas em parciais, que por sua vez podem ser subdivididas em *inlay*, preparo intracoronário ou sem envolvimento de cúspides; *onlay*, quando há necessidade de recobrir uma ou mais cúspides, e *overlay*, quando são recobertas todas as cúspides com cerâmica e coroa total, que envolve a remoção de toda porção coronária com extensão até gengival. Nos preparos tipo *inlay*, também há a possibilidade de muitas vezes indicar uma restauração direta ou até indireta de compósito, como já discutido no Capítulo 5. Entretanto, frente a uma cavidade tipo *inlay*, sempre que houver dificuldade técnica em reproduzir a anatomia, o contorno, a esta- bilidade oclusal do elemento dental e o contato interproximal, a técnica direta com compósito é preferencialmente descartada, e a escolha normalmente recai sobre as restaurações indiretas de compósito ou cerâmica.[1,2,5] Especificamente nos *inlays*, a nossa preferência geralmente recai sobre os compósitos indiretos, visto que sua fase laboratorial é mais simples, possibilitando alcançar uma adequada adaptação marginal com maior facilidade, além das características de manipulação durante as etapas de prova e cimentação adesiva e do custo inferior comparativamente às restaurações cerâmicas. Além disso, devido a sua elevada rigidez, foi sugerido, por estudos laboratoriais, que a cerâmica transmite de modo mais significativas as tensões fun-

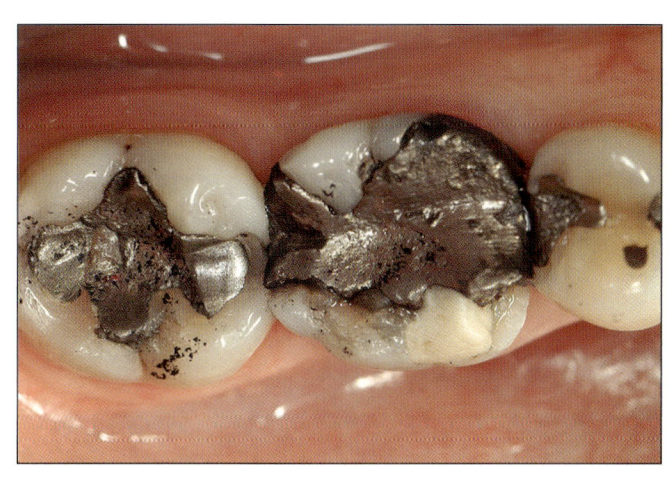

▲ **Figura 9.3**
Restauração deficiente no primeiro molar passível de ser trocada por uma parcial de cerâmica.

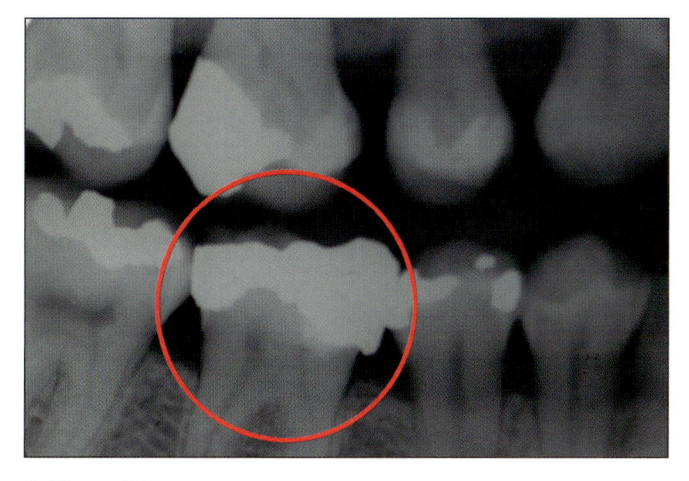

▲ **Figura 9.4**
Radiografia interproximal evidenciando excesso de amálgama na mesial do dente 46, mostrada na Figura 9.3.

ESTÁ INDICADA UMA RESTAURAÇÃO UNITÁRIA OU MÚLTIPLAS RESTAURAÇÕES E COMO É O ACESSO PARA REALIZÁ-LA(S)?

Principalmente quando estiverem indicadas restaurações múltiplas em um mesmo quadrante, é preferencial confeccionar restaurações indiretas, visto que é possível controlar de modo mais eficiente a qualidade da restauração construída em laboratório, otimizar o tempo clínico, permitir maior conforto para o paciente e o profissional e propiciar uma melhor relação custo-benefício.[2,4,5,6] Outro aspecto importante na fase de diagnóstico é a condição de acesso ao dente a ser restaurado e a colaboração do cliente durante o procedimento restaurador. Quanto mais para distal, geralmente é mais difícil a visualização e conseqüente realização de adequada restauração direta. Isso, especialmente em pacientes com perfil inquieto ou pouco colaborador, pode favorecer a indicação de restaurações indiretas.

COMO É O DENTE ANTAGONISTA E A OCLUSÃO?

A observação da condição do dente antagonista é importante, pois, se ele for hígido ou apresentar restauração em cerâmica, a indicação de restauração de cerâmica pode ser adequada. Entretanto, se o dente antagonista tiver uma restauração de compósito, a realização de restauração de cerâmica não é a opção preferencial, pois poderá ocorrer desgaste mais acentuado do compósito em contato com a cerâmica. Outro detalhe importante é verificar a condição da oclusão, uma vez que pacientes que apresentam parafunção, como o bruxismo, têm um maior risco de insucesso para qualquer tipo de restauração. Assim, se faz necessário o controle prévio da parafunção associada a um posterior uso de meios de proteção, como uma placa articular, por exemplo. Tradicionalmente as restaurações com superfície metálica, como o ouro, apresentam um prognóstico mais favorável em detrimento da estética, mas a decisão do material a ser utilizado caberá ao profissional em conjunto com o paciente após avaliarem o desejo estético do paciente e a disposição em utilizar um aparelho protetor.

AS RESTAURAÇÕES INDIRETAS DE CERÂMICA EM DENTES POSTERIORES EXIGEM A REMOÇÃO DE MAIOR QUANTIDADE DE TECIDO DENTAL DURANTE O PREPARO CAVITÁRIO?

Atualmente, para se obter estética e resistência com os sistemas de cerâmica pura, de modo geral não são necessários grandes desgastes adicionais da estrutura dentária compa-

cionais, desafiando, assim, mais intensamente a interface adesiva dente/restauração em comparação aos *inlays* de compósito.[2] Nas situações clínicas tipo *onlay* e *overlay*, devido ao fato de suas propriedades de resistência ao desgaste e à fratura serem superiores aos compósitos indiretos e de apresentarem melhor estabilidade de cor, a nossa preferência recai sobre a cerâmica. Para confecção de coroa total em dentes posteriores, apesar de elevada resistência e documentação clínica das restaurações metalocerâmicas, que são ainda uma boa opção, a evolução dos sistemas cerâmicos reforçados tem permitido uma crescente indicação dos mesmos, especialmente em restaurações unitárias (ver Capítulo 8). Contudo, para que os resultados com as restaurações de cerâmica sejam previsíveis, a seleção do caso clínico e os princípios dos preparos devem ser rigorosamente observados.

rativamente às outras alternativas restauradoras indiretas porque a possibilidade de utilização da cimentação adesiva permite preservar tecido dental hígido de modo significativo em muitas situações clínicas.[7,8] O profissional precisa respeitar os princípios de preparo para cada sistema cerâmico e, para tanto, é essencial que ele conheça as características de confecção das restaurações em laboratório e suas propriedades. Individualizando algumas indicações, pode-se perceber que, para *inlay* ou *onlay* em cerâmica, geralmente é indicada quantidade de desgaste dental similar àquela para *inlay* ou *onlay* de compósito, com pequena necessidade de ampliar a expulsividade das paredes internas do preparo no sentido oclusal devido à maior fragilidade da peça cerâmica antes da cimentação adesiva, especialmente nas cerâmicas feldspáticas.[2,5,9] Para preparo de coroa total, é normalmente indicado desgaste axial no contorno do dente para propiciar um chanfro ou ombro com ângulo axiogengival arredondado com espessura uniforme em todo o dente preparado em torno de 1,5 mm de profundidade na parede cervical. A redução oclusal em torno de 2 mm é muito similar para todos os sistemas de cerâmica pura ou metalocerâmica. Somente em situações eventuais em que for possível indicar uma restauração direta de compósito, como nas cavidades oclusais ou próximo-oclusais pequenas ou médias, é que a utilização de restauração indireta de cerâmica representa um desgaste de tecido hígido significativamente maior. Nas demais situações clínicas, como comentado anteriormente, não há necessidade de acréscimo de desgaste dental de modo importante. Enfim, para cada situação clínica em que pode ser indicada uma restauração em cerâmica, alguns princípios básicos do preparo devem ser seguidos; eles estão ilustrados nas Figuras 9.5 a 9.7.

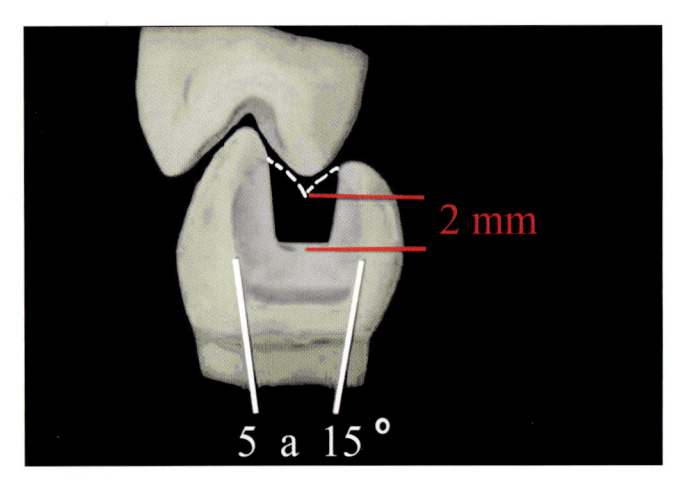

▲ **Figura 9.5**
Princípios de preparo para realização de restauração tipo *inlay* de cerâmica.

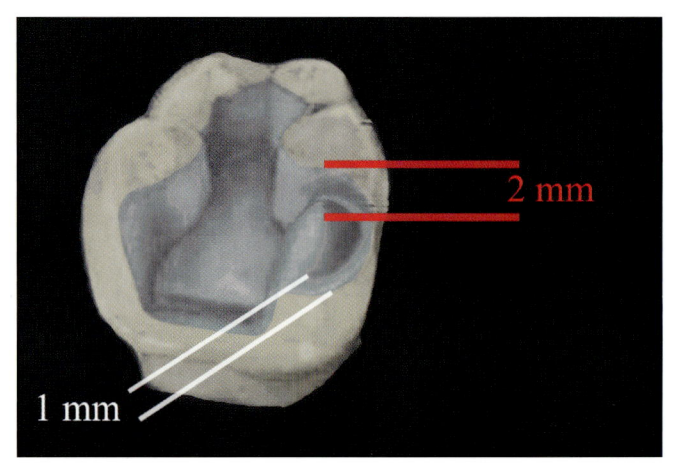

▲ **Figura 9.6**
Requisitos para confecção de preparo cavitário para restauração tipo *onlay* de cerâmica.

✗ DECISÃO CLÍNICA

QUAL É O PROVÁVEL LIMITE CERVICAL DO PREPARO E ONDE POSICIONÁ-LO?

Uma análise clínica e radiográfica previamente à confecção da restauração é fundamental para auxiliar o profissional a adotar a melhor abordagem de realização do preparo e eleger o sistema cerâmico e a técnica de cimentação adesiva ou convencional. Em restaurações parciais do tipo *inlay*, *onlay* ou eventualmente também *overlay*, a margem cervical do preparo deve preferencialmente estar localizada supragengival ou, no máximo, no limite gengival, porque as etapas de preparo, moldagem, temporização e cimentação adesiva são muito favorecidas nessa condição. Quando, após a remoção da lesão de cárie e/ou restauração antiga deficiente, a margem cervical estiver localizada subgengivalmente, dificultando de modo significativo as etapas do protocolo clínico e, por conseqüência, podendo colocar em risco a longevidade clínica da restauração, é necessário realizar um procedimento adicional. Isso ocorre com maior freqüência nas superfícies proximais. O profissional pode realizar uma cirurgia periodontal promovendo um aumento da coroa clínica e, então, uma exposição da margem cervical, permitindo localizá-la supragengivalmente após a finali-

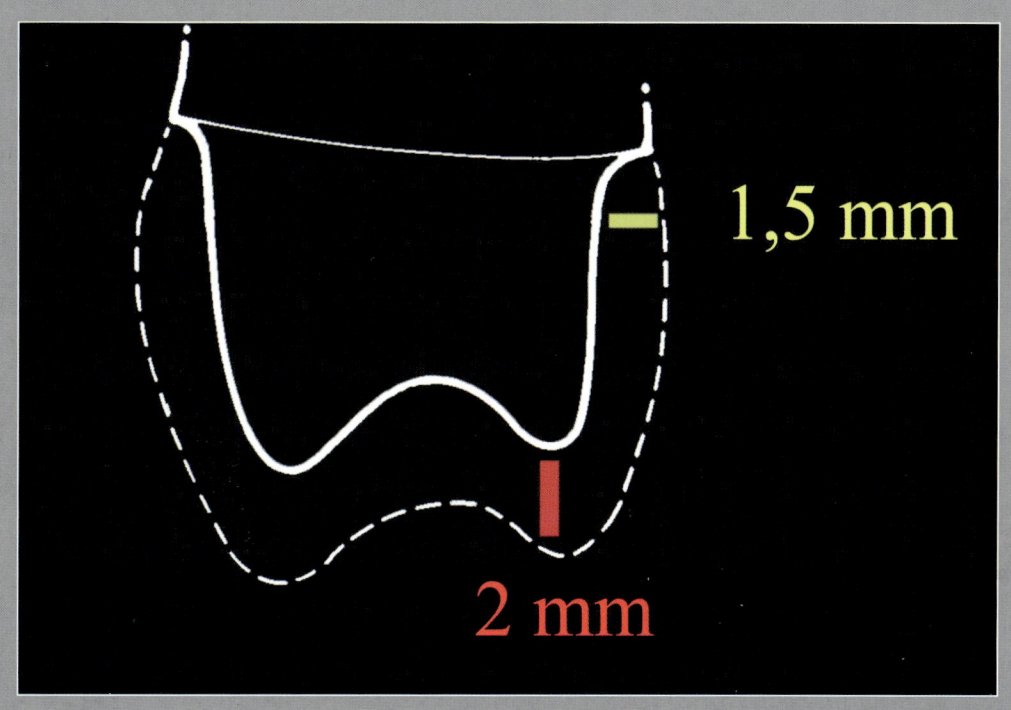

▲ **Figura 9.7**
Princípios de preparo para coroa total em cerâmica. Redução oclusal (2 mm) e redução axial (1,5 mm).

zação do preparo. Outra alternativa, se houver condição de confeccionar isolamento absoluto para um procedimento adesivo direto, é preencher as áreas mais profundas da cavidade com compósito direto e, assim, "deslocar" a margem cervical do preparo posicionando-a supragengivalmente.[2,6] Especificamente em restaurações parciais do tipo *onlay* ou *overlay*, poderá ocorrer a necessidade, por razões estéticas, de posicionar a margem cervical da superfície vestibular subgengivalmente. Isso acontece, por exemplo, quando o dente a ser restaurado é localizado em uma área de influência estética no sorriso e apresenta coloração alterada. Para os preparos de coroa total, novamente a necessidade de localizar a margem cervical subgengivalmente fica restrita à superfície vestibular em dentes com visibilidade estética durante o sorriso. Nesses casos, a margem cervical do preparo deve ser posicionada em torno de 0,3 a 0,5 mm intrasulcular, evitando comprometimento do espaço biológico.

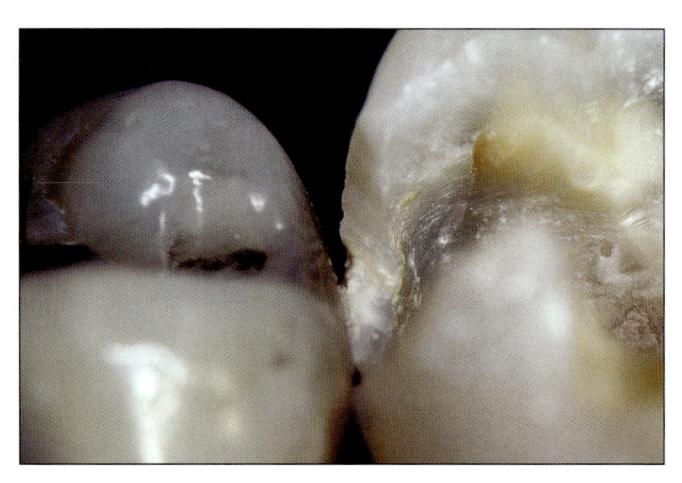

▲ **Figura 9.8**
Presença de contato interproximal na superfície lingual do dente 46, que necessita ser removido.

É NECESSÁRIO ROMPER O PONTO DE CONTATO INTERPROXIMAL DURANTE A REALIZAÇÃO DE PREPARO PARA RESTAURAÇÕES PARCIAIS DE CERÂMICA EM DENTES POSTERIORES?

Mesmo nas restaurações tipo *inlay* ou *onlay*, é interessante romper o contato interproximal tanto na região cervical quanto na vestibular ou lingual da caixa proximal (Figuras 9.8 e 9.9). Com isso, o profissional tem condições de realizar um adequado acabamento das paredes e margens do preparo na região interproximal e obter um molde preciso sem risco de "rasgar" o material de moldagem durante sua remoção devido ao contato dental ou à presença de retenções. Além disso, o ceramista construirá a restauração parcial em cerâmica sobre um modelo em que o preparo permita alcançar mais facilmente uma adequada adaptação marginal, também na região interproximal, restabelecer um correto ponto de contato interproximal e confeccionar uma peça cerâmica com volume o mais uniforme possível, o que confere maior resistência. Outra vantagem importante é que, no momento da cimentação adesiva, fica mais fácil remover os excessos de cimento resinoso.[1,2,4,5,9]

EM QUAIS SITUAÇÕES CLÍNICAS DEVE-SE RECOBRIR A(S) CÚSPIDE(S) NAS RESTAURAÇÕES CERÂMICAS PARCIAIS?

Sempre que possível, é preferível manter a(s) cúspide(s) durante a realização do preparo dentário para receber restauração indireta em cerâmica, ou seja, realizar um *inlay* ao invés de um *onlay*. Desse modo é viável alcançar máxima preservação de estrutura dental hígida e manter uma referência do padrão de oclusão a ser restabelecido pela futura

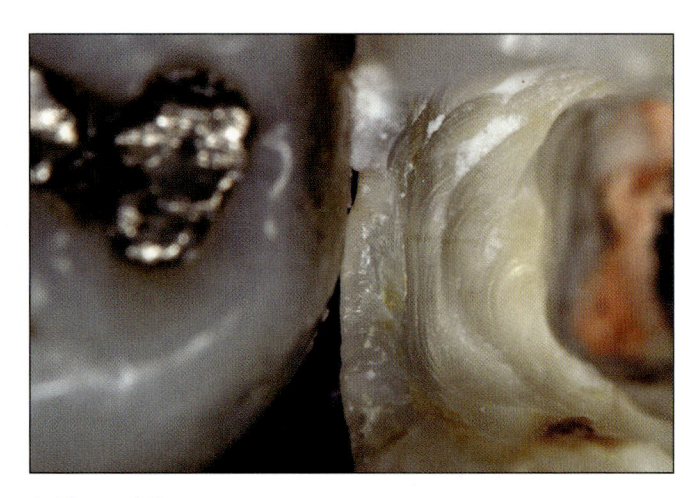

▲ **Figura 9.9**
Vista aproximada de contato interproximal na parede cervical que deve ser removido durante a execução de um preparo para restauração parcial de cerâmica.

restauração. Entretanto, existem algumas situações clínicas em que é necessário realizar o recobrimento e a proteção de cúspide(s). Como exemplo, existência de trincas ou fraturas próximas à(s) cúspide(s), espessura mínima da parede vestibular ou lingual remanescente inferior a 2 mm, cúspide muito afilada, que impede o arredondamento das paredes e conseqüentemente dificulta a adaptação da futura restauração, alteração de cor significativa que induza o profissional a recobrir a(s) cúspide(s) e superfície vestibular por razão estética (Figuras 9.10 e 9.11). No entanto, conceitos como o de que todo dente tratado endodonticamente deva receber restauração indireta com proteção de cúspide – *onlay* – ou de que toda cúspide de manutenção também deva ser recoberta não nos parecem ser a melhor opção porque os aspectos fundamentais para resistência à fratura

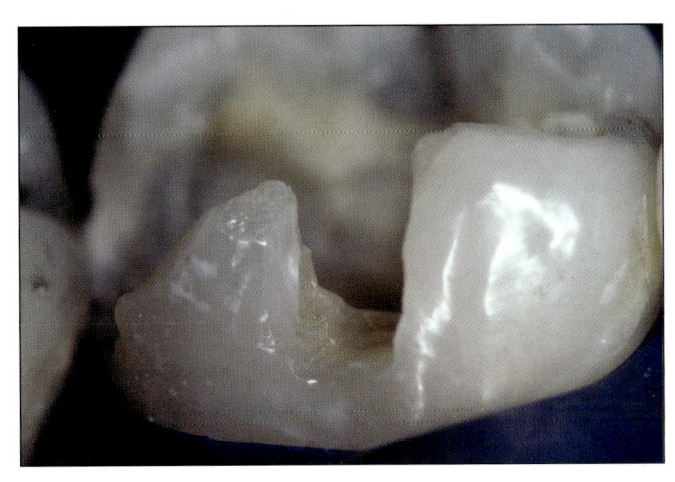

▲ **Figura 9.10**
Aspecto clínico da cúspide disto-vestibular com espessura muito delgada, cônica e irregular. Observar também a área de esmalte socavado na parede lingual ao fundo.

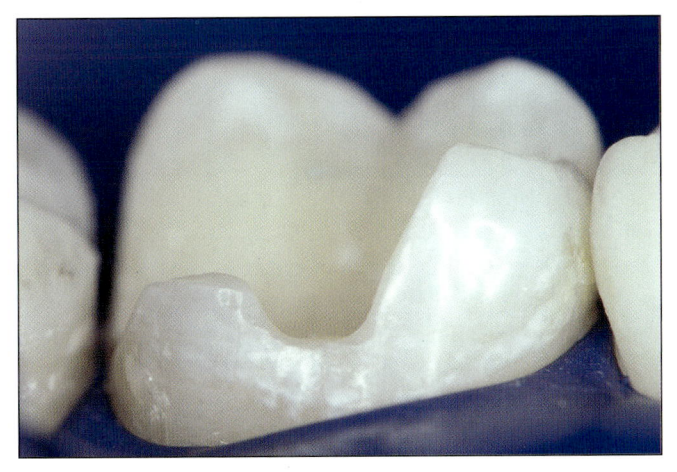

▲ **Figura 9.11**
Preparo tipo *onlay* concluído em que se observa a redução da cúspide disto-vestibular e o preenchimento da parede lingual com compósito para conferir espessura uniforme para a cerâmica da futura restauração e eliminar retenções na lingual.

de um dente, e mais especificamente em posterior, são a quantidade e qualidade do tecido dental remanescente e a condição da oclusão. Portanto, esses devem ser os principais parâmetros analisados pelo profissional para decidir se recobre ou não a(s) cúspide(s) durante o preparo e não se é um dente vital ou tratado endodonticamente ou ainda qual grupo de cúspide está envolvido nessa decisão. É evidente que, do ponto de vista de comportamento biomecânico, sempre que for(em) recoberta(s) a(s) cúspide(s), haverá maior resistência à fratura do dente, mas atualmente, com o estágio de desenvolvimento e acompanhamento clínico dos sistemas adesivos, é possível restabelecer a resistência à fratura dental comparativamente ao dente hígido mesmo com restaurações cerâmicas ou de compósito intracoronárias – *inlay* –, como demonstrado em estudos laboratoriais e clínicos.

COMO PROTEGER O COMPLEXO DENTINA-POLPA E EVITAR SENSIBILIDADE PÓS-OPERATÓRIA?

Os dentes que normalmente são candidatos a receber restaurações cerâmicas parciais em posterior apresentam restaurações antigas deficientes amplas e/ou lesões de cárie. Então, após a sua remoção, dificilmente a cavidade tem as características necessárias para respeitar os princípios geométricos essenciais para uma restauração parcial em cerâmica. O clínico deve optar pelo uso de um material que permita proteger o complexo dentina-polpa durante a etapa de temporização e também eliminar ou regularizar as áreas retentivas e as irregularidades da cavidade. Uma boa alternativa é o emprego de sistema adesivo, e aqui talvez preferencialmente autocondicionante, associado a um compósito direto, do tipo *flow* ou do tipo micro-híbrido. Desse modo, o profissional realiza essa pré-hibridização ou *resin coat technique*, alcançando os objetivos de proteção do complexo dentina-polpa e de eliminação de retenções e irregularidades na cavidade e ainda cria uma camada adesiva "elástica", que será importante para evitar sensibilidade pós-operatória, como já comentado no Capítulo 4 (Figuras 9.12 a 9.14).

QUAL TIPO DE MOLDEIRA EMPREGAR PARA O PROCEDIMENTO DE MOLDAGEM?

O primeiro detalhe a ser analisado é se o profissional vai confeccionar uma restauração unitária ou múltiplas restaurações. Na primeira hipótese, a preferência é pelo uso de moldeira parcial, que permite preencher três funções simultaneamente no momento da moldagem, ou seja, obter o registro do dente preparado e vizinhos da mesma arcada, dos dentes da arcada antagonista e registrar a relação de máxima intercuspidação habitual. Nesse caso, o profissional pode ainda optar por uma moldeira plástica ou metálica. Apesar da desconfiança de alguns clínicos quanto à estabilidade das moldeiras plásticas, existem alguns trabalhos que demonstram não haver diferença de reprodução de detalhes e estabilidade dimensional do molde quando obtido com moldeira parcial plástica ou metálica. Portanto, a opção depende da preferência do profissional. Entendemos que a moldeira parcial plástica tem menor custo, dois tamanhos diferentes e é menos volumosa, não interferindo ou gerando desconforto para o paciente na região mais posterior, quando ele oclui durante a realização da moldagem, como acontece com relativa freqüência com a moldeira par-

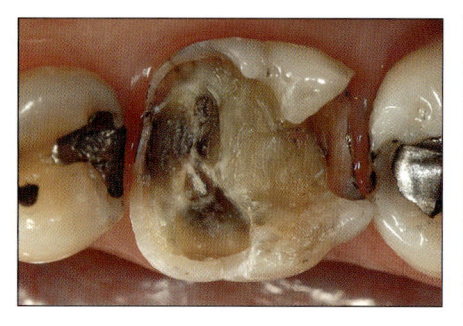

▲ **Figura 9.12**
Aspecto do dente 36 após remoção de restauração antiga deficiente. Notar a profundidade da cavidade em determinadas regiões e a presença de áreas retentivas e irregulares.

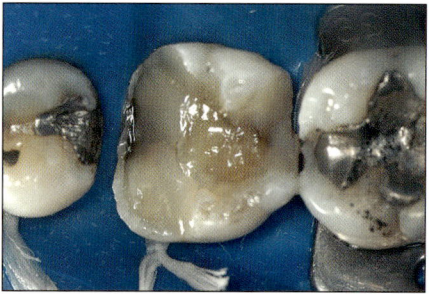

▲ **Figura 9.13**
Selamento da dentina ou pré-hibridização realizada com sistema adesivo autocondicionante (AdheSE, Ivoclar Vivadent) associado a um compósito (Tetric-Ceram, Ivoclar Vivadent).

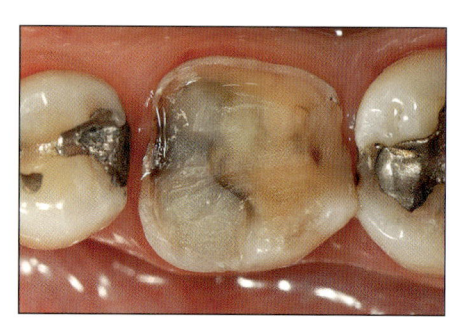

▲ **Figura 9.14**
Vista do dente 36 após a confecção do preparo tipo *onlay* para receber uma restauração cerâmica.

cial metálica. Essas razões fazem com que a nossa preferência seja pelas moldeiras parciais plásticas. Outra alternativa é obter um molde de toda a arcada de trabalho e da antagonista com moldeira de estoque. Essa opção é mais comumente empregada quando da realização de restaurações múltiplas. No caso de restaurações totais em cerâmica, a preferência é pela obtenção de moldes totais para permitir a confecção de modelos de gesso e montagem em articulador visto que é necessário reconstruir toda a superfície oclusal.

QUAL TIPO DE SISTEMA CERÂMICO SELECIONAR?

Quando da realização de uma restauração parcial tipo *inlay* ou *onlay*, uma boa alternativa é o emprego de um sistema cerâmico feldspático ou vidro ceramizado reforçado com dissilicato de lítio do tipo Empress 2 (Ivoclar Vivadent). Esses sistemas cerâmicos aceitam um condicionamento prévio com ácido fluorídrico, criando microrretenções na superfície interna da restauração cerâmica e, assim, promovem uma melhor resistência de união ao substrato dental quando da cimentação adesiva. O sistema Empress 2 ainda apresenta a vantagem de ser mais resistente comparativamente à cerâmica feldspática, apesar de haver um comportamento clínico satisfatório para ambos os sistemas nessas indicações clínicas. Os sistemas cerâmicos com alto conteúdo de alumina ou zircônio, como In-Ceram (Vita) e Procera (Nobel Biocare), não são indicados para restaurações parciais justamente pela impossibilidade de uso do ácido fluorídrico e, portanto, pela menor resistência adesiva ao dente preparado. Para indicar o sistema In-Ceram nessas situações, é necessário utilizar o In-Ceram Spinell, que é mais translúcido, mas 30% menos resistente. Quanto à confecção de restaurações cerâmicas totais, o profissional pode selecionar qualquer sistema cerâmico. Contudo, a cerâmica feldspática apresenta baixa resistência mecânica e pode ser utilizada apenas em algumas situações de dentes anteriores unitários com bom remanescente coronário e oclusão favorável. A preferência é pelo uso de cerâmicas reforçadas e, dentro dessa categoria, existem as de zircônio, de alumina e de vidro ceramizado, que apresentam essa ordem decrescente de resistência mecânica (ver Capítulo 8). Outro aspecto que deve ser analisado é o desafio estético do caso clínico específico. Se um pino intra-radicular metálico estiver presente ou o remanescente dental for muito escuro, a preferência é pela utilização dos sistemas cerâmicos de zircônio ou alumina, que são mais opacos e, portanto, conseguem mascarar melhor ou evitar a influência do aspecto escuro do pino metálico na restauração final. Raciocínio inverso pode ser usado se o dente a ser restaurado apresenta um pino intra-radicular direto estético e núcleo parcial em compósito ou é um dente vital sem alteração significativa de cor. Nessas situações, o uso de cerâmicas mais translúcidas, como o Empress 2 (Ivoclar), pode propiciar melhor resultado estético mais facilmente, e isso pode ser importante especialmente se tratar-se de um dente com visibilidade no sorriso, como um pré-molar superior.

QUAL TÉCNICA DE CIMENTAÇÃO UTILIZAR, ADESIVA OU CONVENCIONAL?

Essa decisão depende diretamente do tipo de restauração, se parcial ou total, e de qual sistema cerâmico foi utilizado para confeccioná-la. Nas restaurações cerâmicas parciais – *inlay, onlay e overlay* – sempre é empregada a técnica de cimentação adesiva, que envolve o uso de sistema adesivo com prévio condicionamento ácido total e cimento resinoso dual com o intuito de alcançar uma elevada resistência de união entre a cerâmica e o substrato dentário e proporcionar reforço da estrutura dentária remanescente. Esses benefícios não são obtidos com o uso de cimentos convencionais, como o fosfato de zinco e o ionômero de vidro, o que explica os inúmeros fracassos clínicos ocorridos com as primeiras restaurações cerâmicas. Para as restaurações totais, quando o profissional utilizar a cerâmica de vidro ceramizado ou eventualmente feldspática, a técnica de cimentação também deverá ser adesiva pelas mesmas razões expostas anteriormente para as restaurações parciais. No entanto, quando for usado sistema cerâmico com infra-estrutura em alumina ou zircônio, o profissional pode optar pela técnica adesiva ou convencional conforme sua preferência. Caso opte pela técnica adesiva, o uso de cimento resinoso com grupamentos fosfato, como o Panavia 21(Kuraray), permite melhor união alumina/dente. Outra alternativa para potencializar a união é o emprego do *silicoater*, ou deposição de sílica na superfície interna da infra-estrutura em alumina previamente à etapa de cimentação.

QUANDO OPTAR POR RESTAURAÇÃO PARCIAL OU TOTAL?

Cavidades amplas com envolvimento mesial-distal-oclusal (MOD) podem ser reabilitadas com restaurações parciais de cerâmica, obtendo-se adequado contorno e adequada reprodução anatômica; no entanto, é preciso considerar a espessura remanescente de tecido dental, pois, quanto maior o remanescente, melhor será o suporte para a restauração. De modo geral, quando houver pelo menos 2 mm de tecido hígido remanescente após o preparo, pode-se manter a superfície em questão (vestibular ou lingual) e as respectivas cúspides, observando que o contato oclusal cêntrico do antagonista não deve estar localizado na interface dente/restauração. Algumas observações são importantes, em particular quando da reabilitação de dentes pré-molares com restaurações amplas de amálgama. Após a remoção da restauração, a cavidade obtida geralmente apresenta uma parede vestibular e/ou lingual com forte convergência para oclusal, que determinará, após a execução de um preparo expulsivo, grande remoção de tecido dentário do terço médio e oclusal da parede, resultando em um remanescente dental com pouca resistência. Além disso, para se obter a inclinação adequada, o preparo é freqüentemente estendido para vestibular, aumentando a abertura proximal e podendo, com isso, comprometer a estética pela dificuldade de mimetização da linha de união em área vestibular. As cavidades com perda reduzida de tecido e menor distância intercuspídea são preferencialmente restauradas com compósito indireto pela maior facilidade de confecção, ou até mesmo compósito direto. Assim, os pré-molares que apresentam essa condição constituem-se em um grupo de dentes com elevada dificuldade para restaurações parciais estéticas em cerâmica do tipo *inlay*. Mesmo nas situações clínicas que envolvem ampla destruição coronária, a preferência é pela indicação de restauração parcial tipo *onlay* ou *overlay* pela possibilidade de preservar tecido hígido durante a fase de preparo do dente. Isso é particularmente importante em dentes vitalizados nos quais, para confeccionar uma coroa total, seria necessária a realização de tratamento endodôntico, colocação de pino intra-radicular e núcleo de preenchimento com o intuito de propiciar forma de retenção e estabilidade para a restauração (Figura 9.15). Portanto, com a execução de restauração parcial tipo *onlay* ou *overlay*, a técnica restauradora fica bastante simplificada, além de preservar tecido hígido sem comprometer a longevidade clínica da restauração cerâmica[10] (Figuras 9.16 a 9.19).

A coroa total fica preferencialmente indicada quando houver comprometimento extremo do tecido dentário remanescente.

COMO PROCEDER QUANDO FOREM VISUALIZADAS TRINCAS NO REMANESCENTE DENTAL?

A percepção clínica de trincas e fraturas incompletas pode fazer muita diferença no planejamento do preparo dental pela necessidade de proteção dessas áreas, por meio do abraçamento ou da remoção da área trincada, levando ao recobrimento de cúspides. Esse cuidado no preparo associado ao potencial adesivo do procedimento restaurador pode favorecer a longevidade clínica da restauração e do dente em questão. O diagnóstico incorreto nessa fase pode levar ao insucesso do tratamento, pois a evolução da trinca preexistente pode ocasionar uma posterior fratura do dente quando em função, envolvendo, em algumas situações, o periodonto e/ou osso e, com isso, gerando a necessidade

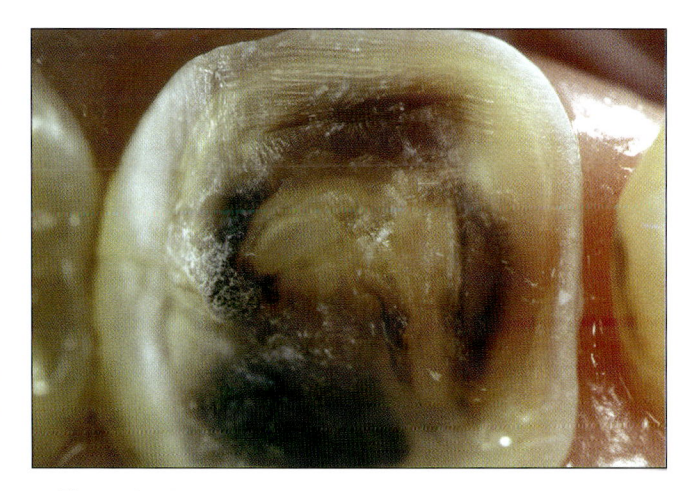

▲ **Figura 9.15**
Dente vital com ampla destruição coronária, que pode receber uma restauração adesiva parcial em cerâmica, evitando a realização de tratamento endodôntico, e colocação de pino intra-radicular para confecção de coroa total.

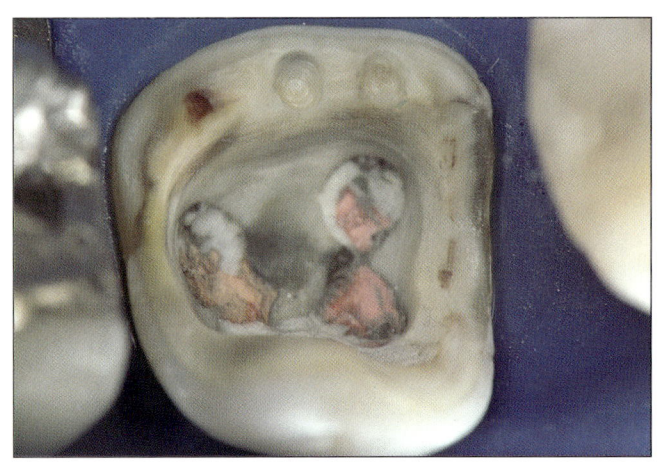

▲ **Figura 9.16**
Dente 46 tratado endodonticamente após a remoção de restauração antiga de amálgama evidenciando ampla destruição coronária.

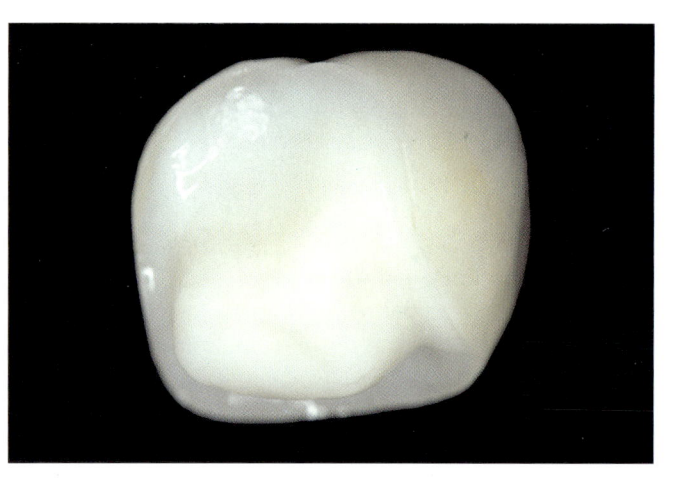

▲ **Figura 9.17**
Aspecto interno da restauração de cerâmica (Empress 2, Ivoclar Vivadent) tipo *overlay*. Notar a projeção de cerâmica que ocupa a entrada de câmara pulpar.

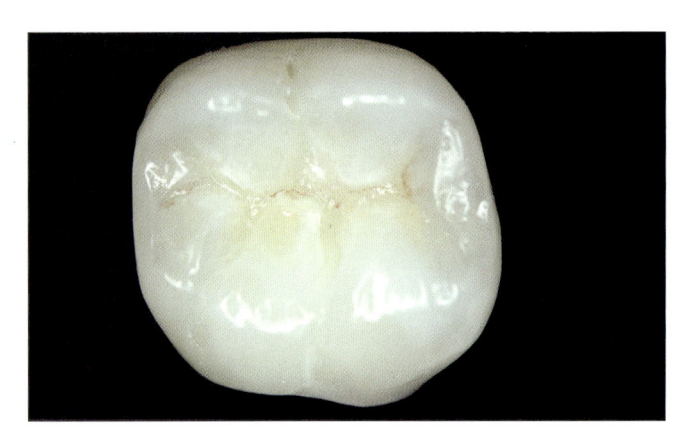

▲ **Figura 9.18**
Vista oclusal da restauração cerâmica mostrando a reprodução detalhada de cor e forma.

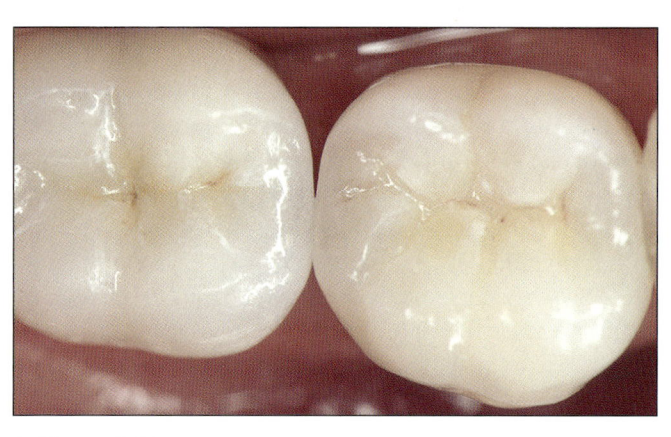

▲ **Figura 9.19**
Caso clínico após a cimentação adesiva das restaurações tipo *overlay* de cerâmica nos dentes 46 e 47 demonstrando adequado resultado estético e funcional.

de uma abordagem multidisciplinar, muitas vezes complexa, para restaurar novamente o dente.

QUANDO DEVEMOS ENVOLVER SUPERFÍCIES HÍGIDAS NO PREPARO DENTAL?

A extensão do preparo dental especialmente na face vestibular é uma decisão a ser tomada a partir de fatores como presença de tecido debilitado ou alterações de coloração. Uma preocupação excessiva com a conservação de tecido poderá, em algumas situações clínicas, comprometer tanto a longevidade clínica quanto o resultado estético final. Terminações horizontais ou verticais que envolvem a superfície vestibular dificultam significativamente a mimetização de cor na interface dente/cerâmica, gerando um desafio extremo para obtenção de adequada condição estética da restauração final. Portanto, o profissional deve dispensar o maior esforço possível no intuito de não envolver a superfície vestibular de dentes com visibilidade estética durante o sorriso. Caso isso seja realmente preciso, devido à necessidade de remover lesão de cárie e/ou restauração antiga deficiente, é preferível envolver toda a superfície vestibular durante o preparo para restaurações parciais de cerâmica em dentes posteriores (Figuras 9.20 e 9.21).

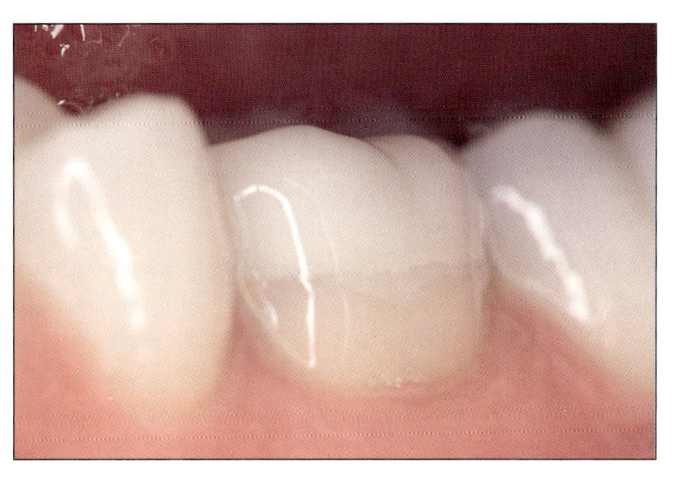

RESTAURAÇÕES ESTÉTICAS

▲ **Figura 9.20**
Dente 36 em paciente com sorriso amplo mostrando exposição da superfície vestibular. Observar o escurecimento da metade cervical da vestibular e a evidência da transição dente/restauração de compósito deficiente.

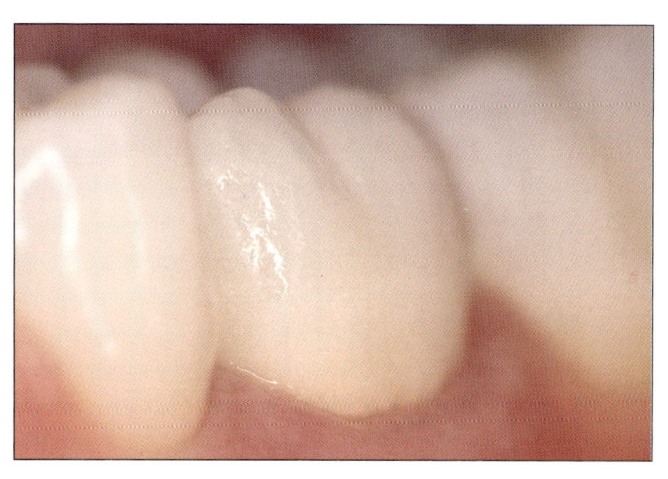

▲ **Figura 9.21**
Vista do dente 36 após o envolvimento da superfície vestibular no preparo e realização de restauração tipo *onlay* de cerâmica.

PROTOCOLO CLÍNICO

RESTAURAÇÃO UNITÁRIA PARCIAL EM CERÂMICA – *INLAY, ONLAY E OVERLAY*

Ter uma atenção especial em todas as etapas clínicas e acompanhar a fase laboratorial estabelecendo uma boa comunicação quanto aos objetivos a serem atingidos tanto com o paciente quanto com o ceramista é essencial para que o profissional possa obter êxito na confecção de restaurações parciais em cerâmica em dentes posteriores. Comentários sobre as etapas envolvidas nesse protocolo clínico estão dispostos a seguir.

Primeira sessão clínica

1. ANESTESIA

Quando se trata de dentes vitais, esse pode ser o primeiro passo operatório.

2. VERIFICAÇÃO DOS CONTATOS OCLUSAIS

Deve ser realizada verificação dos contatos oclusais em máxima intercuspidação habitual, em movimentos de lateralidade, protrusão e relação cêntrica. Se diagnosticadas discrepâncias e alterações oclusais, essas precisam ser corrigidas previamente ao tratamento restaurador. Na presença de hábitos parafuncionais (bruxismo), deve-se buscar o seu controle, preferencialmente por meio de terapias não-invasivas. Com a utilização de um papel articular de boa qualidade e de pequena espessura, de preferência de duas cores, são determinados os pontos de contato oclusal, que vão auxiliar na localização das margens oclusais do preparo para evitar que ocorra o contato cêntrico do dente antagonista na interface dente/restauração, auxiliar na definição de recobrir ou não a(s) cúspide(s) e ainda servir como uma referência para o profissional no momento de ajustar a oclusão da restauração, após concluída.

3. PREPARO CAVITÁRIO

Para o sucesso do tratamento restaurador, é essencial obter adequada adaptação, resistência, estética e longevidade clínica. Para isso, seguir os princípios de preparo já comentados na etapa de diagnóstico é fundamental. Tanto para restaurações parciais quanto totais em cerâmica é necessário obedecer a requisitos geométricos preestabelecidos que justamente irão proporcionar as condições para que a restauração concluída apresente os objetivos de adequada adaptação, resistência, estética e longevidade clínica. Particularmente, para as restaurações parciais em cerâmica – *inlay, onlay e overlay* –, os principais requisitos para preparo são similares aos descritos no Capítulo 5 para as restaurações indiretas em compósito e estão dispostos na Tabela 9.1 e nas Figuras 9.5 e 9.6. O uso de *kit* de pontas específicas para essa finalidade, como o da KG Sorensen, referência

TABELA 9.1 TIPO DE RESTAURAÇÃO PARCIAL EM CERÂMICA E RESPECTIVOS REQUISITOS PARA PREPARO CAVITÁRIO

	INLAY	ONLAY	OVERLAY
Expulsividade das paredes	8 a 15° no sentido gengivo-oclusal	8 a 15° no sentido gengivo-oclusal	8 a 15° no sentido gengivo-oclusal
Ângulos internos	Arredondados	Arredondados	—
Tipo de término cervical	Chanfro ou ombro	Chanfro ou ombro	Chanfro ou ombro
Profundidade oclusal *	3 a 4 mm	3 a 4 mm	—
Redução oclusal	—	2 mm	2 mm
Redução axial	Mínimo 1 mm	Mínimo 1 mm	Mínimo 1 mm
Parede pulpar	Plana ou arredondada	Plana ou arredondada	Plana ou arredondada
Abertura de istmo oclusal	Mínimo 2 mm	Mínimo 2 mm	—

* Para propiciar espessura de 2 mm da restauração cerâmica na região de sulco central.

2006 (Figura 9.22b2), sugerido pelos professores Ewerton Nocchi Conceição e Luiz Gaieski Pires, também é recomendado, assim como os comercializados pela Brassler e Komet. Uma descrição detalhada do uso de cada ponta diamantada ou broca multilaminada com seu respectivo objetivo pode ser encontrada no Capítulo 5, e se aplica de modo semelhante para as restaurações parciais de cerâmica (Figuras 9.22a a 9.22c). A realização de um preparo seguindo princípios adequados e com um correto acabamento das paredes internas, ou seja, com superfícies lisas, favorece a moldagem e adaptação da futura restauração. Para tanto, é importante a utilização de brocas multilaminadas e instrumentos manuais (Figuras 9.22d e 9.22e). Para preparo de coroa total em cerâmica, é essencial obter uma redução axial uniforme em torno de 1,5 mm e desgaste oclusal em torno de 2 mm. O término cervical deve ser em chanfro com ângulo axial arredondado ou em algumas situações em ombro (Figura 9.7). Atenção especial deve ser dispensada particularmente para o sistema Procera no desgaste oclusal, que deve ser o mais plano possível com o intuito de favorecer a leitura do preparo pelo *scanner* e posterior confecção da infra-estrutura em alumina ou zircônio.

4. SELAMENTO DA DENTINA OU PRÉ-HIBRIDIZAÇÃO

Os dentes indicados para receber restaurações parciais em cerâmica geralmente apresentam alterações amplas na sua estrutura dentária, tais como grandes restaurações deficientes preexistentes, lesões de cárie abrangentes ou fraturas significativas, que exigem a confecção de uma restauração ampla. Em função disso, após a execução da etapa de preparo cavitário até o momento da cimentação da restauração, muitas fases terão que ser realizadas, como a moldagem, a temporização e a etapa laboratorial. Então, uma quantidade significativa de dentina fica exposta durante esse período de tempo, que envolve pelo menos duas sessões clínicas. Essa condição pode gerar dor ou desconforto para o paciente na fase de temporização e ainda a possibilidade de contaminação bacteriana dos túbulos dentinários e do tecido pulpar. Portanto, assim que possível, essa via de contaminação deve ser eliminada; uma boa alternativa para isso é a realização do selamento da dentina ou pré-hibridização com sistema adesivo autocondicionante ou com prévio condicionamento com ácido fosfórico seguindo as instruções do fabricante do sistema selecionado.

> ✓ **DICA CLÍNICA**
>
> Realizar o selamento da dentina ou pré-hibridização com sistema adesivo autocondicionante ou convencional porque aumenta a resistência de união dente/restauração e reduz a penetração bacteriana e a sensibilidade pós-operatória.[11]

Além disso, a posterior aplicação de uma camada de compósito nesse momento permite construir uma "dentina artificial", preenchendo áreas irregulares do preparo e assim favorecendo a obtenção de um espaço mais uniforme para a futura restauração de cerâmica, o que confere maior resistência e estabilidade para a mesma (Figuras 9.22f a 9.22i). Também em dentes tratados endodonticamente é possível

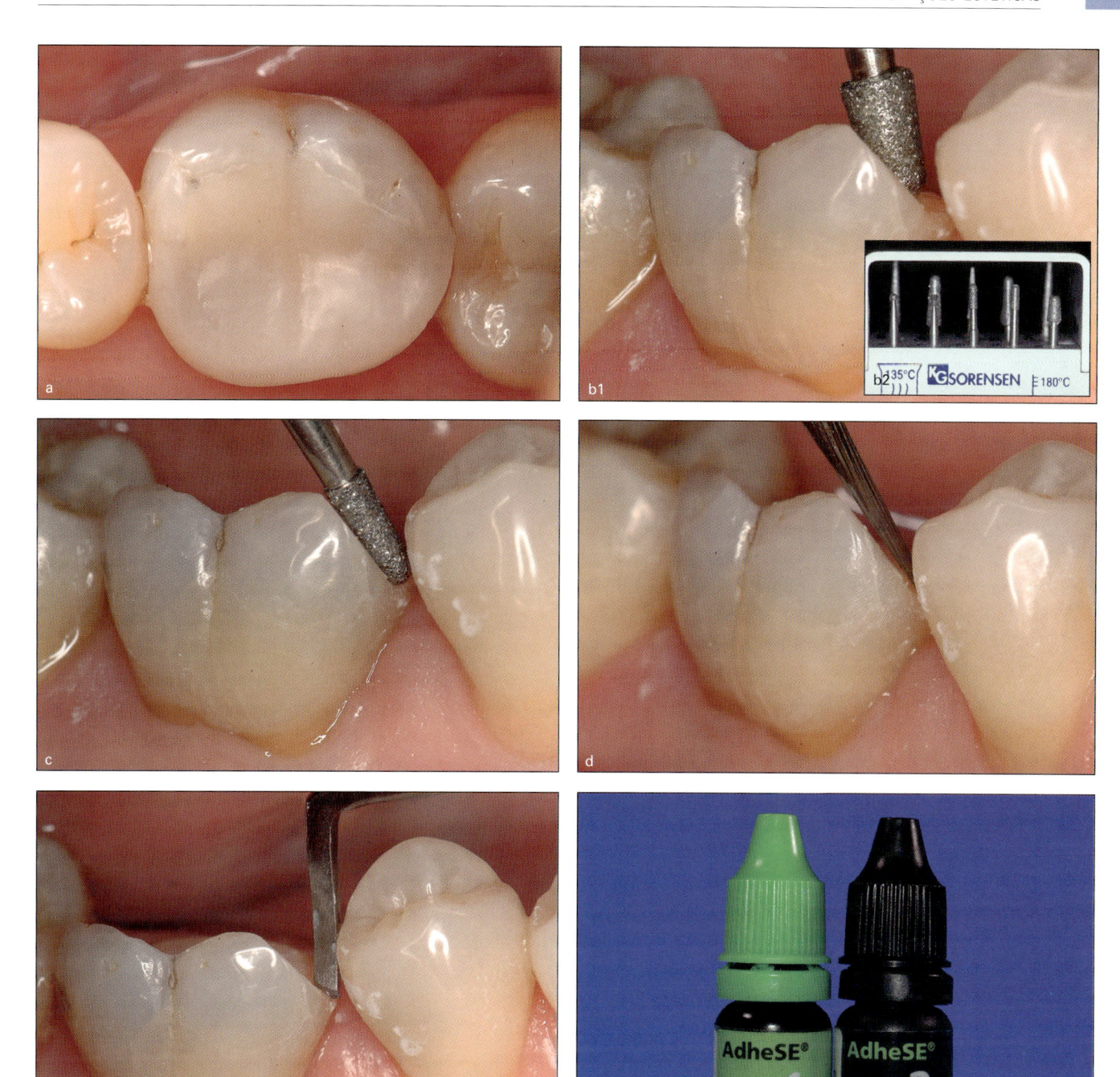

RESTAURAÇÕES ESTÉTICAS 231

▲ **Figura 9.22**
- **(a)** Dente 46 com restauração antiga deficiente de compósito.
- **(b1)** *Kit* para preparo tipo *inlay/onlay* da KG Sorensen (Ref. 6009) sugerido pelos professores Ewerton Nocchi Conceição e Luiz Gaieski Pires.
- **(b2)** Determinação da profundidade do preparo, que deve ter pelo menos 3 mm de profundidade, com a ponta diamantada 3131. A ponta ativa tem 4 mm e serve de referência para o profissional.
- **(c)** Ponta diamantada definindo expulsividade do preparo e arredondamento dos ângulos internos.
- **(d)** Broca multilaminada utilizada para realizar acabamento e alisamento das paredes internas do preparo.
- **(e)** Recortador de margem cervical usado para regularizar e executar o acabamento da parede cervical do preparo.
- **(f)** Sistema adesivo autocondicionante (adheSE, Ivoclar Vivadent).

atuar dessa forma, pois há a vantagem de aumentar a resistência de união dente/restauração e obter uma camada "elástica" de união, que parece resistir melhor aos desafios mecânicos e térmicos quando a restauração está em função.

5. MOLDAGEM

Para a realização dessa etapa, o profissional deve primeiramente selecionar o tipo de moldeira a ser utilizado. A nossa preferência é pelo uso de moldeira parcial plástica. Em muitas situações clínicas, devido ao fato de as margens do preparo localizarem-se supragengivalmente, não é necessário o emprego de fio afastador. No entanto, especialmente nas áreas proximais, é mais freqüente a margem cervical estar localizada ao nível ou até mesmo subgengivalmente, o que exige o uso de fio retrator previamente à execução da moldagem. Inicialmente, deve ser colocado o fio retrator # 000 Ultrapak (Ultradent) para obter afastamento no sentido cervical e, depois, deve ser posicionado o fio # 00 para alcançar afastamento lateral da gengiva (Figuras 9.22j a 9.22l). Dentre os materiais de moldagem que podem ser empregados, a nossa preferência é pelo uso da silicona de adição. Entretanto, dependendo da preferência do profissional, também pode ser empregado um poliéter. Esses materiais são os preferenciais devido às suas características de capacidade de reprodução de detalhes e especialmente de estabilidade dimensional, que são superiores aos demais elastômeros, como a silicona de condensação. Antes da realização do ato de moldagem, o profissional deve treinar a correta posição de fechamento em máxima intercuspidação habitual, com o paciente posicionado próximo a 90° na cadeira. Isso diminui a possibilidade de ele ocluir em uma posição incorreta, o que prejudica uma das funções do uso de moldeira parcial que também é o registro de oclusão em MIH. Então, enquanto o auxiliar manipula a pasta densa ou pesada da silicona de adição, o profissional remove o fio retrator # 00 e injeta o material leve ou fluido diretamente no preparo, preenchendo-o com bastante excesso; logo em seguida, lava em posição a moldeira com o material pesado, solicitando que o paciente oclua em MIH. Essa técnica de moldagem simultânea é bastante simples, mais rápida e confortável para o paciente comparativamente ao uso de dupla moldagem ou de dois tempos. Decorrido o tempo de polimerização da silicona de adição, que é em torno de 3 a 5 minutos, dependendo da marca comercial, o clínico remove a moldeira em movimento único e analisa o molde. Nesse momento, o profissional não pode ter dúvida quanto à qualidade do molde, que deve apresentar uma "pestana" ou pequena projeção de material de moldagem além do término cervical e não pode apresentar perfuração na área oclusal. O uso correto de dois fios retratores favorece significativamente a obtenção de adequada reprodução de detalhes na margem cervical, que é uma área crítica da restauração (Figuras 9.22m a 9.22z).

6. SELEÇÃO DA COR

Com o uso de escala de cores da mesma cerâmica com a qual a restauração será construída, o clínico deve anotar a cor para confeccionar a "dentina artificial", que pode ser mais facilmente observada junto ao terço cervical da face vestibular devido à menor influência ou espessura do esmalte. Então, deve eleger a cor do "esmalte artificial" verificando a região de ponta de cúspides que é constituída por esmalte. Outros detalhes, como as características dos sulcos, se são pigmentados ou não, e a coloração da porção de dentina ainda exposta, devem ser comunicados ao ceramista que irá confeccionar a restauração.

7. TEMPORIZAÇÃO

A confecção dos provisórios pode seguir diversas técnicas, sendo a direta a mais simples, mais rápida e de menor custo para o profissional. Podem ser utilizados materiais específicos, como os compósitos fotopolimerizáveis provisórios, que apresentam uma consistência borrachóide mesmo depois de fotopolimerizados, o que facilita a etapa de remoção no momento da cimentação da restauração na outra sessão clínica. No entanto, na maioria das vezes, o paciente fica impedido de utilizar o fio dental na região interproximal adjacente à restauração, e por isso a fase laboratorial deve ser realizada o mais rapidamente possível, não devendo exceder o prazo de uma semana. O profissional deve estar atento e não esquecer de isolar com vaselina sólida a área interna do preparo que foi recoberta com compósito tipo *flow* ou micro-híbrido; caso contrário, terá dificuldade em remover o material provisório quando da etapa de cimentação da restauração. Alguns exemplos comerciais dessa categoria de materiais são o Fermit (Ivoclar Vivadent) e o Bioplic (Biodinâmica). Outra alternativa é usar resina acrílica, mas ela demanda mais tempo para sua confecção e exige um agente de cimentação provisório que, por sua vez, requer tempo adicional para limpeza do preparo antes da cimentação.

Fase laboratorial

Os sistemas de cerâmica apresentam características próprias de manipulação laboratorial para confecção das restaurações que foram comentadas anteriormente (ver Capítulo 8).

RESTAURAÇÕES ESTÉTICAS 233

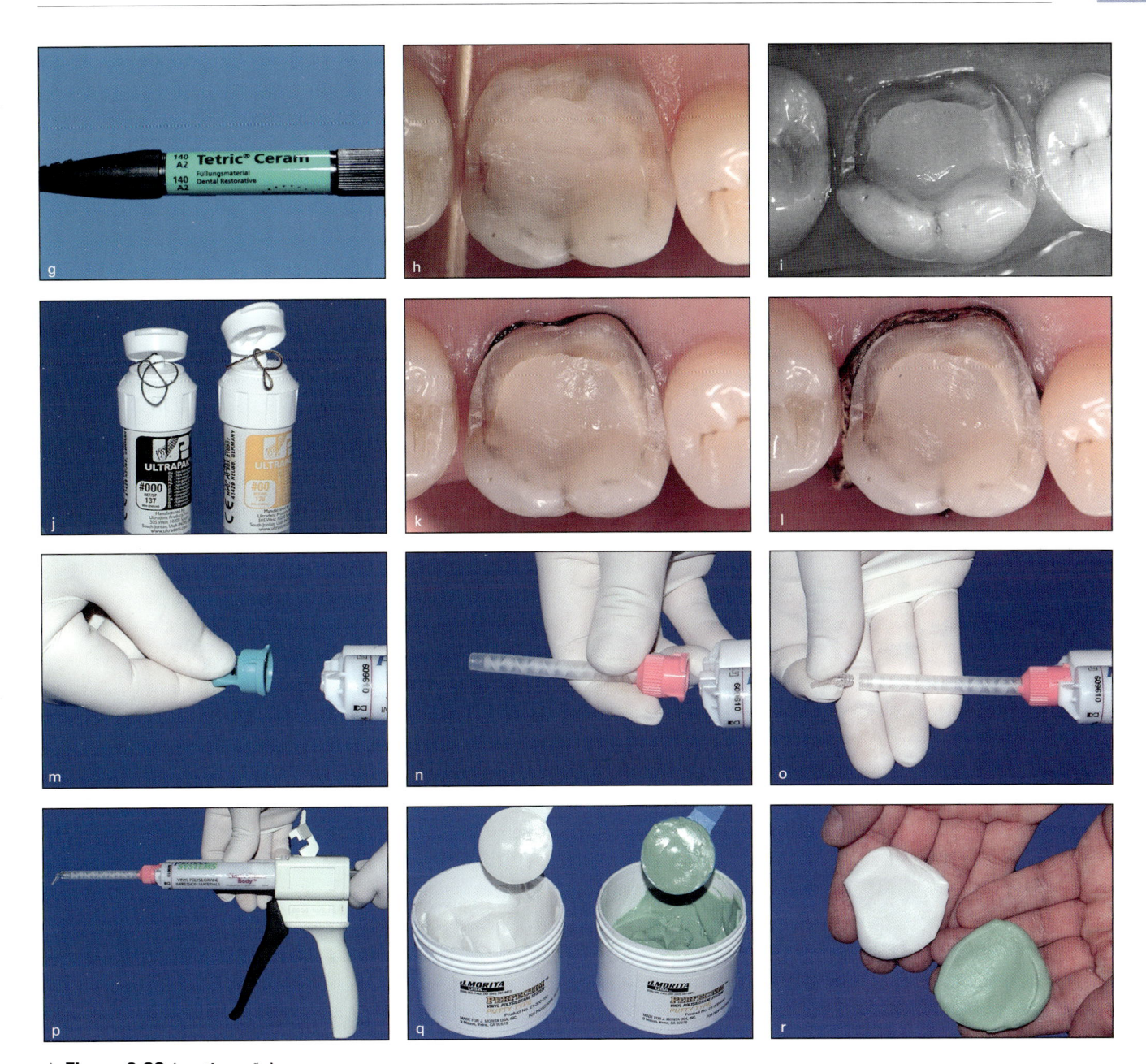

▲ **Figura 9.22** (continuação)
(g) Compósito fotopolimerizável Tetric-Ceram (Ivoclar Vivadent), que foi empregado para preencher áreas irregulares e retentivas do dente.
(h) Vista por lingual do dente após preparo tipo *onlay*. Ver o detalhe da cunha de madeira usada para proteger a gengiva e o dente vizinho durante a realização do preparo.
(i) Aspecto por oclusal onde pode-se perceber a uniformidade do preparo, o arredondamento dos ângulos internos e o rompimento de ponto de contato interproximal.
(j) Fio retrator gengival Ultrapak #000 e #00.
(k) Fio retrator gengival #000 posicionado com o objetivo de afastar a gengiva no sentido cervical.
(l) Fio retrator gengival #00 colocado para promover afastamento lateral da gengiva. No momento da moldagem somente ele é removido.
(m) Remoção da proteção do cartucho da silicona de adição de consistência leve (Perfectim, J. Morita).
(n) Adaptação da ponteira plástica com espiral para mistura da base e catalisador.
(o) Colocação da ponteira plástica angulada na extremidade para favorecer a injeção do material leve sobre o dente preparado na região posterior.
(p) Posicionamento do conjunto de cartucho do material leve e ponteiras plásticas na seringa para mistura.
(q) Pasta base e catalisadora da silicona de adição de consistência pesada (Perfectim, J. Morita).
(r) Quantidades iguais de pasta base e calisadora da silicona pesada para iniciar a mistura.

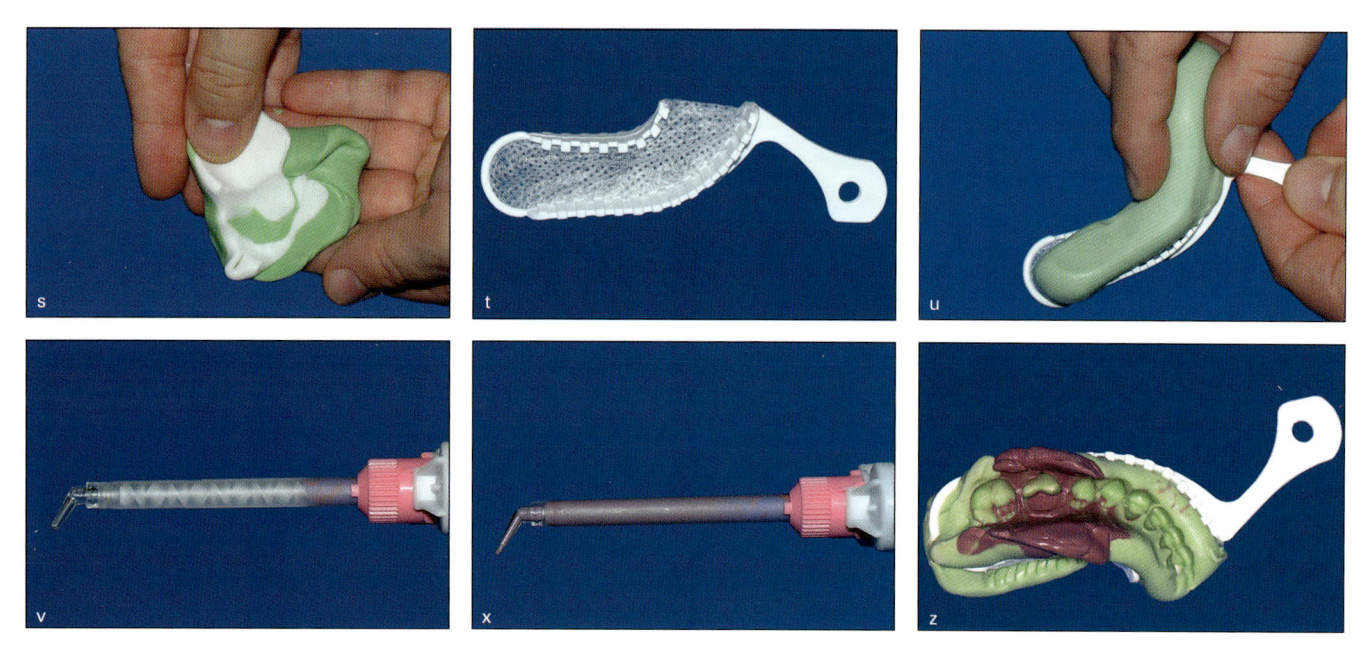

▲ **Figura 9.22** (continuação)
(s) Manipulação da pasta base e catalisadora.
(t) Moldeira parcial plástica (Moldex, Angelus) selecionada para realização da moldagem.
(u) Colocação da silicona pesada na moldeira.
(v) Acionando o cabo da pistola, inicia-se a mistura da base e do catalisador da silicona de consistência leve na cânula plástica pela ação da espiral no seu interior.
(x) Mistura do material leve concluída. Notar o escoamento da silicona de consistência leve, que é inserida diretamente sobre o dente preparado enquanto o fio retrator gengival #00 é removido.
(z) Aspecto do molde confeccionado na técnica de moldagem simultânea: material leve e material pesado levados ao mesmo tempo na cavidade bucal.

Segunda sessão clínica

8. PROVA DA RESTAURAÇÃO

A primeira atitude que o clínico adota nessa etapa é remover o provisório utilizado na fase de temporização. Caso tenha sido empregado um compósito borrachóide específico, essa etapa é bastante facilitada, pois será preciso apenas realizar leve pressão ou "alavanca" no material provisório junto a alguma região da interface dente/provisório e deslocá-lo da cavidade. Além disso, se foi realizado o selamento da dentina ou pré-hibridização, normalmente não é necessário anestesiar o paciente na segunda sessão clínica. Os sistemas de cerâmica utilizados em restaurações parciais possibilitam que o trabalho restaurador seja encaminhado do laboratório pronto para a colagem ou cimentação adesiva. No entanto, o profissional deverá inicialmente observar o aspecto estético, a adaptação marginal, a anatomia oclusal, o contato interproximal e o contorno da restauração no modelo. Removendo a restauração do modelo, deve observar a eventual presença de irregularidades ou trincas, em particular na superfície interna, que possam comprometer a adaptação ou resistência e, com isso, diminuir a longevidade clínica. Então, a restauração deve ser cuidadosamente posicionada na cavidade preparada para avaliação dos contatos proximais, da adaptação marginal, do contorno e da estética. A verificação de eventuais excessos na região proximal ou superfície interna que podem estar dificultando o correto assentamento da restauração na cavidade pode ser realizada com o auxílio de carbono líquido. Se necessário, os excessos devem ser removidos cuidadosamente com uma ponta diamantada de granulação fina sob refrigeração. É importante realizar um perfeito polimento nessa região previamente à cimentação, e isso pode ser obtido com borrachas abrasivas específicas e feltro ou escova associada à pasta diamantada. A adaptação marginal deve ser observada visualmente e conferida com auxílio de sonda exploradora na margem cervical e com fio dental na superfície proximal. O perfil de emergência da restauração deve estar adequado e é um aspecto importante para colaborar na manutenção da saúde periodontal. Aqui, a remoção de pequenos excessos e o respectivo polimento podem ser realizados como descrito anteriormente. A verificação da cor exige certa experiência e cautela por parte do profissional, visto que, colocada diretamente sobre o dente preparado, sem nenhum tipo de agente intermediário, normal-

> **DICA CLÍNICA**
>
> Provar a restauração parcial em cerâmica na cavidade preparada antes do isolamento absoluto, pois a pressão do grampo e do dique de borracha pode eventualmente movimentar o dente e reduzir o espaço interproximal, fazendo com que o clínico remova material na proximal da restauração erroneamente.

mente apresentará uma discrepância acentuada, em especial na interface dente/restauração. Isso ocorre porque entre a restauração e o dente há a presença de ar, que tem comportamento de dispersão de luz completamente diferente das duas estruturas. Quando da colocação do cimento resinoso, há um efeito de mimetização da cor, disfarçando a detecção visual dessa interface. Uma possibilidade é usar um cimento Try-in, que não polimeriza, ou glicerina para fazer essa avaliação, se o profissional achar necessário. Os contatos oclusais, diferentemente dos compósitos, não podem ser testados no momento da prova da restauração pelo risco de fratura em áreas onde há pequena espessura de cerâmica. A remoção de eventuais contatos prematuros deve ser realizada somente após a cimentação adesiva.

9. ISOLAMENTO DO CAMPO OPERATÓRIO

Uma condição imprescindível para confecção de restaurações parciais em cerâmica é realizar adequado isolamento do campo operatório durante a etapa de cimentação adesiva. Por isso, a preferência é pelo uso do dique de borracha para obter isolamento absoluto. Contudo, em algumas situações clínicas, especialmente em dentes superiores com margens supragengivais, é possível realizar a cimentação adesiva com isolamento relativo combinado, empregando fio retrator intra-sulcular, roletes de algodão, afastador bucal do tipo Free Access 2 (J. Morita) e suctor de saliva.

10. TRATAMENTO DA SUPERFÍCIE INTERNA DA RESTAURAÇÃO

Essa etapa é realizada antes do condicionamento do dente para receber a restauração para maior conforto do paciente em função do tempo despendido. Os sistemas cerâmicos utilizados para a confecção de restaurações parciais têm como objetivo promover uma superfície interna irregular favorável para retenção micromecânica do cimento resinoso. A utilização do microjateamento com óxido de alumínio deverá sempre ser utilizada para remover resíduos de material refratário e/ou isolantes e criar uma superfície microrretentiva. Entretanto, em margens finas da restauração, deve-se ter o cuidado para não causar desadaptação da peça por um desgaste excessivo. Posteriormente, condicionamento com ácido fluorídrico deve ser conduzido por um período aproximado de dois minutos para as cerâmicas feldspáticas e de 20 segundos para a cerâmica de vidro ceramizado Empress 2 (Ivoclar Vivadent). A finalidade dessa etapa é fazer uma remoção seletiva de cristais na superfície interna da restauração, criando uma superfície microrretentiva. A observação de um aspecto branco opaco, após o condicionamento, a lavagem com água e a secagem da superfície interna da restauração com ar, evidencia clinicamente a obtenção de adequado condicionamento.

Então, o silano é aplicado sobre a superfície interna da restauração com auxílio de *microbrush* ou pincel descartável e seco com jato de ar após aproximadamente um minuto com o intuito de obter um grau de união química entre a porção inorgânica da cerâmica e a parte orgânica do cimento resinoso.[12] Logo em seguida, um adesivo fotopolimerizável deve ser aplicado; o excesso de solvente deve ser eliminado com jato de ar e fotopolimerizado por aproximadamente 10 segundos (Figuras 9.23a a 9.23f). Desse modo, a restauração parcial em cerâmica está pronta para a cimentação adesiva propriamente dita.

11. APLICAÇÃO DO SISTEMA ADESIVO NA SUPERFÍCIE DENTAL

Após o tratamento da superfície interna da restauração, procede-se à limpeza da cavidade, que deve consistir da remoção de eventuais resíduos com pasta de pedra-pomes, jato de bicarbonato de sódio ou microjateamento com óxido de alumínio. O dente deve ser condicionado com ácido fosfórico (esmalte e dentina) durante 15 segundos, seguido de lavagem com *spray* ar/água durante o mesmo tempo, e o excesso de água deve ser removido com papel absorvente, bolinhas de algodão, cânula ou jatos de ar intermitentes. Após, aplicar o sistema adesivo selecionado cuidadosamente no dente de acordo com as instruções do fabricante e realizar a fotopolimerização por aproximadamente 10 segundos (Figuras 9.23g a 9.23k).

> **DICA CLÍNICA**
>
> Posicionar o *inlay*, *onlay* ou *overlay* cerâmico em uma cera utilidade para limitar o contato do ácido fluorídrico na superfície interna da restauração e evitar seu contato na superfície oclusal glazeada.

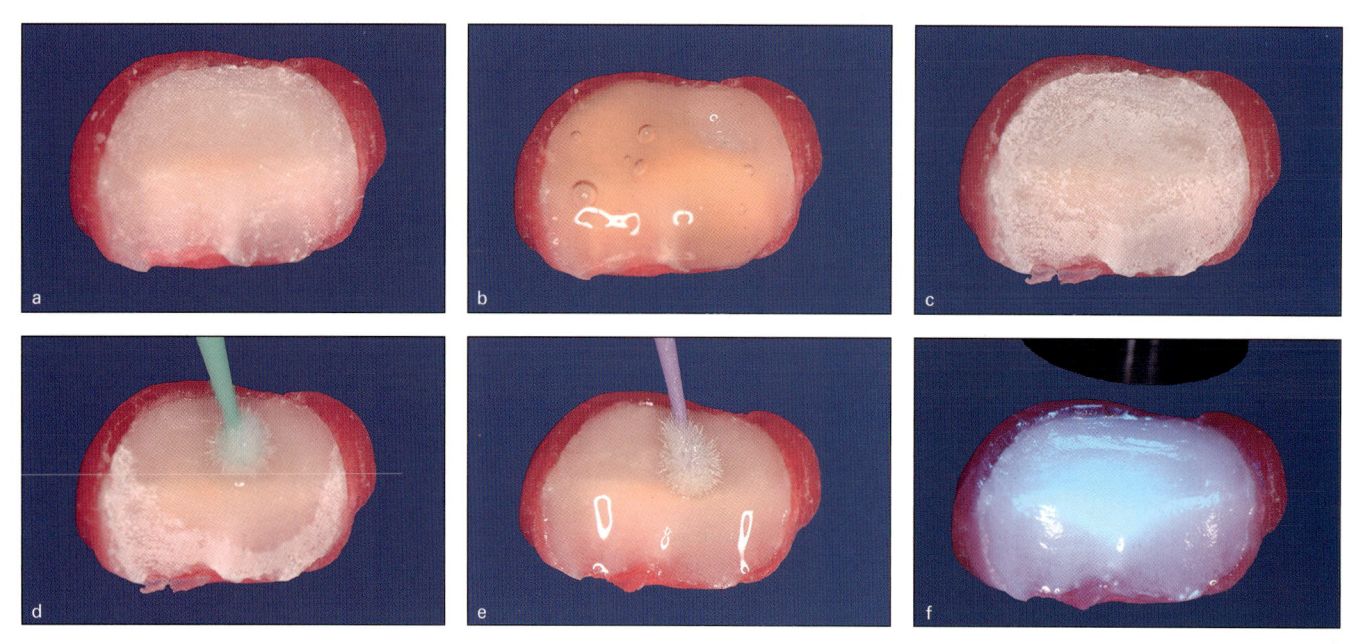

▲ **Figura 9.23**
(a) Vista da superfície interna do *onlay* de cerâmica confeccionado com cerâmica feldspática.
(b) Condicionamento com ácido fluorídrico por aproximadamente dois minutos. Observar a colocação de uma proteção com cera na área de cerâmica glazeada para evitar contato com o ácido fluorídrico.
(c) Aspecto esbranquiçado da superfície da cerâmica após o condicionamento com ácido fluorídrico evidenciando clinicamente a criação de microporosidades.
(d) Aplicação do silano.
(e) Colocação do sistema adesivo fotopolimerizável.
(f) Fotopolimerização do sistema adesivo por aproximadamente 10 segundos.

12. CIMENTAÇÃO

Para colagem ou cimentação adesiva, utiliza-se um cimento resinoso dual ou de dupla polimerização, que deve ser manipulado de acordo com as instruções do fabricante.

O cimento resinoso pode ser aplicado na superfície interna da restauração, que deve ser posicionada com leve pressão no dente preparado. O excesso de cimento deve ser removido da superfície oclusal, das faces livres e da região de ameias com auxílio de pincel descartável ou *microbrush*. Na área interproximal, o fio dental deve ser usado para eliminar excessos do cimento antes de sua polimerização. Então, a fotopolimerização é realizada durante 40 a 60 segundos, de acordo com a potência do aparelho fotopolimerizador, em cada superfície livre do dente e na oclusal para assegurar adequada polimerização do cimento resinoso dual (Figuras 9.23r). Uma atitude opcional que pode ser adotada é o emprego de agentes bloqueadores de oxigênio na interface dente/restauração, como glicerina ou Oxi-Block (FGM), para permitir melhor polimerização do cimento resinoso nessa região.

13. AJUSTE OCLUSAL

Após a remoção do isolamento, são verificados os contatos oclusais com auxílio de papel articular montado em uma pinça Muller em máxima intercuspidação habitual, relação cêntrica e movimentos excursivos. Eventuais contatos prematuros devem ser eliminados empregando-se pontas diamantadas de granulação fina em alta rotação.

14. ACABAMENTO/POLIMENTO

O acabamento/polimento das áreas da superfície oclusal que sofreram ajuste deve ser realizado utilizando-se pontas de borracha abrasivas específicas para cerâmica, seguido da aplicação de pasta diamantada com auxílio de roda ou cone de feltro. A finalização desse procedimento exige uma especial atenção do profissional no que diz respeito à modi-

> **✓ DICA CLÍNICA**
>
> Posicionar um dispositivo plástico com uma resina na extremidade sobre a superfície oclusal da restauração facilita a manipulação e a movimentação da mesma durante a etapa de cimentação adesiva (Figuras 9.23l e 9.23m).

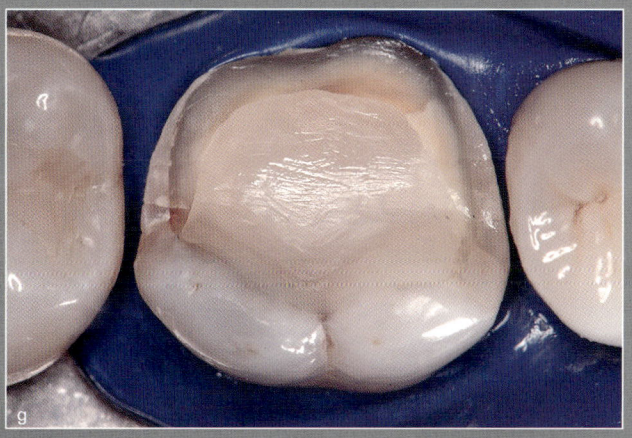

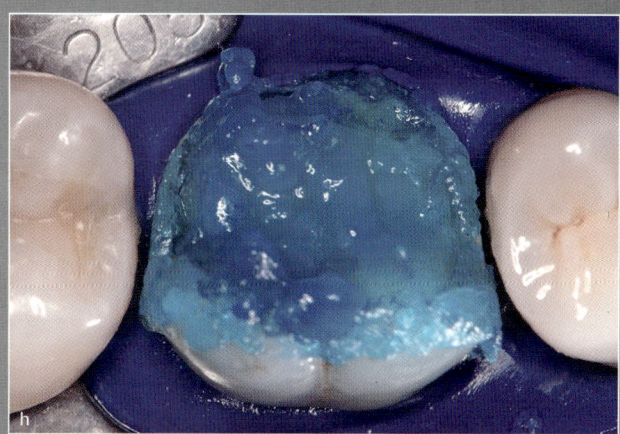

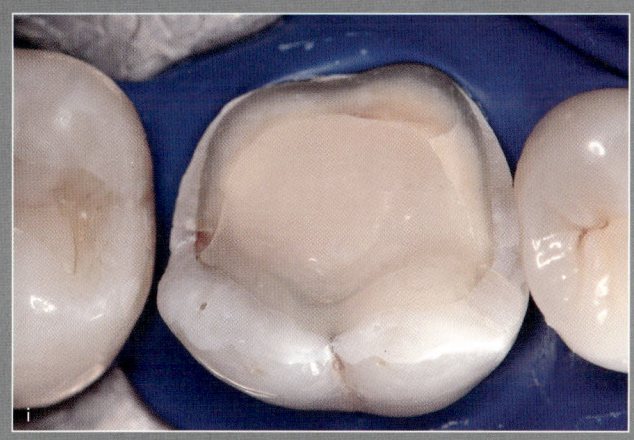

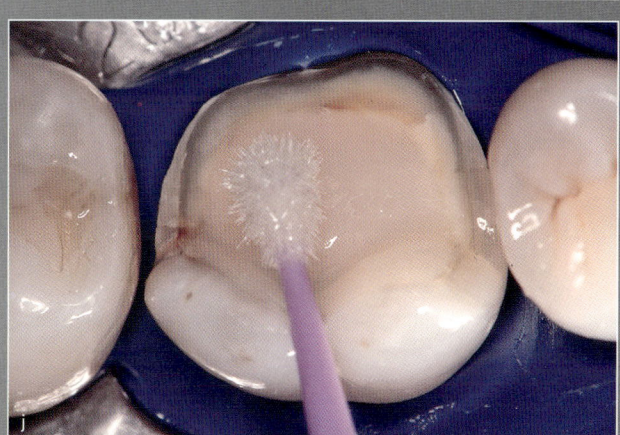

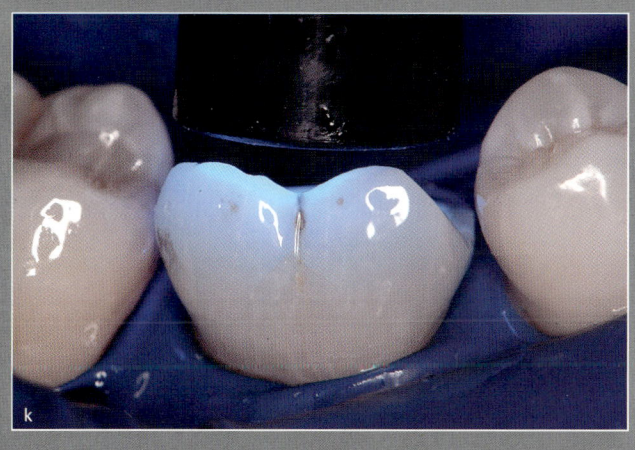

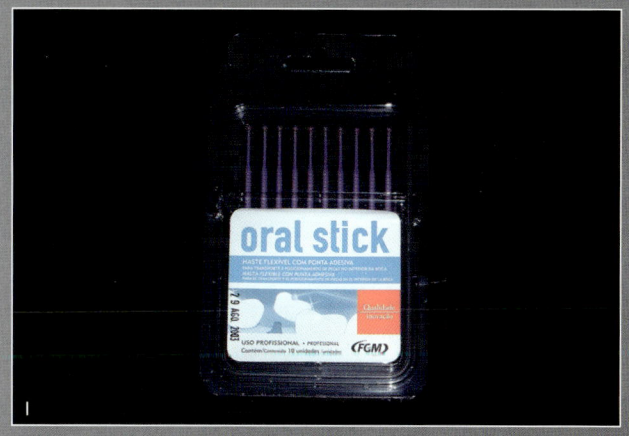

▲ **Figura 9.23** (continuação)
(g) Após a remoção do provisório, instalação do isolamento absoluto com dique de borracha.
(h) Condicionamento com ácido fosfórico a 37% durante aproximadamente 15 segundos.
(i) Aspecto após a remoção do ácido fosfórico com *spray* ar/água.
(j) Aplicação do sistema adesivo Single Bond (3M ESPE).
(k) Fotopolimerização do sistema adesivo durante 10 segundos.
(l) Dispositivo plástico com resina na extremidade utilizado para apreender o *inlay/onlay* (Oral Stick, FGM).

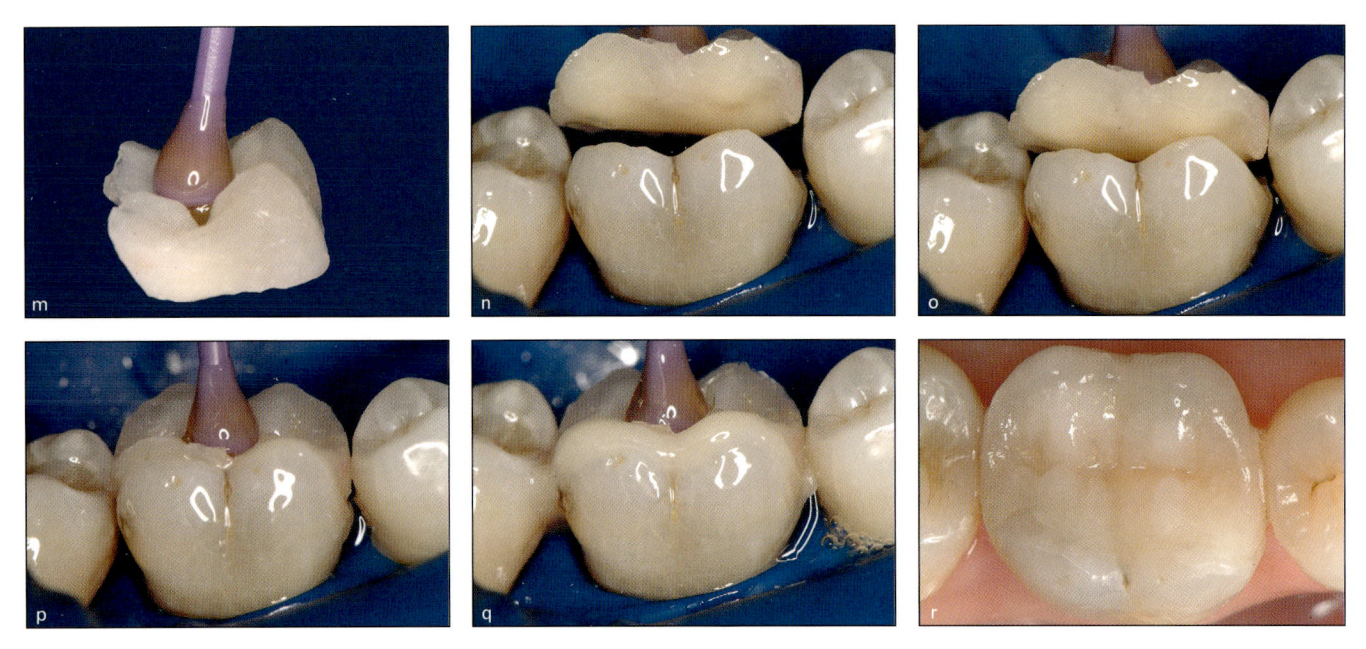

▲ **Figura 9.23 (continuação)**
(m) Dispositivo plástico posicionado na oclusal da restauração.
(n, o, p, q) Restauração sendo levada em posição no dente preparado até extravasar os excessos do agente cimentante.
(r) Vista oclusal do *onlay* após a cimentação adesiva.

ficação do aspecto superficial da cerâmica, passando de uma superfície opaca e rugosa para uma lisa e brilhante. Tal procedimento deve ser executado de forma intermitente para evitar tensões exageradas na interface de união dente/restauração. Uma outra seqüência clínica envolvendo a confecção de um *onlay* em cerâmica com mais detalhes das etapas de ajuste oclusal e acabamento/polimento está ilustrada nas Figuras 9.24a a 9.25c.

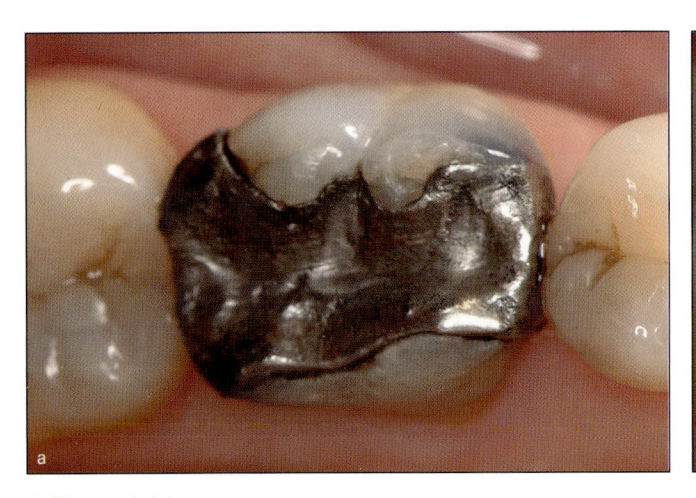

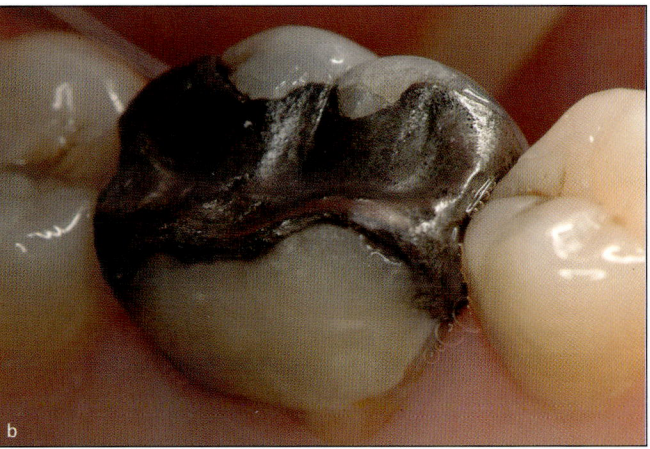

▲ **Figura 9.24**
(a-b) Aspecto de restauração antiga de amálgama com restauração provisória executada na lingual com compósito deficiente.

RESTAURAÇÕES ESTÉTICAS 239

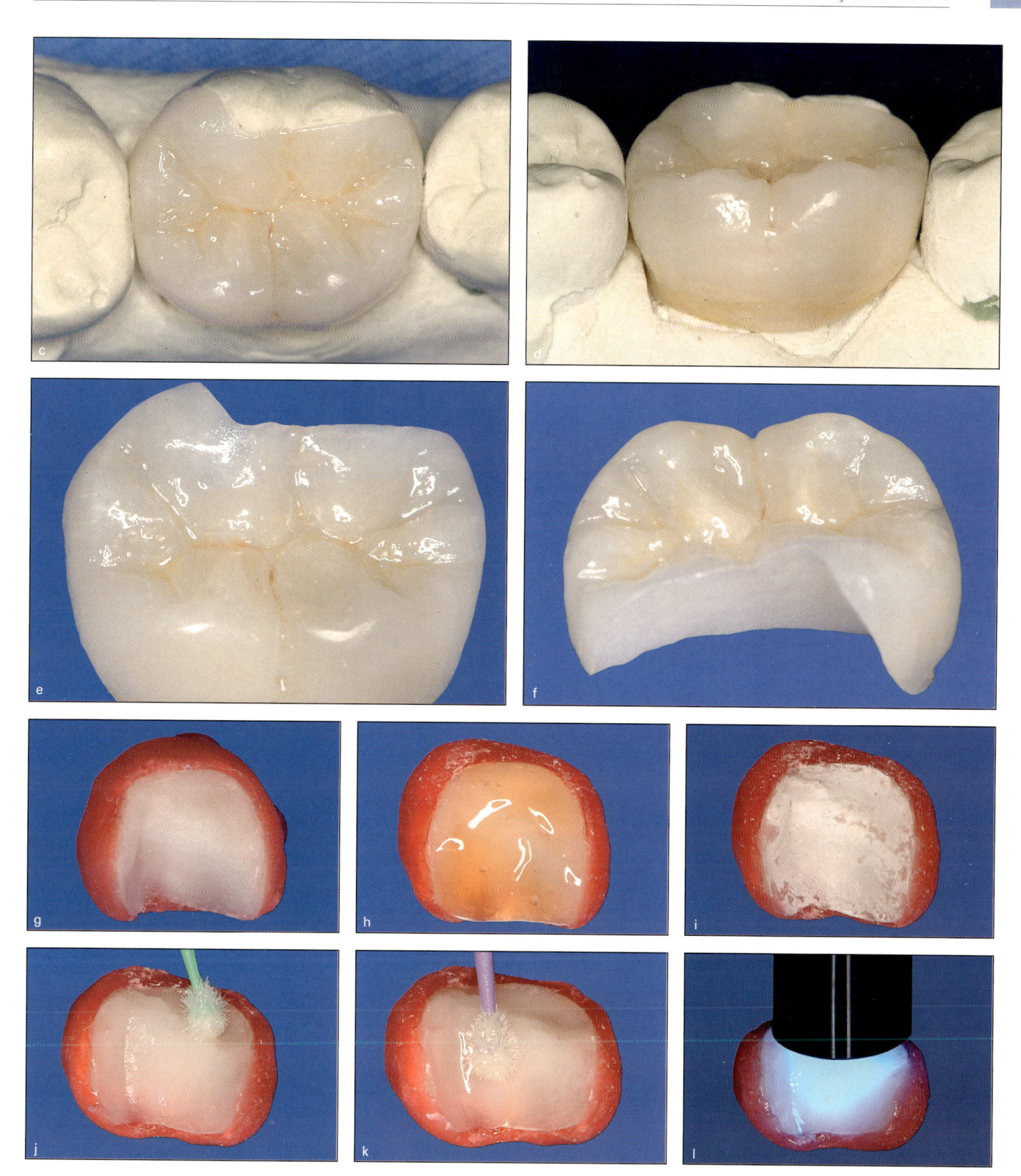

▲ **Figura 9.24 (continuação)**
(c-f) Observação da restauração parcial de cerâmica, *onlay*, posicionada no modelo e retirada para detecção da excelente adaptação marginal e qualidade estética (Empress 2, Ivoclar Vivadent).
(g-l) Sequência de tratamento da superfície interna da restauração cerâmica confeccionada com Empress 2 (Ivoclar Vivadent), que inclui a aplicação do condicionamento com ácido fluorídrico durante 20 segundos, silano e adesivo, seguido de sua fotopolimerização por 10 segundos.

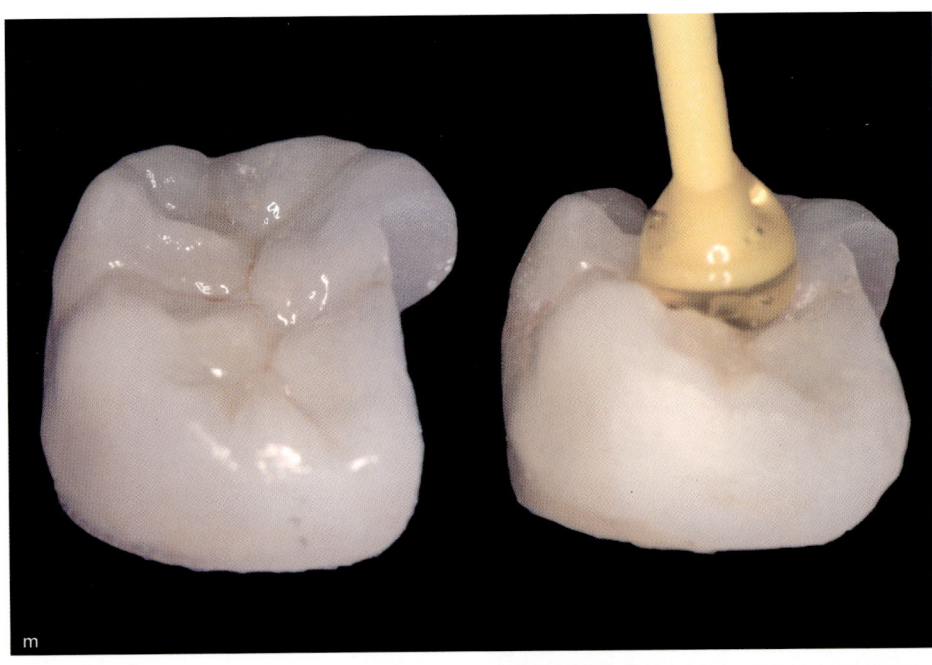

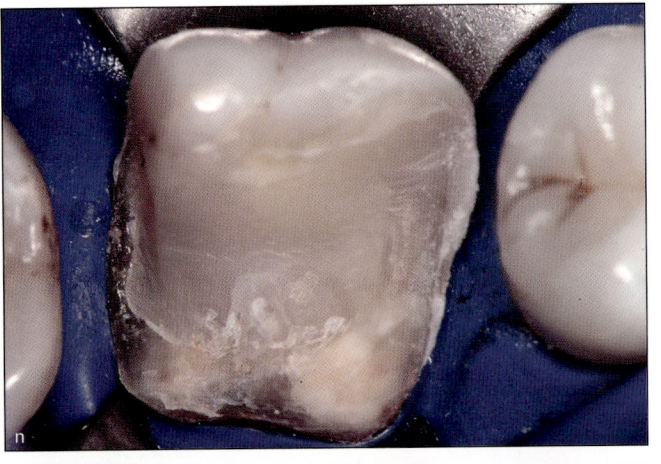

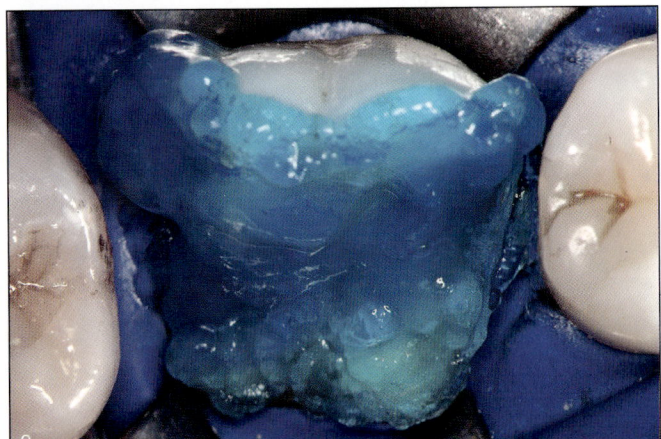

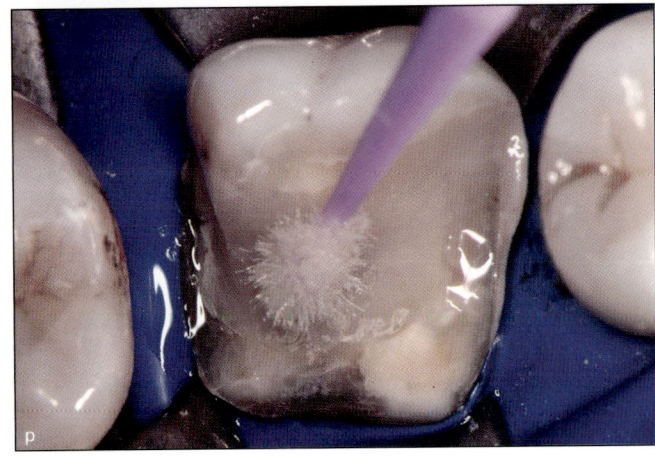

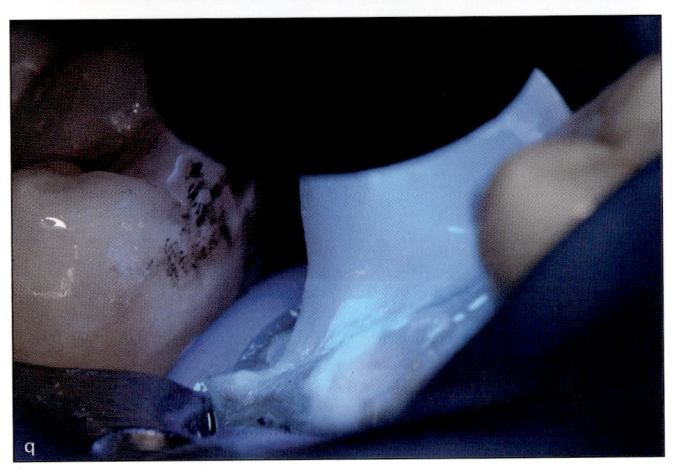

▲ **Figura 9.24 (continuação)**
(m) Observação da restauração fora do modelo e posicionamento de dispositivo para facilitar sua manipulação durante a cimentação (VivaStick, Ivoclar Vivadent).
(n) Isolamento absoluto realizado após a remoção da restauração provisória.
(o) Condicionamento com ácido fosfórico a 37% durante aproximadamente 15 segundos.
(p) Aplicação do sistema adesivo.
(q) Fotopolimerização do adesivo por 10 segundos.

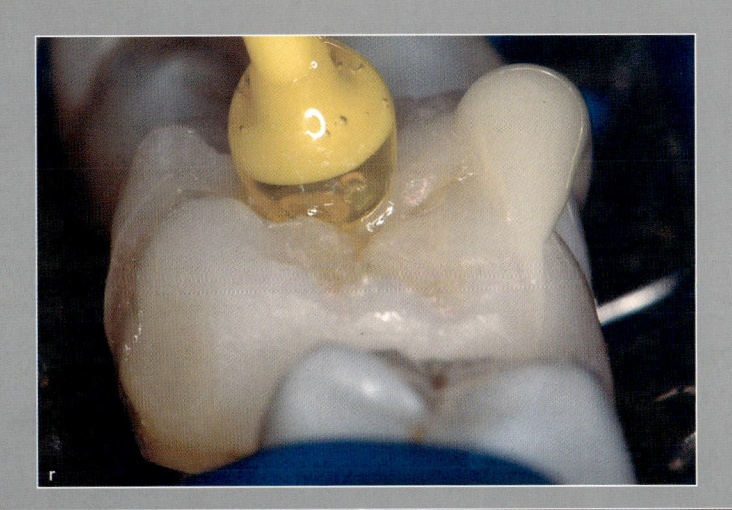

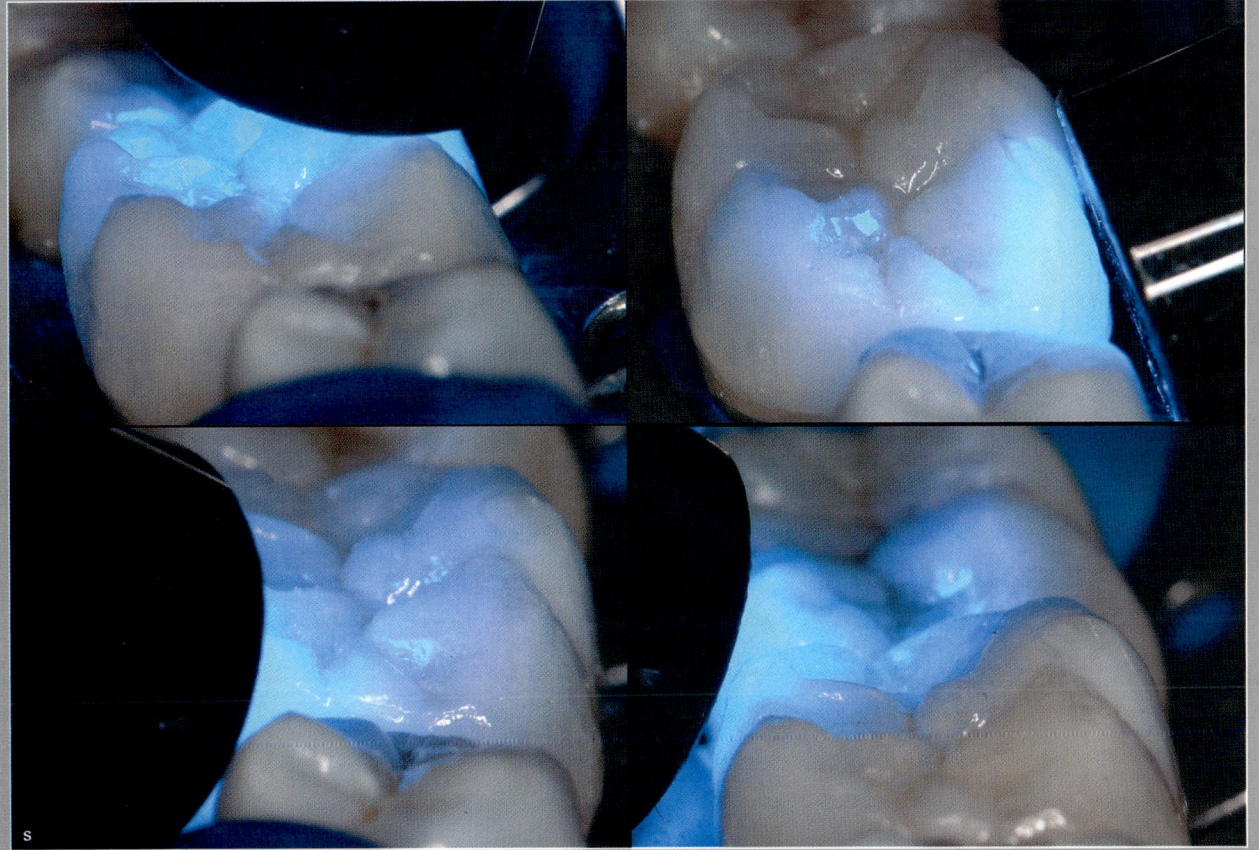

▲ **Figura 9.24 (continuação)**
(r) Restauração levada em posição, obtendo o escoamento dos excessos do agente cimentante.
(s) Aparelho fotopolimerizador posicionado em diferentes regiões do dente próximo de áreas de interface dente/restauração para fotopolimerização por aproximadamente 60 segundos em cada ponto.

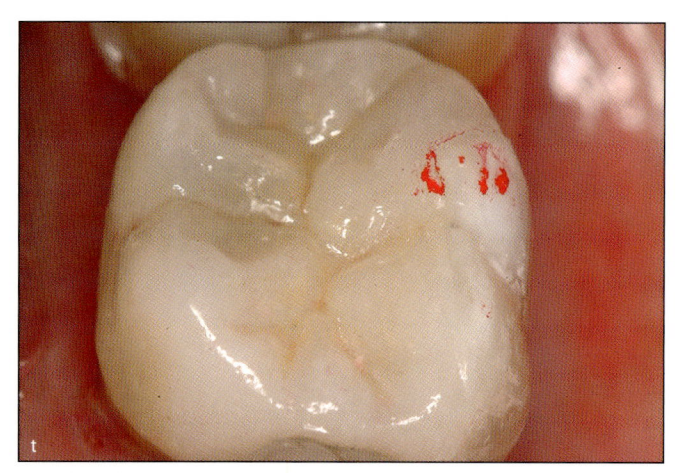

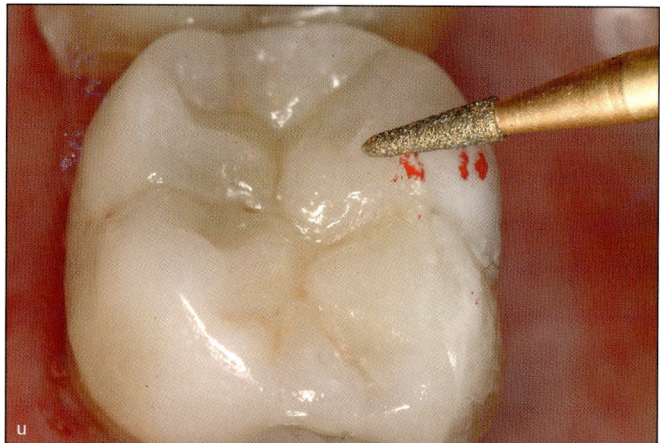

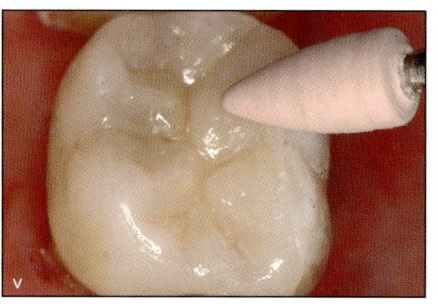

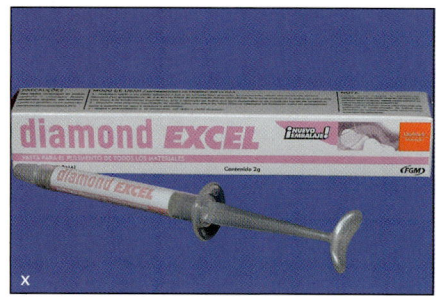

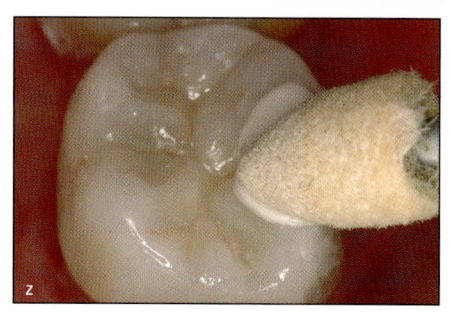

▲ **Figura 9.24** (continuação)
(t) Demarcação de pontos de contato oclusal prematuro ou interferência oclusal com auxílio de papel articular.
(u) Remoção do contato oclusal indesejado com auxílio de ponta diamantada de granulação fina, formando um pequeno sulco nessa região.
(v) Ponta siliconada sendo aplicada, iniciando o polimento da área desgastada.
(x) Pasta diamantada empregada para polimento final da restauração (Diamond Excel, FGM).
(z) Cone de feltro com pasta diamantada sendo aplicado na superfície oclusal da restauração para obter polimento final.

PROTOCOLO CLÍNICO

RESTAURAÇÃO UNITÁRIA TOTAL EM CERÂMICA – COROA TOTAL

Especificamente nas situações clínicas em que é correto indicar a confecção de uma coroa total em cerâmica em dentes posteriores, é importante que, além da capacidade de diagnóstico e decisão clínica já comentadas anteriormente, o profissional possua uma disciplina na execução das diversas etapas envolvidas no protocolo clínico, as quais serão discutidas a seguir.

Primeira sessão clínica

1. ANESTESIA
Em dentes vitais esta pode ser a primeira etapa a ser realizada.

2. VERIFICAÇÃO DOS CONTATOS OCLUSAIS
Uma verificação dos contatos oclusais em máxima intercuspidação habitual, relação cêntrica e movimentos de lateralidade e protrusão é importante para avaliar a condição de adequado espaço interoclusal para a confecção da coroa total, e serve como referência para a etapa de ajuste oclusal após a cimentação da restauração.

3. PREPARO DO DENTE
Para a realização de um preparo para coroa total em cerâmica em um dente posterior também é essencial seguir alguns princípios que auxiliarão na estabilidade, retenção, resistência e estética da restauração final. Uma racionalização no instrumental utilizado otimiza o atendimento clínico.

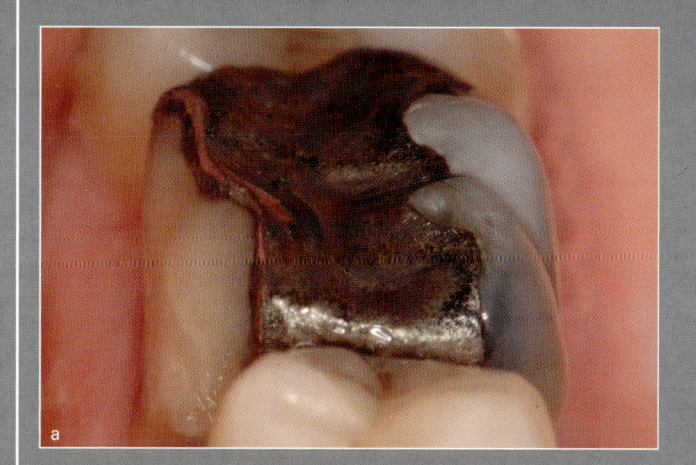

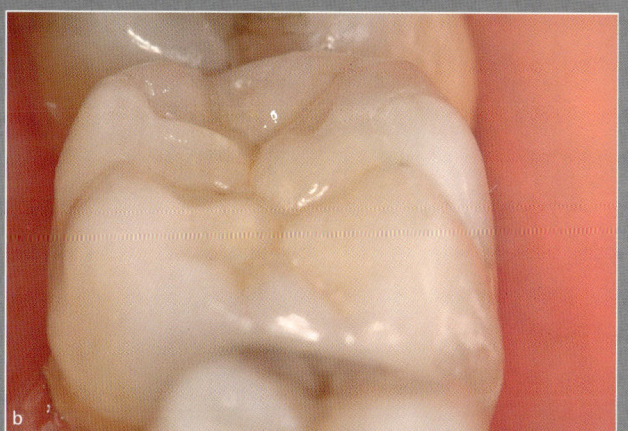

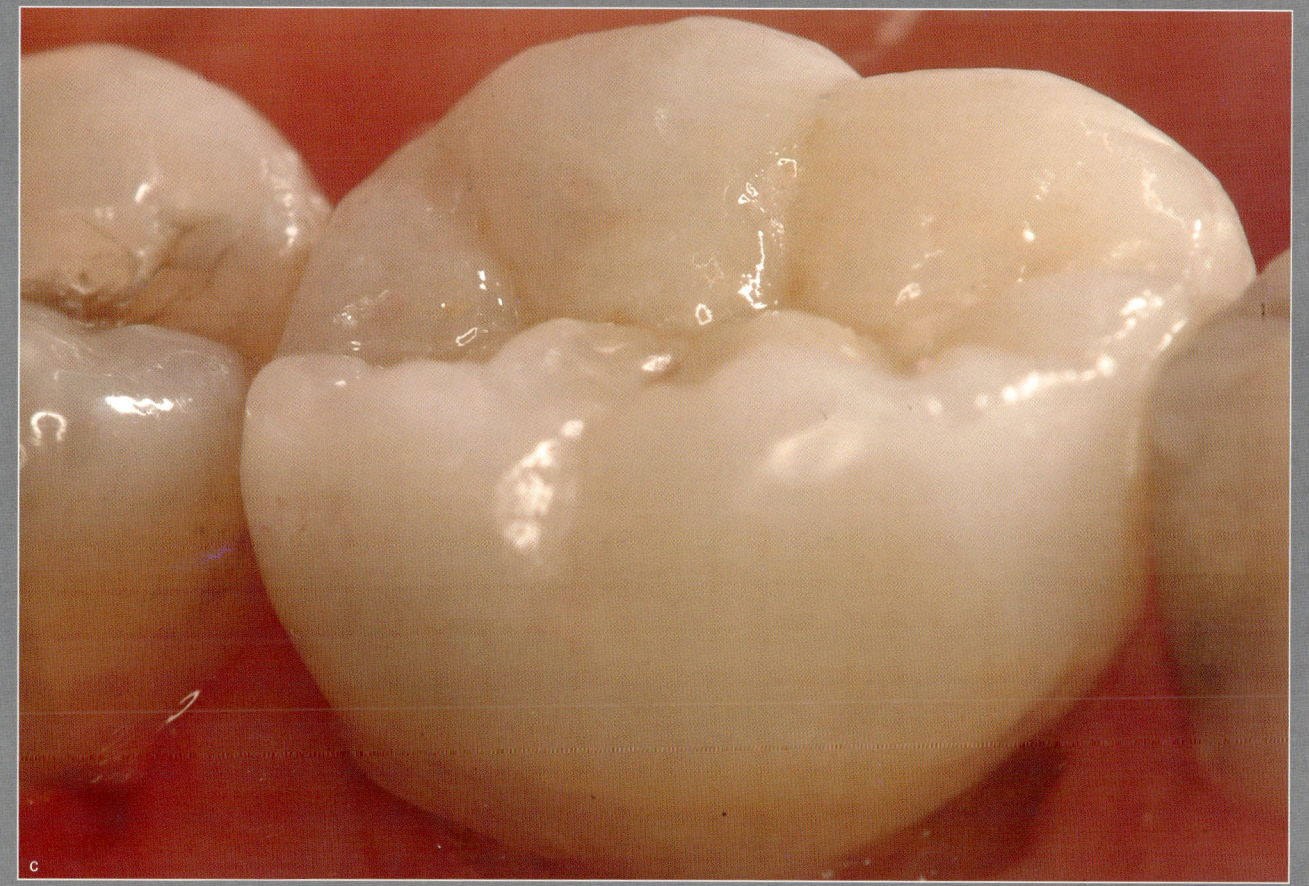

▲ Figura 9.25
(a, b, c) Aspecto do dente 36 com a restauração antiga de amálgama e com o *onlay* cerâmico de Empress 2 após a cimentação. Observar os detalhes da anatomia oclusal, adaptação marginal e cor reproduzidos na restauração.

Portanto, o profissional deve eleger uma ponta diamantada cilíndrica quando o objetivo for executar um preparo em ombro ou uma tronco-cônica quando o objetivo for um término cervical em chanfro. O uso de uma ponta diamantada ou broca multilaminada correspondente ao formato utilizado anteriormente permite realizar o acabamento do preparo, que é tão importante para a obtenção de um adequado molde e uma adequada adaptação da futura restauração. Outros dispositivos, como retrator gengival e instrumentos manuais, como cinzel ou recortador de margem cervical, favorecem o acabamento da margem cervical na área vestibular intra-sulcular quando o dente tem visibilidade estética e em toda a extensão do preparo. De modo geral, a margem cervical do preparo pode estar localizada supragengivalmente em toda a extensão, com exceção da área vestibular em dentes com relevância estética, o que acontece com mais freqüência com os pré-molares e os primeiros molares superiores. Os principais requisitos para preparo de coroa total em um dente posterior conforme o sistema cerâmico indicado estão dispostos na Tabela 9.2.

> **DICA CLÍNICA**
>
> Após finalizar o preparo, deve-se percorrer toda sua extensão com a ponta diamantada sem acioná-la para conferir se há uniformidade de espessura no preparo e expulsividade adequada das paredes sem a presença de retenções, observando nos sentidos mésio-distal e vestíbulo-lingual.

TABELA 9.2 REQUISITOS PARA PREPARO DE COROA TOTAL EM DENTE POSTERIOR DE ACORDO COM O SISTEMA CERÂMICO UTILIZADO

	REDUÇÃO AXIAL	REDUÇÃO OCLUSAL	ALTURA DO PREPARO CERVICAL	TIPO DE TÉRMINO	ÂNGULOS INTERNOS
Empress 2	1 a 1,5 mm	1,5 a 2 mm	Mínimo 4 mm	Chanfro ou ombro arredondado	Arredondado
Procera	0,8 a 1,5 mm	1,5 a 2 mm	Mínimo 4 mm	Chanfro ou ombro arredondado	Arredondado
In-Ceram	0,6 a 1,2 mm	1,5 a 2 mm	Mínimo 4 mm	Chanfro ou ombro arredondado	Arredondado

4. SELAMENTO DA DENTINA OU PRÉ-HIBRIDIZAÇÃO

Essa pode ser uma etapa opcional em dentes vitais quando o profissional for realizar uma cimentação adesiva na futura restauração. Caso seja indicada, deve ser executada da mesma forma que para a restauração parcial em cerâmica, como descrita anteriormente. Se o profissional optar por uma cimentação convencional com cimento de ionômero de vidro ou fosfato de zinco, não há necessidade de realizar essa etapa. Logicamente que quando frente a um dente tratado endodonticamente com presença de núcleo, o profissional parte direto para a execução do provisório.

5. CONFECÇÃO DO PROVISÓRIO

Por uma questão de otimização do tempo clínico, é possível confeccionar o provisório já nesse momento, porque ele pode auxiliar a avaliar se o preparo foi executado corretamente e, assim, o profissional tem condições de iniciar o procedimento de moldagem. Outro aspecto é que, enquanto o profissional aguarda a polimerização do material de moldagem, o acabamento e o polimento do provisório podem ser realizados. O provisório pode ser construído em resina acrílica quimicamente ativada isoladamente ou em associação com coroas de resina pré-fabricadas com formato de pré-molares ou molares e será cimentado após a moldagem e seleção da cor, com um cimento específico (Figuras 9.26a a 9.26c).

6. MOLDAGEM

Para o procedimento de moldagem, é importante eleger uma moldeira que permita o registro de toda a arcada, principalmente se restaurações unitárias múltiplas serão confeccionadas. O material de eleição é a silicona de adi-

> **DICA CLÍNICA**
>
> Conferir, com um especímetro, a espessura axial e oclusal do provisório para certificar-se de que a quantidade de redução axial e oclusal realizada no preparo foi adequada.

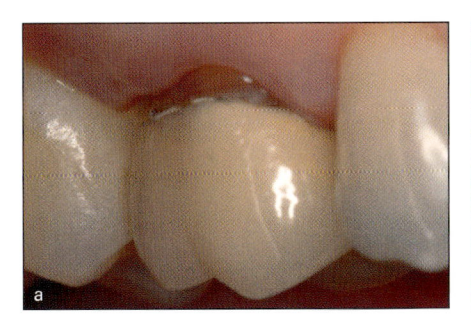

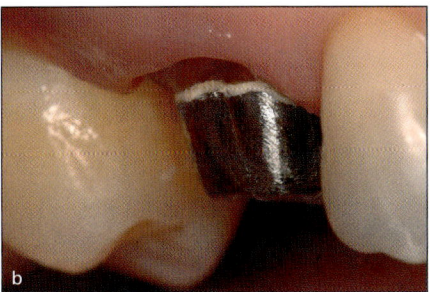

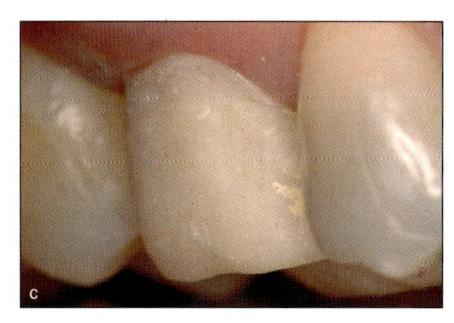

▲ **Figura 9.26**
(a) Aspecto inicial evidenciando coroa metalocerâmica deficiente no dente 16.
(b) Remoção da restauração antiga e preparo do dente e núcleo metálico remanescente com intuito de propiciar espaço adequado para futura coroa cerâmica em In-Ceram.
(c) Provisório em resina acrílica posicionado no dente 16.

ção empregada com a técnica de moldagem simultânea, podendo também ser indicado um poliéter. Um registro de toda a arcada antagonista com alginato também deve ser obtido, além da montagem em articulador. O uso da técnica de moldagem com dois fios retratores Ultrapak (Ultradent) # 000 e 00 deve ser indicado da mesma forma que a descrita para as restaurações parciais de cerâmica.

7. SELEÇÃO DA COR

Nessa etapa o profissional deve primeiramente levar em consideração a cor do remanescente dentário e/ou núcleo parcial. Isso pode auxiliá-lo na eleição do sistema cerâmico. Se for um dente vital sem alteração significativa de cor ou com núcleo em compósito, a seleção do sistema cerâmico vidro ceramizado tipo Empress 2 (Ivoclar Vivadent) pode ser uma boa opção devido à maior translucidez de sua infra-estrutura. Se for um dente com um núcleo metálico ou severa alteração de cor, pode-se indicar os sistemas Procera (Nobel Biocare) ou In-Ceram (Vita) pela possibilidade de confeccionar infra-estruturas mais opacas em alumina ou zircônio. A seleção da cor para cerâmica de cobertura da infra-estrutura pode, então, ser realizada e reconfirmada após a prova do *coping* se o profissional preferir. Informações quanto ao valor, ao matiz, ao croma e à opalescência das diferentes regiões do dente devem ser repassadas ao ceramista (ver Capítulo 2). Isso pode ser conduzido com o uso de fichas, desenhos e fotografias digitais.

É sempre interessante lembrar a possibilidade de indicar restauração metalocerâmica devido à sua grande evidência de adequada longevidade clínica.

Fase laboratorial

Do mesmo modo que para as restaurações parciais, a seqüência de confecção da restauração depende do tipo de sistema cerâmico selecionado e já foi comentada no Capítulo 8.

8. PROVA DA RESTAURAÇÃO

Inicialmente é preciso remover a restauração provisória e os resíduos de cimento provisório sobre o dente preparado. Atenção especial deve ser dispensada para evitar machucar a gengiva e provocar sangramento ou lesão. Durante a prova da infra-estrutura, deve ser primeiro analisada sua adaptação marginal. Aqui, o profissional deve observar se não há sobrecontorno da infra-estrutura, se há espaço adequado para a cerâmica de cobertura e se um eventual "mascaramento" de dente escurecido ou núcleo metálico foi alcançado. Após a devolução ao laboratório e construção da restauração final com cerâmica de cobertura, nova etapa de prova deve ser conduzida. Nesse momento, além da verificação quanto à estabilidade da peça e oclusão, o profissional deve observar o perfil de emergência da restauração, que é essencial para um "bom convívio" da mesma com o periodonto, ou seja, a biocompatibilidade, e se as características de microestética foram reproduzidas na restauração (Figuras 9.26d a 9.26g).

9. AJUSTE E ACABAMENTO/ POLIMENTO DA RESTAURAÇÃO

Se necessário, pequenas correções de forma, contorno e textura superficial podem ser conduzidas pelo próprio profissional com auxílio de pontas diamantadas de granulação fina e discos abrasivos. Outro detalhe a ser ajustado são os contatos oclusais em máxima intercuspidação habitual, relação cêntrica e movimentos excursivos, eliminando-se os eventuais contatos prematuros. Então, deve ser realizado polimento com borrachas e pasta diamantada aplicada com

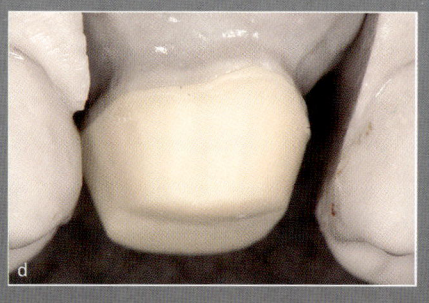

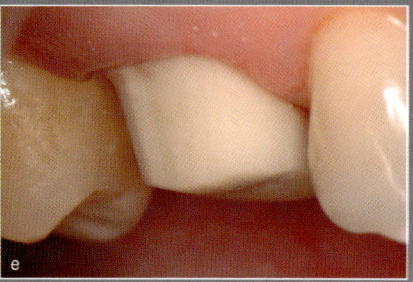

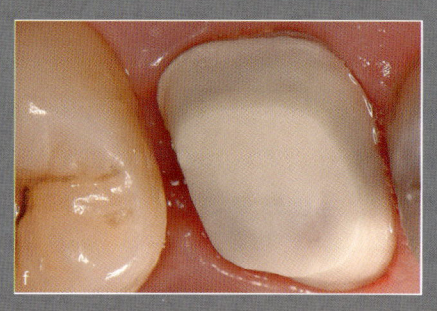

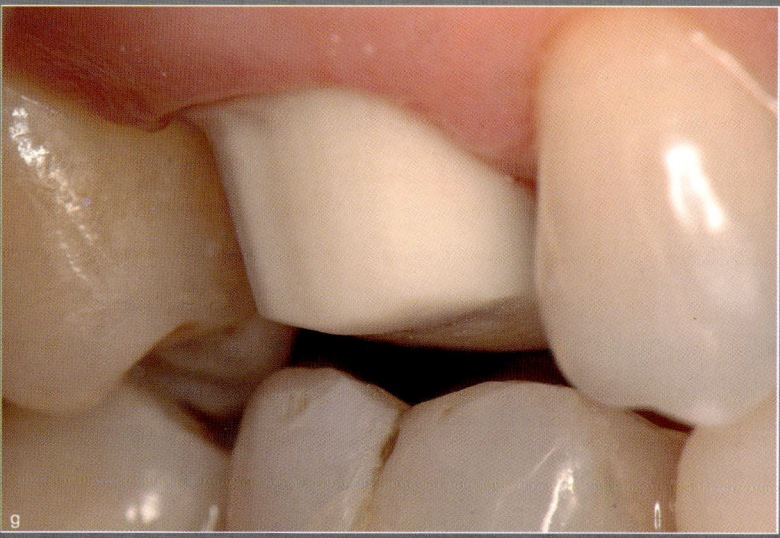

▲ **Figura 9.26 (continuação)**

(d, e, f) Infra-estrutura em alumina (In-Ceram, Vita) posicionada no modelo e sobre o dente 16 preparado, respectivamente. Notar a excelente adaptação marginal e opacidade "mascarando" a aparência escura do núcleo metálico.

(g) Presença de espaço adequado em torno de 2 mm entre a infra-estrutura de alumina (In-Ceram, Vita) e o dente antagonista para colocação da cerâmica de cobertura.

disco de feltro. Caso esses ajustes sejam acentuados, a melhor opção é enviar ao laboratório para realização da fase de glazeamento novamente (Figuras 9.26h e 9.26i).

10. TRATAMENTO DA SUPERFÍCIE INTERNA DA RESTAURAÇÃO

Caso indique uma técnica de cimentação adesiva, o profissional deve conduzir o condicionamento da superfície interna da restauração cerâmica de acordo com o sistema cerâmico utilizado, o que está disposto na Tabela 9.3.

11. ISOLAMENTO DO CAMPO OPERATÓRIO

Deve ser realizado isolamento relativo do campo operatório com auxílio de afastador bucal, como Free Access 2 (J. Morita) ou Expander (Parkell), rolete de algodão e suctor de saliva. O uso de absorventes como os *dry tips* e de fio retrator gengival Ultrapak (Ultradent) #000 auxiliam ainda mais o controle de umidade durante a etapa de cimentação adesiva. Quando possível, o uso de fio retrator gengival, além de controlar a contaminação do preparo pelo fluido gengival, retém resíduos do adesivo e cimento resinoso, facilitando a etapa de remoção de excessos de cimento.

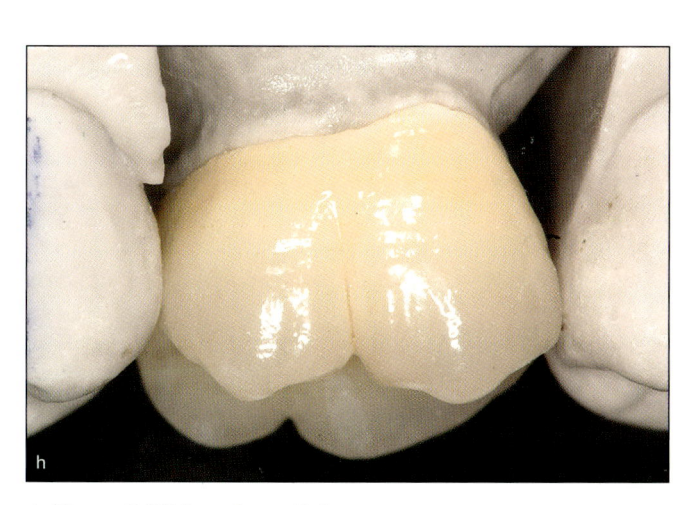

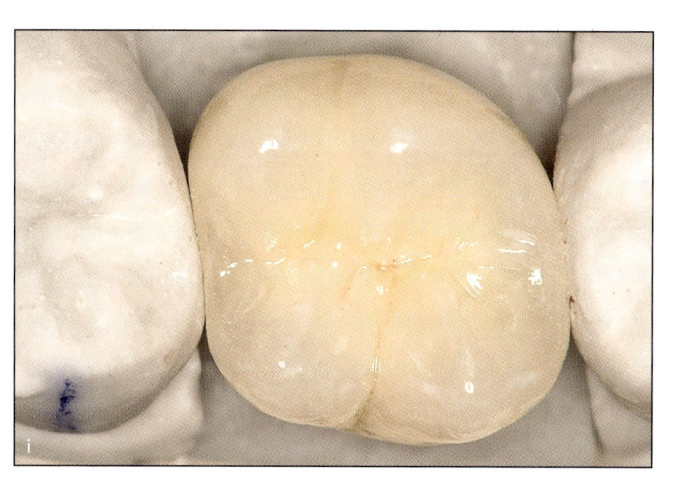

▲ **Figura 9.26 (continuação)**
(h, i) Vista e oclusal da coroa cerâmica (In-Ceram, Vita) após a aplicação da cerâmica de cobertura conferindo adequada morfologia e estética.

TABELA 9.3 TRATAMENTO DA SUPERFÍCIE INTERNA DA RESTAURAÇÃO CERÂMICA PARA TÉCNICA DE CIMENTAÇÃO ADESIVA DE ACORDO COM O SISTEMA CERÂMICO UTILIZADO

TRATAMENTO/ CERÂMICA	JATEAMENTO COM ÓXIDO DE ALUMINÍO	ÁCIDO FLUORÍDRICO	TEMPO	SILANO
In Ceram	Sim	Não	—	Não
ProCera	Não	Não	—	Não
Empress II	Sim	Sim (4 a 5%)	20 seg	Sim

12. HIBRIDIZAÇÃO DO DENTE

Sobre a estrutura dentária remanescente deve ser aplicado ácido fosfórico 35 a 37% durante aproximadamente 15 segundos. Então, o sistema adesivo pode ser aplicado de acordo com as instruções do fabricante e fotopolimerizado por 10 segundos por vestibular e palatino, respectivamente.

13. CIMENTAÇÃO

Para a etapa de cimentação adesiva propriamente dita dos sistemas cerâmicos Procera e In-Ceram, a preferência é pelo emprego de um cimento resinoso dual ou quimicamente ativado específico com grupamentos fosfatados e capacidade adesiva a óxidos metálicos, como o Panavia 21 (Kuraray).

Para o sistema Empress 2, qualquer cimento resinoso dual ou quimicamente ativado pode ser empregado. Para todos os sistemas cerâmicos recém-mencionados, o profissional também pode optar pela técnica de cimentação convencional preferentemente com cimento de ionômero de vidro (Figuras 9.26j e 9.26k).

Caso o profissional opte pela cimentação convencional, as etapas 10 e 12 do "Protocolo clínico" são dispensadas.

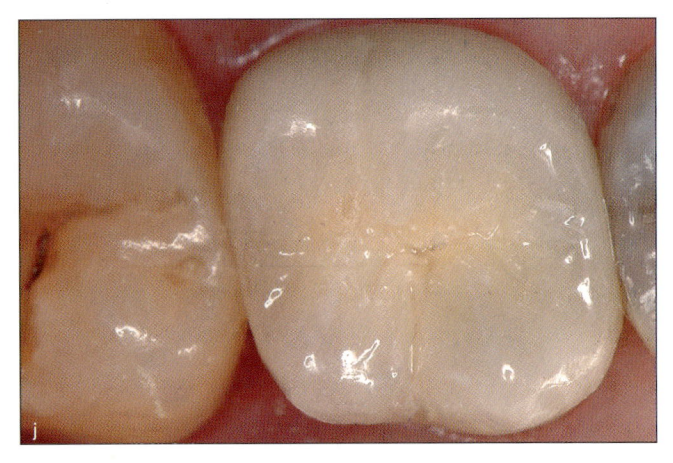

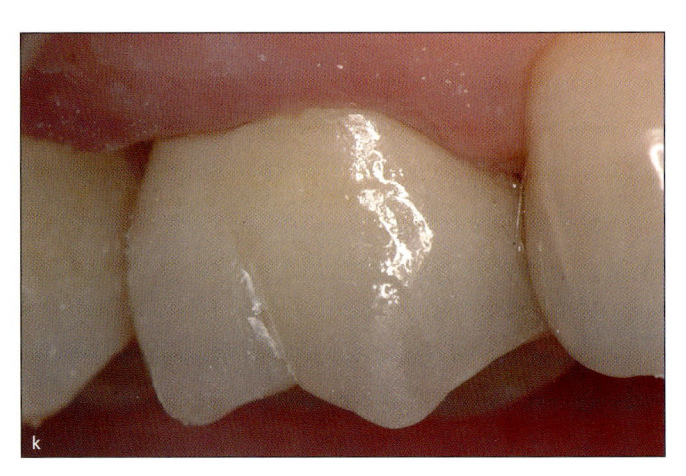

▲ **Figura 9.26 (continuação)**
(j, k) Aspecto por oclusal e vestibular da coroa cerâmica (In-Ceram, Vita) logo após a cimentação. Fase laboratorial realizada pelo TPD Élton Helvig.

EVIDÊNCIA CIENTÍFICA

Os sistemas cerâmicos que permitem a confecção de restaurações unitárias em dentes posteriores livres de metal estão disponíveis no mercado há mais de 10 anos, e isso já permitiu a realização de vários estudos clínicos que dão um razoável suporte científico para seu emprego na prática clínica diária tanto para restaurações parciais quanto totais. Mais estudos, principalmente com maior tempo de acompanhamento, ainda são necessários para a comprovação definitiva de seu desempenho clínico, mas os resultados obtidos até o momento são, na sua maioria, positivos, e muitos estão dispostos na Tabela 9.4.

TABELA 9.4 ESTUDOS CLÍNICOS EMPREGANDO SISTEMAS CERÂMICOS PARA A CONFECÇÃO DE RESTAURAÇÕES PARCIAIS OU TOTAIS EM DENTES POSTERIORES

AUTOR	ANO	MATERIAL/RESTAURAÇÃO	PERÍODO	MÉTODO	% SUCESSO
Manhart et al.[13]	2001	Empress/Inlays	3 anos	USPHS	100 %
Schulz et al.[14]	2003	Mirage/Inlays	6 anos	USPHS	84%
Posselt & Kerschbaum[15]	2003	Cerec/Inlays e Onlays	9 anos	USPHS	95,5%
Van Dijken[4]	2003	Empress/Inlays	5 anos	USPHS	90,4 %
Hayashi et al.[9]	2000	G-Cera Cosmotech II/Inlays	8 anos	USPHS	80%
Molin & Karlsson[16]	2000	Cerec, Mirage, Empress/Inlays	5 anos	CDA	92%
Pröstber et al.[17]	1996	Empress/Overlays	4 anos	USPHS	94%
Fradeani et al.[18]	1997	Empress/Inlays	4,5 anos	USPHS	95,6%
Studer et al.[19]	1998	Empress/Inlays e Onlays	7 anos	USPHS	91,1%
Conceição et al.[20]	2000	Duceram/Inlays e Onlays	4 anos	USPHS	95,5%
Fradeani et al.[21]	1997	Empress/coroa total	5,5 anos	CDA	95,4%
McLaren & White[22]	2000	In-Ceram/coroa total	7 anos	USPHS	94%
Segal et al.[23]	2001	In-Ceram/coroa total	6 anos	USPHS	98,9%
Óden et al.[24]	1998	Procera/coroa total	5 anos	CDA	97%
Odman & Andersson[25]	2001	Procera/coroa total	10 anos	CDA	97,7%

REFERÊNCIAS BIBLIOGRÁFICAS

1. Baratieri LN. Odontologia restauradora-fundamentos e possibilidades. São Paulo: Quintessence; 2001.

2. Dietschi D, Spreafico R. Restaurações adesivas: conceitos atuais para o tratamento estético de dentes posteriores. São Paulo: Quintessence; 1997.

3. Garber DA, Goldstein RE. Porcelain & composite inlays & onlays esthetic posterior restorative. São Paulo: Quintessence; 1994.

4. Van Dijken JW. Resin-modified glass ionomer cement and self-cured resin composite luted ceramic inlays.a 5-year clinical evaluation. Dent Mater 2003; 19(7): 670-4.

5. Conceição EN et al. Dentística: saúde e estética. Porto Alegre: Artmed; 2000.

6. Dietschi D, Magne P, Holz J. Recent trends in esthetic restorations for posterior teeth. Quintess Int 1994; 25(10): 659-77.

7. Barkmeier WW, Cooley RL. Laboratory evaluation of adhesive systems. Operative Dent 1992; Suppl 5: 50-61.

8. Touati B. The evolution of aesthetic restorative materials for inlays and onlays: a review. Int Aesthet Chron 1996; 8(7): 657-66.

9. Hayashi M, Tsuchitani Y, Kawamura Y, Miura M, Takeshige F, Ebisu S. Eigth-year clinical evaluation of fired ceramic inlays. Oper Dent 2000; 25(6): 473-81.

10. Conceição EN, Burnett LH. Overlay de porcelana: uma alternativa para restaurar dentes tratados endodonticamente. Estética Contemporânea 1999; 1: 100-11.

11. Cardoso PEC, Burmann PA, Santos JFF. Preparo dental para restaurações estéticas indiretas inlays,onlays e overlays. In: Cardoso RJA, Gonçalves EAN. Dentística/*Laser*. São Paulo: Artes Médicas; 2001. Cap.11 p.199-214. (Odontologia, Arte Ciência e Técnica – 20º CIOSP; vol 1).

12. Pacheco JFM, Degoes MF. Influência do condicionamento e da aplicação de silano na resistência ao cisalhamento da união porcelana-resina composta [Dissertação]. Piracicaba: Faculdade de Odontologia de Piracicaba, Universidade Estadual de Campinas; 1995.

13. Manhart J, Chen H, Neurer P, Hickel R. Three-year clinical evaluation of composite and ceramic inlays. Am J Dent 2001; 14(2): 95-9.

14. Schulz P, Johansson A, Arvidson K. A retrospective study of mirage ceramic inlays over up to 9 years. Int J Prosthodont 2003; 16(5): 510-4.

15. Posselt A, Kerschbaum T. Longevity of 2328 chairside cerec inlays and onlays. Int J Comput Dent 2003; 6(3): 231-48.

16. Molin M, Karlsson S. A randomized 5-year clinical evaluation of 3 ceramic inlay systems. Int J Prosthodont 2000; 13(3): 194-200.

17. Pröbster L, Ulmer H, Engel E. Four-year survival rate study of Empress restoration. J Dent Res 1996; 59. Abstract 70.

18. Fradeani M, Aquilino A, Bassein L. Longitudinal study of pressed glass-ceramic inlays for four and a half years. J Prosthet Dent 1997; 78: 346-53.

19. Studer S, Lehner C, Schärer P. Seven-year results of leucite-reinforced glass-ceramic inlays and onlays. J Dent Res 1998; 77. Abstract 1375.

20. Dilenburg Á, Conceição EN, Pacheco JF, Wickert P. Avaliação clínica de seis anos de inlays/onlays de porcelana. Revista da Associação Brasileira de Odontologia 2002; 10(1): 48-51.

21. Fradeani M, Aquilino A. Clinical experience with Empress crowns. Int J Prosthodont 1997; 10: 241-7.

22. McLaren EA, White SN. Survival of In-Ceram crowns in a private practice: a prospective clinical trial. J Prosthet Dent 2000; 83(2): 216-22.

23. Segal BS. Retrospective assessment of 546 all-ceram anterior and posterior crowns in a general practice. J Prosthet Dent 2001; 85(6): 544-50.

24. Óden A. Five-year clinical evaluation of Procera AllCeram crowns.J Prosthet Dent 1998; 80(4): 450-5.

25. Odman P, Andersson B. Procera All-Ceram crowns followed for 5 to 10,5 years: a prospective clinical study. J Prosthodont 2001; 14(6): 504-9.

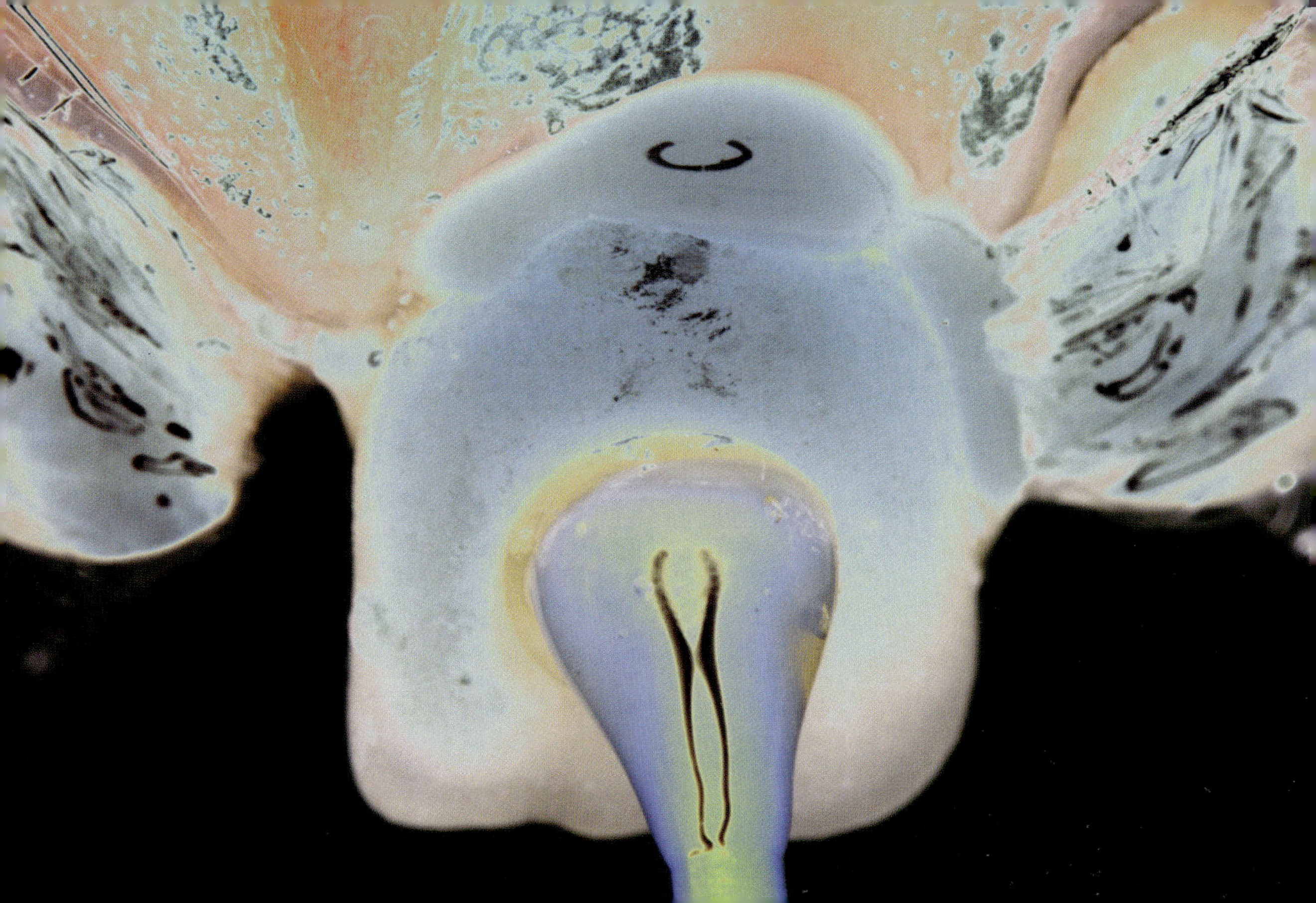

10
APLICAÇÕES CLÍNICAS DOS SISTEMAS CERÂMICOS EM DENTES ANTERIORES

EWERTON NOCCHI CONCEIÇÃO

Alcançar resultados que traduzam sucesso de longo prazo em odontologia estética freqüentemente exige a integração de uma série de fatores que dificilmente ocorre em outras especialidades. Especificamente quando está envolvida a realização de restaurações estéticas em dentes anteriores isso é ainda mais relevante, pois em geral essas situações clínicas propiciam um impacto significativo na auto-estima do cliente, que tem uma elevada expectativa e exigência na obtenção de resultados excelentes com longevidade clínica, porque representam a possibilidade de corrigir alterações de cor, forma e/ou posição dos dentes. Em função disso, a confecção de restaurações com sistemas cerâmicos em dentes anteriores representa uma ótima alternativa de tratamento em muitas dessas situações clínicas devido às suas características de possibilitar a reprodução de aspectos ópticos presentes nos dentes naturais, sua biocompatibilidade e conseqüente integração com o tecido periodontal, elevada resistência e sucesso clínico comprovado por estudos clínicos longitudinais.[1-16]

A capacidade de interpretação e definição da real expectativa do paciente quanto ao resultado do tratamento restaurador estético é muitas vezes difícil, mas é essencial para definir o correto caminho a ser adotado no planejamento e na execução do tratamento. Perceber a importância e estabelecer uma adequada forma de comunicação com o ceramista que irá confeccionar as restaurações cerâmicas é também essencial. Finalmente, ter uma visão multidisciplinar e, muitas vezes, envolver profissionais de outras especialidades é importante para finalizar o planejamento e principalmente para realizar as diferentes etapas de forma adequada e integrada. Normalmente, quando nos referimos às restaurações cerâmicas, os pacientes e muitos profissionais ainda associam, no primeiro momento, à realização de coroas totais metalocerâmicas. Entretanto, devido à significativa evolução dos sistemas cerâmicos e adesivos ocorreu um aumento relevante das possibilidades de indicações clínicas para as restaurações cerâmicas, tanto em dentes posteriores quanto anteriores. Na execução de coroa total, para favorecer o resultado estético na região cervical ou a integração com o tecido periodontal, inicialmente foi sugerido o uso de redução da infra-estrutura metálica e o emprego de cerâmica de ombro. Posteriormente, com a introdução dos sistemas cerâmicos reforçados, ou até mesmo da cerâmica feldspática em determinadas situações clínicas, tornou-se possível confeccionar coroa total em cerâmica pura ou livre de metal em dentes anteriores (ver Capítulo 8). Se for adicionada a isso a evolução dos sistemas adesivos e o melhor entendimento quanto ao comportamento biomecânico dos dentes naturais, particularmente daqueles restaurados com sistemas cerâmicos, pode-se perceber o quanto aumentou a quantidade de situações clínicas que podem ser resolvidas com esses materiais, proporcionando excelente expectativa funcional e estética a longo prazo.[13,17] O objetivo deste capítulo é discutir algumas questões relativas ao diagnóstico e outras que interferem em decisões clínicas que o profissional tem que tomar quando da realização de restaurações cerâmicas em dentes anteriores, tanto parciais quanto totais. Também será apresentado um protocolo clínico detalhado para confeccionar restaurações com sistemas cerâmicos em dentes anteriores.

DIAGNÓSTICO

QUANDO INDICAR UMA RESTAURAÇÃO DE CERÂMICA EM DENTE ANTERIOR?

Como para qualquer outro tipo de opção restauradora, a indicação de restaurações cerâmicas em dentes anteriores deve estar inserida em um planejamento e em uma atuação que contemplem a promoção e manutenção de saúde bucal do cliente. Normalmente, seu uso está vinculado à necessidade de restaurar áreas amplas dos dentes anteriores e à busca de excelência estética a longo prazo. É também interessante relembrar que os sistemas cerâmicos podem ser empregados para confeccionar tanto restaurações totais quanto parciais nos dentes anteriores. Atualmente, a indicação de coroa total está praticamente limitada à substituição de antigas coroas metalocerâmicas, metaloplásticas ou mesmo cerâmicas deficientes e em dentes com significativa perda dental por traumatismo ou lesão de cárie onde não seja mais possível confeccionar um laminado de cerâmica. Isso porque, devido ao compromisso de "restaurar preservando", sempre que possível deve-se utilizar uma técnica restauradora que permita minimizar a remoção de tecido dentário hígido. Então, as demais alterações referentes à cor, forma e/ou posição devem ser preferencialmente tratadas com restaurações cerâmicas parciais ou laminados, ou ainda com medidas mais conservadoras, como o uso de compósito direto ou clareamento dental. Dentre essas alterações, estão dentes com manchamento por tetraciclina grau 3 ou 4, dentes com alteração de cor que não responderam favoravelmente ao clareamento dental, fraturas dentais amplas, dentes com defeito de formação, dentes conóides, dentes com extensa perda do esmalte por erosão, dentes que necessitam de alongamento incisal e redução ou fechamento de diastemas quando outra alteração estiver também presente. Portanto, sempre que o profissional decidir restaurar dentes com alterações de cor, forma e/ou posição, o uso de cerâmica em anteriores pode ser considerado (Figuras 10.1 a 10.6).

QUAL É A CONDIÇÃO DO DENTE ANTERIOR A SER RESTAURADO?

Essa observação é fundamental para que o profissional possa optar pelo material e pela técnica a serem utilizados para restauração de determinado dente anterior. Particularmente para as restaurações cerâmicas, quanto maior o envolvimento de perda de estrutura dentária, de presença de restaurações antigas de compósito, de alteração de posição do dente no arco e de severidade de escurecimento dental, mais abrangente será o preparo e mais resistente deverá ser o sistema cerâmico selecionado. Então, caso o profissional opte pela realização de restauração de cerâmica, deve primeiramente diagnosticar se o dente é vital ou tratado endodonticamente e a extensão da perda dental coronária, pois isso poderá determinar a necessidade de empregar pino intra-radicular ou não e se o mais indicado é uma restauração parcial ou total. Se o dente a ser restaurado apresenta perda de tecido dentário coronário maior do que 50% e necessita receber ou já tem tratamento endodôntico, a indicação prévia de um pino intra-radicular deve ser considerada tanto para restaurações cerâmicas totais quanto parciais (ver Capítulo 7). Outro aspecto a ser avaliado é se existem restaurações de compósito, em que quantidade e extensão e se elas estão satisfatórias, porque isso poderá induzir a sua remoção ou manutenção das mesmas durante a fase de preparo. Quando o dente anterior a ser restaurado possui restaurações amplas de compósito deficientes, o clínico pode eliminá-las deixando os limites do preparo em superfície dentária hígida. Outra possibilidade é substituí-las por novas restaurações de compósito e ter uma interface cerâmica/compósito em alguns pontos do laminado de porcelana, por exemplo. Essa situação pode ocorrer mais comumente quando há a presença de restaurações tipo III. O uso de compósito direto para construir um núcleo parcial sob restauração total cerâmica é bastante freqüente. O profissional deve considerar que a cerâmica apresenta propriedades físicas como módulo de elasticidade, coeficiente de expansão térmica linear e resistência próximas às do esmalte dental e que o compósito possui valores mais aproximados aos da dentina.[13]

O grau de escurecimento dental ou eventualmente do pino intra-radicular/núcleo também poderá influenciar diretamente na seleção do tipo de preparo e sistema cerâmico. Quanto maior o desafio, ou seja, maior a necessidade de mascarar a influência de um fundo escuro, mais opaca deve ser a infra-estrutura cerâmica e maior deve ser o desgaste axial do dente, por exemplo. Ainda outros fatores devem ser avaliados em conjunto, como a oclusão, a expectativa do cliente e o custo, dentre outros, mas, sem dúvida, a condição do dente em si tem uma relevância significativa.

✓ DICA CLÍNICA

O melhor material para substituir esmalte é a cerâmica, e o mais adequado para substituir dentina é o compósito.

RESTAURAÇÕES ESTÉTICAS | 253

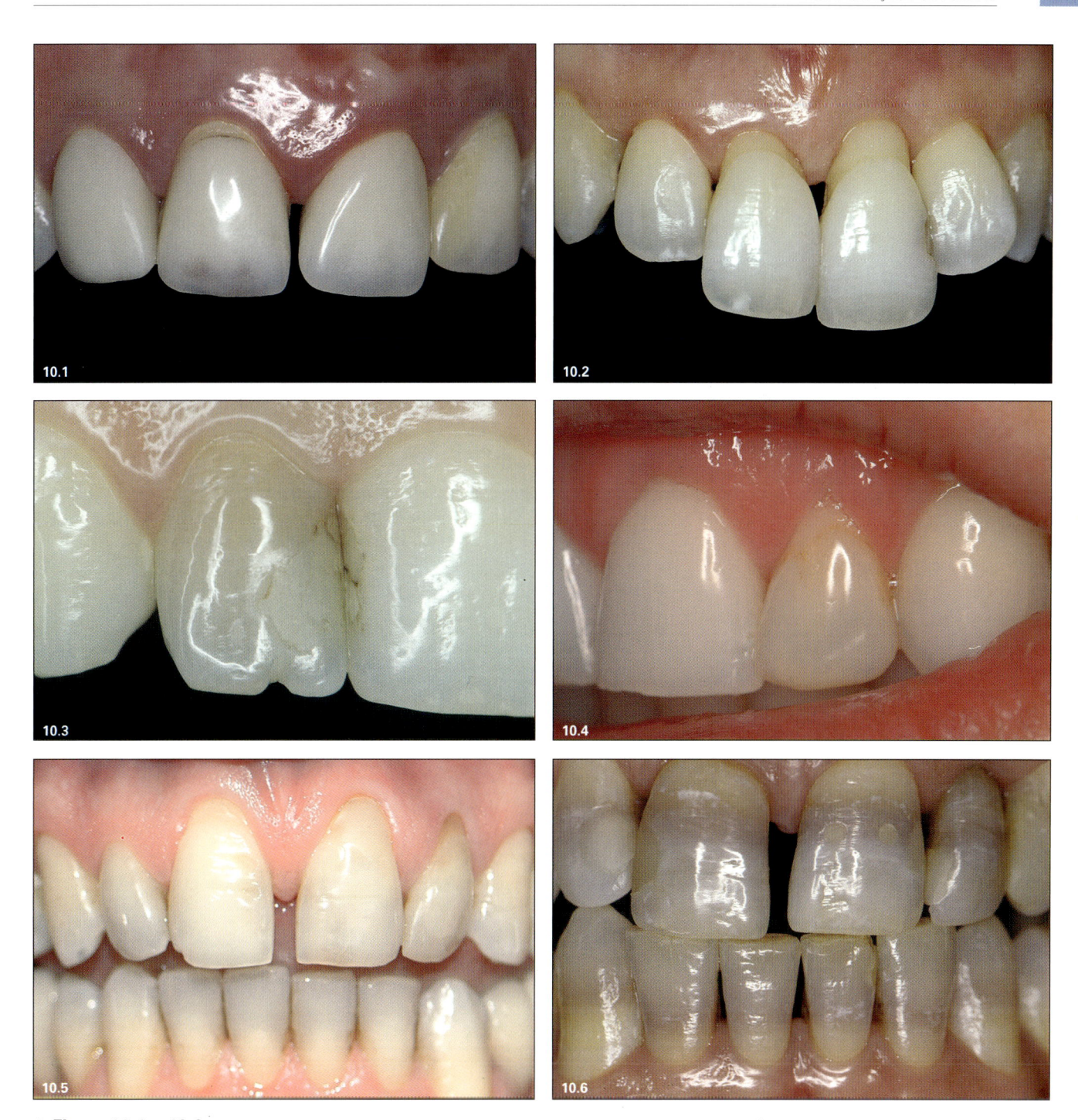

▲ **Figura 10.1 a 10.6**
Pacientes apresentando diferentes alterações estéticas, tais como coroas defeituosas, má posição dentária, alteração de cor por traumatismo e restaurações deficientes, diastema, envolvendo um ou vários dentes, e manchamento dental por tetraciclina que podem ser tratadas com laminados ou coroas cerâmicas.

COMO É A MACROESTÉTICA DO PACIENTE?

Pela acentuada importância que o aspecto dos dentes anteriores, em especial os superiores, tem na aparência estética, é muito importante que o profissional observe atentamente a condição de macroestética antes de analisar os aspectos relacionados à microestética propriamente dita. Na maioria das universidades e cursos tem sido dada demasiada atenção aos fatores relacionados somente ao dente e negligenciados aspectos mais amplos e vinculados ao paciente, que têm influência decisiva no conjunto e, por conseqüência, na aparência estética do sorriso. Esse pode ser um grande diferencial entre os profissionais, visto que aquele que realizar adequadamente essa etapa de diagnóstico e planejamento certamente terá melhores condições para executar uma restauração com ótimo resultado funcional e estético. Dentro dos aspectos de macroestética, deve-se considerar os relacionados à face, ao periodonto e à visão dos dentes em grupo (ver Capítulo 2). A detecção de eventuais alterações de contorno gengival e alinhamento dental, dentre outros detalhes da macroestética, pode determinar a indicação de tratamento específico previamente à confecção da restauração cerâmica. Isso deve ser conduzido com bom senso e em conjunto com o paciente, pois se o mesmo apresenta linha de sorriso baixa e/ou mínima expectativa estética, talvez essas medidas adicionais não sejam necessárias, por exemplo.

QUAL É A EXPECTATIVA E O OBJETIVO DO PACIENTE QUANTO AO TRATAMENTO RESTAURADOR ESTÉTICO COM CERÂMICA?

Mais do que em qualquer outra alternativa de tratamento restaurador proposto, a realização de uma análise estética prévia, como descrita no Capítulo 2, é importante para diagnosticar e ter elementos para conversar com o paciente antes do planejamento e da realização de tratamento restaurador estético. É essencial que o profissional consiga estabelecer uma forma de comunicação adequada; imagens, modelos e principalmente encerramento de diagnóstico auxiliam o paciente a "visualizar" o resultado e principalmente discutir com o profissional as limitações e os aspectos positivos do tratamento proposto. Isso é ainda mais relevante se a confecção de várias restaurações estiver envolvida com influência significativa na aparência estética do sorriso. Essa abordagem clínica faz com que o resultado do tratamento se torne previsível, ou seja, que a subjetividade na informação dos objetivos do paciente que, freqüentemente pode ser um fator complicador no êxito do tratamento, possa ser eliminada. Assim, é minimizada a possibilidade de frustração tanto do paciente quanto do profissional.

COMO É A OCLUSÃO DO PACIENTE?

Esse é um aspecto muito importante, pois é fundamental que a restauração de cerâmica no dente anterior esteja em equilíbrio com a dinâmica de oclusão, ou seja, estável em máxima intercuspidação habitual e mantendo ou restabelecendo a guia anterior de desoclusão e/ou guia canina responsável por conduzir os movimentos excursivos. Devido a sua característica de rigidez, a cerâmica, especialmente em uma restauração adesiva, representa a melhor opção para reproduzir o esmalte. Em outras palavras, os dentes restaurados com cerâmica de forma adesiva devem ser tratados como dentes naturais e, por isso, podem desempenhar a função de reproduzir a guia anterior e/ou lateral de desoclusão.[13]

Outro aspecto que é importante de ser diagnosticado nesse momento é o trespasse vertical e horizontal entre o dente anterior superior e o inferior. Quanto maior for o trespasse vertical e menor o horizontal, mais difícil será a etapa de preparo para manter uma espessura adequada de cerâmica e uma correta localização da margem do preparo na região palatina de incisivos ou caninos superiores, por exemplo. Uma descrição detalhada dos aspectos que necessitam ser observados durante a etapa de preparo dos dentes para receber restaurações cerâmicas em dentes anteriores será apresentada no item "Protocolo clínico".

✗ DECISÃO CLÍNICA

QUANDO INDICAR UM PREPARO PARCIAL OU TOTAL PARA CONFECCIONAR UMA RESTAURAÇÃO CERÂMICA EM DENTE ANTERIOR?

Em função do avanço dos sistemas adesivos e cerâmicos, atualmente o profissional deve priorizar a alternativa de confeccionar restaurações parciais de cerâmica ao invés das totais. Então, quando houver a possibilidade de manter estrutura dentária coronária hígida, mesmo que em pequena extensão, essa é a melhor alternativa, porque, empregando cerâmica em espessura uniforme e com um preparo prévio adequado, é possível devolver a resistência à fratura do dente íntegro, ou seja, propiciar um comportamento biomecânico similar quando da cimentação adesiva de restaurações parciais ou laminados cerâmicos.[18] O raciocínio na indicação de um laminado de cerâmica começa pela possibilidade de envolver somente a superfície vestibular. Passa pela necessidade de envolver superfície ou superfícies proximais quando elas apresentam restaurações antigas deficientes e/ou fratura, por exemplo. Pode também determinar redução incisal e envolvimento da superfície palatina quando a condição da oclusão recomendar, se alterações nessa superfície estiverem presentes, para facilitar a adaptação do laminado, favorecer o resultado estético e aumentar a resistência na região incisal.

QUAL DEVE SER O LIMITE CERVICAL DO PREPARO?

Fundamentalmente dois aspectos irão determinar a localização da margem cervical do preparo por vestibular: a linha do sorriso do paciente e a cor do dente a ser restaurado. Sempre que possível, a linha de término do preparo na região cervical vestibular deve estar localizada supragengivalmente ou, no máximo, no limite gengival.[18,19] Isso facilita as etapas de preparo, moldagem, cimentação e manutenção de higiene por parte do paciente. Quando o profissional realiza o preparo, parcial ou total, em pacientes com pouca ou nenhuma alteração de cor, o preparo pode atender a essa sugestão independentemente da altura da linha de sorriso do paciente (Figura 10.7). No entanto, quando o dente apresentar severa alteração de cor, a linha de término cervical deve ser posicionada intra-sulcularmente, em torno de 0,3 a 0,5 mm, mesmo que a linha de sorriso seja baixa, pois normalmente quando o paciente realiza esse tipo de procedimento ele tem a expectativa de não detectar a transição dente/restauração, mesmo que para isso tenha que retrair ou levantar o lábio (Figura 10.8). De outro lado, quando a linha de sorriso é alta, até mesmo situações de discreta alteração de cor podem exigir a necessidade de posicionar a linha de término subgengivalmente. Enfim, como o nível de exigência e a expectativa estética do cliente são geralmente muito elevados nesse tipo de procedimento, uma análise cuidadosa e o esclarecimento do resultado final com o paciente são essenciais para definir o posicionamento da margem cervical do preparo por vestibular. Quanto à superfície palatina, é recomendável posicionar o limite do preparo no terço incisal ou cervical do dente e evitar o terço médio da face palatina, que representa a área de maior tensão quando o dente está em função e, portanto, pode oferecer maior risco de fratura.[13] Outra recomendação importante é a de evitar posicionar o limite do preparo em área de contato cêntrico com o dente antagonista, pois representa um maior desafio para a restauração na linha de transição dente/cerâmica, podendo acarretar desgaste precoce do cimento resinoso e fratura da borda cerâmica da restauração. Portanto, os contatos cêntricos devem estar localizados integralmente em dente ou cerâmica. Na superfície palatina o limite cervical do preparo pode estar localizado supragengivalmente já que não há uma exigência estética mais significativa.

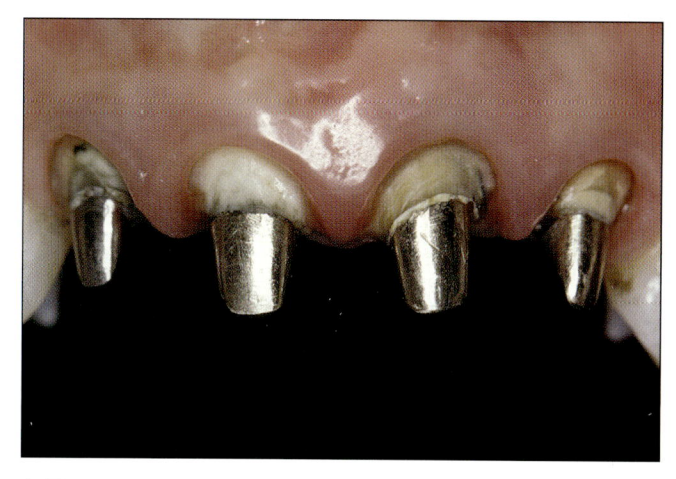

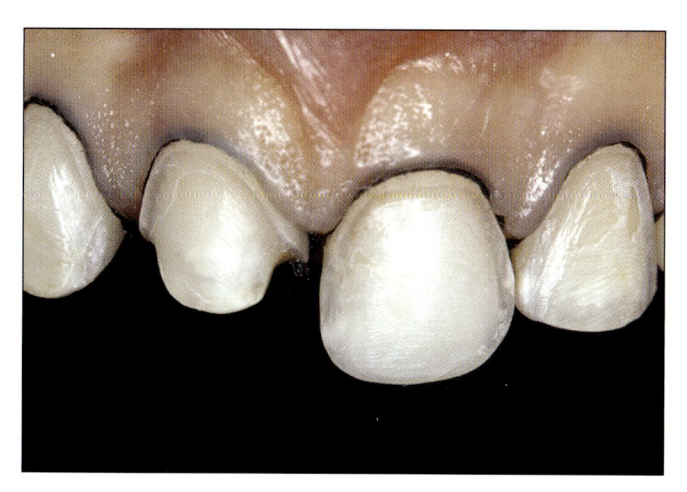

▲ **Figura 10.8**
Incisivos superiores com pinos intra-radiculares metálicos preparados para coroa total cerâmica com a margem cervical posicionada cerca de 0,5 mm intra-sulcular.

▲ **Figura 10.7**
Dentes preparados para receber restaurações cerâmicas sem alteração significativa de cor, com a margem cervical localizada supragengivalmente.

É PRECISO ROMPER PONTO DE CONTATO INTERPROXIMAL NO PREPARO PARA RESTAURAÇÃO PARCIAL OU LAMINADO DE CERÂMICA EM DENTE ANTERIOR?

Sim. Esse é um requisito importantíssimo e deve ser bem-absorvido pelo profissional. Se, de um lado, é necessário buscar a máxima preservação tecidual durante a etapa de preparo do dente, por outro, é essencial entender que todo procedimento indireto, em especial com os laminados de cerâmica, exige a obtenção de um adequado modelo para permitir a confecção de uma restauração com qualidades de adaptação e estética. Caso o clínico negligencie essa etapa e não rompa os pontos de contato interproximais, haverá grande dificuldade no procedimento de moldagem e posterior construção da restauração.[13] Provavelmente no momento da remoção do molde da boca do paciente, o material de moldagem irá romper justamente na linha de término do preparo na superfície proximal, e isso implicará a imprecisão de registro dessa área fundamental do preparo para obter correta adaptação da restauração cerâmica. Outra dificuldade é não "esconder" a linha de transição dente/laminado cerâmico na região interproximal, que está provavelmente localizada muito para vestibular e pode eventualmente ser visualizada por uma observação lateral, comprometendo o resultado estético. Outras considerações são a obtenção de adequado contato interproximal, correto acabamento do laminado cerâmico nessa região e reprodução do perfil de emergência anatômico na área interproximal, que somente são possíveis de serem executados se o contato interproximal tiver sido previamente rompido.

QUANDO FOR NECESSÁRIO INDICAR UM PINO INTRA-RADICULAR EM DENTE TRATADO ENDODONTICAMENTE, QUAL SELECIONAR?

De modo geral, a nossa preferência é pela indicação de pinos diretos flexíveis, ou seja, de fibra de vidro ou carbono. Quando o profissional for executar um laminado de cerâmica ou empregar um sistema cerâmico de vidro ceramizado para confeccionar uma restauração tipo coroa total, optar pelo pino de fibra de vidro é uma boa escolha visto que ele é claro e as cerâmicas empregadas nessas situações clínicas são bastante translúcidas. Desse modo, um adequado resultado estético pode ser obtido mais facilmente pelo ceramista. Por sua vez, se for indicada uma restauração cerâmica com infra-estrutura em alumina ou até mesmo metálica, o profissional pode escolher entre um pino de fibra de vidro ou carbono conforme sua preferência, pois o pino não exercerá influência sobre o resultado estético da restauração, já que a infra-estrutura opaca bloqueia o efeito da cor do pino sobre a restauração cerâmica. Essa questão está detalhada no Capítulo 7.

QUAL TIPO DE SISTEMA CERÂMICO INDICAR?

Para tomar essa decisão, o profissional deve inicialmente definir qual tipo de preparo, e conseqüente restauração, será confeccionado, se parcial ou total. Como os laminados cerâmicos são restaurações parciais, devem ser sempre associados aos sistemas adesivos para obter adequada retenção. Portanto, as cerâmicas feldspáticas ou de vidro ceramizado, como o Empress 2, são as preferenciais para esse tipo de restauração por permitirem a possibilidade de condicionamento da superfície interna da restauração com ácido fluorídrico, criando microrretenções e, assim, propiciando maior capacidade de união ao substrato dentário. Os sistemas cerâmicos que empregam uma infra-estrutura de alumina ou zircônio, como o Procera ou In-Ceram, não aceitam esse tipo de condicionamento com ácido fluorídrico e dependem da utilização de cimentos resinosos com grupamentos fosfatados para alcançar uma satisfatória resistência de união dente/restauração. Em função disso, esses sistemas cerâmicos também exigem a realização de um preparo para laminado que envolva recobrimento incisal e parte da região palatina para auxiliar na estabilidade e retenção da restauração.

Para a confecção de coroas totais, a seleção do sistema cerâmico está diretamente vinculada à resistência e característica óptica da infra-estrutura. Com o intuito de alcançar melhor condição quanto à resistência da restauração, a preferência recai sobre os sistemas cerâmicos reforçados com alto conteúdo de alumina (Procera), infiltrada de vidro (In-Ceram) ou vidro ceramizado (Empress 2). Quanto ao comportamento óptico da restauração de cerâmica, quando houver um pino intra-radicular metálico ou o dente apresentar alteração severa de cor, a preferência de indicação são os sistemas cerâmicos com infra-estrutura mais opaca, ou seja, com alumina, como os sistemas Procera ou In-Ceram (Figuras 10.9a a 10.10c). Se o dente não apresentar acentuada alteração de cor ou possuir um pino intra-radi-

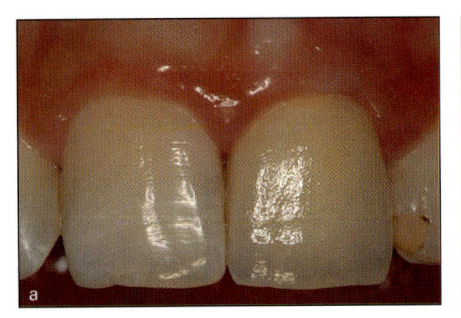

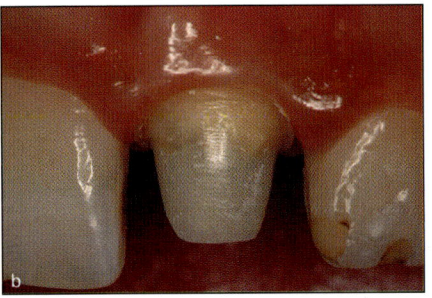

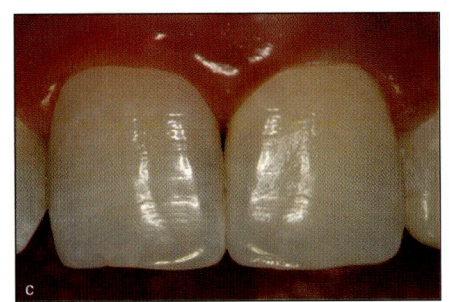

▲ **Figura 10.9**
(a) Dente 21 com coroa metalocerâmica deficiente quanto à cor.
(b) Após remoção da restauração antiga, preparo realizado para coroa total cerâmica.
(c) Aspecto do dente 21 com coroa cerâmica com alto conteúdo de alumina (Procera, Nobel Biocare). Observar que o dente 22 foi restaurado com compósito direto.

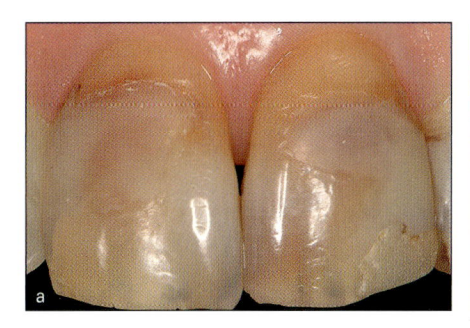

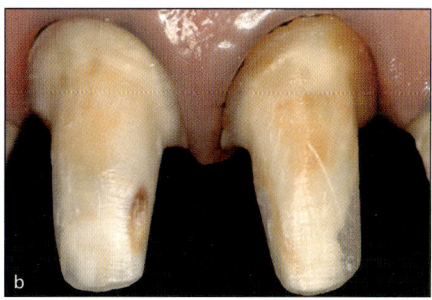

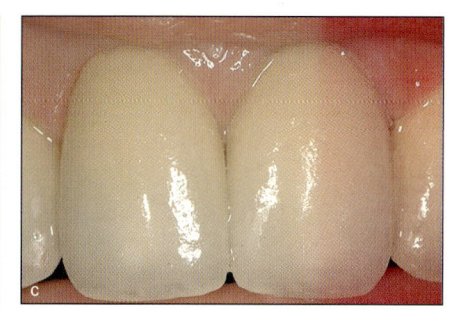

▲ **Figura 10.10**
(a) Incisivos centrais superiores com severa alteração de cor e restaurações deficientes.
(b) Preparos para coroas totais cerâmicas executados. Notar a presença de adequada redução axial e ângulos arredondados.
(c) Vista das coroas cerâmicas de infiltrado de vidro (In-Ceram,Vita) cimentadas.

cular estético, o uso do sistema cerâmico de vidro ceramizado (Empress 2, por exemplo) representa uma opção favorável (Figuras 10.11a a 10.11h). Desde que haja a possibilidade de realizar um preparo para coroa total com adequado espaço, um ótimo resultado tanto do ponto de vista funcional quanto estético também pode ser alcançado com uma restauração metalo-cerâmica com ombro vestibular em cerâmica. Portanto, é essencial considerar que cada sistema cerâmico tem um melhor potencial estético para determinadas situações clínicas. Então, desde que haja um esforço no sentido de planejar o procedimento restaurador, executar um preparo adequado, estabelecer uma boa comunicação dentista/ceramista e construir uma restauração em laboratório corretamente, um excelente resultado clínico po-

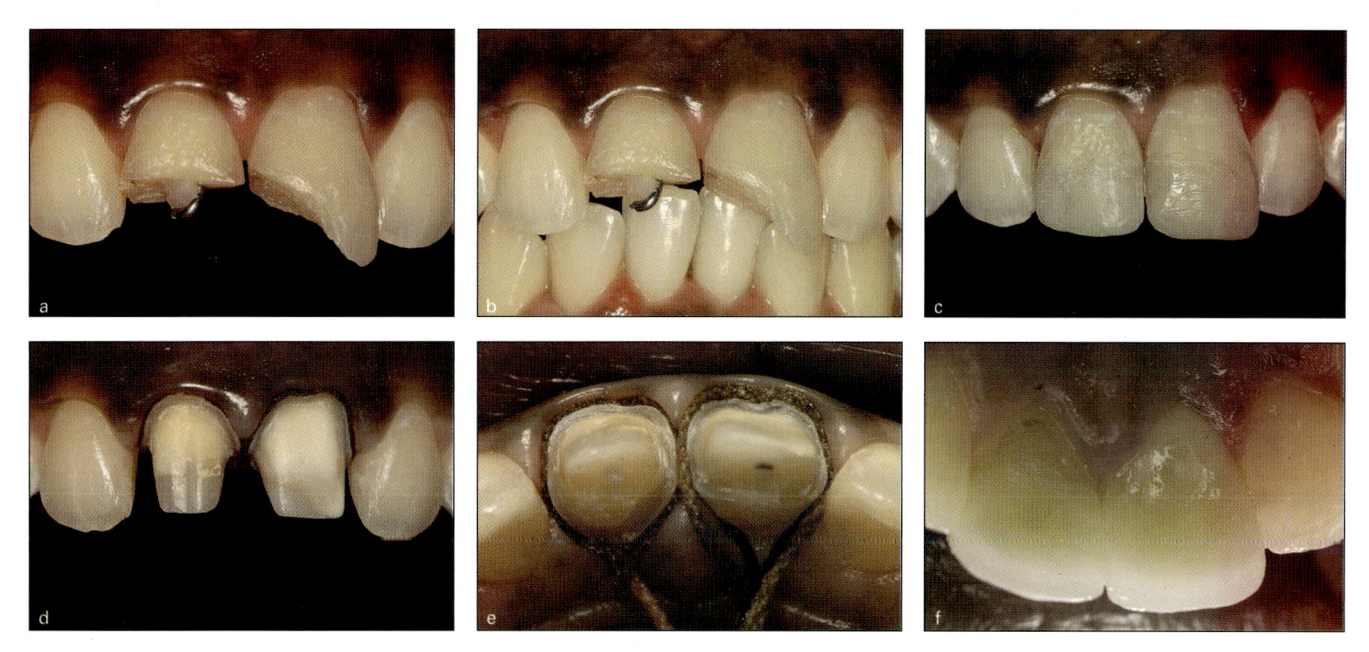

▲ **Figura 10.11**
(a) Fratura dos incisivos centrais superiores tratados endodonticamente. Observar que havia amplas restaurações de compósito e um "pino" no dente 11.
(b) Verificação da oclusão em que se percebe a possível necessidade de reduzir um pouco o incisivo inferior para permitir a obtenção de espaço adequado na região palatina do incisivo superior, que deve ser de pelo menos 1 mm.
(c) Restaurações provisórias de compósito direto confeccionadas após a instalação de pinos intra-radiculares de fibra de vidro nos dentes 11 e 21.
(d) Aspecto por vestibular dos dentes 11 e 21 preparados para receber coroas cerâmicas.
(e) Vista por incisal dos dentes preparados e após posicionamento dos fios para afastamento gengival previamente à realização da moldagem.
(f) Aspecto por palatino das restaurações cerâmicas cimentadas. O término cervical do dente 21 ficou na altura do cíngulo e supragengival, enquanto que, no dente 11, está no limte gengival.

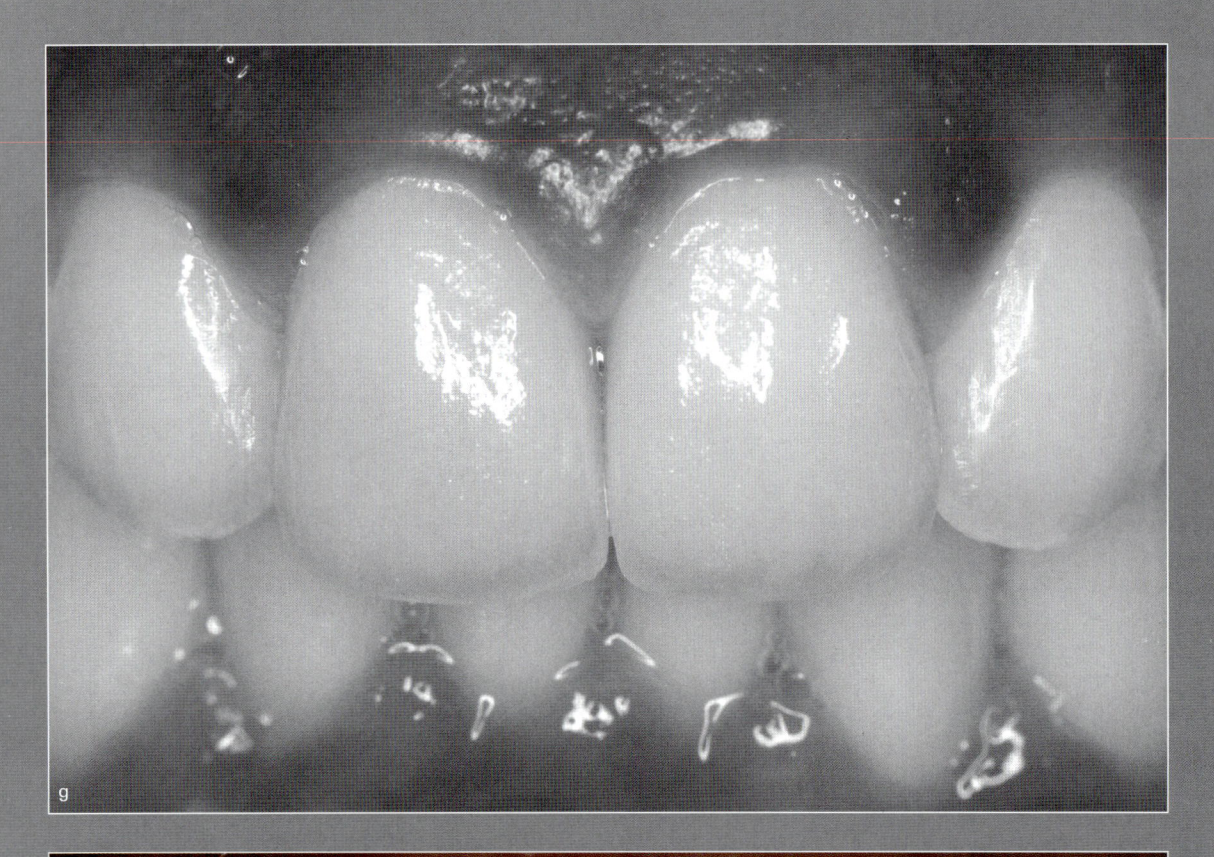

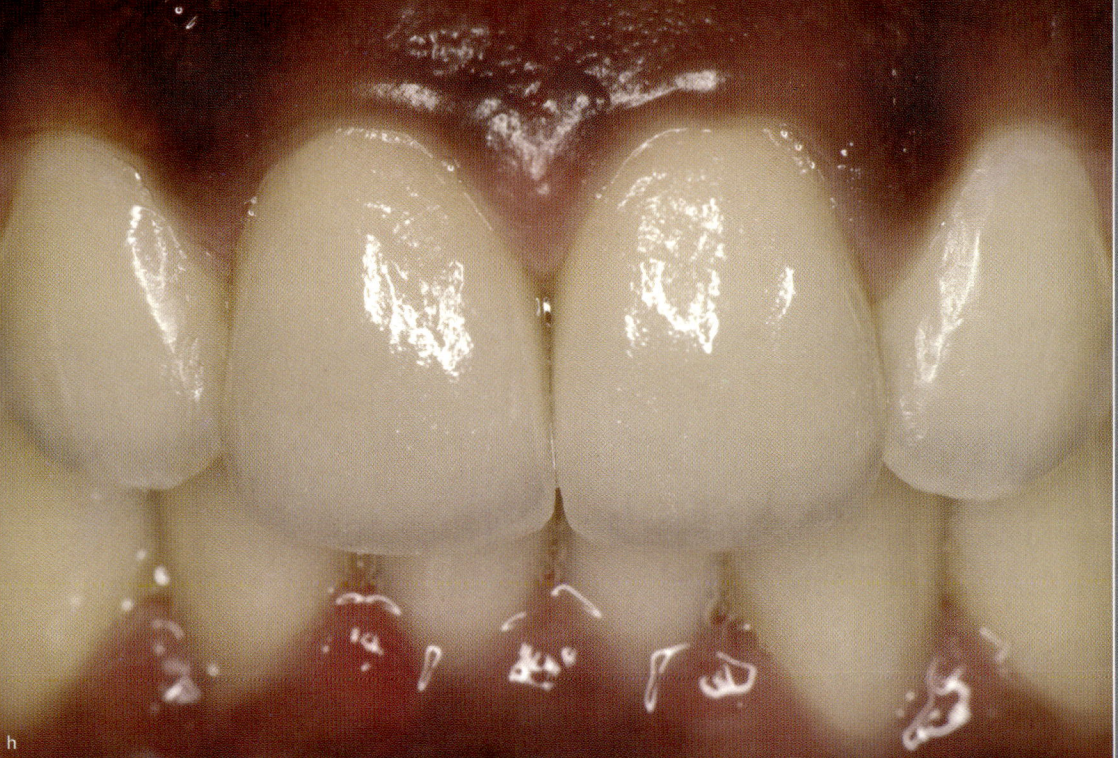

▲ **Figura 10.11** (continuação)
(g e h) Coroas de cerâmica de vidro ceramizado (Empress 2, Ivoclar Vivadent) cimentadas nos dentes 11 e 21. Notar o ótimo resultado estético obtido.

de ser obtido com qualquer sistema cerâmico ou até metalocerâmico. Em outras palavras, o dentista não deve ficar vinculado a um determinado sistema, acreditando que ele será o responsável pelo seu sucesso em todos os casos clínicos. Conhecer as características de cada sistema cerâmico auxilia a melhor indicação de cada um deles para as diferentes situações clínicas, facilitando muitas vezes a obtenção de melhores resultados.

QUAL TÉCNICA DE CIMENTAÇÃO UTILIZAR, ADESIVA OU CONVENCIONAL?

Nossa preferência é pela utilização da técnica de cimentação adesiva pela possibilidade de reforçar a estrutura dentária remanescente e propiciar melhor selamento marginal. Nos laminados de cerâmica, essa é a única alternativa, pois o procedimento adesivo também atua como forma de retenção e principalmente para possibilitar um comportamento biomecânico do dente restaurado similar ao do dente hígido. A união e o "reforço" encontrados nos dentes naturais entre a dentina e o esmalte pela junção amelodentinária podem ser reproduzidos entre o dente e a cerâmica pelo sistema adesivo. Ainda nas restaurações totais, a preferência continua a ser a cimentação adesiva pelas mesmas razões citadas anteriormente. Em particular nos dentes anteriores, é mais fácil obter condições favoráveis de acesso e controle de umidade do campo operatório para realizar a cimentação adesiva de modo adequado. No entanto, também é verdade que essa técnica exige mais tempo e cuidado por parte do profissional na sua execução comparativamente à técnica de cimentação convencional. Os sistemas cerâmicos reforçados e uma restauração metalocerâmica permitem a opção para o profissional de escolher a técnica de cimentação convencional. Embora não seja a nossa escolha preferencial, ela pode ser empregada e pode ser uma boa alternativa quando várias coroas totais forem cimentadas simultaneamente, obtendo um ganho de tempo clínico, ou caso o profissional realmente prefira essa opção. Nesse caso, o cimento de ionômero de vidro resinoso nos parece a melhor escolha. Uma consideração importante diz respeito à sensibilidade pós-operatória, que é muito menos freqüente quando utilizada a cimentação convencional. Para minimizar essa ocorrência quando do emprego da técnica de cimentação adesiva, um selamento da dentina ou pré-hibridização do dente, logo após o preparo, pode ser indicado. Uma novidade bastante promissora é o surgimento de cimento resinoso autocondicionante (Unicem, 3M ESPE) que, além de simplificar a técnica de cimentação, parece minimizar significativamente a ocorrência de sensibilidade pós-operatória.

PROTOCOLO CLÍNICO

LAMINADO CERÂMICO

Primeira sessão clínica

1. ANÁLISE ESTÉTICA E ENCERAMENTO DE DIAGNÓSTICO

Em qualquer tratamento restaurador, a etapa de diagnóstico e planejamento é essencial e faz a diferença entre um profissional e outro. Particularmente para a confecção de laminado(s) de cerâmica, essa etapa é ainda mais imprescindível, porque esse é um tipo de procedimento restaurador estético que apresenta uma grande condição de "transformar" o sorriso de modo significativo e, portanto, também gera uma enorme expectativa e exigência estética por parte do cliente. Com freqüência, quando indicada a realização de laminado de cerâmica, restaurações múltiplas necessitam ser confeccionadas, mas ainda que seja uma restauração unitária, o seu potencial estético é elevado. A realização de uma análise estética, como já apresentada no Capítulo 2, fornece elementos para um melhor diagnóstico da macro e microestética que compõem o sorriso e certamente favorecem o planejamento restaurador estético. Negligenciar essa etapa é perder a oportunidade de detectar alterações que podem comprometer ou limitar o resultado estético do(s) laminado(s) de cerâmica. Especialmente quando restaurações múltiplas estiverem indicadas, a execução de enceramento de diagnóstico permite ao profissional visualizar, experimentar e corrigir a forma e proporção das futuras restaurações, buscando o melhor arranjo estético e funcional (Figuras 10.12a a 10.12c). Além disso, como já comentado no Capítulo 1, é um excelente meio de comunicação com o paciente para que ele possa visualizar e entender melhor a modificação em seu sorriso que pode ser propiciada com o tratamento restaurador. É importante lembrar que a melhor forma de estabelecer comunicação com o paciente é a forma visual, visto que no máximo 40% do que se fala é realmente entendido e retido pelo paciente. Além disso, é possível confeccionar moldes de silicona sobre o modelo de gesso com enceramento de diagnóstico e recortá-los no sentido mésio-distal ou vestibulolingual para servirem como guia de verificação quanto ao correto desgaste

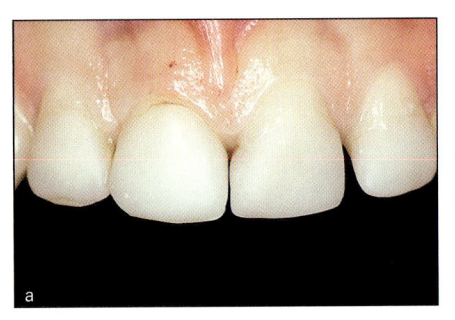

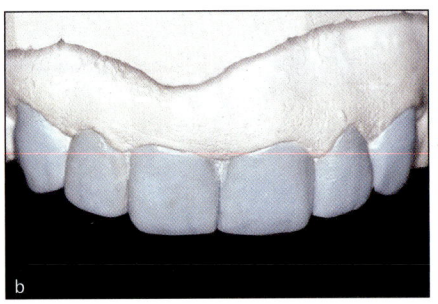

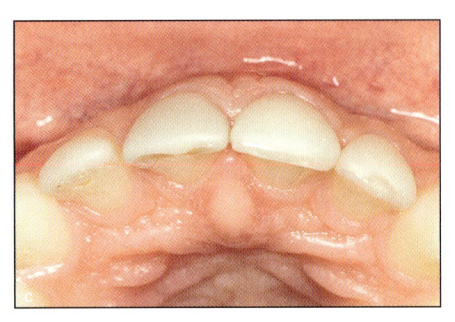

▲ Figura 10.12
(a) Paciente apresentando restaurações antigas de compósito monocromáticas, diastema e alteração de contorno gengival no dente 11.
(b) Enceramento de diagnóstico realizado para permitir a verificação das possibilidades de estabelecer novo contorno dentário e auxiliar na comunicação com o paciente.
(c) Aspecto por incisal em que se percebe a presença das restaurações de compósito deficientes nos incisivos superiores e perda de tecido na palatina do dente 11.

ou preparo do dente. Outra função desse molde pode ser auxiliar na elaboração dos provisórios como será comentado posteriormente.

Segunda sessão clínica

2. ANESTESIA

O profissional pode iniciar por esta etapa clínica para agilizar o procedimento.

3. VERIFICAÇÃO DOS CONTATOS OCLUSAIS

Verificar os contatos oclusais em máxima intercuspidação habitual, movimentos de lateralidade e protrusão. Especial atenção deve ser dispensada para determinar as guias de desoclusão anterior e lateral, que devem ser preservadas ou muitas vezes estabelecidas pelos laminados de cerâmica. A verificação do contato cêntrico em máxima intercuspidação habitual é importante para planejar a localização do limite do preparo na região palatina dos dentes superiores, ou seja, para evitar que ocorram contatos exatamente na linha de transição dente/laminado cerâmico (Figura 10.12d).

4. PREPARO DO DENTE

Os princípios básicos de preparo do dente para receber um laminado de porcelana incluem a possibilidade de alcançar excelente adaptação marginal por meio da definição das margens cervical, proximal, incisal e palatina em alguns casos, obter maior resistência da cerâmica em função de espessura uniforme do preparo e conseqüentemente do laminado, minimizar concentração de tensões e favorecer adaptação devido à presença de ângulos arredondados. O profissional pode iniciar o preparo pela superfície vestibular confeccionando duas canaletas próximas às superfícies mesial e distal (Figuras 10.12e a 10.12g). Em seguida, pode estabelecer mais duas canaletas de orientação na superfície vestibular e, depois, complementar o desgaste da superfície vestibular unindo as canaletas, executando assim a redução axial (Figuras 10.12h e 10.12i). Atuando dessa forma, é possível particularizar a profundidade de desgaste nas diferentes áreas da superfície vestibular do dente de acordo com as características de forma e posição de cada dente. O importante é que o profissional deve seguir as "informações" da guia de silicona ou pelo menos visualizar a espessura e o contorno da futura restauração para determinar a profundidade de desgaste nas diferentes regiões da superfície vestibular do dente a ser preparado (Figuras 10.12j e 10.12k). É possível realizar essa etapa de preparo sem a guia de silicona, mas, sem dúvida, é mais difícil e exige muita experiência por parte do profissional. Em geral, uma profundidade de desgaste axial da superfície vestibular em torno de 0,5 a 0,7 mm é requerida nessa etapa. Pequenas variações nessa profundidade podem ocorrer em função do grau de alteração de cor, posição e/ou forma do dente. Se indicada a redução incisal, ela deve ser em torno de 1,5 a 2 mm, com a ponta diamantada pouco inclinada para

> ### ✓ DICA CLÍNICA
>
> Preferencialmente, o término do preparo na superfície palatina deve ser localizado acima da fossa ou na região de cíngulo para evitar a área de alta concentração de estresse quando a restauração estiver em função, que é justamente na fossa da concavidade palatina. Com essa medida, há um favorecimento importante quanto ao comportamento biomecânico do laminado cerâmico.[13]

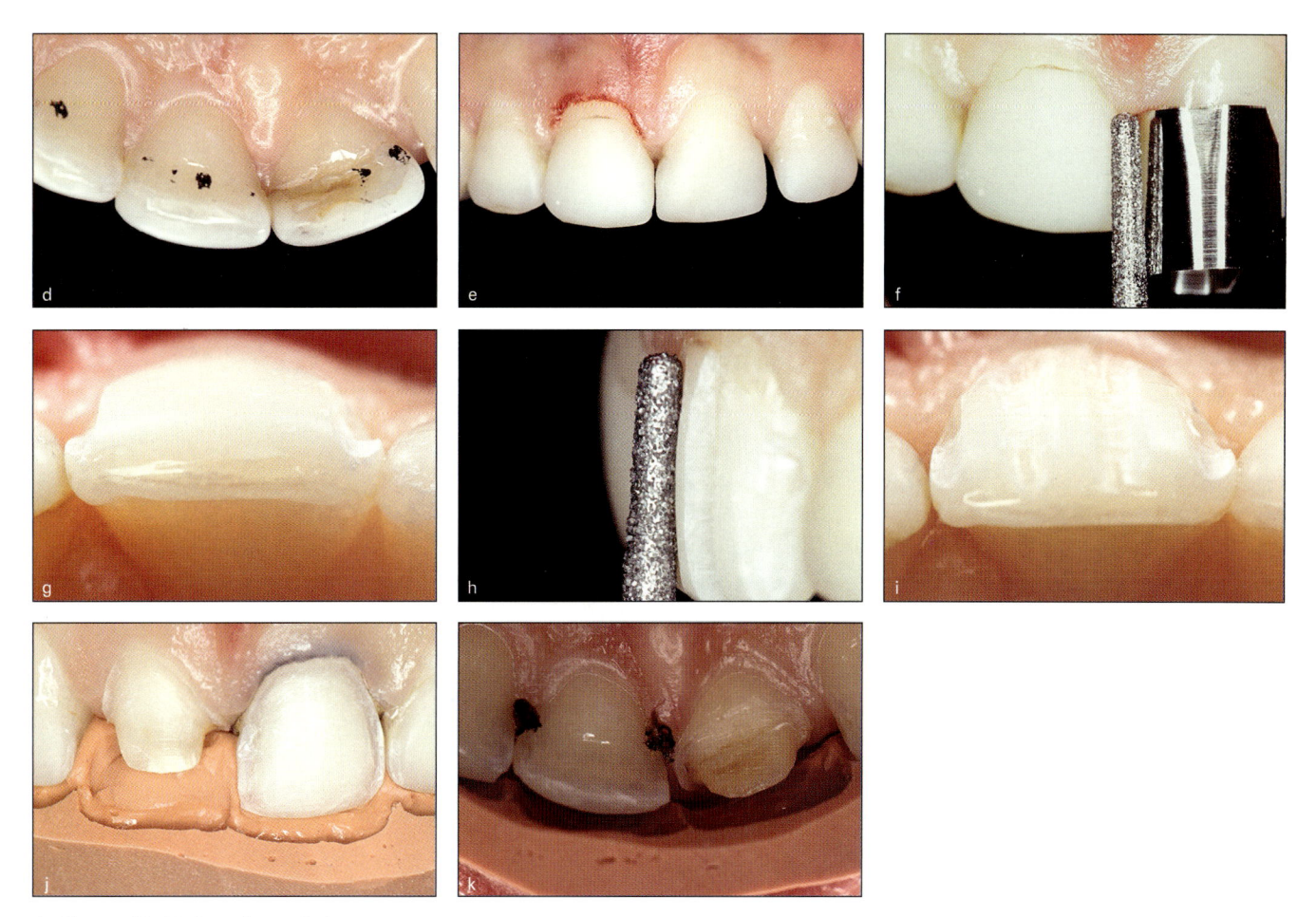

▲ **Figura 10.12 (continuação)**

(d) Verificação dos contatos oclusais em máxima intercuspidação habitual. Notar o defeito de formação no dente 11 e a localização dos contatos cêntricos nessa área.
(e) Cirurgia plástica periodontal na região do dente 11 com o intuito de uniformizar o contorno gengival com os demais dentes, aumentando a coroa clínica do dente 11.
(f) Início do preparo para laminado na superfície vestibular junto à superfície proximal, protegendo o dente vizinho com matriz metálica.
(g) Vista por incisal após a confecção das duas canaletas de orientação adjacente à região proximal.
(h) Confecção das canaletas na superfície vestibular.
(i) Aspecto por incisal das quatro canaletas de orientação confeccionadas para posteriormente serem unidas e concluir a redução da vestibular.
(j, k) Uso de guias de silicona para verificar se o desgaste axial está de acordo com o enceramento de diagnóstico.

palatino para confeccionar um término uniforme nessa superfície (Figuras 10.12l a 10.12n). A realização de término em forma de "envelope" ou degrau palatino deve ser evitada porque dificulta significativamente a inserção e adaptação do laminado durante a sua confecção e cimentação, além de geralmente localizar o término do preparo em uma área de alta concentração de estresse.

As vantagens em realizar a redução incisal são principalmente facilitar o assentamento do laminado cerâmico durante a cimentação, favorecer o resultado estético conferindo liberdade para o ceramista reproduzir os efeitos ópticos da região incisal, favorecer a resistência intrínseca do laminado devido à melhor distribuição de tensões e facilitar a determinação da forma, do tamanho e da guia anterior de desoclusão. Outra consideração fundamental na execução do preparo é estabelecer a localização da margem cervical e da proximal. Para ambas é importante confeccionar um término em pequeno chanfro com ângulos internos arredondados, que possibilita simultaneamente obter adequado suporte para a cerâmica e definição do término do preparo nessas regiões. A margem cervical do preparo deve preferencialmente ficar localizada supragengivalmente, pois isso facilita o próprio acabamento do preparo, as etapas de moldagem e a cimentação. Apenas nas situações clínicas em que o dente apresentar severa alteração de cor ou for necessário fechar diastemas e "espaços negros" nas ameias

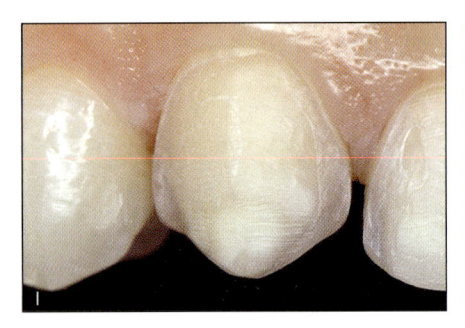

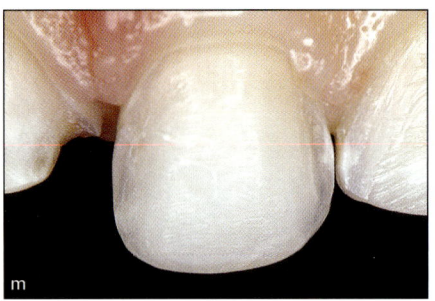

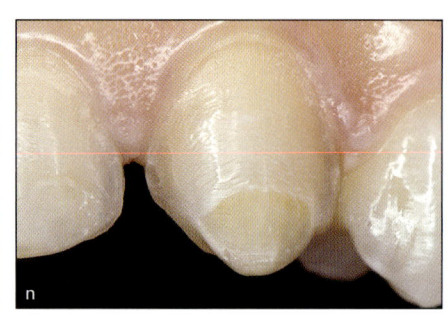

▲ **Figura 10.12 (continuação)**
(l-n) Vista aproximada dos dentes 13, 21 e 23 preparados para laminado cerâmico. Observar a redução incisal e o desgaste uniforme.

cervicais, a margem cervical do preparo deve ser localizada aproximadamente 0,3 a 0,5 mm intra-sulcularmente. Isso com o objetivo de esconder o fundo escuro do dente e/ou permitir a obtenção de um adequado perfil de emergência da restauração tanto na região vestibular quanto proximal, como será comentado a seguir. O profissional pode realizar essa etapa do preparo com o auxílio de um retrator cervical ou posicionando o fio afastador gengival conforme sua preferência. O objetivo de ambos é favorecer a visualização da região cervical e conseqüente execução do preparo sem lesionar o tecido gengival adjacente. Quanto à margem proximal, o profissional deve localizá-la na direção palatina o suficiente para evitar a visualização da interface dente/laminado cerâmico em uma observação lateral, ou seja, sempre que possível preservar tecido hígido nessa área. Entretanto, mesmo que isso seja possível, um mínimo rompimento do contato interproximal com o uso de tira de lixa metálica é requerido previamente à moldagem para possibilitar a obtenção de adequado molde sem rasgar o mesmo nessa região durante sua remoção da boca. Por outro lado, se for necessário fechar diastemas ou "espaços negros" nas ameias cervicais, o que ocorre com freqüência em pacientes tratados periodontalmente por exemplo, ou for necessário remover antigas restaurações tipo III ou ainda o dente apresentar ampla fratura, um maior desgaste na região interproximal deve ser indicado. Com isso, o profissional deve estar atento para evitar a presença de retenções e certificar-se do adequado plano de inserção da futura restauração. A execução do preparo para laminado cerâmico pode ser realizada com ponta diamantada tronco-cônica com extremo arredondado, como a 4138 ou 2135 da KG Sorensen. Outra consideração importante diz respeito à execução do acabamento do preparo com ponta diamantada de granulação fina ou broca multilaminada.

Realizando um preparo com correta redução, arredondamento de ângulos, definição das margens e especialmente liso, ou seja, com correto acabamento, o profissional estará gerando ótimas condições para obter um adequado molde e proporcionar ao ceramista excelentes possibilidades de confeccionar um laminado cerâmico que atenda aos requisitos funcionais e estéticos atualmente possíveis.

5. SELAMENTO DA DENTINA OU PRÉ-HIBRIDIZAÇÃO

Sempre que possível, o preparo para laminado cerâmico deve ficar limitado ao esmalte, mas com muita freqüência ocorre envolvimento da dentina. Assim, há possibilidade de contaminação bacteriana e sensibilidade dolorosa durante a fase de temporização. Para evitar isso, tem sido sugerida a realização de selamento da dentina ou pré-hibridização com sistema adesivo imediatamente após a conclusão do preparo, isto é, antes da execução da etapa de moldagem.[13,20] O profissional pode optar pelo uso de sistema adesivo convencional ou autocondicionante. Cuidado especial deve ser dispensado para evitar a presença de excessos do adesivo especialmente junto às margens do prepa-

> ✓ **DICA CLÍNICA**
>
> Deve ser usado um disco abrasivo flexível, como o Sof-Lex Pop-On (3M ESPE), para finalizar o preparo, garantindo a obtenção de ângulos arredondados e lisura em toda a sua extensão.

> ✓ **DICA CLÍNICA**
>
> Posicione o fio #000 seguido pela posterior colocação do fio #00, ambos Ultrapak da empresa Ultradent (Figuras 10.12o e 10.12p). O primeiro fio tem o objetivo de promover afastamento gengival no sentido cervical, e o segundo, no sentido lateral.[13,19,21]

ro. Então, após a aplicação do sistema adesivo, o profissional pode remover os excessos com o auxílio de ponta diamantada de granulação fina. Essa abordagem de realização de selamento da dentina ou pré-hibridização auxilia significativamente no controle da ocorrência de sensibilidade trans e pós-operatória, além de proteger o complexo dentina-polpa e produzir uma camada elástica mais favorável para união dente/restauração. Por essas razões, temos adotado essa estratégia também nas restaurações indiretas de compósito ou cerâmica em dentes posteriores, como já mencionado nos Capítulos 5 e 9, respectivamente.

6. MOLDAGEM

O primeiro passo é eleger o tipo de material para realização da etapa de moldagem. Os materiais preferencialmente indicados são a silicona de adição e o poliéter devido às suas melhores propriedades de reprodução de detalhes e estabilidade dimensional comparativamente aos outros elastômeros. O passo seguinte é posicionar os fios retratores cervicais no sulco gengival para obter adequado afastamento gengival. Uma consideração interessante é evitar a colocação desses fios secos diretamente no sulco gengival já que isso pode ocasionar maior atrito e lesão do tecido intrasulcular.

O profissional pode colocar os fios #000 e #00 individualmente em cada dente ou, se preferir, posicionar o fio #000 em cada dente preparado e o #00 como um fio longo envolvendo a vestibular e as proximais dos dentes preparados simultaneamente. Esta última opção geralmente facilita a remoção do mesmo no momento da moldagem, visto que esta retirada é sempre recomendada na técnica de moldagem com dois fios retratores gengivais. Então, caso o profissional empregue uma silicona de adição, o material pesado deve ser manipulado e carregado na moldeira enquanto que o material leve é injetado diretamente sobre os dentes preparados concomitantemente à remoção do fio #00 com auxílio de uma pinça. Portanto, o profissional deve iniciar a colocação do material leve junto à margem cervical e proximal e então posicionar uma quantidade expressiva de material leve recobrindo toda a superfície dos dentes preparados, para posteriormente recobri-lo com o material pesado que está posicionado na moldeira.

7. SELEÇÃO DA COR

Nessa etapa o profissional deve empregar a escala Vita apenas como uma referência da cor. Muito mais importante é informar ao ceramista que irá construir o laminado detalhes ópticos e construir um mapa cromático, ou seja, determinar se há área de opalescência e onde ela se localiza, se há halo branco e sua espessura, se o valor é alto ou baixo, detalhes da textura superficial e uma sugestão de matiz e se ocorre uma diferença de croma significativa entre os terços cervical e médio do dente. Informar a condição de cor da dentina e/ou do esmalte desgastado, isto é, se está escurecido ou não também é importante. Quando é possível que o ceramista tenha contato direto com o paciente ou quando é o próprio dentista que aplica sua cerâmica, essa fase fica mais facilitada. No entanto, essa não é a realidade da grande maioria dos profissionais. Desse modo, a etapa de comunicação dentista/ceramista é fundamental e ao mesmo tempo difícil de ser realizada no dia-a-dia. Uma alternativa interessante atualmente é a utilização de fotografias digitais, que muito facilitam essa etapa.

> ✓ **DICA CLÍNICA**
>
> Sempre que possível envie fotografias digitais antes e depois do preparo ao ceramista acompanhadas de anotações da percepção do profissional quanto à seleção da cor e da descrição de detalhes ópticos já mencionados anteriormente.

> ✓ **DICA CLÍNICA**
>
> Devem ser mantidos pedaços de fio retrator gengival previamente cortados imersos em um frasco de agente hemostático, como Adstringedent (Ultradent). Desse modo, os fios já estarão umedecidos na solução hemostática, conferindo economia de tempo no ato de moldagem, já que não haverá necessidade de cortá-los ou umedecê-los, além é claro de evitar seu uso seco no sulco gengival, o que poderia ocasionar uma agressão mecânica.

8. TEMPORIZAÇÃO

Se o profissional estiver realizando uma restauração unitária, pode optar pela confecção do provisório com compósito fotopolimerizável, mas não pode esquecer de isolar o dente preparado, visto que ele já foi recoberto por uma camada de adesivo. O compósito é aplicado em um único incremento que é esculpido estabelecendo uma forma aproximada da ideal e fotoativado por aproximadamente 20 segundos. Quando vários laminados estiverem sendo confeccionados, a preferência é pelo emprego de resina acrílica autopolimerizável, que deve ser posicionada preenchendo a guia de silicona confeccionada sobre o modelo com enceramento de diagnóstico e levada sobre os dentes preparados. A inten-

> **DICA CLÍNICA**
>
> A resina acrílica incolor deve ser colocada na guia de silicona junto ao bordo incisal, e a resina acrílica da cor desejada, no restante da vestibular e levada em posição sobre os dentes preparados. Com isso, há uma área mais transparente na incisal. Então, um adesivo, como o Bis-Cover (Bisco), deve ser aplicado para proporcionar um brilho acentuado na área correspondente à vestibular dos provisórios, favorecendo o resultado estético.

ção é obter um provisório único unindo os diversos dentes preparados, que, em muitas ocasiões, não precisa de cimento provisório para estar estável e retido (Figura 10.12q). Essa é outra vantagem dessa abordagem, pois evita perda de tempo para remoção de resíduos de cimento provisório na sessão clínica de cimentação. Após a polimerização da resina acrílica, é necessário remover os excessos, propiciar adequada adaptação marginal do provisório e executar pequenas correções na forma das restaurações.

Fase laboratorial

Essa etapa é realizada empregando o sistema cerâmico selecionado e manipulado de acordo com as suas respectivas características, conforme demonstrado no Capítulo 8. Isso representa a construção da restauração do ponto de vista exclusivamente técnico em que se busca a confecção de uma restauração adequada quanto à sua resistência, adaptação marginal, reprodução de contatos interproximais, reprodução da forma, contorno anatômico, textura superficial e cor. Entretanto, a obtenção de êxito especialmente na reprodução adequada de detalhes de cor só é possível quando existe uma preocupação entre o dentista e o ceramista em estabelecer a melhor forma de comunicação possível.

Para os profissionais que trabalham com um ceramista ao seu lado no mesmo ambiente de trabalho esse desafio é mais facilmente superado; apesar disso, em muitos casos é ainda necessário corrigir ou até refazer trabalhos antes de sua cimentação. Assim, pode-se antever a magnitude do desafio que é imposto para a maioria dos clínicos e ceramistas que têm de realizar as suas respectivas tarefas em ambientes separados. Por isso é fundamental que o profissional tenha a preocupação de repassar e discutir com o técnico a maior quantidade de informações e detalhes possível. Precisamos lembrar que esse tipo de restauração geralmente está vinculado a uma elevada exigência e expectativa estética por parte dos pacientes.

Terceira sessão clínica

9. PROVA DA RESTAURAÇÃO

A fase de prova do laminado cerâmico deve ser desenvolvida com bastante atenção por parte do profissional. Ela é precedida por uma análise criteriosa da restauração no modelo quanto à adaptação marginal, à forma anatômica, aos contatos interproximais e à confirmação de que os detalhes anteriormente informados ao ceramista, por exemplo, de textura superficial e caracterizações particulares, foram reproduzidos (Figura 10.13a). Então, o profissional retira o laminado do modelo para observar se esse está livre de trincas e/ou defeitos e também se sua superfície interna apresenta-se limpa, ou seja, sem resíduos de material refratário, que poderiam dificultar sua adaptação no dente preparado e o potencial adesivo quando da cimentação, diminuindo a área para união. Posteriormente, o provisório deve ser removido com o cuidado de verificar se não restaram resíduos junto ao dente preparado, que também poderiam prejudicar o correto assentamento do laminado durante a prova. Uma limpeza da superfície dental deve ser reali-

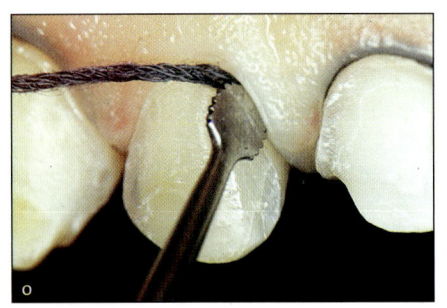

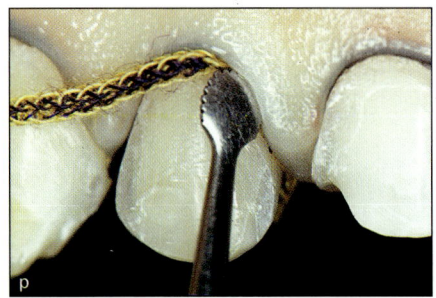

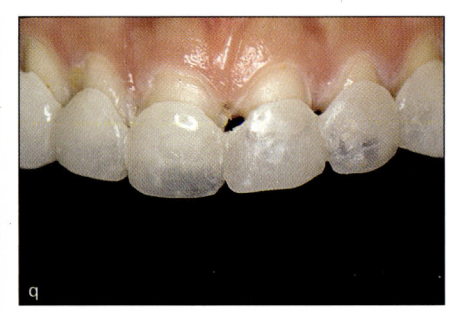

▲ **Figura 10.12 (continuação)**
(o) Colocação de fio para afastamento gengival #000 (Ultrapak, Ultradent) para efetuar afastamento no sentido cervical da gengiva.
(p) Instalação do fio para afastamento gengival #00 (Ultrapak, Ultradent) para promover afastamento lateral da gengiva.
(q) Provisório confeccionado em resina acrílica com auxílio de molde de silicona elaborado sobre o modelo com encerramento de diagnóstico unindo os seis dentes preparados.

zada com auxílio de pontas siliconadas em baixa rotação, podendo ser empregada uma pasta para polimento. Nesse momento, o laminado cerâmico é levado em posição, e sua adaptação marginal é constatada com o auxílio de uma sonda exploradora. Um teste com fio dental é conduzido para confirmar tanto a relação de contato interproximal quanto a adaptação na região proximal. O auxiliar necessita manter a restauração em posição nessa fase. Em caso de confecção de restaurações múltiplas, que é o que ocorre com mais freqüência na clínica, a mesma seqüência inicial para prova dos laminados deve ser realizada. Somente no momento em que os laminados estiverem posicionados junto aos dentes preparados, ou seja, em conjunto, é que o profissional deve dispor de um espelho para o paciente para que ele verifique a cor e condição estética das restaurações. Dois aspectos são importantes nessa etapa: a) não estender o tempo de observação em demasia, pois pode ocorrer desidratação dos dentes e conseqüente prejuízo na correta avaliação da cor, b) lembrar que entre o dente e o laminado está presente ar e, portanto, a refração e a dispersão de luz serão distintas quando um agente intermediário como o cimento resinoso estiver posicionado. Em muitas situações em que a espessura do laminado é maior ou o dente preparado não apresenta alteração severa de cor, isso pode ser desprezível. Entretanto, de modo inverso e em especial para os profissionais menos experientes, essa pode ser uma particularidade que pode induzir a um erro na verificação da cor da restauração. Uma alternativa para essas situações é empregar um agente *try-in*, ou seja, uma pasta fornecida pelo fabricante do cimento resinoso, que apresenta coloração similar ao próprio na cor da escala Vita correspondente, ou um compósito tipo *flow*, se essa for a opção do profissional como material de cimentação. É muito importante que, caso o profissional utilize material para prova da cor final do laminado remova-o com auxílio de solventes, como acetona ou álcool, antes de proceder ao condicionamento interno da restauração.

10. CONDICIONAMENTO DA SUPERFÍCIE INTERNA DO LAMINADO CERÂMICO

Para a cerâmica feldspática, que ainda representa a maioria dos laminados confeccionados, inicialmente deve ser aplicado ácido fluorídrico com concentração em torno de 10% durante aproximadamente dois minutos. Para o sistema de vidro ceramizado tipo Empress 2 (Ivoclar Vivadent), o tempo de condicionamento requerido é de apenas 20 segundos. Essa etapa tem o objetivo de criar microporosidades na superfície interna da restauração para favorecer a união micromecânica com o agente de cimentação. A preferência pelo uso desses sistemas cerâmicos anteriormente citados em detrimento daqueles reforçados com alumina ou zircônio é pela possibilidade de condicionamento prévio com ácido fluorídrico. Uma precaução adicional é proteger a área da cerâmica que não vai ser condicionada, ou seja, toda a superfície externa vestibular, proximal e eventualmente palatina, com cera. Essa medida tem a intenção de evitar o contato do ácido fluorídrico com a área glazeada, que apresenta uma lisura superficial considerável. Essa característica auxilia a biocompatibilidade da cerâmica com o tecido gengival. Portanto, sempre que possível, deve-se procurar manter a condição do glaze obtido em laboratório. Então, após abundante lavagem com água e secagem da superfície com ar, o profissional pode detectar a presença de uma superfície branca opaca, que caracteriza, do ponto de vista clínico, o aspecto microscópico comentado anteriormente (Figuras 10.13b a 10.13h). A seguir, um agente silano pode ser pincelado na superfície da cerâmica, deixando-o atuar em torno de um minuto, seguido de secagem com ar. O objetivo dessa aplicação é promover uma união da porção inorgânica da cerâmica com a fase orgânica do cimento resinoso. Nesse momento é aplicado o adesivo fotopolimerizável, executada a secagem com ar para eliminação do solvente e a fotopolimerização por aproximadamente 10 segundos (Figuras 10.13i a 10.13k).

11. APLICAÇÃO DO SISTEMA ADESIVO NO DENTE PREPARADO

Primeiramente, um isolamento do campo operatório deve ser executado. O profissional pode optar pelo emprego do dique de borracha ou pelo uso do isolamento relativo combinado, que utiliza fio retrator gengival, roletes de algodão, afastador bucal e suctor de saliva. A última alternativa tem sido por nós empregada com maior freqüência por ser de rápida instalação e minimizar o risco de trauma e posterior retração gengival pelo uso do grampo # 212. A aplicação do sistema adesivo fotopolimerizável convencional, que necessita de utilização do condicionamento com ácido fosfórico separadamente, deve seguir as recomendações do fabricante. Em geral, um condicionamento com ácido fosfórico com concentração em torno de 37% durante 15 segundos é recomendado, seguido da lavagem com água por pelo

---

✓ DICA CLÍNICA

Um fio retrator gengival # 000 (Ultrapak, Ultradent) e um filme plástico bastante fino devem ser colocados para proteger o sulco gengival e os dentes vizinhos, respectivamente, durante a etapa de cimentação adesiva.

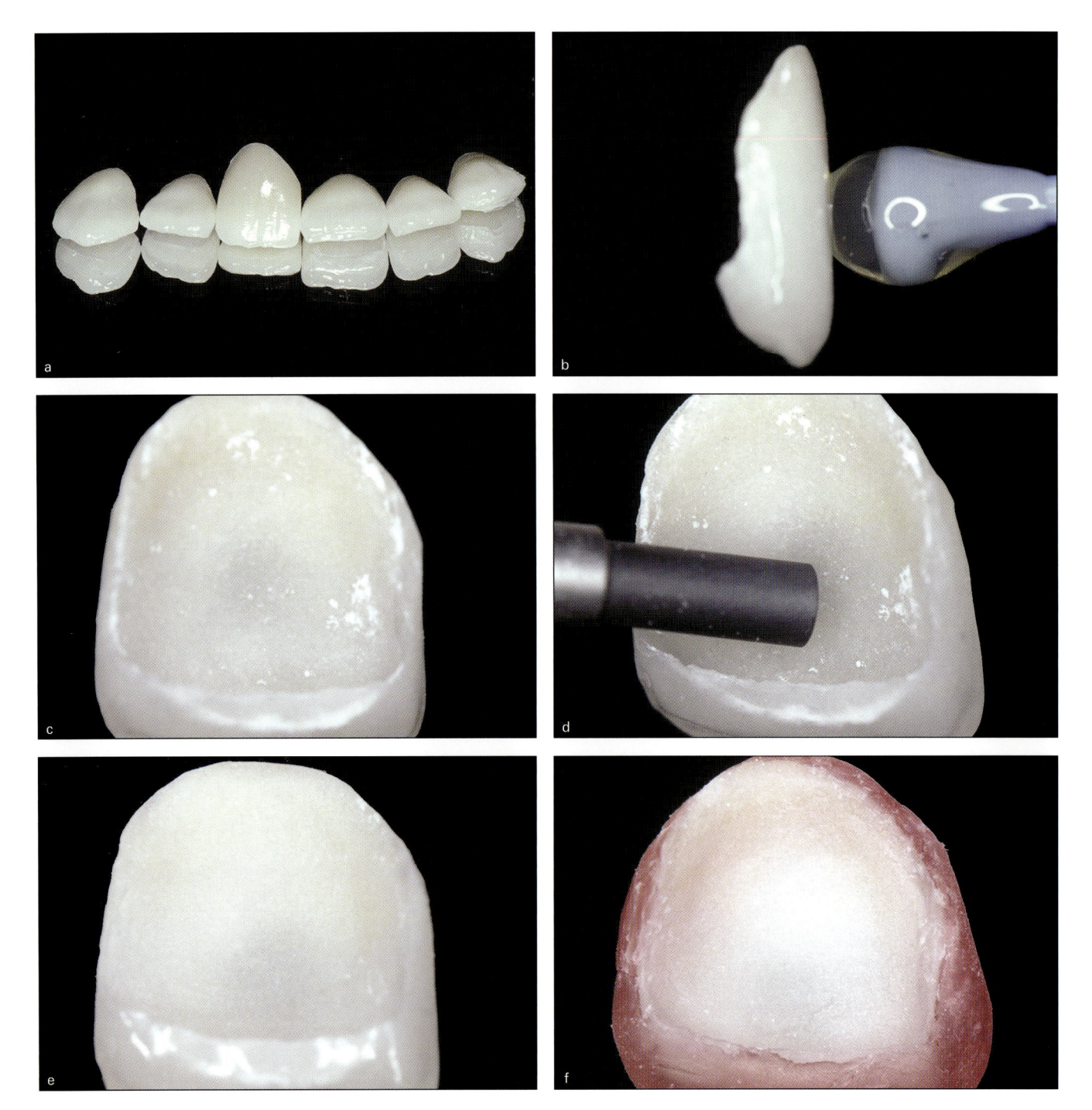

▲ **Figura 10.13**
(a) Restaurações parciais de cerâmica concluídas.
(b) Dispositivo plástico com resina adesiva na extremidade (Oral Stick, FGM) para facilitar a manipulação do laminado cerâmico durante a etapa de cimentação.
(c) Superfície interna do laminado apresentando resíduos do material refratário.
(d) Microjateamento com óxido de alumínio.
(e) Observar que a superfície interna do laminado ficou mais "limpa" após o uso do microjateamento com óxido de alumínio.
(f) Colocação de cera para proteger a área glazeada da cerâmica.

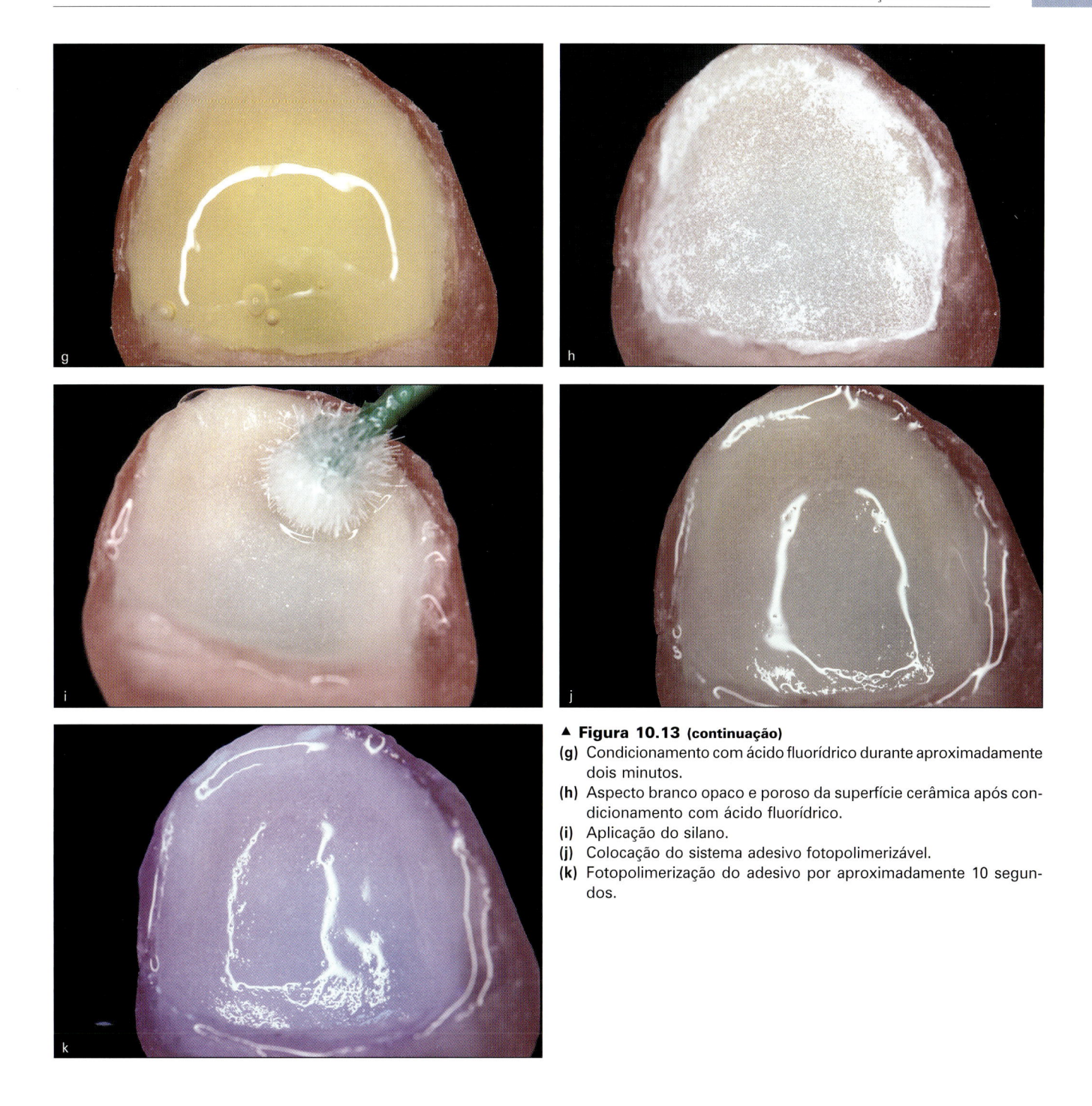

▲ **Figura 10.13 (continuação)**
(g) Condicionamento com ácido fluorídrico durante aproximadamente dois minutos.
(h) Aspecto branco opaco e poroso da superfície cerâmica após condicionamento com ácido fluorídrico.
(i) Aplicação do silano.
(j) Colocação do sistema adesivo fotopolimerizável.
(k) Fotopolimerização do adesivo por aproximadamente 10 segundos.

menos o mesmo tempo e aplicação e fotopolimerização do adesivo por 10 segundos (Figuras 10.14a a 10.14c).

12. CIMENTAÇÃO ADESIVA

O agente de cimentação deve ser aplicado na superfície interna da restauração de maneira uniforme, evitando ao máximo a incorporação de bolhas de ar entre ele e a cerâmica. Sua eventual presença pode prejudicar a aparência estética do laminado pela formação de áreas de absorção de luz, que podem ocasionar "pontos cinzas".

Os cimentos resinosos duais apresentam uma maior instabilidade química devido à presença da amina terciária, podendo sofrer alteração de cor com o passar do tempo, prejudicando, assim, a estética da restauração ao longo do tempo. Além disso, os compósitos fotopolimerizáveis permitem ao profissional um tempo indefinido para posicionamento do laminado no dente preparado, remoção dos

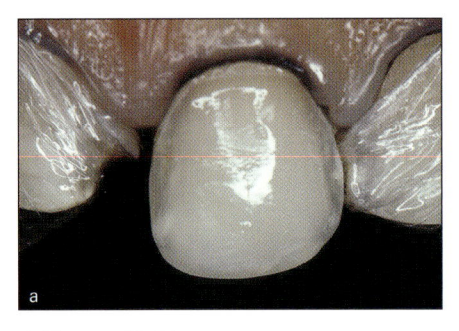

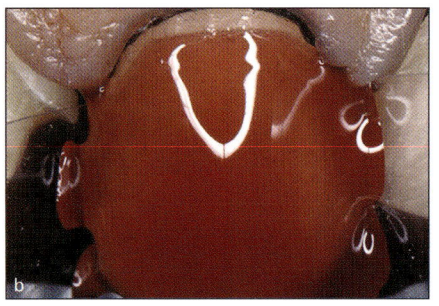

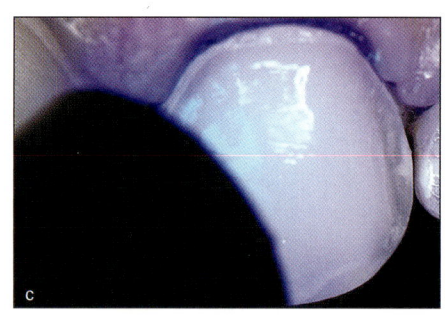

▲ **Figura 10.14**
(a) Posicionamento de fio para afastamento gengival para proteger a gengiva e de filme plástico para proteger os dentes vizinhos durante a cimentação adesiva. Notar que a superfície dental está "selada" com sistema adesivo (pré-hibridização).
(b) Condicionamento com ácido fosfórico durante 15 segundos.
(c) Fotopolimerização do adesivo por 10 segundos.

excessos e posterior ativação com a luz. O profissional pode empregar um compósito micro-híbrido ou tipo *flow*. Esse último é mais facilmente aplicado na superfície interna do laminado, e seus excessos são facilmente removidos após o posicionamento no dente preparado devido ao seu maior escoamento. Atualmente existe uma marca comercial que oferece três diferentes consistências, permitindo ao profissional eleger aquela que mais o agrada. Outra opção é utilizar um cimento resinoso fotopolimerizável, que nada mais é do que um compósito. O posicionamento do laminado no dente preparado deve seguir o plano de inserção estabelecido durante a execução do preparo, mas, de modo geral, o profissional deve adaptar primeiramente a parte incisal e, na seqüência, posicionar o laminado no terço médio e cervical (Figuras 10.14d a 10.14f). Assim, fica mais fácil assegurar uma correta adaptação marginal, em especial na parte cervical, que é crítica para o sucesso da restauração. Isso ocorre porque existe um escoamento gradual do agente de cimentação na direção cervical, minimizando a possibilidade de ocorrência de bolhas de ar durante esta fase. Após o assentamento da restauração e conseqüente escoamento do agente de cimentação, os excessos junto à região cervical são removidos com auxílio de sonda exploradora e pincéis e, na área interproximal, com o emprego de fio dental (Figuras 10.14g a 10.14i). Um etapa opcional pode ser o uso de uma barreira para o oxigênio, ou seja, uma glicerina (Oxiblock, FGM) aplicada nas margens do laminado para evitar a inibição da camada superficial do compósito e, desse modo, alcançar melhores propriedades. Então, deve ser realizada uma fotopolimerização por aproximadamente 60 segundos em cada ponto da restauração.

13. AJUSTE OCLUSAL

A verificação dos contatos oclusais em máxima intercuspidação habitual e dos movimentos excursivos de lateralidade e protrusão deve ser conduzida com o auxílio de um papel articular bastante fino. Eventuais contatos prematuros podem ser eliminados com o emprego de pontas diamantadas de granulação fina.

14. ACABAMENTO/POLIMENTO

Essa etapa do trabalho deve ser realizada com muita atenção por parte do profissional, visto que, geralmente, ele e o paciente já estão cansados e há uma tendência de negligenciar esse procedimento. Os excessos de compósito na região cervical, tanto vestibular quanto proximal, devem ser removidos com auxílio de uma lâmina de bisturi número 12. Notar a importância de uso de um fio retrator previamente colocado no sulco gengival para prevenir o acúmulo de resíduos de compósito, que poderia comprometer a resposta da gengiva e a conseqüente saúde periodontal na região (Figura 10.14g). A eventual presença de resíduos de compósito intra-sulcular gera uma grande dificuldade para o profissional em conseguir sua remoção.

Pontas siliconadas devem ser utilizadas inicialmente de modo isolado e posteriormente associadas a uma pasta diamantada para polimento com o intuito de devolver uma lisura superficial similar àquela proporcionada pelo glaze em laboratório (Figuras 10.14l a 10.14p).

> ✓ **DICA CLÍNICA**
>
> Preferencialmente, deve ser selecionado um agente para cimentação que seja um compósito fotopolimerizável em vez de um cimento resinoso dual.

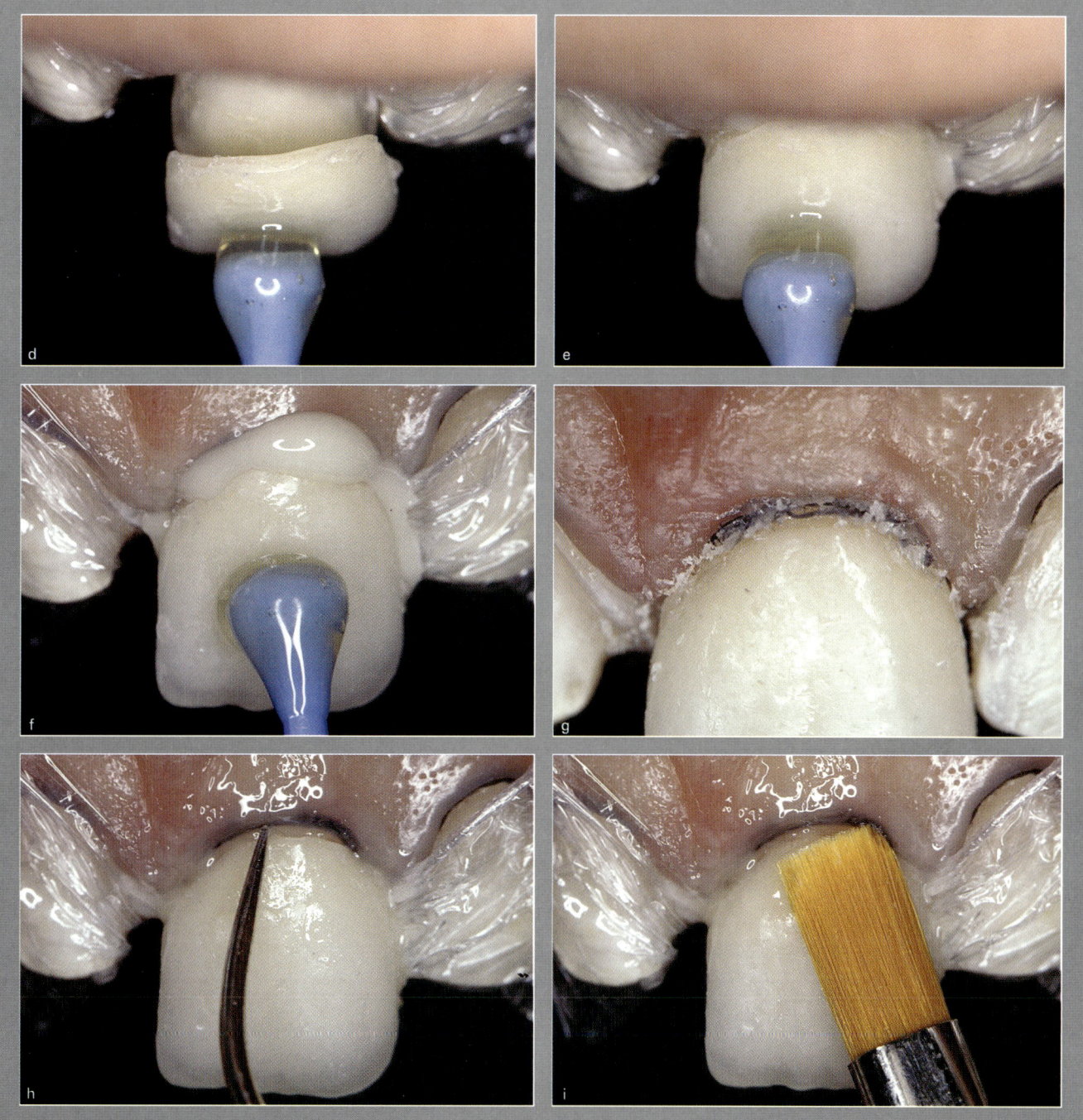

▲ **Figura 10.14** (continuação)
(d-f) Movimentação do laminado de incisal para cervical previamente "carregado" com compósito fotopolimerizável para permitir um adequado assentamento e escoamento do agente cimentante.
(g) O uso de fio para afastamento gengival posicionado antes da cimentação adesiva possibilita proteger a gengiva dos resíduos de adesivo e compósito.
(h, i) Remoção dos excessos de agente cimentante com auxílio de sonda exploradora e pincel.

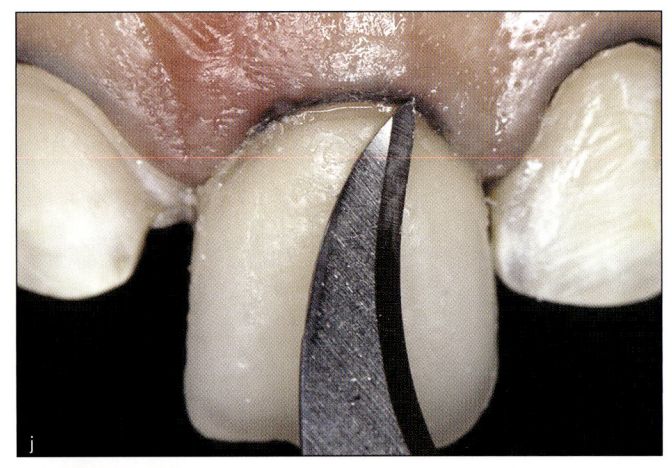

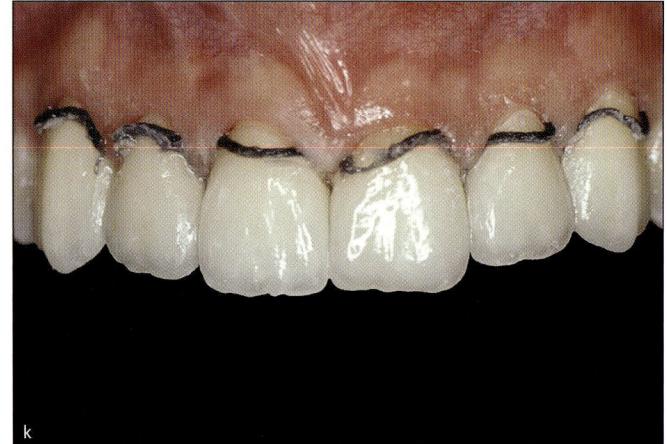

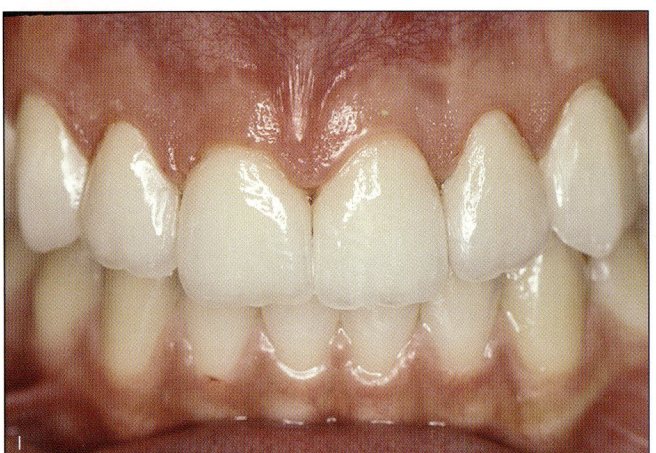

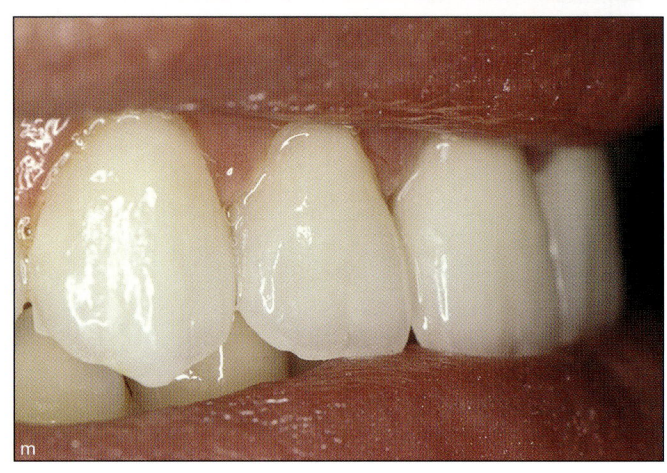

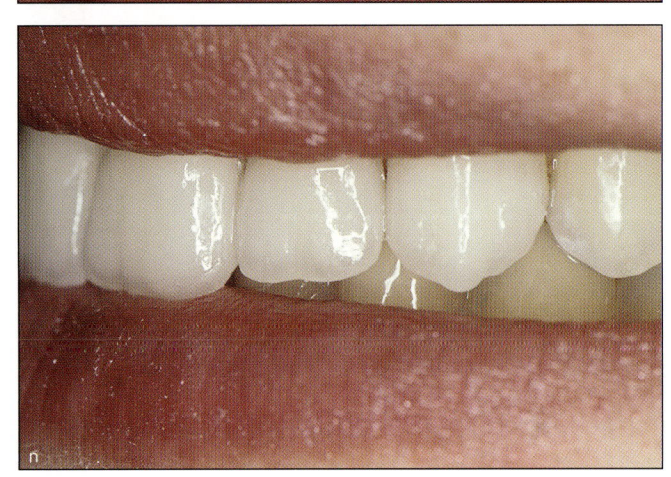

▲ **Figura 10.14** (continuação)
(j) Uso de bisturi número 12 para eliminar eventuais resíduos de agente cimentante após a sua fotopolimerização.
(k) Remoção dos fios para afastamento gengival após a cimentação dos seis laminados cerâmicos.
(l-n) Aspecto dos laminados cerâmicos em diferentes ângulos de observação. Observar o ótimo resultado estético obtido com esse tipo de procedimento restaurador.

✓ DICA CLÍNICA

Os excessos de agente de cimentação na cervical devem ser removidos com lâmina de bisturi número 12 com movimentos curtos e laterais para evitar efeito de alavanca e fraturar acidentalmente a cerâmica nessa área. Deve ser evitado o uso de pontas diamantadas que geram irregularidades nessa área (Figuras 10.14j e 10.14k).

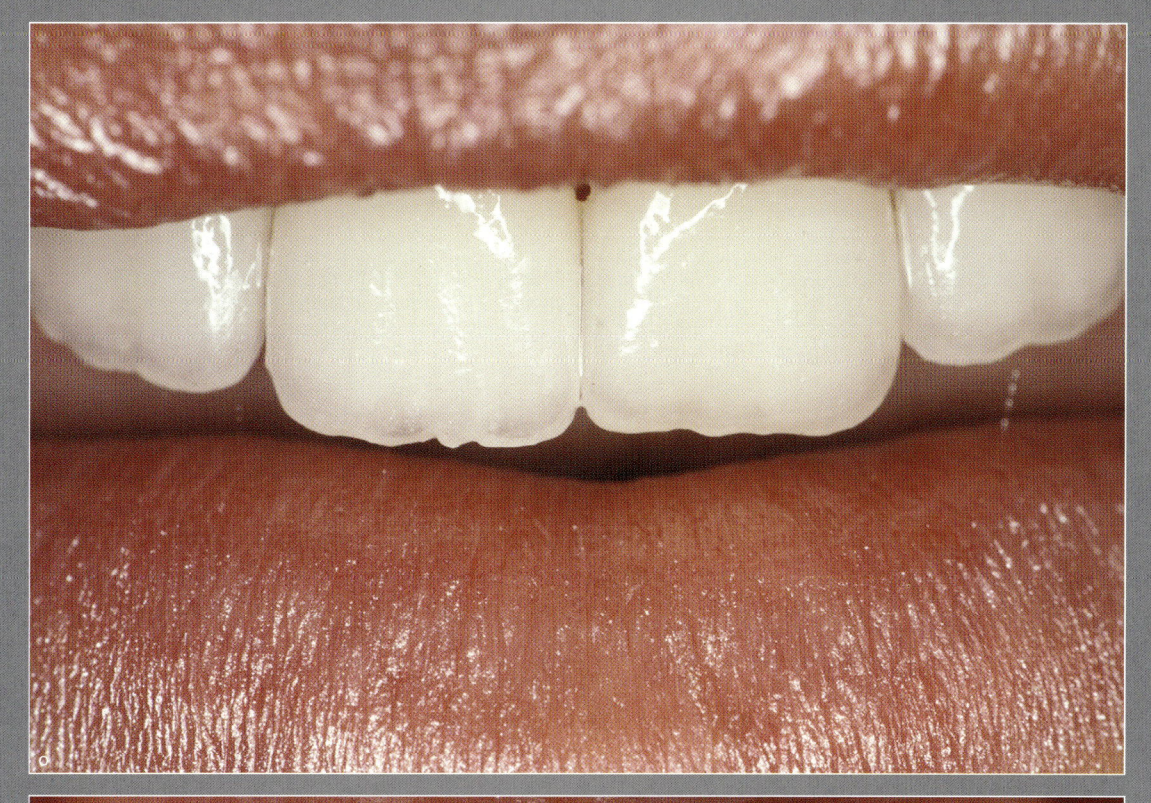

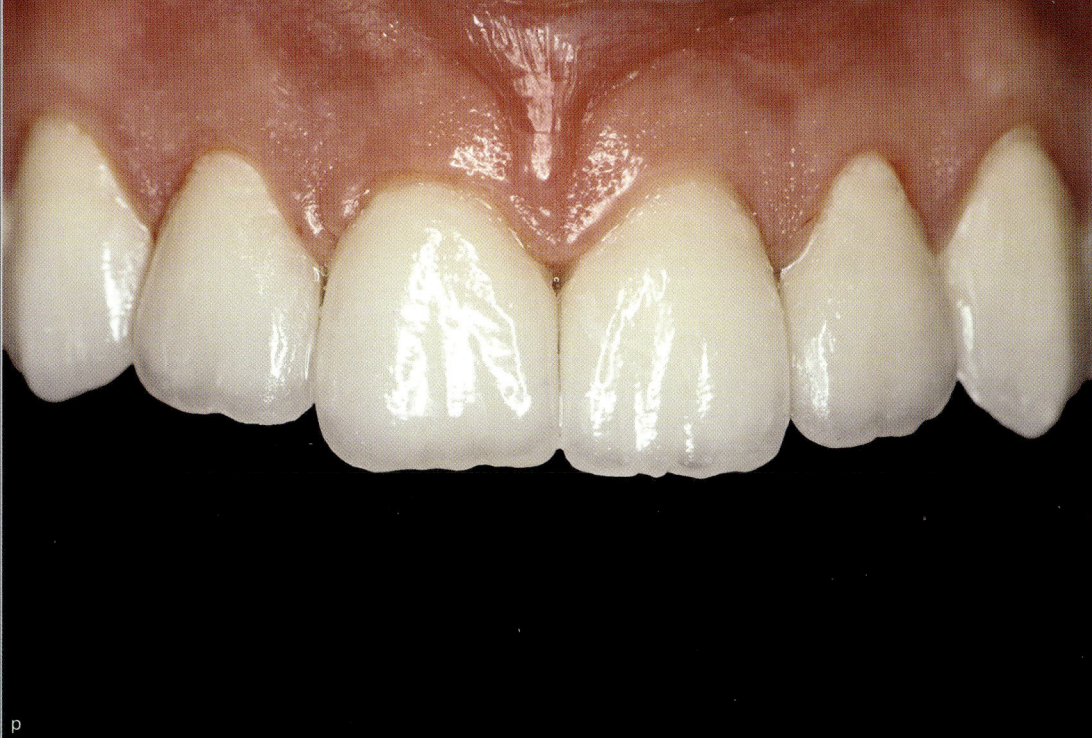

▲ **Figura 10.14** (continuação)
(o, p) Aspecto dos laminados cerâmicos em diferentes ângulos de observação. Observar o ótimo resultado estético obtido com esse tipo de procedimento restaurador. Execução fase laboratorial Maria Luisa Pires.

COROA TOTAL DE CERÂMICA

Primeira sessão clínica

1. ANÁLISE ESTÉTICA E ENCERAMENTO DE DIAGNÓSTICO

Sempre que possível, a realização de análise estética e enceramento de diagnóstico proporciona melhores condições ou subsídios para que o profissional planeje e execute um tratamento restaurador estético de excelência. Particularmente quando da indicação de restaurações em dentes anteriores com cerâmica, esse detalhe é ainda mais relevante. A importância de detectar os aspectos que compõem a macro e a microestética dental e, por consequência, do sorriso já foi detalhada no Capítulo 2. Essa avaliação permite ao profissional elaborar um diagnóstico e plano de tratamento restaurador estético integrado à condição, ao desejo e à personalidade do cliente. Além disso, a utilização de imagens fotográficas e enceramento de diagnóstico permite otimizar a visualização e o entendimento, por parte do paciente, do possível resultado do tratamento proposto.

Segunda sessão clínica

2. VERIFICAÇÃO DOS CONTATOS OCLUSAIS

Devem ser avaliados os contatos oclusais em máxima intercuspidação habitual e os movimentos de lateralidade e protrusão. Um cuidado importante na confecção de restaurações de cerâmica em dentes anteriores é manter ou, quando necessário, restituir as guias anteriores e laterais de desoclusão.

3. PREPARO DO DENTE

Assim como para qualquer tipo de restauração indireta, também é necessário seguir alguns princípios geométricos pré-estabelecidos durante a execução do preparo com o intuito de conferir resistência e estabilidade funcional para a coroa unitária de cerâmica. Uma sugestão da seqüência de realização do preparo inclui, na seguinte ordem, a execução da *delimitação cervical, redução vestibular, redução incisal, redução da área do cíngulo, redução da concavidade palatina, redução proximal, extensão intra-sulcular e acabamento*[22] (Figuras 10.15a a 10.15o). A *delimitação cervical* pode ser uma etapa opcional, porém muito útil especialmente para profissionais com menor experiência. Serve como guia da profundidade do preparo e pode ser realizada com um ponta diamantada esférica compatível com a quantidade de desgaste que se deseja realizar. Geralmente é em torno de 1 a 1,5 mm dependendo da condição de cor e posição do dente e do tipo de sistema cerâmico que será empregado.[13,18,19,21] A *redução vestibular* é desenvolvida utilizando uma ponta diamantada tronco-cônica com extremo arredondado ou cilíndrica de acordo com o término cervical do preparo em chanfro ou ombro, respectivamente. Geralmente, três ou quatro sulcos de orientação podem ser realizados para servir como guias de orientação da profundidade de desgaste e da inclinação, que deve ser em torno de 10°. Então, eles podem ser unidos removendo o restante do tecido dental externo da superfície vestibular, mantendo as características anteriormente citadas. A *redução incisal* deve ser de aproximadamente 2 mm com uma inclinação próxima a 45° em relação à superfície palatina; a estratégia de confeccionar novamente sulcos de orientação e uni-los posteriormente também pode ser empregada. A *redução do cíngulo* deve ser paralela ou pouco convergente comparativamente ao terço vestibular cervical para propiciar um plano de inserção e retenção da futura restauração. Novamente a confecção de sulcos e sua posterior união até próximo à área de contato proximal pode ser uma boa estratégia durante a execução do preparo. A *redução da concavidade palatina* pode ser realizada empregando uma ponta diamantada em forma de pêra e tem o objetivo de conferir espaço uniforme para a futura coroa cerâmica nessa região. Isso é essencial para permitir o restabelecimento adequado da guia anterior de desoclusão e localizar os contatos oclusais no terço incisal das coroas possibilitando preservar a altura do cíngulo como forma de resistência. A *redução proximal* deve ser executada inicialmente com o uso de uma ponta diamantada cônica de extremo afilado e uma matriz metálica para romper o ponto de contato com o dente vizinho. Então, a redução adicional deve ser realizada com a ponta diamantada tronco-cônica de extremo arredondado ou cilíndrica de acordo com o tipo de término cervical, se chanfro ou ombro, unindo as superfícies vestibular e palatina. Esse desgaste proximal deve acompanhar a curvatura da gengiva nessa região e ser um pouco menor do que a redução axial da vestibular e palatina, situando-se em torno de 0,6 a 1 mm, para conferir uma forma de resistência adicional. A *extensão intra-sulcular* do preparo na vestibular e proximais em torno de 0,5 mm deve ser realiza-

> ✓ **DICA CLÍNICA**
>
> O acabamento do preparo deve ser realizado com instrumentos manuais na região cervical e broca multilaminada ou ponta diamantada de granulação fina em toda a extensão do preparo em movimentos intermitentes e curtos para assegurar ângulos arredondados e definição precisa da margem cervical do preparo.

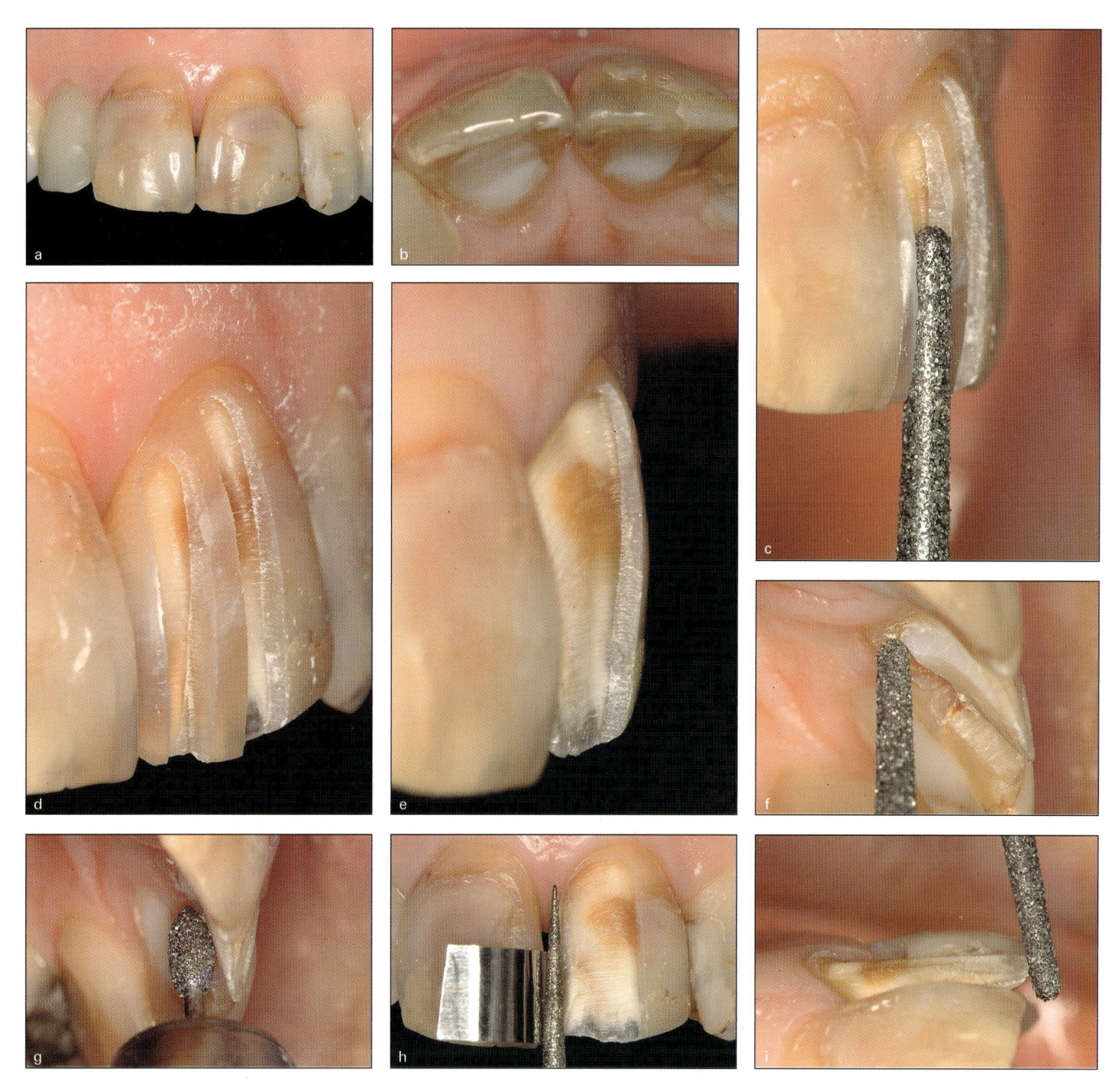

▲ **Figura 10.15**
- (a) Incisivos superiores com acentuada alteração de cor e restaurações de compósito deficientes.
- (b) Incisivos centrais superiores tratados endodonticamente e com ampla perda de tecido também por palatino.
- (c) Ponta diamantada tronco-cônica com extremo arredondado utilizada para confeccionar as canaletas de orientação.
- (d) Vista lateral das canaletas executadas na superfície vestibular.
- (e) Desgaste da hemiface realizado posicionando o término do preparo na área de subcontato proximal em região não-visível.
- (f) Deslocamento da ponta diamantada para redução axial da região do cíngulo, que deve ser paralelo à vestibular cervical.
- (g) Desgaste da superfície palatina com ponta diamantada em forma de pêra ou chama.
- (h) Rompimento do contato proximal com ponta diamantada afilada.
- (i) Redução incisal em torno de 2 mm.

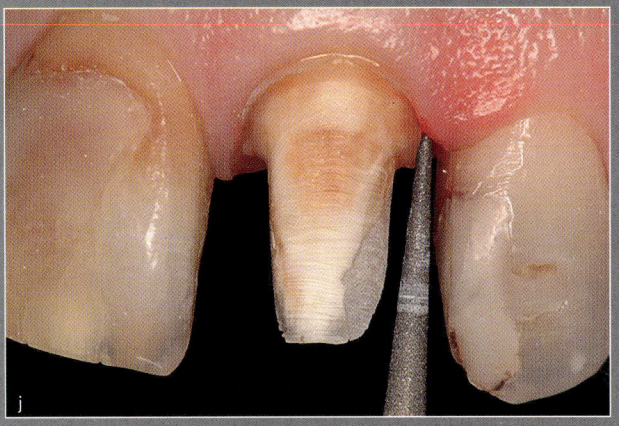

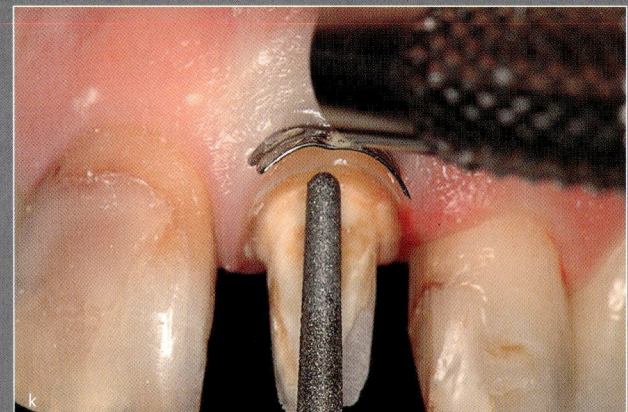

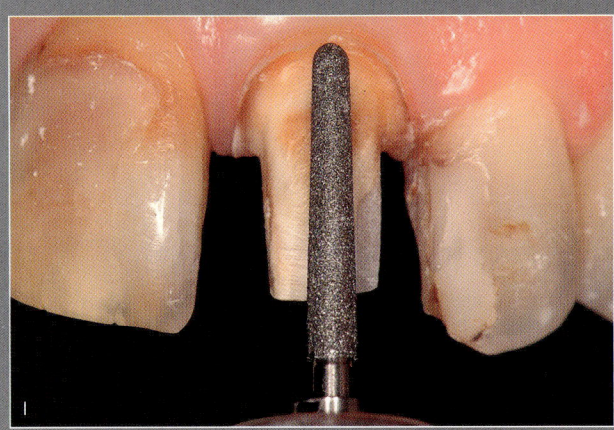

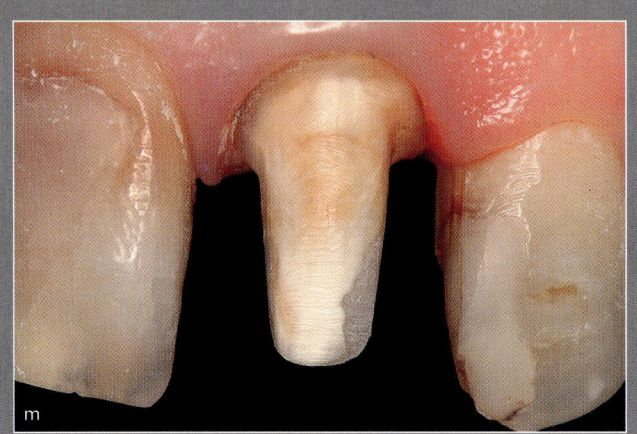

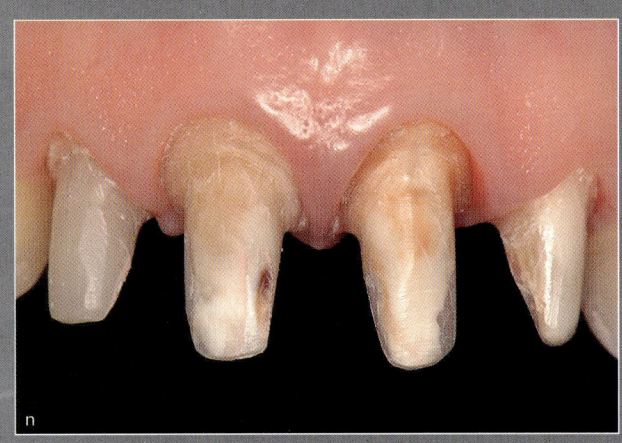

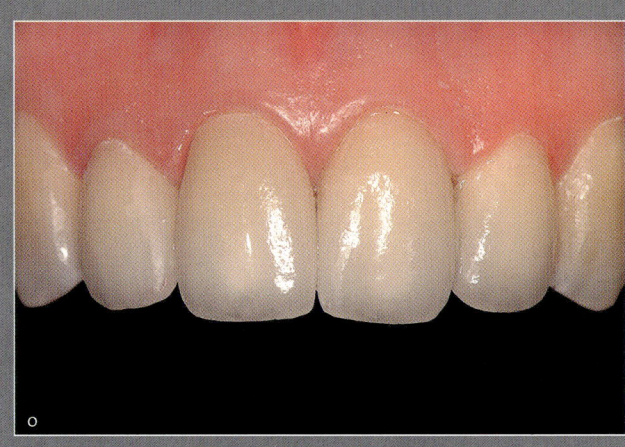

▲ **Figura 10.15** (continuação)
- (j) Execução de ajuste radicular proximal para propiciar espaço para a papila interproximal.
- (k) Definição do término cervical do preparo aproximadamente 0,5 mm intra-sulcularmente utilizando ponta diamantada de granulação fina ou multilaminada e retrator cervical metálico.
- (l) Acabamento do preparo com ponta diamantada de granulação fina ou broca multilaminada.
- (m) Preparo para coroa cerâmica no dente 21 concluído.
- (n) Aspecto após o preparo para coroa cerâmica realizado nos quatro incisivos superiores.
- (o) Vista por vestibular das coroas cerâmicas (In-Ceram, Vita) após a cimentação.

da com a utilização de um afastador gengival metálico ou fio para proteger o tecido gengival durante essa etapa. O *acabamento do preparo* tem o objetivo de proporcionar um preparo liso, que facilita o procedimento de moldagem e posterior confecção da coroa cerâmica (Figura 10.16a a 10.16e).

4. SELAMENTO DA DENTINA OU PRÉ-HIBRIDIZAÇÃO

Se o profissional estiver realizando um preparo para coroa cerâmica em um dente vital, pode proceder ao selamento da dentina ou pré-hibridização da mesma forma e com o mesmo objetivo daquele executado para o laminado cerâmico descrito anteriormente. Geralmente, quando da indicação de coroas cerâmicas unitárias, o dente envolvido já apresenta tratamento endodôntico e pino intra-radicular, podendo essa etapa ser dispensada.

5. CONFECÇÃO DO PROVISÓRIO

A restauração provisória pode ser opcionalmente confeccionada logo após o término do preparo ou depois do procedimento de moldagem, conforme a preferência do profissional.

O provisório é um elemento valioso de análise imediata para detectar a correção ou não do preparo, e se for o caso, corrigi-lo antes da realização da etapa de moldagem, evitando, assim, eventuais frustrações quando do recebimento da restauração concluída e da prova na sessão clínica seguinte. O provisório pode ser confeccionado com resina acrílica posicionada em moldeira de polietileno previamente obtida em aparelho de aquecimento a vácuo sobre o modelo de enceramento de diagnóstico, em moldes de silicona obtidos sobre o mesmo modelo ou ainda empregando coroa provisória pré-fabricada reembasada com resina acrílica diretamente sobre o dente preparado. A restauração provisória pode ser cimentada utilizando um cimento específico para esse fim ou adicionando pequena quantidade de vaselina sólida, que favorece a remoção do provisório na sessão clínica seguinte e deixa menos resíduos sobre o dente preparado, favorecendo sua limpeza antes da prova da restauração.

6. MOLDAGEM

O método de realização da moldagem é exatamente o mesmo daquele descrito para a confecção de laminado cerâmico, ou seja, empregando a técnica com dois fios para afastamento gengival e uma silicona de adição ou poliéter (Figuras 10.16f).

7. SELEÇÃO DA COR

Como já comentado anteriormente, no protocolo clínico para laminado cerâmico, é fundamental que o profissional estabeleça a melhor forma de comunicação e envio de imagens e informações para o ceramista que irá construir a restauração. Especificamente no caso das coroas cerâmicas, é importante informar se há a presença de pino intra-radicular e se o núcleo é metálico ou de compósito, a cor do dente preparado e a cor e as características ópticas que se deseja reproduzir. Aqui também o uso de fotografias digitais é um auxiliar valioso na comunicação dentista/protético, assim como a descrição dos detalhes de macro e principalmente de microestética (ver Capítulo 2) a serem alcançados na construção da coroa cerâmica. A subjetividade e a diferente percepção entre as pessoas envolvidas no processo, ceramistas e clínicos, quanto à cor a ser reproduzida nas restaurações cerâmicas são evidentes e ocorrem na prática clínica diária independentemente do sistema cerâmico empregado. Nas Figuras 10.16f1 a 10.16f12, podem ser observadas várias coroas cerâmicas que foram confeccionadas por diferentes ceramistas utilizando diversos sistemas cerâmicos. O detalhe interessante é que o dente preparado e a paciente foram os mesmos e que o registro de cor foi realizado por parte de cada ceramista diretamente com a paciente em condições de iluminação próximas daquelas idealmente recomendadas. Todos os ceramistas tinham grande experiência, mas intencionalmente não foi estabelecido nenhuma forma de comunicação e discussão com o dentista. Fica, portanto, evidente a subjetividade e a dificuldade na padronização do procedimento de seleção da cor. É fundamental que os profissionais envolvidos no processo tenham uma capacidade de "mapear a cor" ou as principais características ópticas dos dentes que servem como referência para construção da restauração cerâmica. Então, é imprescindível estabelecer uma comunicação constante e troca de informações para que ambos possam detectar e perceber detalhes da cor de modo mais aproximado entre eles e o mais próximo possível da realidade. O exercício de troca de informações permite uma convergência dos profis-

> **✓ DICA CLÍNICA**
>
> A confecção do provisório imediatamente após a conclusão do preparo permite ao clínico avaliar se a espessura do preparo e, então, da futura restauração cerâmica, está adequada, se a relação oclusal está correta e se há presença de áreas retentivas no preparo.

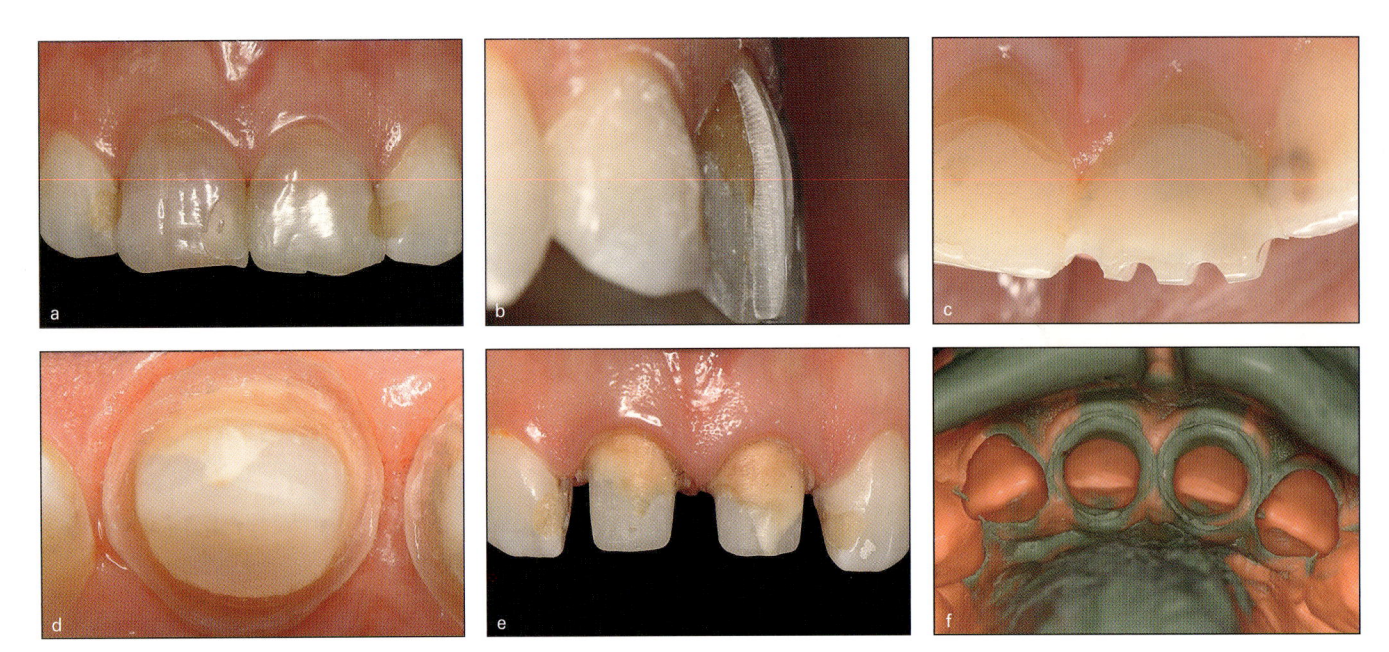

▲ **Figura 10.16**
(a) Paciente com os dentes 11 e 21 tratados endodonticamente apresentando alteração de cor e os dentes 22 e 12 com pequenas restaurações diretas de compósito também com a cor alterada.
(b) Vista por proximal durante a redução da superfície vestibular.
(c) Aspecto por palatino das canaletas para orientação da redução incisal, que deve ser em torno de 1,5 a 2 mm.
(d) Preparo para coroa cerâmica com sistema vidro ceramizado (Empress 2, Ivoclar Vivadent) concluído. Observar a menor redução axial das áreas proximais comparativamente à vestibular e palatina, o que confere estabilidade e uniformidade de espaço para a futura restauração.
(e) Preparos para coroas cerâmicas finalizados nos dentes 11 e 21.
(f) Molde de silicona de adição obtido (Express, 3M) proporcionando uma adequada reprodução de detalhes.

sionais nesse processo desafiador de seleção e correta reprodução da cor.

Fase laboratorial

A etapa de confecção propriamente dita da coroa cerâmica é desenvolvida em laboratório seguindo as recomendações e características do tipo de sistema cerâmico selecionado (ver Capítulo 8).

Terceira sessão clínica

8. PROVA DA RESTAURAÇÃO

Após a remoção do provisório e limpeza do dente preparado com pontas siliconadas, a coroa cerâmica deve ser posicionada, e o profissional precisa avaliar sua adaptação cervical, sua relação de contato proximal, contorno vestibular, concavidade da superfície palatina e contatos oclusais em máxima intercuspidação habitual e movimentos excursivos, perfil de emergência, forma, textura superficial, cor e efeitos ópticos sugeridos. Nos sistemas reforçados, o profissional pode optar por uma sessão extra de prova da infra-estrutura em vidro ceramizado a alumina, ou já provar a restauração com a cerâmica de cobertura aplicada se houver precisão no molde e boa comunicação dentista/ceramista (Figuras 10.16g a 10.16l).

9. AJUSTE OCLUSAL

Freqüentemente são necessários ajustes com relação aos contatos oclusais e à inclinação axial na região cervical (perfil de emergência) ou na região proximal (contatos interproximais). Os ajustes são realizados com ponta diamantada de granulação fina. Uma vantagem dos sistemas cerâmicos reforçados é que eles permitem a execução dos ajustes com maior tranqüilidade comparativamente às cerâmicas feldspáticas, que são mais friáveis e, portanto, mais suscetíveis à fratura nessa etapa.

10. ACABAMENTO/POLIMENTO

O acabamento/polimento final da coroa cerâmica pode ser conduzido com discos flexíveis abrasivos, como o Sof-Lex Pop-On (3M), pontas siliconadas e discos ou pontas de feltro com pasta diamantada. Eventualmente, se forem necessários muitos ajustes e/ou correções na restauração, ela deve

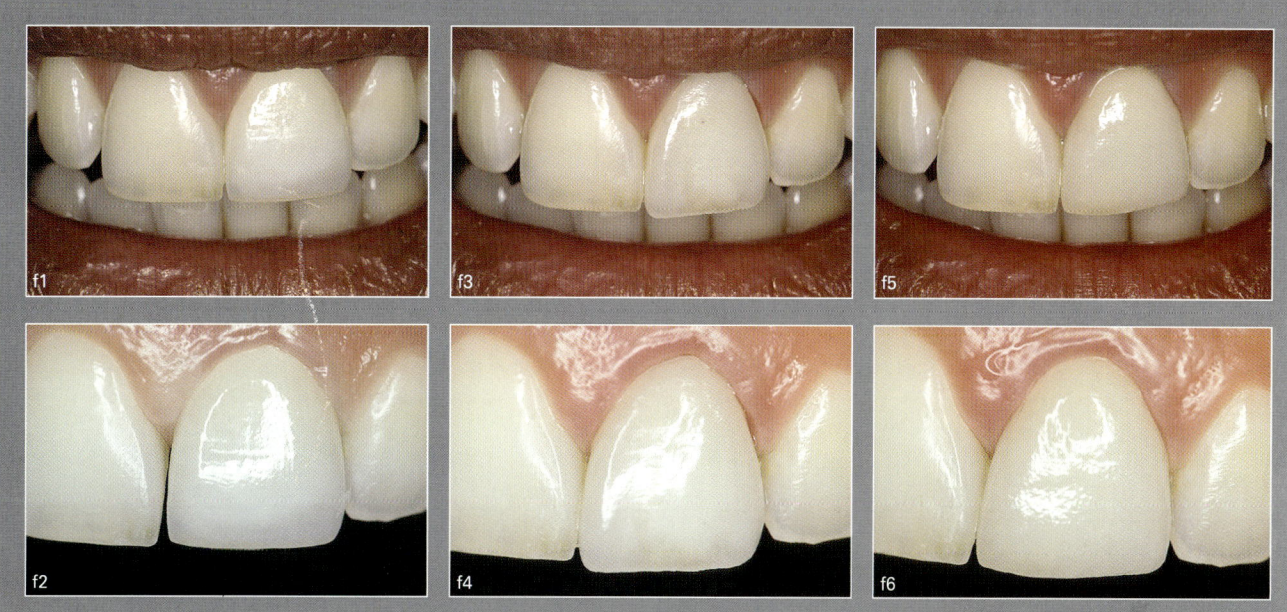

▲ **Figura 10.16 (continuação)**
(f1 e f2) Aspecto da coroa cerâmica no dente 21 confeccionada em In-Ceram pelo ceramista A.
(f3 e f4) Coroa cerâmica no dente 21 da mesma paciente construída em Empress2 pelo ceramista B.
(f5 e f6) Coroa cerâmica no dente 21 da mesma paciente confeccionada em metalocerâmica com ombro cerâmico pelo ceramista C.

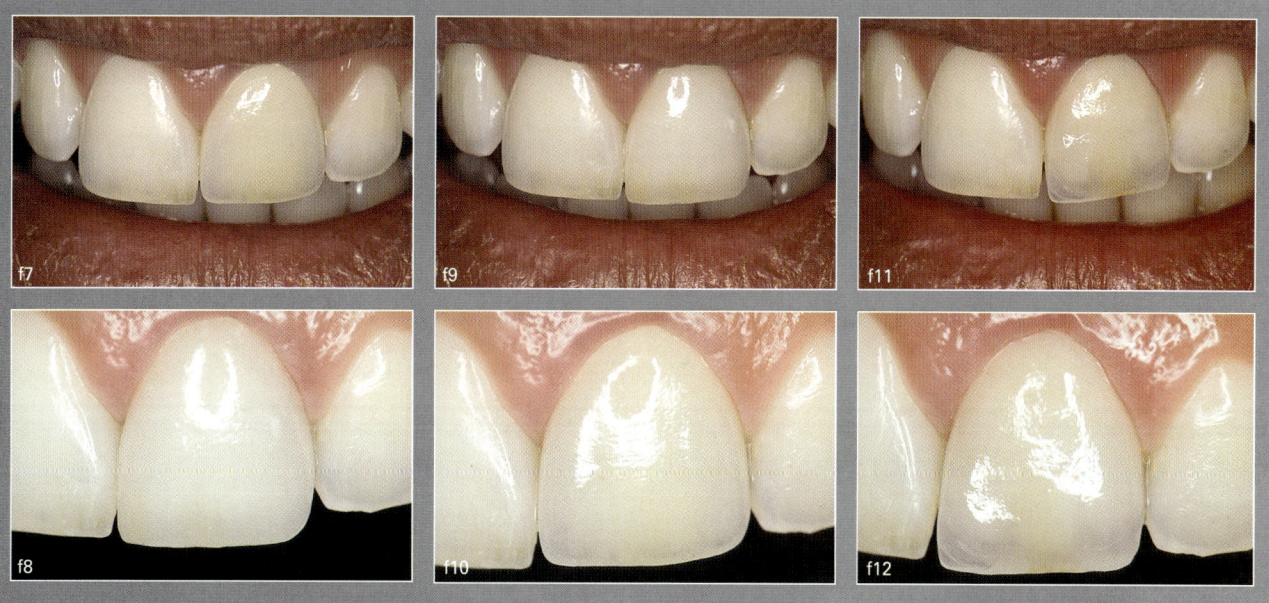

▲ **Figura 10.16 (continuação)**
(f7 e f8) Coroa cerâmica no dente 21 da mesma paciente elaborada em Noritake pelo ceramista D.
(f9 e f10) Coroa cerâmica no dente 21 da mesma paciente construída em Cergogold pelo ceramista E.
(f11 e f12) Coroa cerâmica no dente 21 da mesma paciente confeccionada em Procera pelo ceramista F. Observar como são evidentes a dificuldade e a subjetividade na percepção e reprodução da cor por parte dos ceramistas mesmo tendo contato direto com a paciente. Se considerarmos a mesma dificuldade para o clínico associada ainda a uma comunicação inadequada entre dentista-protético, o desafio para acertar a cor final da restauração cerâmica é considerável.

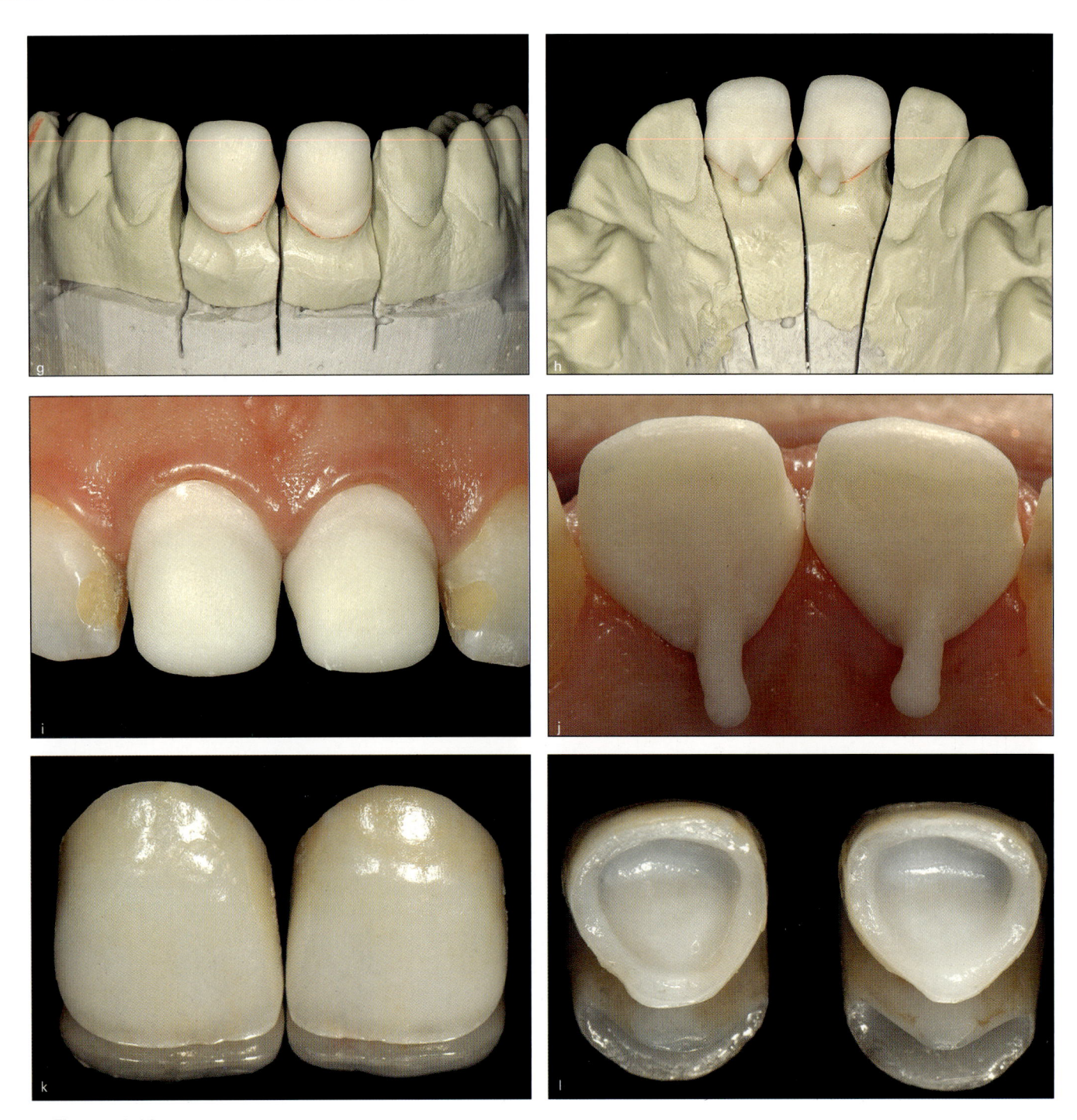

▲ **Figura 10.16 (continuação)**
(g-j) Prova das infra-estruturas de Empress 2 (Ivoclar Vivadent) no modelo de trabalho e clinicamente evidenciando excelente adaptação.
(k, l) Aspecto das coroas cerâmicas com a infra-estrutura do sistema Empress 2 e cerâmica de cobertura Eris (Ivoclar Vivadent). Execução do ceramista Marcelo Mezzomo.

ser enviada novamente ao laboratório e receber novo glaze e, então, ser remetida para nova prova e possível cimentação.

11. CIMENTAÇÃO

A cimentação deve ser preferencialmente adesiva porque permite maior união ou retenção ao dente preparado, melhor resistência, melhor selamento marginal e comportamento mais favorável do cimento resinoso comparativamente aos cimentos convencionais quanto à solubilidade e resistência. Entretanto, alguns sistemas cerâmicos reforçados possibilitam ao profissional optar por uma cimentação convencional de acordo com sua preferência ou característica da situação clínica. Caso decida pela realização de uma cimentação adesiva, o clínico deve promover um tratamento da superfície interna da coroa cerâmica (Figuras 10.16m a 10.16x). Aqui é importante lembrar e seguir as recomendações para cada tipo de sistema cerâmico utilizado na confecção da restauração. As características de composição, propriedades, processo de confecção em laboratório e indicações clínicas dos diferentes sistemas cerâmicos e suas respectivas marcas comerciais estão dispostas no Capítulo 8.

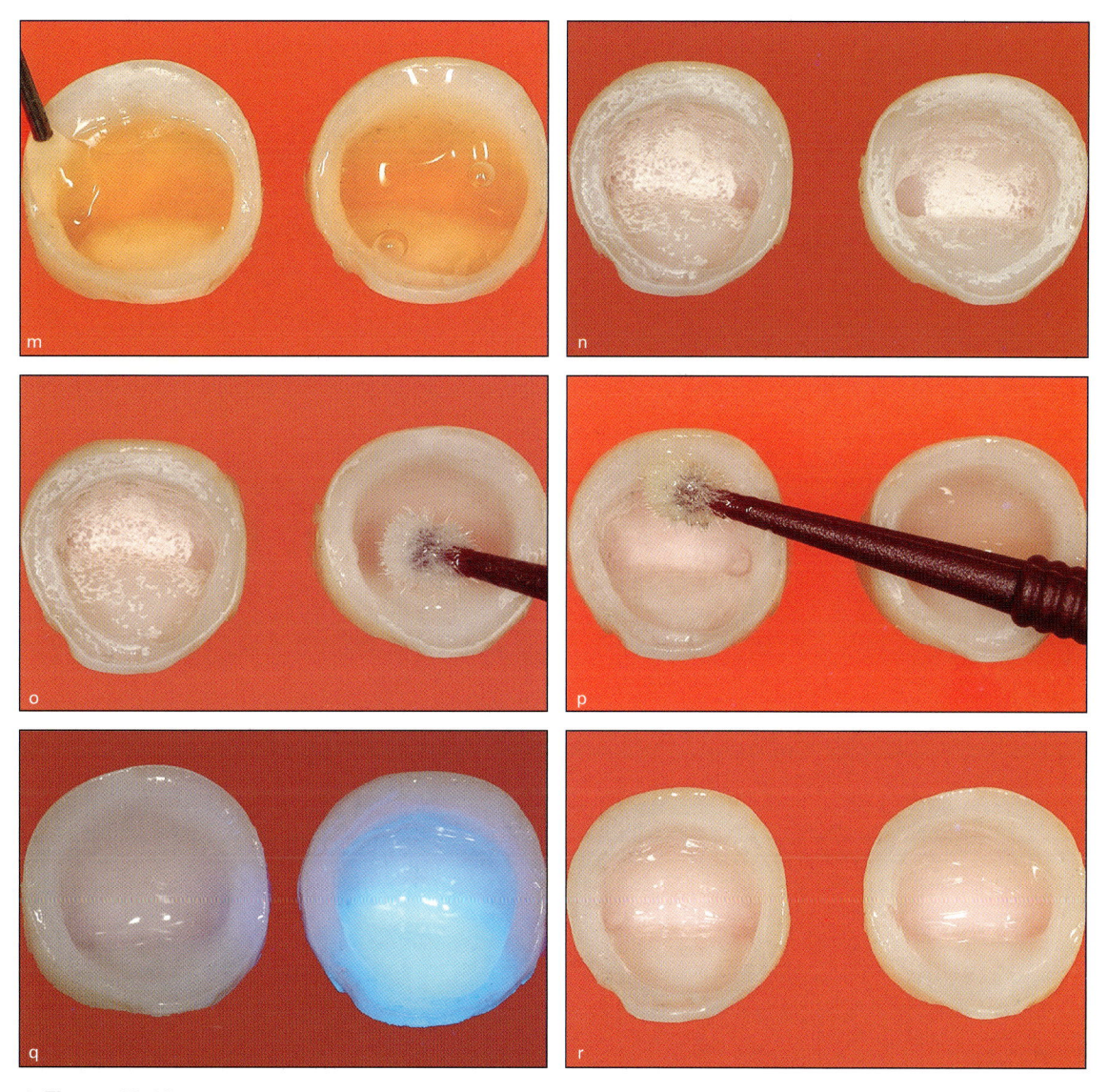

▲ **Figura 10.16** (continuação)
(m) Condicionamento com ácido fluorídrico a 10% por 20 segundos.
(n) Aspecto branco opaco evidenciando, do ponto de vista clínico, a criação de microporosidades.
(o) Aplicação do silano.
(p) Aplicação do sistema adesivo fotopolimerizável.
(q) Fotopolimerização do adesivo durante 10 segundos.
(r) A superfície interna das coroas cerâmicas apresenta-se com brilho uniforme, sugerindo correto tratamento de superfície e aplicação do sistema adesivo.

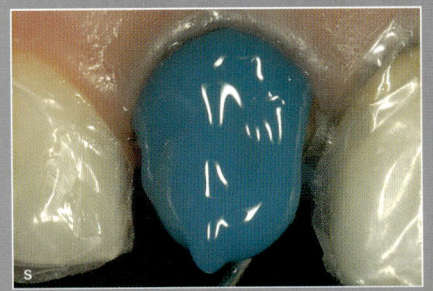

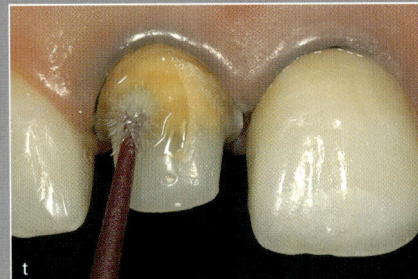

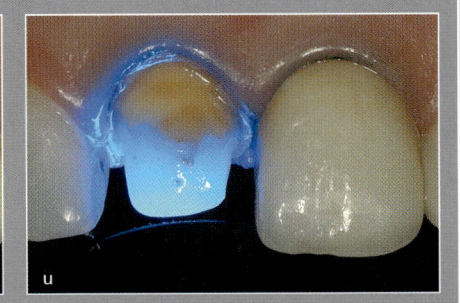

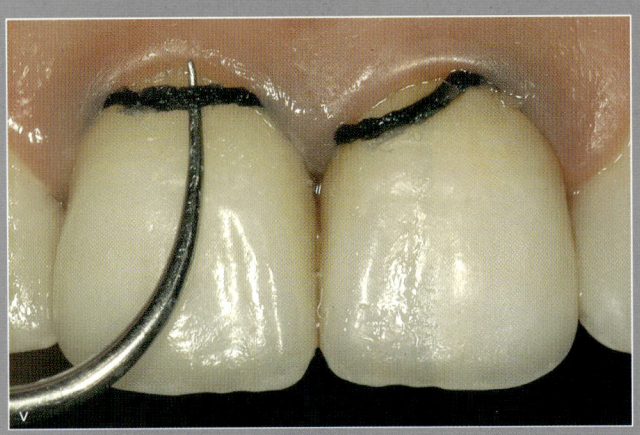

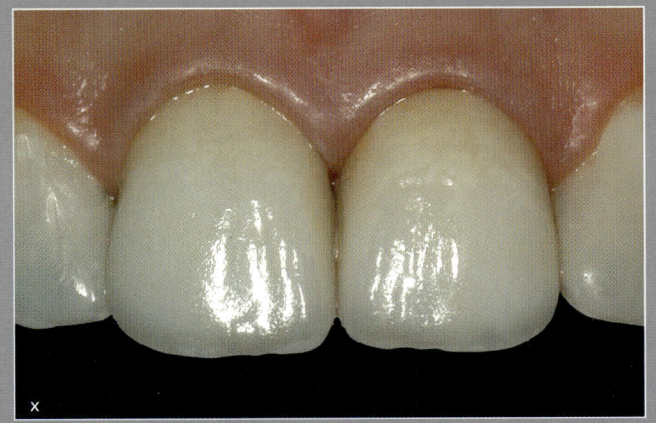

▲ **Figura 10.16 (continuação)**

(s) Condicionamento com ácido fosfórico a 37% durante 15 segundos. Perceber a proteção durante a cimentação adesiva com fio para afastamento gengival e filme plástico da gengiva e dentes vizinhos, respectivamente.

(t) Aplicação do adesivo fotopolimerizável. Notar que a coroa do dente 21 já foi cimentada empregando o mesmo protocolo clínico.

(u) Fotopolimerização do adesivo por aproximadamente 10 segundos.

(v) Remoção dos fios para afastamento gengival com auxílio da sonda exploradora. Observar que se corretamente executado o preparo, a moldagem, a temporização e a cimentação, a condição de saúde do tecido periodontal apresenta-se adequada.

(x) Aspecto após a cimentação adesiva das coroas cerâmicas de Empress 2 + Eris (Ivoclar Vivadent) nos dentes 11 e 21. Notar que as restaurações de compósito direto deficientes na superfície mesial dos dentes 12 e 22 foram substituídas. Caso clínico realizado com a participação da CD Gisele Fracaro no Curso de Especialização em Dentística da FO/UFRGS.

Na Tabela 8.1 estão indicadas as recomendações de tratamento de superfície para as principais marcas comerciais de sistemas cerâmicos para realização de cimentação adesiva.

EVIDÊNCIA CIENTÍFICA

É importante que o profissional analise subsídios científicos, em particular, de avaliação clínica, que podem estabelecer um suporte ou evidência científica para utilização ou não de determinada técnica restauradora. Isso é ainda mais relevante quando se refere a uma técnica ou abordagem restauradora relativamente nova, como é o caso dos laminados cerâmicos, ou à indicação de coroas unitárias de cerâmica pura, ou seja, sem o uso de infra-estrutura metálica. Na Tabela 10.1 estão dispostos, de forma resumida, os resultados de vários estudos de avaliação clínica de laminados cerâmicos e coroas unitárias de cerâmica pura.

TABELA 10.1 ESTUDOS DE AVALIAÇÃO CLÍNICA DE LAMINADOS CERÂMICOS E COROAS UNITÁRIAS DE CERÂMICA EM DENTES ANTERIORES

AUTOR	ANO	SISTEMA CERÂMICO	TIPO DE RESTAURAÇÃO	PERÍODO DE AVALIAÇÃO	RESULTADO
Chen et al.[4]	2003	Feldspático	Laminado	2,5 anos	99% sucesso
Dumfahrt[5]	2000	Feldspático	Laminado	10 anos	96% sucesso
Shang et al.[23]	2002	Vidro ceramizado	laminado	5 anos	96,6% sucesso
Aristides[1]	2002	Feldspático	Laminado	5 anos	98,4% sucesso
Peumans[24]	1998	Feldspático	Laminado	5 anos	93% sucesso
Meijering[25]	1997	Feldspático	Laminado	2 anos	78% sucesso
Magne[17]	2000	Feldspático	laminado	4,5 anos	100% sucesso
Fradeani[7]	1998	Vidro ceramizado	Laminado	6 anos	98,8% sucesso
Sieweke[26]	2000	Vidro ceramizado	Laminado	6,5 anos	76% sucesso
Kihn et al.[10]	1998	Feldspático	Laminado	4 anos	Alto índice de sucesso*
Hoffding[27]	1995	Feldspático	Laminado	10 anos	Alto índice insucesso*
Norbo et al.[28]	1994	Feldspático	Laminado	3 anos	100% sucesso
Christhensen et al.[29]	1991	Felspático	Laminado	3 anos	Alto índice de sucesso*
Calamia[3]	1989	Feldspático	Laminado	4 anos	Alto índice de sucesso*
Óden et al.[30]	1998	Alto conteúdo de alumina	Coroa	5 anos	97% sucesso
Lehner et al.[11]	1997	Vidro ceramizado	Coroa	2 anos	95% sucesso
Fradeani[6]	1997	Vidro ceramizado	Coroa	5,5 anos	95,3% sucesso
Lövgren[31]	1997	Alto conteúdo de alumina	Coroa	1 ano	98% sucesso
Milleding[32]	1998	Alto conteúdo de alumina	Coroa	2 anos	95,4% sucesso
Malament[15]	1999	Vidro ceramizado	Coroa	14 anos	76% sucesso
Lövgren[12]	1999	Vidro ceramizado	Coroa	6 anos	82% sucesso
Sjögren[33]	1997	Vidro ceramizado	Coroa	3,9 anos	92% sucesso
Bergman[2]	1999	Alto conteúdo de alumina	Coroa	6,5 anos	80% sucesso
McLaren[14]	2000	Infiltrado de vidro	Coroa	7 anos	98% sucesso
Haselton[9]	2000	Infiltrado de vidro	Coroa	4 anos	95,5% sucesso
Erpenstein[34]	2000	Vidro ceramizado	Coroa	11 anos	82,7% sucesso

TABELA 10.1 ESTUDOS DE AVALIAÇÃO CLÍNICA DE LAMINADOS CERÂMICOS E COROAS UNITÁRIAS DE CERÂMICA EM DENTES ANTERIORES (continuação)

AUTOR	ANO	SISTEMA CERÂMICO	TIPO DE RESTAURAÇÃO	PERÍODO DE AVALIAÇÃO	RESULTADO
Segal[35]	2001	Infiltrado de vidro	Coroa	6 anos	98,9% sucesso
Odman[16]	2001	Alto conteúdo de alumina	Coroa	10 anos	92,2% sucesso
Fradeani[36]	2002	Vidro ceramizado	Coroa	11 anos	98,9% sucesso
Fradeani[8]	2002	Infiltrado de vidro	Coroa	5 anos	97,5% sucesso
Bind et al.[37]	2004	Infiltrado de vidro	Coroa	5 anos	91,7% sucesso

* Percentual exato não informado pelo autor.

REFERÊNCIAS BIBLIOGRÁFICAS

1. Aristidis GA, Dimitra B. Five-year clinical performance of porcelain laminate veneers. Quintess Int 2002; 33(3): 185-9.

2. Bergman B, Nilson H, Andersson M. A longitudinal clinical study of Procera ceramic-veneered titanium copings. J Prosthodont 1999; 12(3): 135-9.

3. Calamia JR. Clinical evaluation of etched porcelain veneers. Am J Dent 1989; 2(1): 9-15.

4. Chen JH, Shi CX, Wang M, Zhao SJ, Wang H. Clinical evaluation of 546 tetracycline-stained teeth treated with Cerinate laminate veneers. Zhonghua Kou Qiang Yi Xue Za Zhi 2003; 38(3): 199-202.

5. Dumfahrt H, Schaffer H. Porcelain laminate veneers: A retrospective evaluation after 1 to 10 years of service: Part II – Clinical results. Int J Prosthodont 2000; 13(1): 9-18.

6. Fradeani M, Aquilano A. Clinical experience with Empress crowns. J Prosthodont 1997; 10(3): 241-7.

7. Fradeani M. Six-year follow-up with Empress veneers. Int J Periodontics Restorative Dent 1998; 18(3): 216-25.

8. Fradeani M, Aquilano A, Corrado M. Clinical experience with In-Ceram Spinell crowns: 5-years follow-up. J Periodontics Restorative Dent 2002; 22(6): 525-33.

9. Haselton DR, Diaz-Arnold AM, Hillis SL. Clinical assessment of high-strength all-ceramic crowns. J Prosthet Dent 2000; 83(4): 396-401.

10. Kihn PW, Barnes DM. The clinical longevity of porcelain veneers: a 48-month clinical evaluation. J Am Dent Assoc 1998; 129(6): 747-52.

11. Lehner C, Studer S, Brodbeck U, Scharer P. Short´term results of IPS-Empress full-porcelain crowns. J Prosthodont 1997; 6(1): 20-30.

12. Lovgren G. Clinical evaluation of all-ceramic crowns (Dicor) in general practice. J Prosthet Dent 1999; 81(3): 277-84.

13. Magne P, Belser U. Bonded porcelain restorations in the anterior dentition: a biomimetic approach. Berlin: Quintessence; 2002.

14. McLaren EA, White SN. Survival of In-Ceram crowns in a private practice: a prospective clinical trial. J Prosthet Dent 2000; 83(2): 216-22.

15. Malament KA, Socransky SS. Survival of Dicor Glass-Ceramic dental restorations over 14 years: Part I. Survival of Dicor complete coverage restorations and effect of internal surface acid etching, tooth position, gender and age. J Prosthet Dent 1999; 81(1): 23-32.

16. Odman P, Andersson B. Procera AllCeram crowns followed for 5 to 10.5 years: a prospective clinical study. J Prosthodont 2001; 14(6): 504-9.

17. Magne P, Perroud R, Hodges JS, Belser UC. Clinical performance of novel-design porcelain veneers for the recovery of coronal volume and length. Int J Periodontics Restorative Dent 2000; 20(5): 440-57.

18. Conceição EN. Dentística: saúde e estética. Porto Alegre: Artmed; 2000. p.365.

19. Chiche GJ, Pinault A. Estética em próteses fixas anteriores. São Paulo: Quintessence; 1996.

20. Cardoso PEC, Burmann PA, Santos JFF. Preparo dental para restaurações estéticas indiretas inlays,onlays e overlays. In: Cardoso RJA, Gonçalves EAN. Dentística/Laser. São Paulo: Artes Médicas; 2001. Cap.11 p.199-214. (Odontologia, Arte Ciência e Técnica – 20º CIOSP; vol 1).

21. Baratieri LN. Odontologia restauradora-fundamentos e possibilidades. São Paulo: Quintessence; 2001.

22. Mezzomo E. Reabilitação oral para o clínico. 3. ed. São Paulo: Editora Santos; 1999.

23. Shaini FJ, Shortall AC, Marquis PM. Clinical performance of porcelain laminate veneers. A retrospective evaluation over a period of 6.5 years. J Oral Rehabil 1997; 24(8): 553-9.

24. Peumans M, Van Meerbeek B, Lambrechts P, Vuylsteke-Wauters M, Vanherle G. Five-year clinical performance of porcelain veneers. Quintess Int 1998; 29(4): 211-21.

25. Meijering AC, Roeters FJ, Mulder J, Creugers NH. Patients' satisfaction with different types of veneer restorations. J Dent 1997; 25(6): 493-7.

26. Shang X, Mu Y. Clinical application and effective assessment of cerinate porcelain laminate veneers. Chin Med J 2002; 115(11): 1739-40.

27. Hoffding J. Mastique laminate veneers: results after 4 and 10 years of service. Acta Odontol Scand 1995; 53(5): 283-6.

28. Norbo H, Rygh-Thoresen N, Henaug T. Clinical performance of porcelain laminate veneers without incisal overlapping: 3-year results. J Dent 1994; 22(6): 342-5.

29. Christensen GJ, Christensen RP. Clinical observations of porcelain veneers: a three-year report. J Esthet Dent 1991; 3(5): 174-9.

30. Odén A, Andersson M, Krystek-Ondracek I, Magnusson D. Five-year clinical evaluation of Procera AllCeram crowns. J Prosthet Dent 1998; 80(4): 450-5.

31. Lovgren R, Anderson B, Bergovist V, Carlsson GE, Ekstrom PF, Odman P et al. Clinical evaluation of ceramic veneered titanium restorations according to the procera technique. Swed Dent J 1997; 21(1-2): 1-10.

32. Milleding P, Haag P, Neroth B, Renz F. Two years of clinical experience with Procera Titanium crowns. J Prosthodont 1998; 11(3): 224-32.

33. Sieweke M, Salomon-Sieweke U, Zofel P, Stachniss V. Longevity of oroincisal ceramic veneers on canines: a retrospective study. J Adhes Dent 2000; 2(3): 229-34.

34. Erpenstein H. Long-term clinical results of galvano-ceramic and glass-ceramic individual crowns. J Prosthet Dent 2000; 83(5): 530-4.

35. Segal BS. Retrospective assessment of 546 all-ceramic anterior and posterior crowns in a general practice. J Prosthet Dent 2001; 85(6): 544-50.

36. Fradcani M, Redemagni F. An 11-year clinical evaluation of leucite-reinforced glass-ceramic crowns: a retrospective study. Quintess Int 2002; 33(7): 503-10.

37. Bind A, Mormann WH. Survival rate of mono-ceramic and ceramic-core CAD/CAM-generated anterior crowns over 2-5 years. Eur J Oral Sci 2004; 112(2): 197-204.

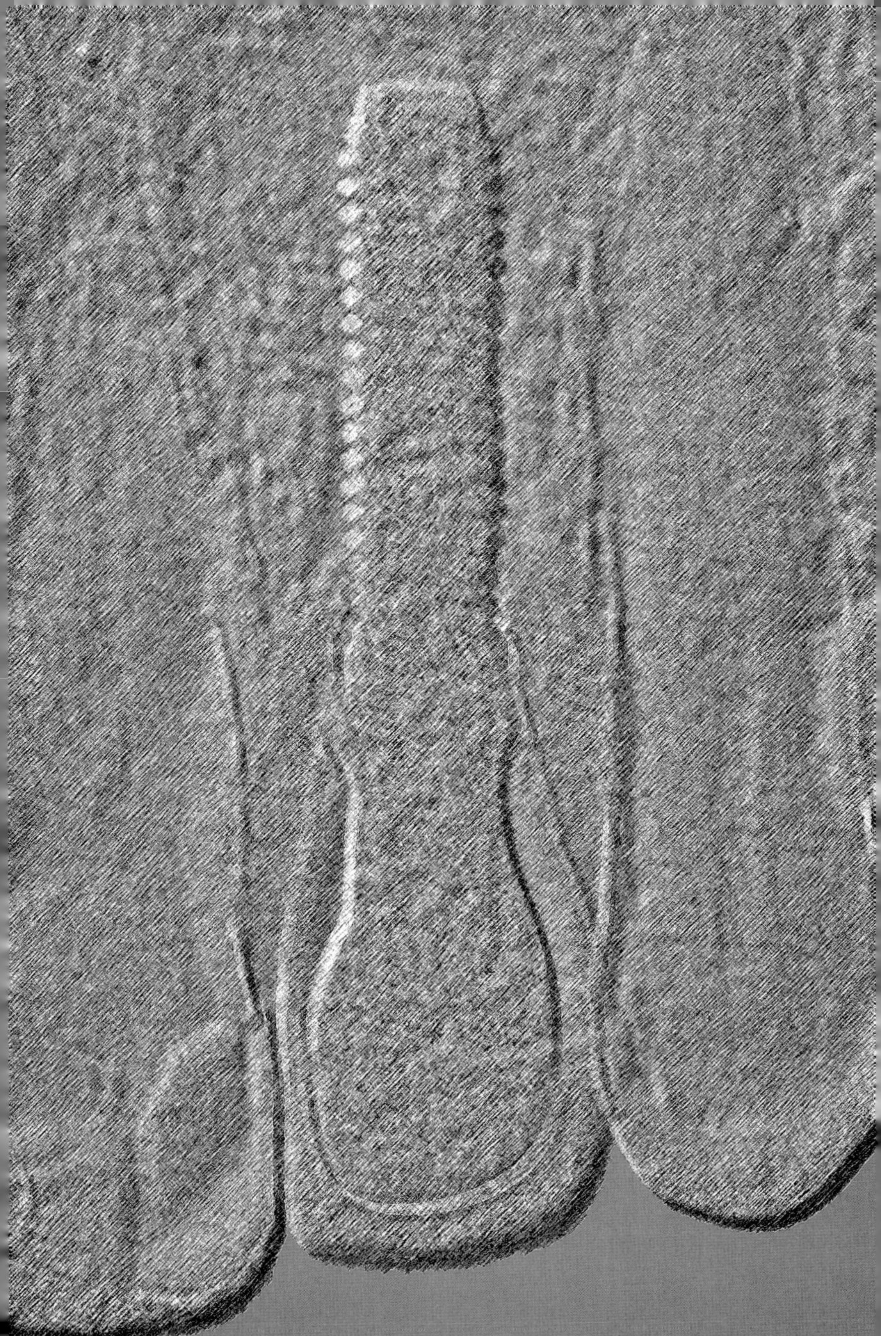

11

IMPLANTES DENTAIS: CONSIDERAÇÕES CLÍNICAS PARA ELEMENTOS UNITÁRIOS

OSWALDO SCOPIN DE ANDRADE
SIDNEY KINA
ARIOVALDO STEFANI
LUCAS VENTURELLA SILVA

Ainda que exista uma constante preocupação da odontologia com a prevenção das doenças que afetam a cavidade bucal, muitos pacientes são acometidos de cárie e de doença periodontal, além de sofrerem acidentes e traumas que podem levar à perda de parte do elemento dental ou de todo o dente. Com a evolução das técnicas adesivas e o desenvolvimento de sistemas restauradores, o profissional tem, hoje, à sua disposição, uma ampla gama de opções para correção de elementos dentais com perda de estrutura, descoloração intensa ou com distúrbios oclusais que indiquem reabilitação.

Com o advento da ósseo-integração, além das técnicas restauradoras consideradas tradicionais, o profissional tem hoje a opção de devolver ao paciente conforto, segurança e estética utilizando próteses suportadas por implantes. Os altos índices de sucesso encontrados na literatura científica em reabilitações orais feitas com implantes ósseo-integrados estabeleceram definitivamente esse tipo de procedimento como um método seguro para restabelecer função e estética em pacientes com edentulismo total ou parcial.[1,2]

Atualmente, para realizar o diagnóstico e determinar o plano e a seqüência de tratamento restaurador envolvendo um paciente edêntulo total ou parcial, é imprescindível o conhecimento, por parte do profissional, de todas as opções disponíveis, incluindo os implantes ósseo-integrados.

Ao considerar a implantodontia um sucesso, é importante salientar que a técnica original descrita por Branemark e colaboradores[3] foi desenvolvida para pacientes acometidos de edentulismo total com quantidade óssea e estabilidade em duas corticais ósseas. Inicialmente o conceito de ósseo-integração visava principalmente a função, ficando a parte estética em uma esfera secundária. Devido ao alto índice de sucesso dessas próteses, a mesma técnica com ligeiras alterações começou a ser utilizada para pacientes com edentulismo parcial.[4] Com isso, os mesmos implantes utilizados para a técnica conhecida como "Protocolo Branemark", para edêntulos totais, em que eram obtidos altos índices de sucesso, começaram a ser utilizados para próteses fixas parciais e elementos unitários. Estudos científicos mostraram que as técnicas e os componentes deveriam sofrer modificações para adequar-se às novas indicações.[5] Para implantes unitários e para próteses fixas de hemi-arco, os problemas relacionados à fratura e ao afrouxamento dos parafusos de fixação, encontrados em restaurações totais com implantes, tornaram-se constantes, sendo até hoje documentados na literatura científica.[6,7]

Associado a esses problemas, o acesso ao parafuso de fixação dos componentes protéticos comprometia a estética e o correto desenvolvimento dos padrões aceitáveis de oclusão. Em um artigo clássico de Hebel e Gajjar,[8] os autores descreveram de maneira detalhada os problemas que podem ser gerados quando se utilizam parafusos para fixar próteses fixas sobre implante, onde, em muitos casos, o acesso a esse parafuso corresponde a mais de 50% da área oclusal do elemento dental, como mostra a Figura 11.1.

Juntamente com os problemas técnicos relacionados às conexões protéticas, começaram a surgir questionamentos quanto ao desenho cilíndrico dos implantes, que não se encaixava no desenho do elemento dental perdido.[9] Os implantes com 3,75 mm de diâmetro desenhados para o "Protocolo Branemark" não se encaixavam na morfologia dos dentes naturais, mas o tipo de tratamento proposto com implantes naquele momento era de grande valia visto que devolvia ao paciente com edentulismo total uma restauração fixa.

Quando se consideram implantes unitários, primeiro é preciso lembrar que a cirurgia para colocação de um implante dental nada mais é do que uma cirurgia pré-protética. Dessa forma, o guia para diagnóstico, planejamento e seqüência de tratamento é a posição final do elemento dental na cavidade bucal, para que, depois de colocado no osso, ele permita ao dentista que vai realizar o tratamento restaurador obter um resultado estético e funcional aceitável.

Inicialmente, serão enfocados alguns pontos relacionados às estruturas dentais de suporte presentes na cavidade bucal intacta, isto é, livre de enfermidades ou traumas, e correlacionar as mesmas quanto à presença de implantes dentais.

Um dos estudos clínicos mais citados atualmente em relação à área estética é a avaliação que Tarnow e colaboradores[10] realizaram em pacientes com dentição natural. Nessa avaliação clínica, os autores investigaram os possíveis fatores determinantes para presença ou ausência de papila em dentes anteriores. Foi observado que quando a distância da crista óssea interdental ao ponto de contato era de 5 mm ou menos, todo o espaço interpapilar estava preenchido por tecido. Quando a distância era de 6 mm, a papila estava presente em 56% dos casos; com 7 mm ou mais de distância, o tecido só era observado em 26% dos pacientes. Essa ava-

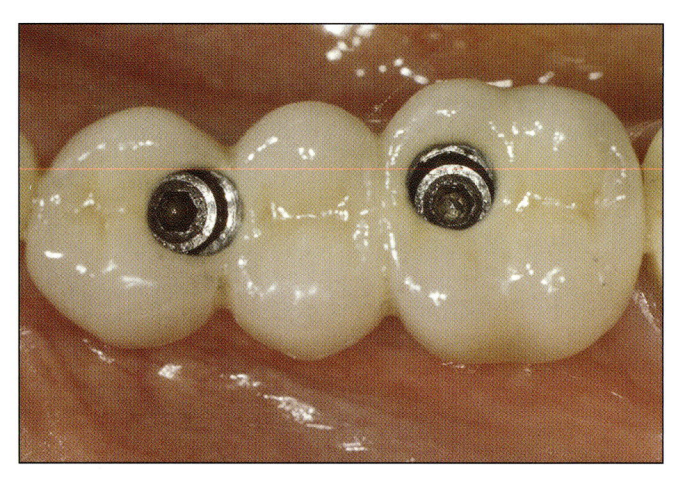

▲ **Figura 11.1**
Prótese fixa parafusada sobre dois implantes do tipo hexágono externo. Notar que, na região de pré-molar, o parafuso é quase do tamanho da área oclusal.

liação foi realizada em dentição natural, porém é importante enfatizar que, quando se trata de implantes dentais, alguns pontos devem ser levados em consideração e que a presença de papila não é o único determinante estético. Várias outras investigações foram realizadas para determinar a posição mais adequada para obtenção de papila em implantes ósseo-integrados e serão discutidas neste capítulo.

Outro ponto importante a ser enfatizado é o tecido mole ao redor do implante. De modo diferente do elemento dental, as estruturas do complexo ósseo-gengival de suporte que circundam o implante possuem características distintas daquelas do dente natural. Ainda assim, ao redor de um implante ósseo-integrado em situação de normalidade clínica, há um espaço biológico que constitui uma unidade fisiológica estável semelhante àquela encontrada ao redor dos dentes, sendo formado pelo epitélio sulcular e juncional e pela área de tecido conjuntivo.[11,12]

→ DIAGNÓSTICO

Para um correto diagnóstico, em todo tratamento odontológico, desde o mais complexo ao mais simples, existe a necessidade de serem desenvolvidas etapas previamente estabelecidas em função de cada caso e de suas particularidades. A implantodontia tem tido êxito quando fundamentada em diagnóstico e planejamento bem-sucedidos utilizando protocolos de tratamento consagrados que visam evidenciar detalhes em cada uma das etapas, facilitando contornar possíveis problemas na área edêntula e levando a um resultado final aceitável tanto do ponto de vista estético como funcional. O diagnóstico deve ser conseqüência de uma investigação minuciosa do paciente, que se inicia com um exame clínico detalhado com histórico, anamnese e exames intra e extra-orais, e incluem modelos de estudo e fotografias. O exame clínico tem relevância porque estabelece um contato interpessoal importantíssimo entre paciente e profissional, facilitando a evolução da discussão do caso por meio da exploração da anamnese, das dificuldades, das soluções dos problemas, dos custos, dos riscos do tratamento e do tempo necessário para atingir os objetivos que o paciente busca. Deve-se dar ênfase à história clínica do paciente de implantes por meio de um protocolo clínico específico sobre o histórico médico pregresso e seus antecedentes. O profissional pode solicitar exames laboratoriais em caso de suspeita da presença de doenças que possam afetar a intervenção cirúrgica, a cicatrização ou a posterior ósseo-integração. Nesse momento, é oportuno discutir com o paciente a relação entre implantes dentais com hábitos nocivos, por exemplo, o tabagismo.

A complexidade do estudo radiológico deve ser realizada de acordo com o caso, porém sempre indispensável. É da opinião dos autores deste capítulo que é importante, antes de indicar um tratamento com implantes, que a anatomia prévia seja cuidadosamente investigada, com a inclusão de tomografia no planejamento. Os modelos de estudo devem ser de boa qualidade e irão servir como base para o enceramento diagnóstico, que indicará a necessidade ou não de técnicas de enxerto de tecidos ósseos ou de tecidos moles e ditará o correto posicionamento do implante.

QUANDO INDICAR IMPLANTE UNITÁRIO?

A indicação para implantes unitários, seja na área anterior, seja na área posterior, é a ausência do elemento dental. Porém, esse modo acadêmico de considerar uma forma de tratamento deve ser enfocado diferentemente para cada caso específico e deve ser sempre analisado e discutido com o paciente e, se necessário, com outros profissionais. A ausência de um elemento dental com dois dentes vizinhos intactos, livres de restauração, com tecido ósseo suficiente para estabilizar um implante dental e tecido gengival suficiente para devolver estética e manter a saúde do tecido perimplantar é a indicação mais clara para restaurações com implantes unitários. Porém, a realidade clínica, na maioria das vezes, não é essa, e a indicação da terapia com implantes depende de determinantes como a condição sócio-econômica, saúde geral física e psicológica, tipo de padrão oclusal e presença de tecido gengival e ósseo. Como citado anteriormente, um ponto de importância, não só em implantodontia, é o correto diagnóstico e a adequada indicação. A terapia com implantes dentais ósseo-integrados só se finaliza com uma restauração que devolva função e estética ao paciente. Antes de decidir se existe a indicação, é imprescindível um correto e detalhado exame clínico que avalie toda a condição geral, dental e periodontal do paciente, seguido de uma cuidadosa avaliação radiográfica. A falta de diagnóstico correto é a principal causa de iatrogenias em odontologia.

QUAIS SÃO AS CONTRA-INDICAÇÕES PARA IMPLANTES UNITÁRIOS?

As contra-indicações para implantes ósseo-integrados podem ser consideradas de duas formas. No local a ser colocado o implante, a principal contra-indicação é a ausência de tecido ósseo; porém, hoje, com o advento das técnicas de regeneração tecidual, essa contra-indicação, do ponto de vista dos autores, pode ser considerada uma limitação. Em muitos casos, apenas um procedimento de enxerto gengival ou ósseo soluciona o problema; em outros casos, a quantidade de procedimentos necessários para se obter tecido suficiente é muito grande, causando mais danos e transtornos ao paciente do que resolvendo problemas pré-existentes. Mais uma vez o diagnóstico é determinante. Outra forma de avaliar uma possível contra-indicação são as limitações com relação à saúde geral. Paciente diabéticos, portadores de deficiências do sistema circulatório e de outras alterações sistêmicas devem, assim como para qualquer procedimento cirúrgico em odontologia, estar controlados por medicamentos e com correto acompanhamento médico. Alguns profissionais consideram o tabagismo como contra-indicação para a terapia com implantes ósseo-integrados. A literatura mostra que, assim como na evolução da doença periodontal, pacientes fumantes têm mais problemas que os não-fumantes em termos de questões associadas à resposta inflamatória.[13] O importante é sempre alertar o paciente quanto aos riscos desse hábito nocivo; assim, é prudente documentar esse alerta de forma legal com documento assinado por ele. Esse mesmo modo de documentação pode ser utilizado para pacientes com problemas sistêmicos, por exemplo, diabete, que, enfatizando mais uma vez, devem estar controlados e devidamente alertados quanto a possíveis limitações devido a alterações e dificuldades de cicatrização e ósseo-integração. Outro ponto controverso é a contra-indicação de implantes dentais para pacientes com hábitos parafuncionais como bruxismo. Consideramos que também esses distúrbios não caracterizam contra-indicação e sim limitação. Esses pacientes devem ser avaliados e tratados de forma adequada. Em muitos casos, é indispensável a utilização de placas oclusais para

> ### ✓ DICA CLÍNICA
>
> Implante é uma opção e não a única opção. O profissional deve sempre criar vários "cenários clínicos" e expor ao paciente de forma clara, sincera e baseada em evidências científicas, antes de decidir o melhor plano de tratamento para cada caso.

> **DICA CLÍNICA**
>
> O cigarro como fator de risco isolado é o maior responsável por doenças e morte prematura em indivíduos adultos. O profissional pode usar os índices que indicam que o sucesso em implantodontia é maior para indivíduos não-fumantes e informar seu paciente. Para aproveitar a oportunidade, além de um tratamento eficiente com maiores chance de sucesso, seu paciente pode abandonar o tabagismo.

proteção do sistema estomatognático e da restauração, seja ela unitária, parcial ou total, da mesma forma que se faz com a dentição natural. É importante salientar que o restabelecimento dos contatos oclusais devolve a função mastigatória correta quando bem-planejada e, conseqüentemente, esse tipo de paciente pode ser passível de tratamento e controle.

EXISTE LIMITE DE IDADE PARA COLOCAÇÃO DE IMPLANTES ÓSSEO-INTEGRADOS?

Teoricamente, idade mínima, sim, para pacientes jovens em idade de crescimento; mas idade máxima, não. Em casos de pacientes jovens por exemplo, com agenesia, é preferível aguardar o final da fase de crescimento ósseo dos maxilares. Para a idade máxima, outros pontos devem ser considerados. Com o aumento da expectativa de vida da população mundial, cada vez mais a considerada terceira idade necessitará de tratamento, e a utilização de implante ósseointegrado pode ser uma alternativa. O que deve ser respeitado como limite é a condição de saúde geral de cada paciente, o bom-senso, o correto diagnóstico e o adequado planejamento por parte do profissional.

QUAL A ALTURA E A ESPESSURA DE TECIDO ÓSSEO NECESSÁRIAS PARA COLOCAÇÃO DE IMPLANTES DENTAIS EM ÁREAS EDÊNTULAS NA REGIÃO POSTERIOR?

O comprimento do implante que será ditado pela altura óssea deve ser baseado em planejamento prévio e no tamanho da coroa protética. Para elementos unitários, o comprimento mínimo do implante deve ser de 10 mm. Alturas ósseas com comprimento menor que esse podem se tornar um problema em termos de sobrecarga do componente protético. Com relação à espessura, em regiões posteriores, é sempre importante lembrar as diferentes opções para os desenhos e as conexões protéticas de implantes. Tradicionalmente, para implantes de hexágono externo tipo Branemark é necessário pelo menos 1 mm de cada lado do implante para estabilidade bicortical no sentido vestibulolingual/palatino. Se for seguida essa regra, a segurança e a previsibilidade de sucesso são sempre maiores para qualquer tipo de implante. Muitas vezes, essa espessura não está presente; nesse caso, é necessário considerar técnicas de regeneração óssea previamente ou durante a colocação do implante. Para implantes de estágio único, o sistema ITI (Straumann – Suíça), por exemplo, que possui um desenho tipo cone morse, é indicado para implantes 4.1 de diâmetro e pelo menos 5,5 mm de espessura óssea.[14] Portanto, seguindo a regra, para dentes posteriores é preferível, e mais previsível, ter 1 mm de cada lado do implante no sentido vestibulolingual/palatino, não importando o diâmetro. Com relação ao espaço mésio-distal entre duas raízes de dentes naturais, Ohrnell e colaboradores[15] estabeleceram uma distância mínima de 6,5 mm para se colocar um implante 3,75 mm tipo hexágono externo, que foi determinada da seguinte maneira, segundo artigo publicado por Jansen e Weisgold[16]; (1) o espaço entre o ligamento periodontal e o implante é 1 mm; (2) a média da espessura do ligamento periodontal é de 0,25 mm e (3) o diâmetro do implante é de 4 mm. Somando esses componentes, tem-se: 1 mm + 0,25 mm + 1 mm + 0,25 mm + 4 mm = 6,5 mm. De forma geral, é necessário pelo menos 1 mm de cada lado no sentido vestibulolingual/palatino e pelo menos 1,25 mm no sentido mésio-distal. É importante salientar, no entanto, que a medida de 1,25 mm, considerada pelos autores para a soma, é uma média; para maior garantia de sucesso, é prudente ter pelo menos 1,5 mm de cada lado no sentido mésio-distal para facilitar o desenvolvimento de um perfil de emergência da restauração final.[17]

O caso a seguir é um exemplo em que a opção por um implante é mais previsível que a utilização de uma secção radicular para manutenção de uma das raízes. O paciente apresentou-se no consultório com um dente cujo canal foi retratado por duas vezes (Figura 11.2a). Foi realizada uma

> **DICA CLÍNICA**
>
> Em casos de lesões endoperiodontais e endodônticas extensas com tratamentos recorrentes sem resultado satisfatório, muitas vezes pode ser preferível optar por um implante dental em vez da hemissecção radicular.[18] A anatomia coronária dos molares especificamente foi desenvolvida para ser apoiada por uma estrutura radicular que é incompatível com apenas uma das raízes mantidas.

RESTAURAÇÕES ESTÉTICAS

cirurgia exploratória que diagnosticou que a condição era devido a uma lesão endoperiodontal. O paciente foi informado das possíveis opções de tratamento e optou pela exodontia e colocação de um implante na região. O dente foi removido com o máximo de cuidado para manutenção da estrutura óssea remanescente (Figura 11.2b). Após oito meses, foi colocado um implante com conexão tipo cone morse (ITI Straumann), como visto na Figura 11.3. A restauração final foi realizada seis semanas após a colocação do implante (Figura 11.4). Na Figura 11.5, é possível visualizar a qualidade do tecido gengival ao redor desse implante em estágio único.

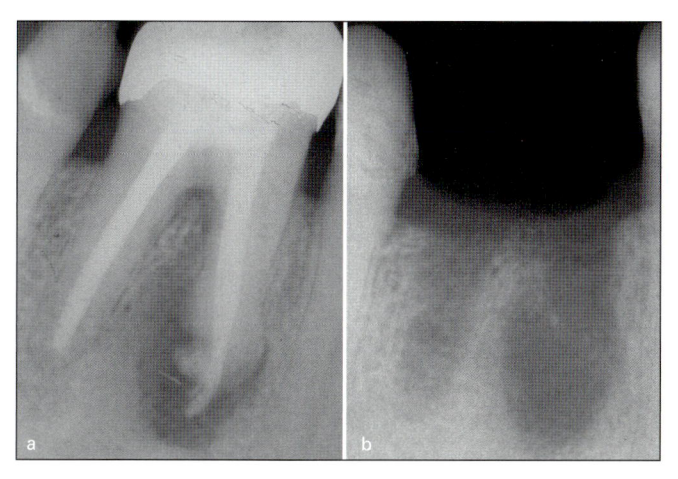

▲ **Figura 11.2**
(a) Radiografia inicial de um dente # 46, com lesão endoperiodontal recorrente.
(b) Radiografia após a exodontia de um dente # 46 e curetagem cuidadosa do alvéolo.

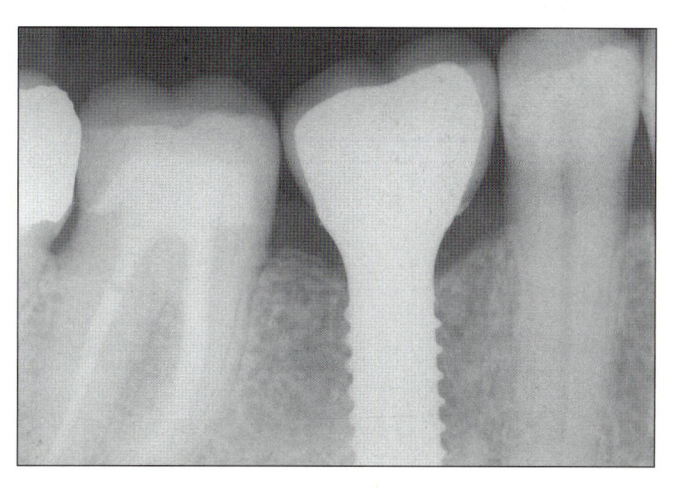

▲ **Figura 11.4**
Radiografia com a restauração finalizada sobre o implante ITI (Straumann-Suíça). O caso foi finalizado seis semanas após a cirurgia de inserção do implante.

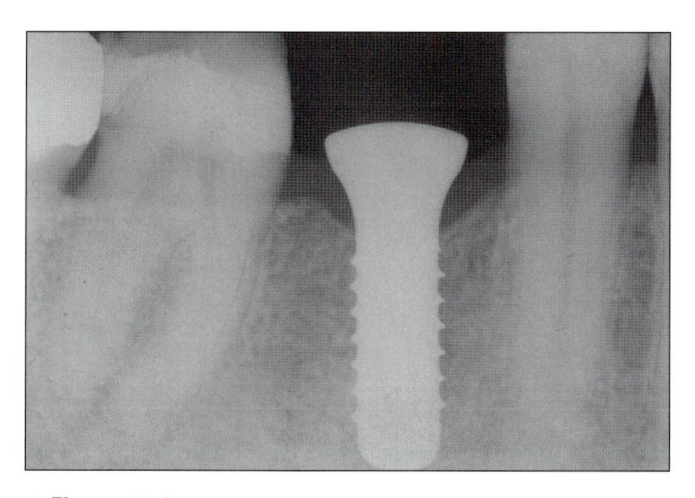

▲ **Figura 11.3**
Radiografia mostrando implante ITI (Straumann-Suíça) colocado oito meses depois, no espaço do elemento # 46.

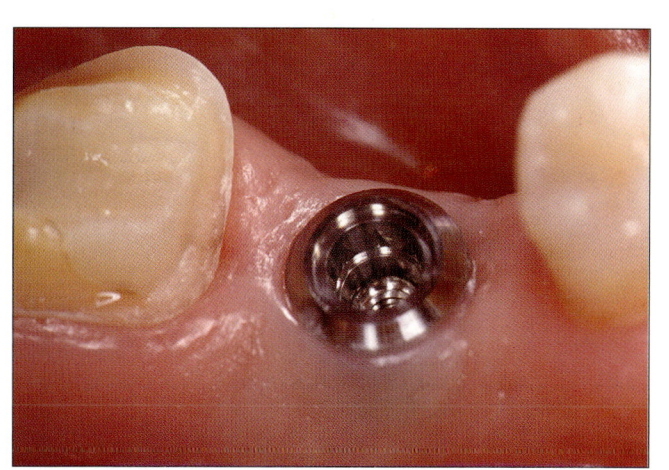

▲ **Figura 11.5**
Condição tecidual após a cicatrização do tecido mole.

QUAIS SÃO OS PARÂMETROS CLÍNICOS PARA SELEÇÃO DE IMPLANTES NA DENTIÇÃO ANTERIOR?

Vários fatores devem ser analisados além dos já citados em relação à quantidade óssea necessária. Em espaços protéticos pré-existentes para colocar elemento unitário vizinho a dentes naturais, deve ser realizada uma moldagem inicial e uma cuidadosa avaliação radiográfica, que inclui radiografia periapical e panorâmica. No molde é realizado um enceramento diagnóstico para avaliar se o espaço interdental é suficiente para colocação de um implante e, conseqüentemente, para obter estética e saúde do tecido perimplantar com a restauração final. A distância interdental (mésio-distal) recomendada é de pelo menos 5 mm para implante de diâmetro reduzido (3,3 mm a 3,5 mm). Essa distância interdental deve ser avaliada também radiograficamente para checar se não há convergência das raízes limitando o espaço apicalmente. Quando se tem dois implantes adjacentes, a distância entre eles deve ser de pelo menos 3 mm. Portanto, em regiões estéticas, é preferível optar por implantes de menor diâmetro. Conseqüentemente, nessas áreas, a utilização de implantes de largo diâmetro colocados lado a lado é limitada, visto que sua proximidade pode levar à reabsorção da crista óssea adjacente.[19] Outro ponto importante é, quando comparados a implantes de diâmetro regular, os implantes de maior diâmetro podem levar a uma maior recessão de tecido mole.[20] Com relação à espessura do rebordo, é sempre prudente lembrar mais uma vez que 1 mm de cada lado (vestibulolingual/palatino) e 1,5 mm de cada lado mesial e distal permite uma maior segurança de estabilidade tecidual pós-inserção do implante. Para implantes *narrow-neck* (ITI Straumann) que possuem diâmetro de 3,3 mm e ombro de 3,5 mm são recomendados 4,8 mm de espessura óssea.[14] Esse tipo de implante é mais comumente usado em casos envolvendo incisivos laterais superiores e incisivos inferiores.

Respeitada essa regra, outro ponto a ser avaliado é a altura da crista óssea nos dentes vizinhos, pois é a presença dela que vai ser o principal determinante da presença de papila no espaço entre dente natural e implante.

✓ DICA CLÍNICA

O implante entre dois dentes naturais deve ser colocado de 3 a 4 mm apical a junção cemento-esmalte para permitir um perfil de emergência que acompanhe o dente natural.[17]

✗ DECISÃO CLÍNICA

A SELEÇÃO DO TIPO OU DA MARCA DE IMPLANTE DEPENDE DE UMA VARIAÇÃO DA DISTÂNCIA INTERPROXIMAL PARA COLOCAÇÃO DE UM IMPLANTE UNITÁRIO?

A marca ou o diâmetro não importa: o importante é lembrar e conhecer sempre as medidas das estruturas da dentição natural e do implante a ser colocado.

QUANDO OPTAR PELA COLOCAÇÃO DE UM IMPLANTE IMEDIATAMENTE APÓS A EXODONTIA E QUAIS OS CUIDADOS DURANTE O PROCEDIMENTO?

Após a indicação de exodontia do dente em questão, o paciente deve ser informado sobre todas as opções restauradoras para a futura área edêntula. É importante explicar para o paciente as limitações, o tempo de tratamento de cada uma das opções e as vantagens e desvantagens de cada procedimento. Atualmente, muitos profissionais são processados pelo simples fato de não informar o paciente sobre todas as possibilidades de tratamento. Além de informar o paciente de forma detalhada, o dentista deve documentar o plano de tratamento, que deve ser assinado pelo paciente, registrando que ele está ciente da seqüência dos procedimentos. Antes de decidir por um implante imediatamente após a extração, toda a estrutura natural da região deve ser avaliada. No dente em questão, nenhum sinal clínico ou radiográfico de lesão infecciosa ativa deve estar presente; a presença de uma fístula, periodontal ou periapical, pode ser considerada uma contra-indicação. A sondagem cuidadosa de toda a estrutura óssea do dente a ser extraído e dos dentes vizinhos deve ser realizada com o paciente anestesiado e com uma sonda periodontal estéril. Deve ser feita uma sondagem para determinar a distância entre a margem gengival livre e a crista óssea. Deve ser feita uma espécie de mapeamento de toda a estrutura circundante da região considerada.

Quando é realizada essa sondagem do complexo dentogengival, é necessário ter um conhecimento das mensurações de normalidade na dentição natural. Normalmente, nas áreas interproximais mesial e distal, a mensuração anatômica-padrão mais encontrada é de aproximadamente 4 mm, e na área vestibular é de 3 mm,[21] medidos a partir da margem de gengiva livre até a crista óssea. Essas medidas

✓ DICA CLÍNICA

Em caso de haver dúvida ou em caso de estar trabalhando em um limite crítico, é sempre preferível optar por um implante de diâmetro menor. Em casos de raízes convergentes que limitem a homogeneidade da espessura, é preferível optar por movimentação ortodôntica em vez de arriscar a colocação de um implante de forma inadequada.

devem ser as mesmas tanto para o dente a ser extraído como para o que será mantido. Se não forem encontradas essas medidas, não pode ser descartada a necessidade de cirurgia plástica periodontal após a fase de estabilização do tecido, que pode ser de até seis meses, se a opção for a implantação imediata. A exodontia deve ser a menos traumática possível, para preservar toda a arquitetura gengival e óssea original. Após a remoção do dente uma nova sondagem da tábua vestibular é feita para garantir que não há perfurações ou fenestrações. Durante o ato cirúrgico, alguns cuidados devem ser tomados. Deve ser evitada a execução de retalhos; a literatura mostra que pode haver recessão da crista óssea[22]; dessa maneira, esse é um ponto importante no protocolo: evitar o retalho cirúrgico. Em primeiro lugar, a estabilidade primária do implante deve ser obtida com um preparo do sítio do implante 4 a 5 mm apical ao alvéolo recém-extraído.[17] A cabeça do implante é colocada a uma distância que varia de 3 a 4 mm da margem gengival, e as brocas de perfuração devem sempre estar apoiadas na parede palatina para evitar a fenestração da parede vestibular. Após a última broca da seqüência, uma nova sondagem das paredes do sítio cirúrgico deve ser realizada para mais uma vez garantir a integridade da estrutura circundante do implante. O implante selecionado deve ter o formato anatômico mais próximo possível do dente extraído. Por exemplo, o diâmetro na região correspondente à altura em que a cabeça do implante deve ser posicionada, em um incisivo central superior, é de aproximadamente 6,7 mm.[9] Porém, não se pode considerar somente o diâmetro do dente, deve-se lembrar que é necessário também 1,5 mm de distância entre o implante e os dentes naturais. Seguindo essa linha de pensamento, pode-se ter uma área sem contato ósseo no pescoço do implante se a opção for por um implante de menor diâmetro; se isso ocorrer, é indicado o preenchimento dessa área com algum tipo de enxerto de preferência autógeno. A utilização do provisório ou do componente protético final no momento da inserção tem o intuito de manter as estruturas anatômicas previamente estabelecidas na dentição original.

Deve-se sempre considerar e avisar o paciente de que durante o procedimento pode haver alterações no plano de tratamento; se existir qualquer fenestração, necessidade de abrir retalho ou dilaceração severa de tecido gengival, é preferível abortar a cirurgia de colocação imediata e considerar outras opções com procedimentos isolados. A literatura já possui investigações clínicas envolvendo enxerto ósseo autógeno[24] e procedimentos de enxerto gengival com altos índices de sucesso. O profissional deve ter o bom senso de, se necessário, abortar um procedimento, planejar e mudar a seqüência do tratamento se esse não estiver dentro dos parâmetros indicados com os protocolos estabelecidos.

HÁ DIFERENÇA ENTRE OS TIPOS DE SUPERFÍCIES LISA OU TRATADA QUANDO SE CONSIDERAM IMPLANTES UNITÁRIOS?

Há uma tendência mundial encaminhando para a utilização de implantes com superfície tratada com a intenção de reduzir o tempo entre a inserção do implante e a aplicação de carga para que o mesmo entre em função na cavidade bucal. Um exemplo é o sistema ITI, em que a superfície TPS (*titaniun plama-spray*) foi utilizada por muitos anos, com extensa documentação científica, e foi substituída pela SLA (*sandblasted and acid etched*) com tempo para colocação de carga de seis semanas, também com sucesso clínico comprovado.[25,26] Assim como esse sistema, vários outros em todo o mundo vêm desenvolvendo superfícies que diminuam o tempo tradicionalmente requerido e aumentem a estabilidade primária no momento da inserção do implante. Nas Figuras 11.6 e 11.7, é possível ver a diferença entre dois tipos de superfície (Conexão Master – SP Brasil).

QUAL O TIPO DE CONEXÃO PROTÉTICA INDICADO PARA IMPLANTES UNITÁRIOS?

O desenho de implante mais documentado na literatura sem dúvida é o desenho cilíndrico com hexágono externo (Figuras 11.8 e 11.9), que surgiu com o advento do sistema Branemark (NobelBiocare). Com isso, mais investigações científicas sobre ele estão disponíveis e, ainda, várias empresas em todo o mundo desenvolveram clones do sistema e obtiveram altos índices de sucesso.

Em seguida, o desenho mais documentado é especificamente o sistema ITI (Straumann)[27] tipo cone morse. Esse sistema específico preconiza a técnica de um estágio cirúrgico e, de modo diferente dos desenhos tradicionais de hexágono externo, possui corpo único, isto é, como se o transmucoso fizesse parte do implante. A seguir, o desenho tipo hexágono interno, que possui variações, também tem casuística científica.

✓ DICA CLÍNICA

A colocação do implante imediatamente após a exodontia seguida da colocação da provisória para manutenção das estruturas em dentes anteriores é um procedimento seguro quando bem-indicado e possui sucesso documentado na literatura.[23] Entretanto, antes de decidir pela opção de implantação imediatamente após a exodontia, é imprescindível seguir um protocolo pré-determinado de exame clínico e radiográfico cuidadosos.

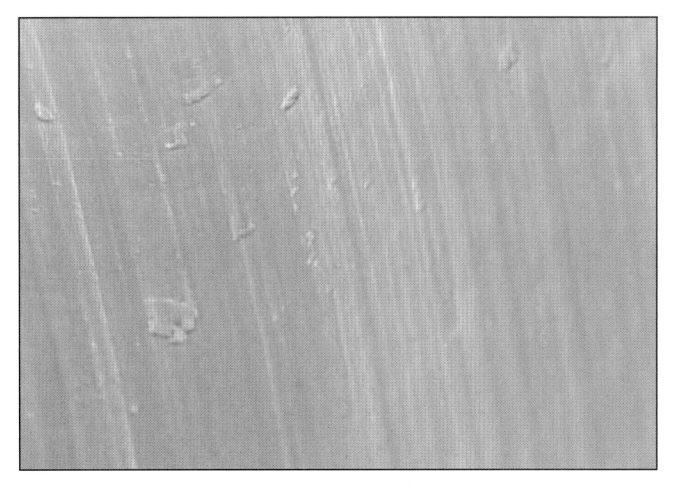

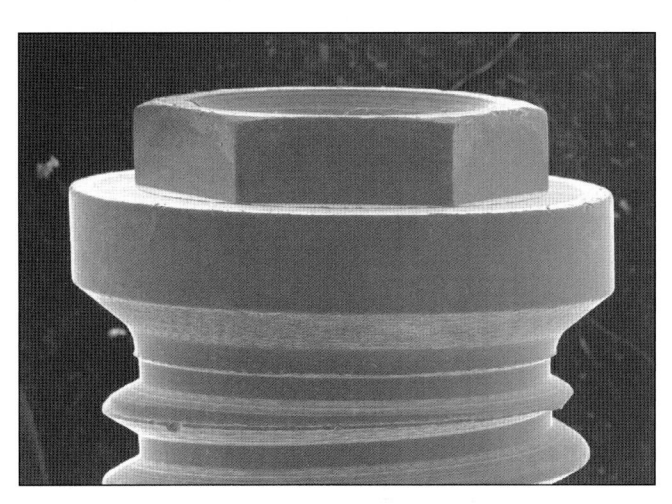

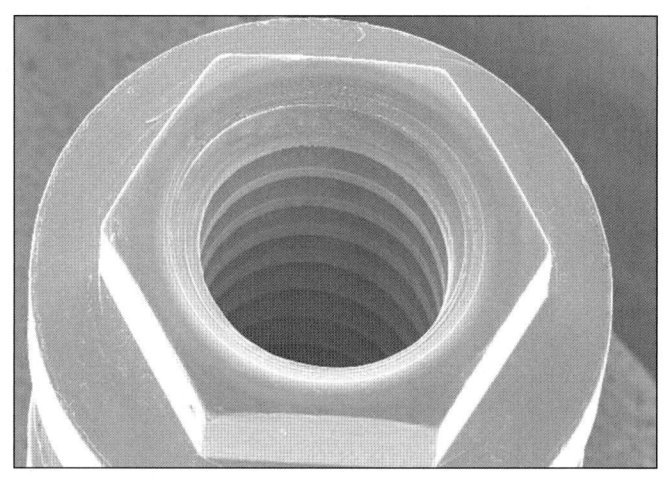

▲ **Figura 11.6**
Superfície lisa de um implante do Sistema Conexão Master (Conexão Sistemas de Prótese – SP Brasil). Fotomicrografias gentilmente cedidas pelo Prof. Dr. Carlos Nelson Elias (Escola de Engenharia Industrial e Metalúrgica de Volta Redonda da Universidade Federal Fluminense – UFF/RJ).

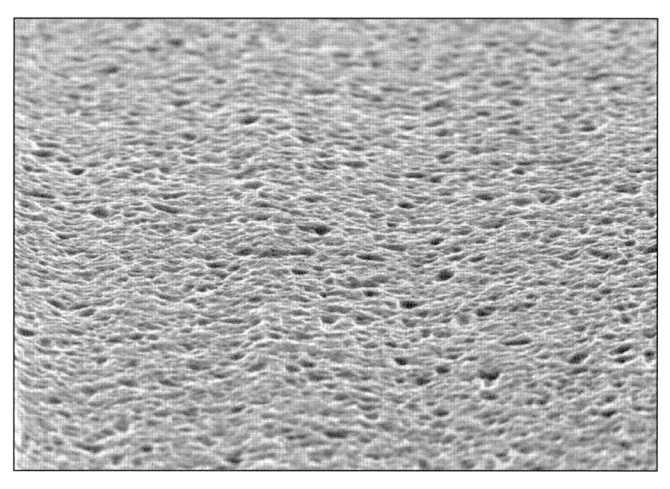

▲ **Figura 11.7**
Superfície Porous de um implante do Sistema Conexão Master (Conexão Sistemas de Prótese – SP Brasil). Fotomicrografias gentilmente cedidas pelo Prof. Dr. Carlos Nelson Elias (Escola de Engenharia Industrial e Metalúrgica de Volta Redonda da Universidade Federal Fluminense – UFF/RJ).

▲ **Figura 11.8**
Vista lateral de um implante do tipo hexágono externo do Sistema Conexão Master (Conexão Sistemas de Prótese – SP Brasil). Fotomicrografias gentilmente cedidas pelo Prof. Dr. Carlos Nelson Elias (Escola de Engenharia Industrial e Metalúrgica de Volta Redonda da Universidade Federal Fluminense – UFF/RJ).

▲ **Figura 11.9**
Vista da porção oclusal de um do implante tipo hexágono externo do Sistema Conexão Master (Conexão Sistemas de Prótese – SP Brasil). Fotomicrografias gentilmente cedidas pelo Prof. Dr. Carlos Nelson Elias (Escola de Engenharia Industrial e Metalúrgica de Volta Redonda da Universidade Federal Fluminense – UFF/RJ).

Do ponto de vista protético, o sistema mais simples para dentes posteriores é o desenho do sistema ITI, em que, após o implante ser colocado em estágio único, pode ser restaurado como uma coroa convencional com a utilização de um *abutment* sólido, com uma conexão estável e simplificando os procedimentos de moldagem, como visto nas Figuras de 11.10 a 11.17.

Esse sistema também possui extensa documentação científica.[24,28,29] Os outros desenhos também funcionam bem do ponto de vista protético, mas os implantes do tipo

RESTAURAÇÕES ESTÉTICAS 293

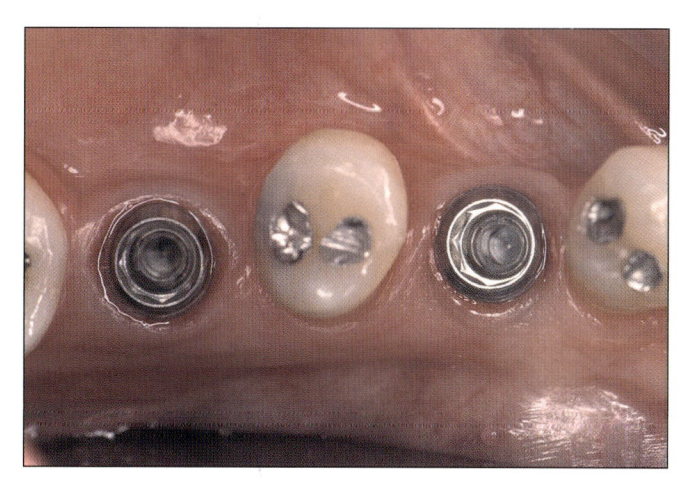

▲ **Figura 11.10**
Vista oclusal de dois implantes tipo cone-morse ITI (Straumann-Suíça)

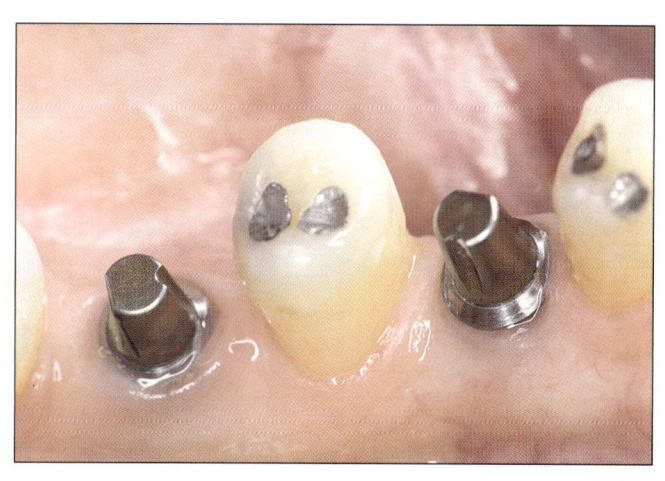

▲ **Figura 11.11**
Foto mostrando os dois componentes em posição para moldagem.

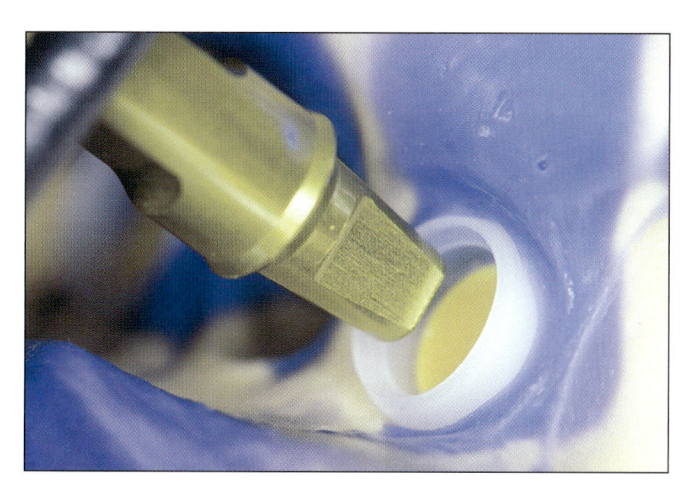

▲ **Figura 11.12**
Foto mostrando a colocação do análogo no molde, dentro do *coping* plástico de transferência.

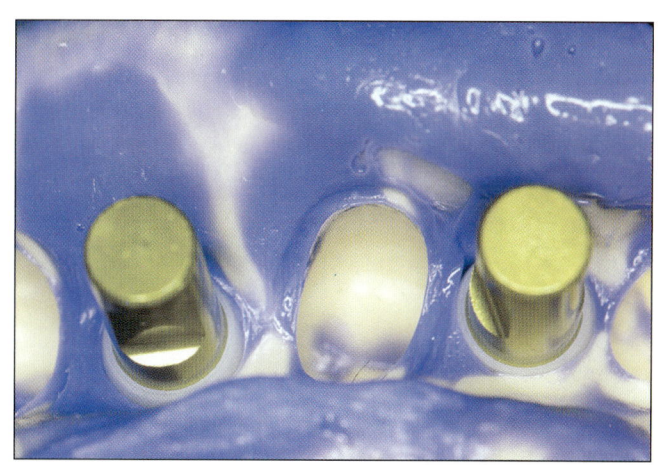

▲ **Figura 11.13**
Análogos em posição dentro do molde.

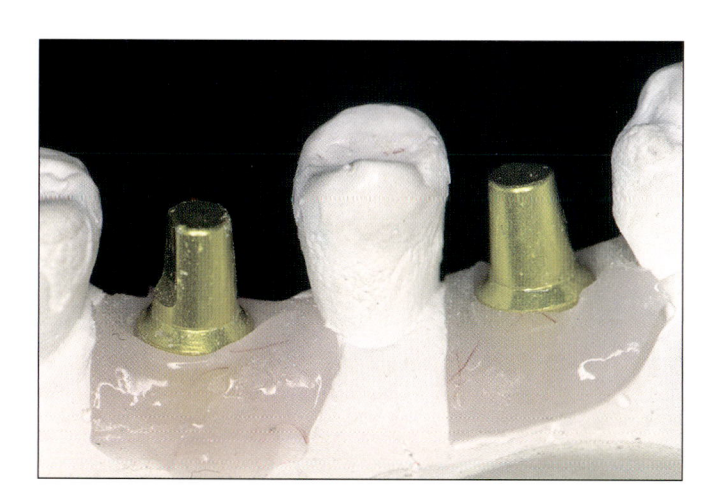

▲ **Figura 11.14**
Modelo para confecção das restaurações.

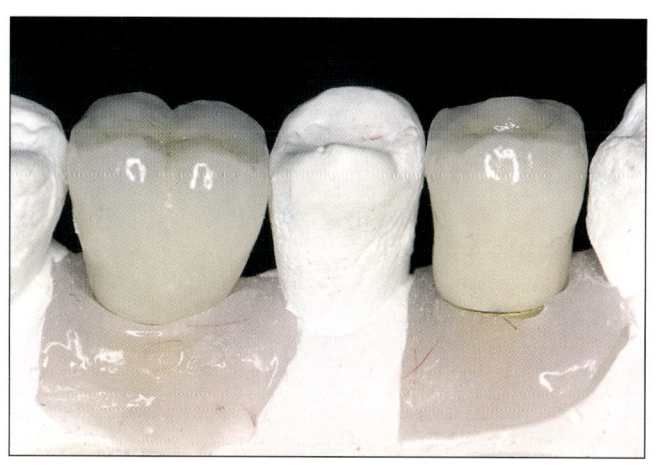

▲ **Figura 11.15**
Vista lateral das coroas finalizadas no modelo.

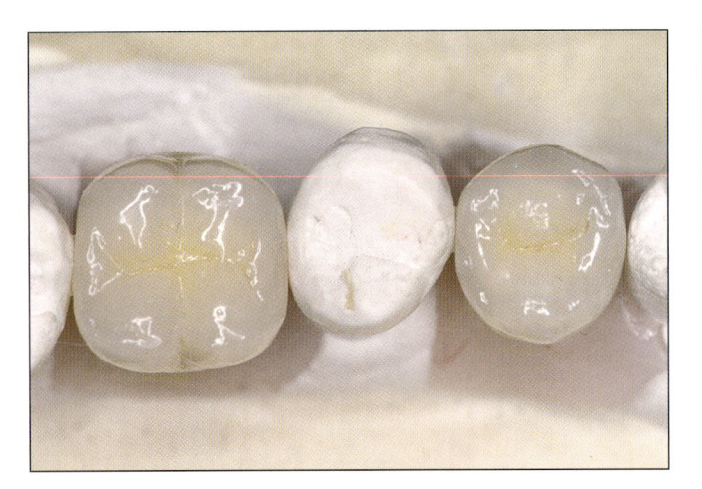

▲ **Figura 11.16**
Vista oclusal das coroas finalizadas no modelo.

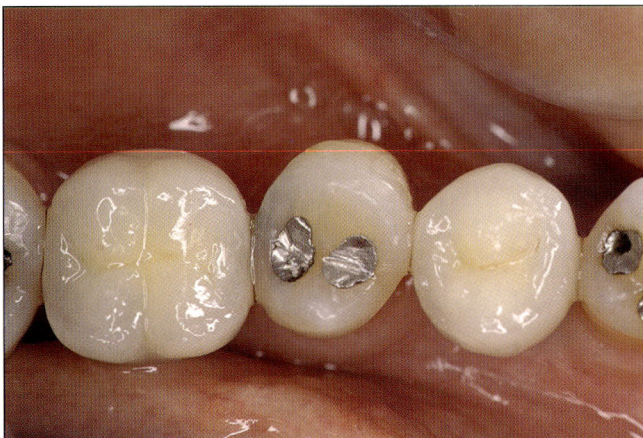

▲ **Figura 11.17**
Vista oclusal das coroas finalizadas na cavidade bucal (TPD Jorge Alcarde).

hexágono externo são suscetíveis a fraturas e afrouxamento de parafusos.[30] Os componentes protéticos para implantes do tipo hexágono interno são considerados mais estáveis em termos biomecânicos e possuem documentação científica suficiente para utilização em áreas estéticas.[31,32]

AS PRÓTESES SOBRE IMPLANTES DEVEM SER PARAFUSADAS OU CIMENTADAS?

Para próteses extensas em arco, como em casos de reabilitação total, é preferida a fixação por meio de parafusos. A escolha deve-se ao fato de esse tipo de prótese ser considerada complexa, podendo fraturar e ser sujeita ao afrouxamento e à fratura de parafusos de fixação dos componentes protéticos. Em casos de reabilitação com implantes do tipo hexágono externo, em que ocorre o afrouxamento e a fratura de parafusos, é prudente deixar acessos aos parafusos de fixação da prótese para possível reaplicação de torque pelo menos a cada cinco anos, mesmo que não haja a existência do problema.[33] Para implantes do tipo hexágono interno, o problema com os parafusos é mais raro e, para implantes do tipo cone morse (ITI Straumann), esse problema praticamente não ocorre, mas em casos extensos de reabilitação a regra é a mesma, pois em problemas eventuais, como fratura da cerâmica de cobertura, a peça protética é passível de ser reparada. Para prótese fixa de hemiarco, a preferência dos autores é por próteses cimentadas em qualquer sistema. Em elementos unitários, as próteses podem ser cimentadas ou parafusadas. Na escolha por cimentação, é importante enfatizar que a margem da restauração não esteja a mais de 3 mm abaixo do nível gengival para que seja possível a remoção do excesso de cimento e obtenção de saúde tecidual aceitável, como visto nas Figuras 11.18 e 11.19.

Ambas as técnicas, parafusada ou cimentada, possuem vantagens e desvantagens; não há uma verdade absoluta, devendo cada caso ser avaliado e muitas vezes planejado juntamente com o técnico em prótese dental.

É POSSÍVEL ESTABELECER UMA DISTÂNCIA BIOLÓGICA EM IMPLANTES ASSIM COMO EXISTE EM DENTES NATURAIS?

Assim como no complexo dentogengival natural, ao redor dos implantes existe a formação de uma estrutura perimplantar. Deve-se sempre lembrar que todo osso exposto deve

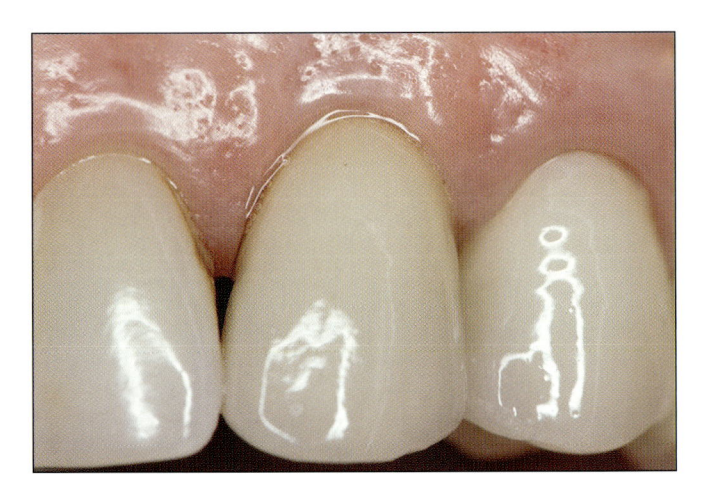

▲ **Figura 11.18**
Vista vestibular de uma coroa total metalocerâmica cimentada em um implante ITI (Straumann-Suíça) (TPD Jorge Alcarde).

RESTAURAÇÕES ESTÉTICAS

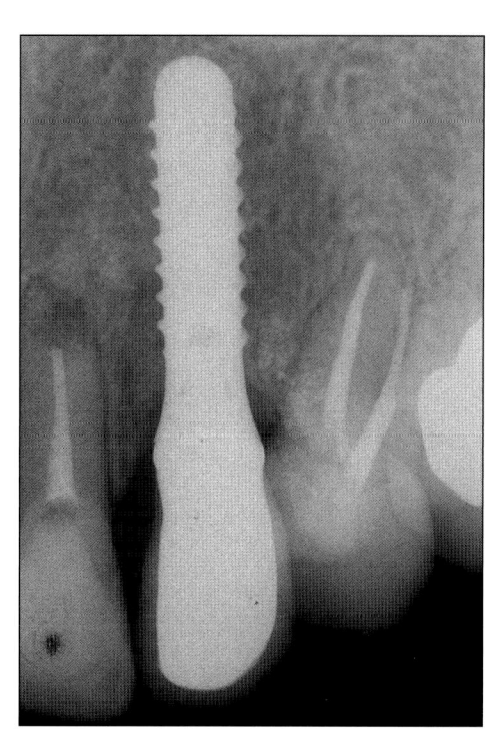

▲ **Figura 11.19**
Radiografia de controle após três anos (Cirurgia – Prof. Dr. Antônio Fernando Martorelli de Lima – *In Memorian*).

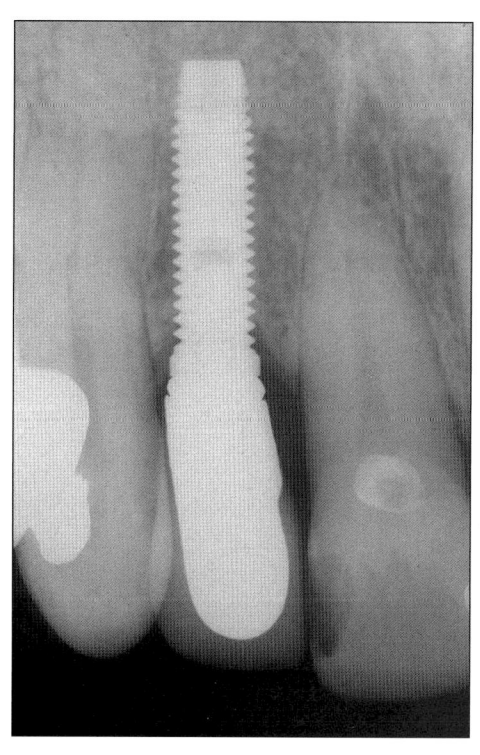

▲ **Figura 11.20**
Radiografia inicial imediatamente após a fixação de uma coroa cimentada sobre um *abutment* individualizado tipo UCLA. Notar a nítida margem da coroa sobre o *abutment* (Cirurgia – Prof. Dr. Renato Mazzonetto).

ser coberto por tecido conjuntivo, e esse, coberto por epitélio. Quando se coloca um implante em dois estágios ou em estágio único[34] em contato com o meio bucal vai ocorrer a formação de um espaço biológico com o intuito de reconstituir esse padrão. Por exemplo, quando em implante de dois estágios entra em contato com o meio bucal, ocorre o reconhecimento do organismo de que há a necessidade de estruturação biológica de um tecido que funcionará de modo semelhante ao espaço biológico na dentição natural.[35] Se a interface está no nível ósseo, o osso irá migrar apicalmente para estabelecer um espaço biológico; osso coberto com tecido conjuntivo e coberto com epitélio, e o epitélio juncional, portanto, irá depender do tamanho do transmucoso e da profundidade em que o implante foi colocado.

A localização da interface entre o ombro do implante e os componentes protéticos intermediários dos implantes de um ou dois estágios provoca modificações na posição da crista óssea e na margem da mucosa perimplantar. Essas alterações, que têm a função de estabelecer uma nova distância biológica, podem permanecer estáveis do ponto de vista clínico, não importando se a prótese é cimentada ou parafusada (Figuras 11.20 a 11.23) como observado na seqüência clínica a seguir. Em ambos os casos, o tecido perimplantar se mantém saudável após quatro anos em função, como visto nas Figuras 11.24 e 11.25.

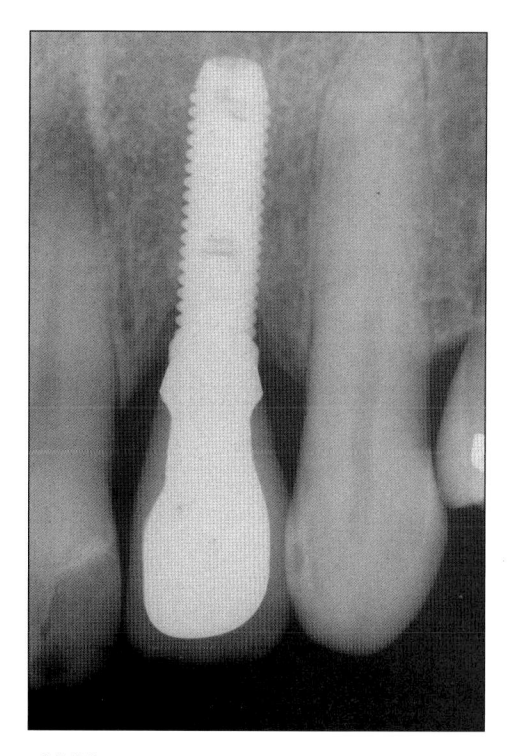

▲ **Figura 11.21**
Radiografia inicial imediatamente após a fixação de uma coroa parafusada sobre um *abutment* individualizado tipo UCLA (Cirurgia – Prof. Dr. Renato Mazzonetto).

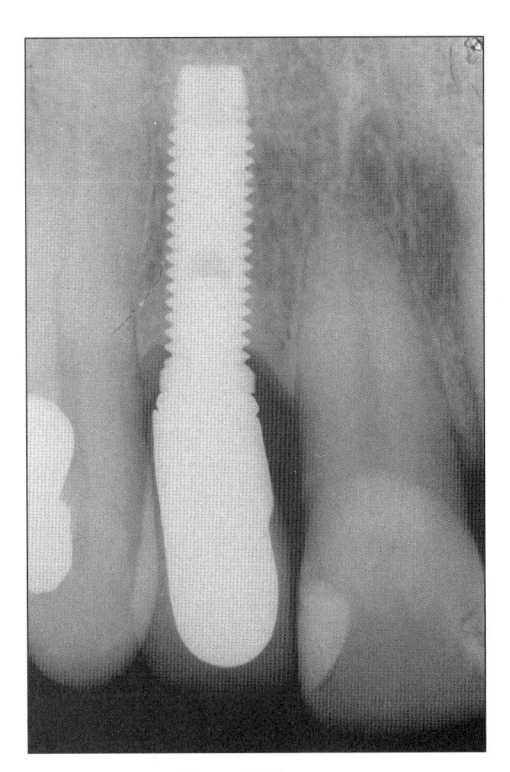

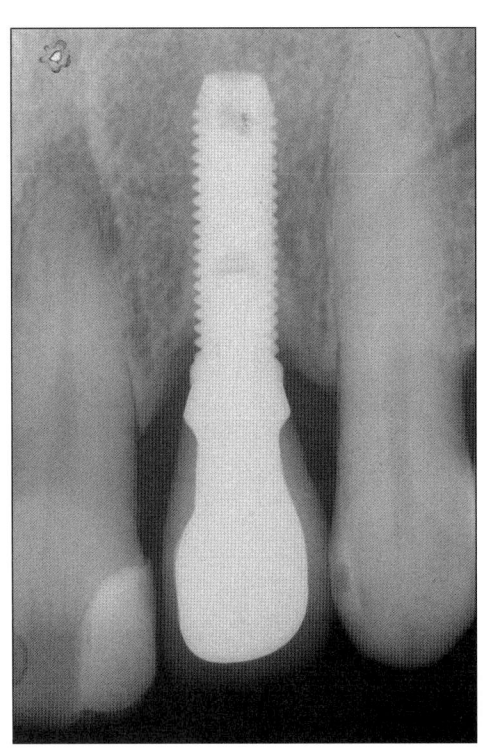

▲ **Figuras 11.22 e 11.23**
Radiografia de controle após quatros anos. Notar a estabilidade da margem gengival, depois de estabelecido o espaço biológico.

O posicionamento do implante e a condição tecidual determinam a extensão dessas estruturas. Quanto mais próxima a interface estiver da crista óssea, maior será a reabsorção óssea para restabelecimento do espaço biológico, e quanto mais longo for o comprimento do conector protético, maior será a profundidade do sulco periimplantar, formando uma espécie de epitélio juncional longo.

Uma seqüência clínica de confecção de implante unitário em dente anterior será descrita a seguir.

Paciente jovem (20 anos) do sexo feminino apresentou-se no consultório por perceber mobilidade acentuada no elemento 11. Durante a anamnese, a paciente relatou que esse dente foi reimplantado após avulsão aos sete anos de idade. Depois de exame clínico e radiográfico, foi constatada reabsorção radicular generalizada possivelmente devido a tratamento ortodôntico. No dente em questão, foi observada reabsorção externa, que indicou a exodontia do mesmo (Figura 11.26 – radiografia inicial). Foi elaborado cuidadoso planejamento e proposto à paciente a colocação de um implante dental para repor o elemento perdido, visto que os dentes vizinhos ao espaço protético se encontravam intactos. Após a paciente optar pelo tratamento proposto foram realizadas moldagens iniciais com hidrocolóide irreversível para realização de enceramento diagnóstico e confecção de provisório removível após a exodontia. A Figura 11.27 mostra a foto inicial após a exodontia e com o provisório removível em posição. Após cinco meses, foi realizada a cirurgia de colocação de um implante do tipo hexágono externo de 4 mm de diâmetro (Conexão Master – Conexão Sistemas de Prótese SP/Brasil). As Figuras 11.28 e 11.29 mostram a condição seis meses após a colocação do implante, quando foi realizada uma cirurgia plástica periodontal para realinhar da linha gengival e permitir o acesso ao implante, possibilitando, assim, iniciar o processo restaurador. Foi realizada uma moldagem com a técnica da moldeira aberta para confecção do elemento provisório para condicionamento do tecido. Para esse procedimento, foi selecionado um *abutment* angulado para prótese parafusada, que facilita os procedimentos de ajuste do elemento provisório (Figura 11.30). Após sete meses de condicionamento de tecido mole (Figura 11.31) e aprovação do resultado pela paciente, foi realizada uma segunda moldagem com a mesma técnica de moldeira aberta. Para a restauração final, foi utilizado um *abutment* tipo UCLA individualizado no laboratório para

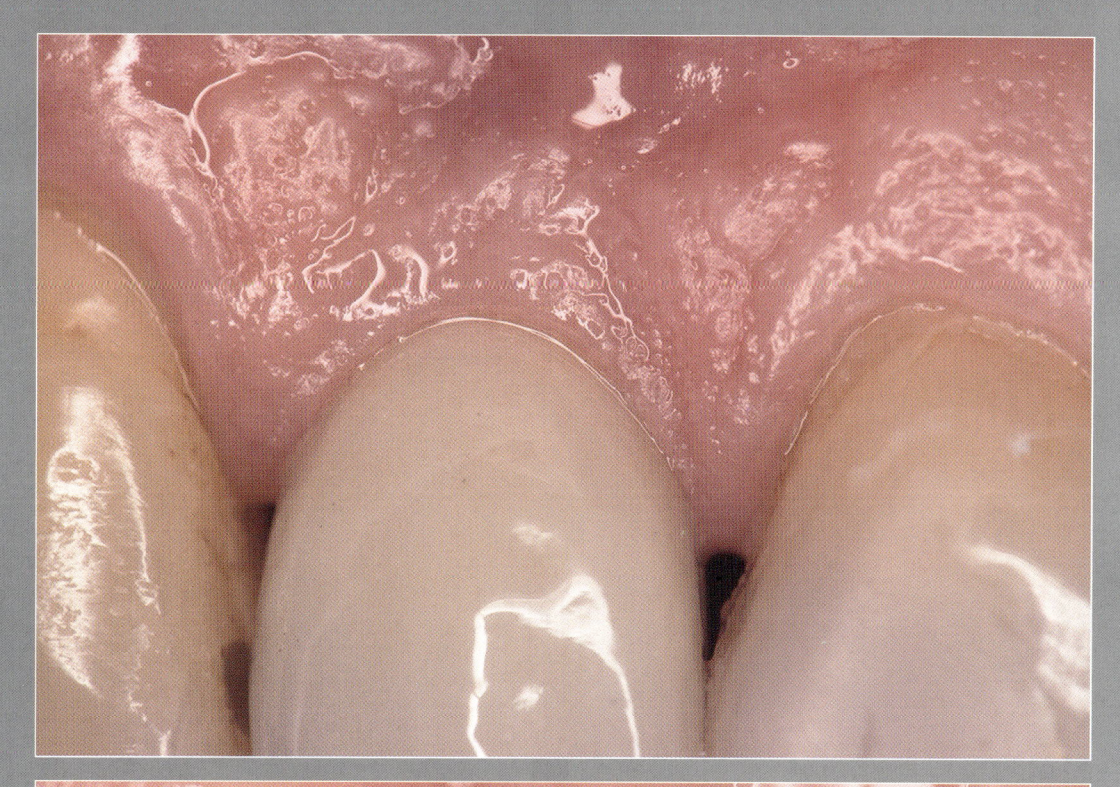

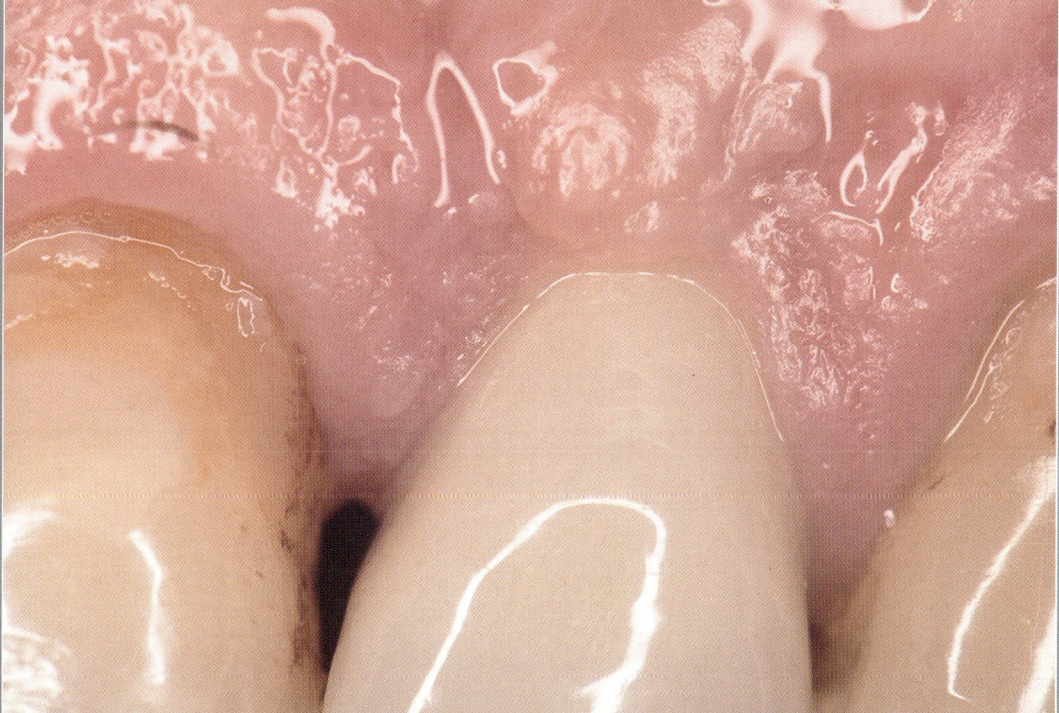

▲ **Figuras 11.24 e 11.25**
Fotografia de controle após quatro anos. Notar a estabilidade e a qualidade do tecido gengival.

o caso (Figuras 11.32 e 11.33). Antes da finalização do caso, foram realizados clareamento dental externo e correção da anatomia do elemento 12. As Figuras 11.34, 11.35, 11.36 e 11.37 mostram o resultado final do caso, juntamente com a radiografia (Figura 11.38).

A associação na utilização das técnicas de implante dentário e laminado cerâmico está ilustrada nas Figuras 11.39 a 11.48.

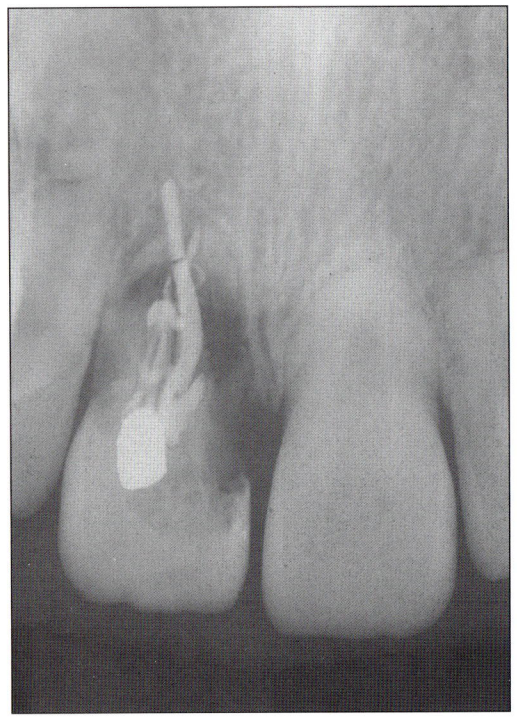

▲ **Figura 11.26**
Radiografia inicial mostrando a reabsorção radicular no elemento 11 e 21, possivelmente devido a movimentação ortodôntica.

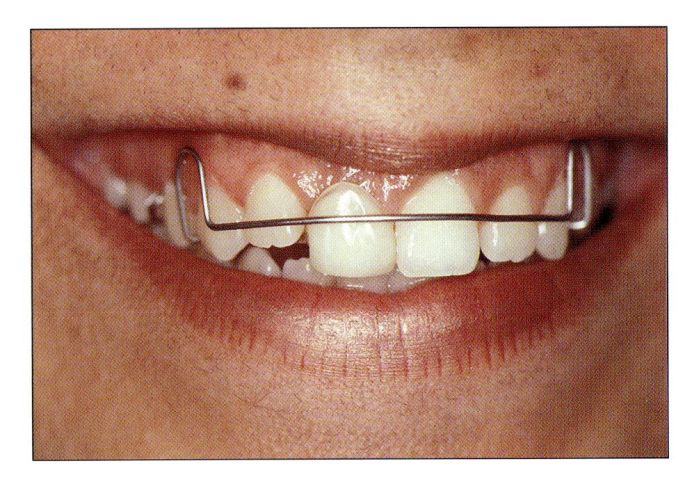

▲ **Figura 11.27**
Fotografia inicial após a exodontia com prótese parcial removível em posição.

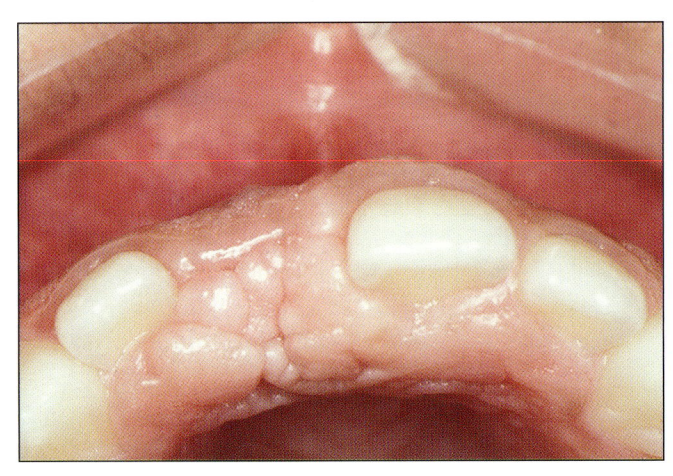

▲ **Figura 11.28**
Vista incisal do rebordo 6 meses após a colocação do implante dental.

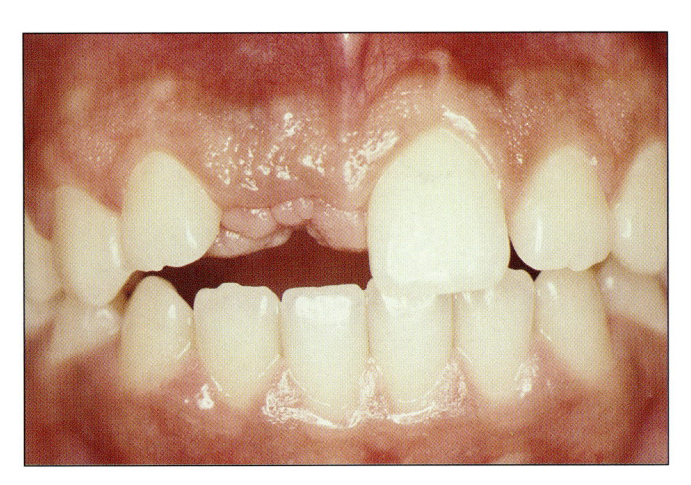

▲ **Figura 11.29**
Vista vestibular do rebordo 6 meses após a colocação do implante dental.

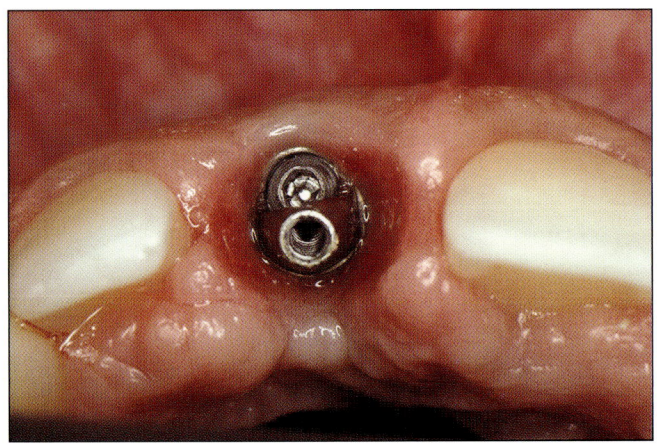

▲ **Figura 11.30**
Vista incisal do componente protético utilizado durante a fase de maturação do tecido.

RESTAURAÇÕES ESTÉTICAS

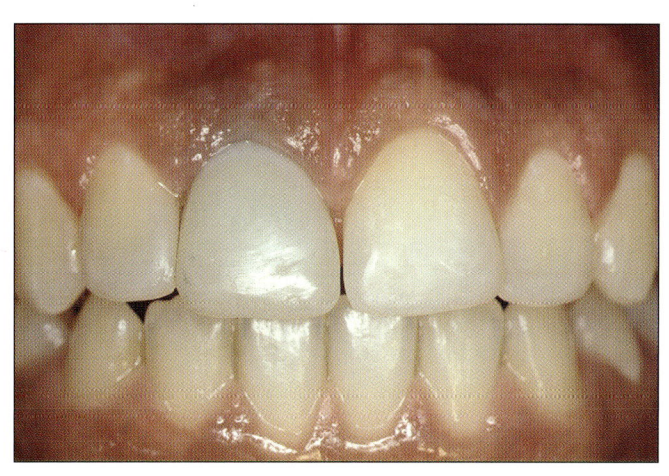

▲ **Figura 11.31**
Vista vestibular do provisório após a fase de maturação do tecido que neste caso foi de sete meses.

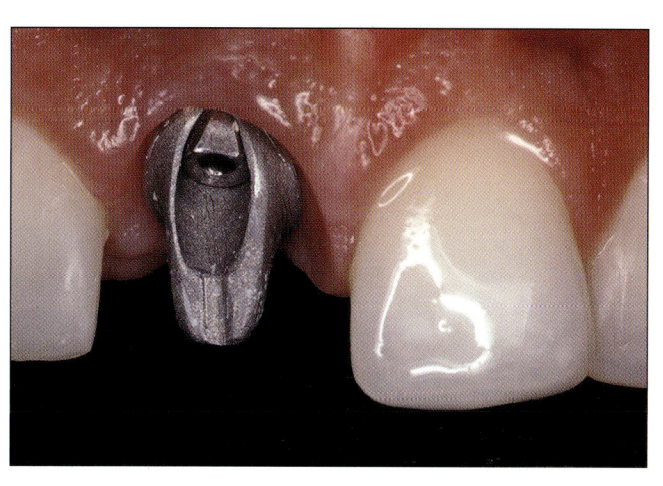

▲ **Figura 11.32**
Vista vestibular do componente protético em posição.

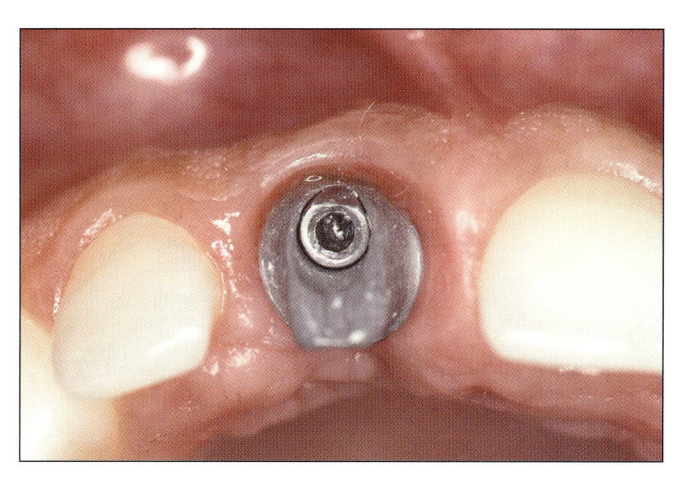

▲ **Figura 11.33**
Vista incisal do componente protético em posição.

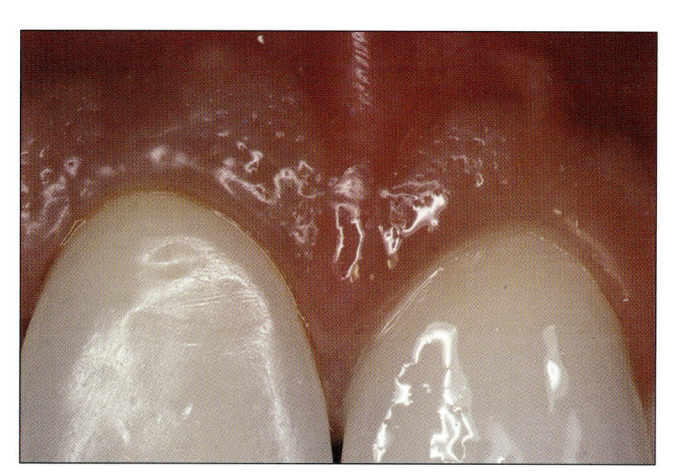

▲ **Figura 11.34**
Condição do tecido gengival após a inserção da coroa metalocerâmica.

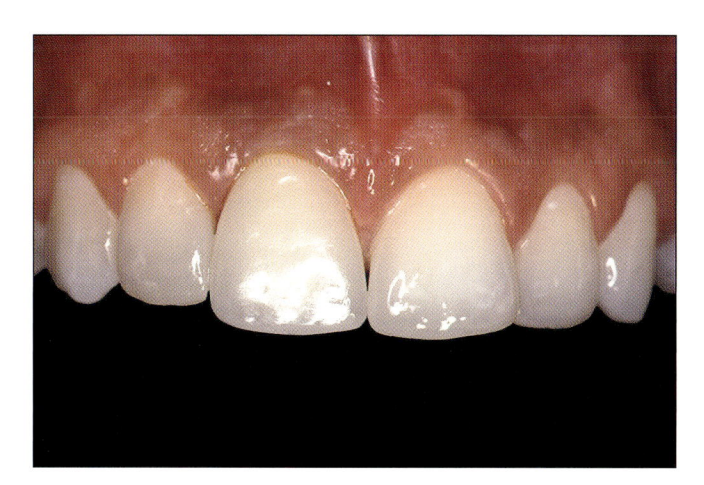

▲ **Figura 11.35**
Vista vestibular dos elementos anteriores da arcada superior.

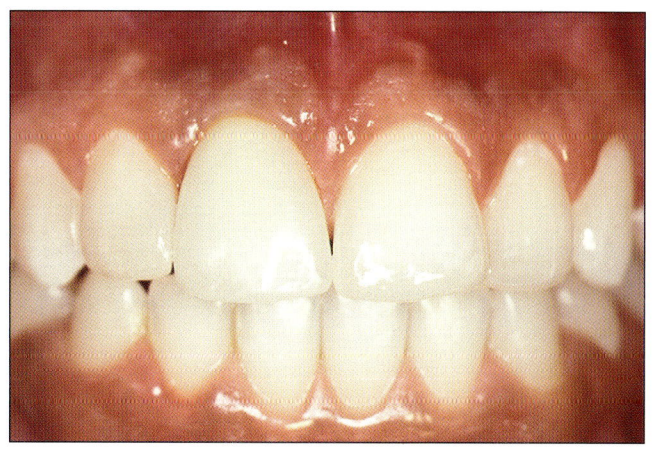

▲ **Figura 11.36**
Vista vestibular dos dentes em máxima intercuspidação.

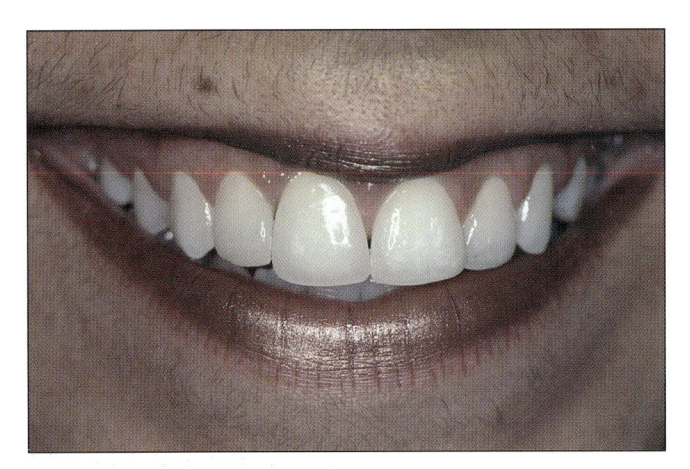

▲ **Figura 11.37**
Sorriso da paciente após o término do tratamento.

▲ **Figura 11.39**
Caso inicial. Paciente com ausência dos incisivos laterais superiores, utilizando aparelho parcial removível. Observar ainda grandes restaurações de compósitos nos incisivos centrais apresentando descoloração e manchamentos. Planejamento do caso: colocação de implantes na região dos incisivos laterais e confecção de laminados cerâmicos nos incisivos centrais.

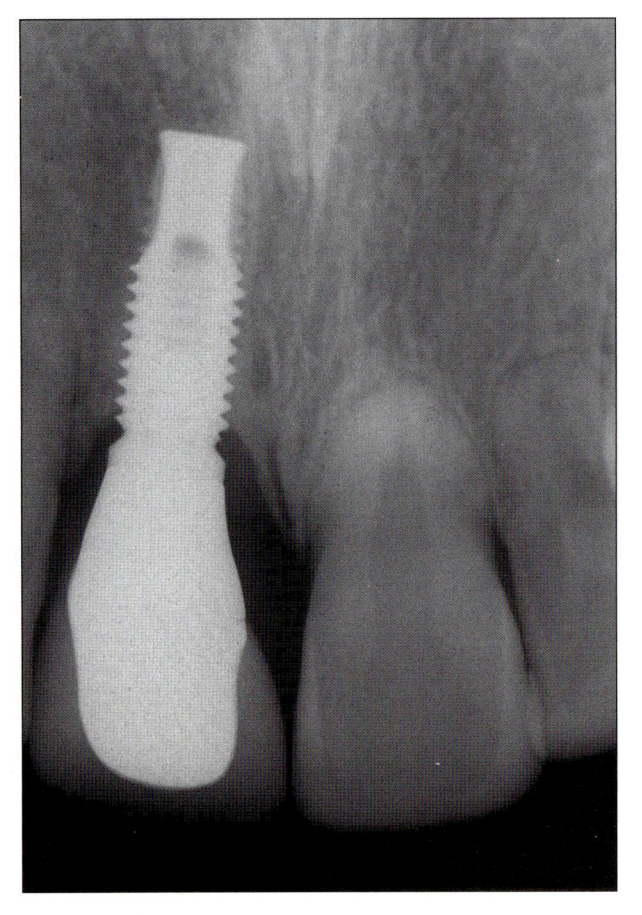

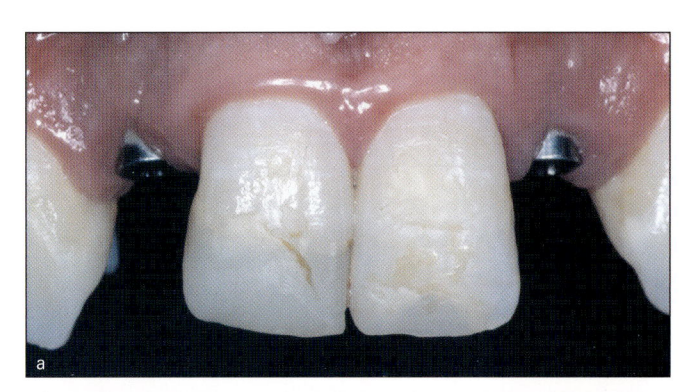

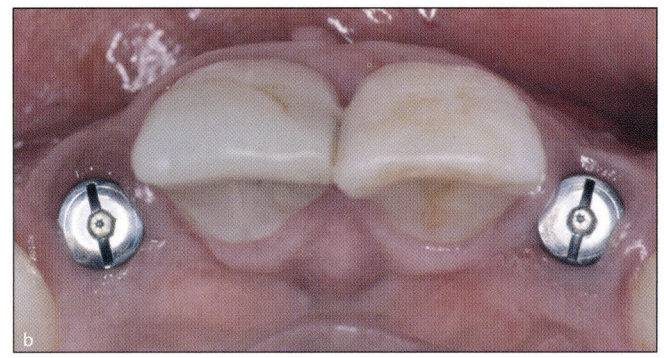

▲ **Figura 11.38**
Radiografia final do caso.

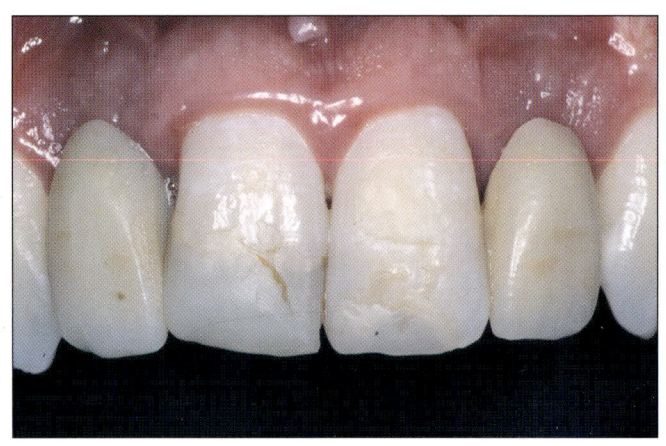

▲ **Figura 11.40**
(a) Paciente com implantes colocados na região do 12 e 22.
(b) Vista oclusal.

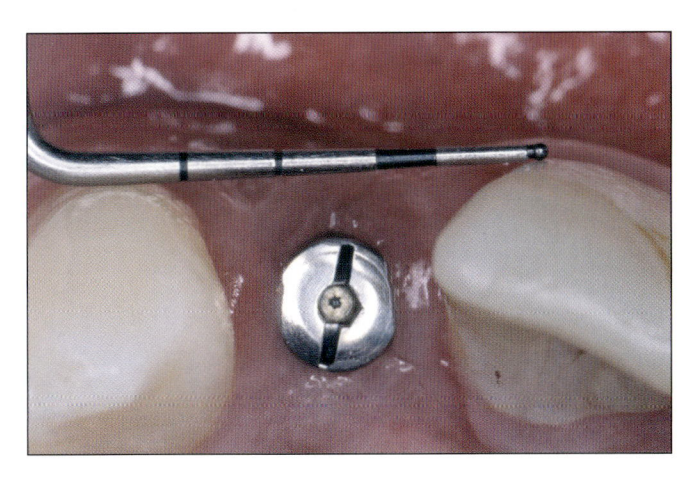

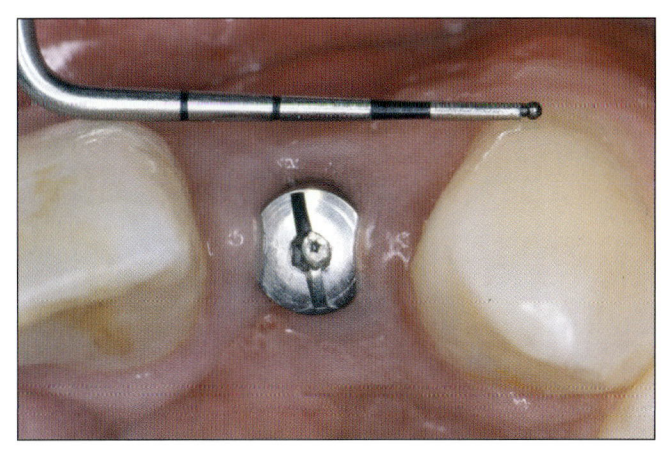

RESTAURAÇÕES ESTÉTICAS 301

▲ **Figura 11.41**
Observar o posicionamento dos implantes, colocados atrás do alinhamento vestibular entre caninos e incisivos centrais, permitindo um ótimo desenho para o perfil emergente vestibular dos incisivos laterais.

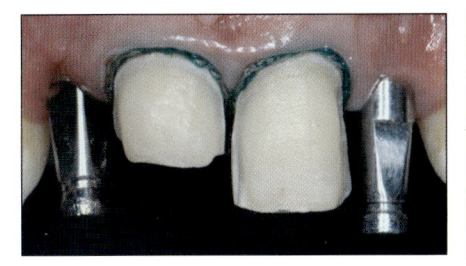

▲ **Figura 11.42**
Incisivos centrais preparados para receber laminados cerâmicos, com fios de afastamento (Ultrapak, Ultradent Products) colocados para moldagem. Sobre os implantes, transfers de impressão.

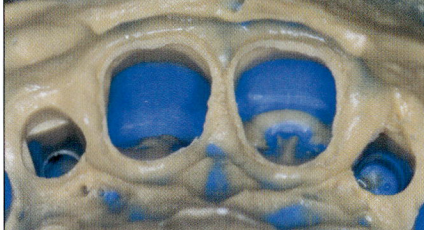

▲ **Figura 11.43**
Molde realizado com silicone de adição (Virtual, Ivoclar Vivadent).

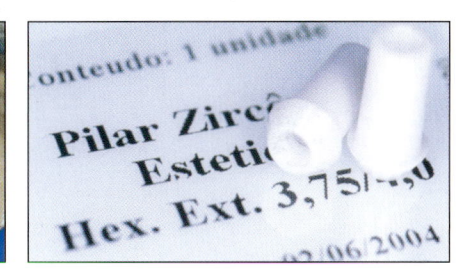

▲ **Figura 11.44**
Pilares de zircônia (Conexão Sistema de Prótese).

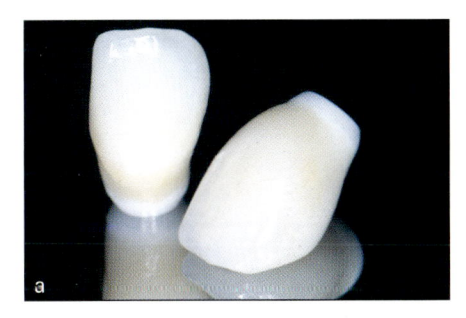

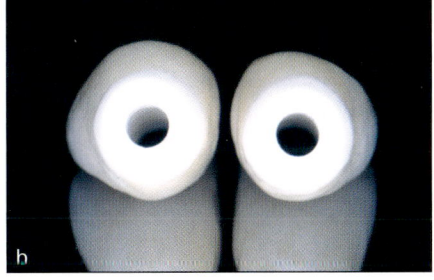

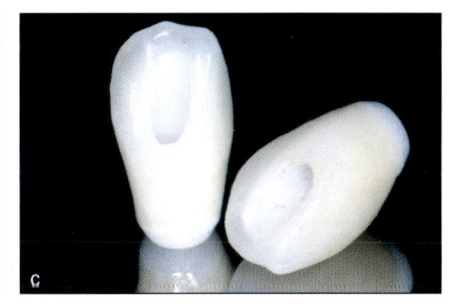

▲ **Figura 11.45**
Coroas cerâmicas confeccionadas diretamente sobre os pilares de zircônia (Cerâmica IPS Eris, Ivoclar Vivadent). Observe em (b) a base dos pilares de zircônia.

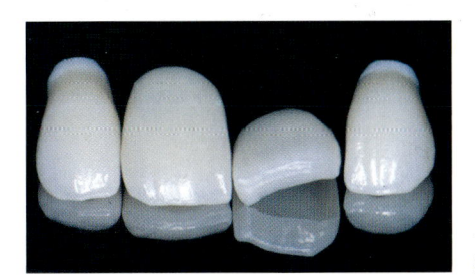

◀ **Figura 11.46**
Coroas cerâmicas do 12 e 22; laminados cerâmicos do 11 e 21 (IPS dSign, Ivoclar Vivadent).

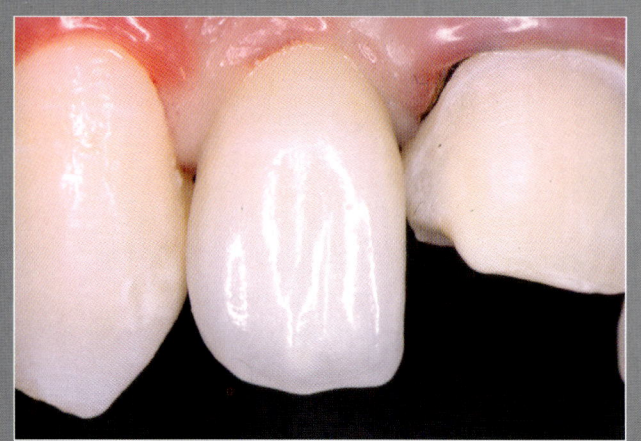

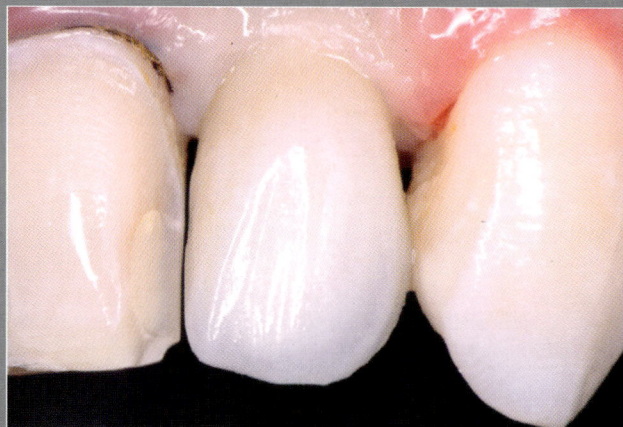

▲ **Figura 11.47**
Coroas 12 e 22 parafusadas (Torque de 30 N/cm).

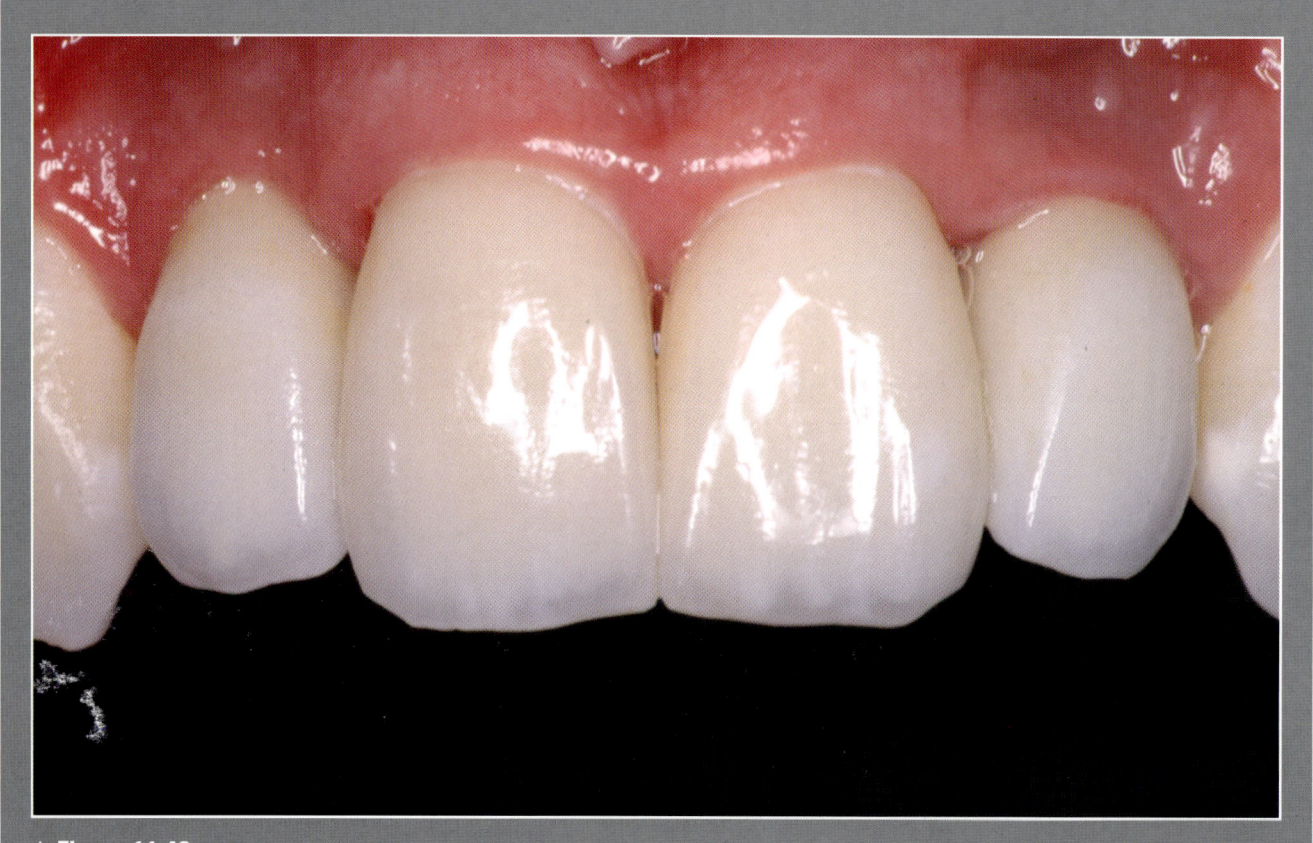

▲ **Figura 11.48**
Caso concluído: coroas parafusadas sobre implantes no 12 e 22, e laminados cerâmicos no 11 e 21.

EVIDÊNCIA CIENTÍFICA

Para indicação de qualquer alternativa de tratamento restaurador é fundamental a realização de um adequado diagnóstico e planejamento do caso clínico e um embasamento científico quanto às possibilidades de êxito. Em uma análise dos aspectos que dão suporte para evidência científica de determinada técnica, sem dúvida a disponibilidade de estudos clínicos controlados permite uma melhor avaliação. A seguir estão dispostos resumidamente os resultados de estudos de avaliação clínica com diferentes sistemas de implantes (Tabela 11.1).

TABELA 11.1 ESTUDOS DE AVALIAÇÃO CLÍNICA DE IMPLANTES

AUTOR	ANO	SISTEMA	NÚMERO DE IMPLANTES	TEMPO	ÍNDICE DE SUCESSO
Levine RA et al.	1997	ITI / TPS (titaniun plasma sprayed)	110	6 meses	95,5%
Scheller H et al.	1998	Branemark system	99	5 anos	95,9%
Becker W et al.	1999	Branemark system	282	6 anos	91,5%: mandíbula 82,9%: maxila
*Weng D et al	2003	3I	1179	6 anos	91,1%
Cooper L et al.	2001	Astra Tech	53	3 anos	96,2%
Levine RA et al.	2002	ITI	675	16 semanas	99,1%
Krennmair G et al.	2002	Frialit 2	146	80 meses	97,3%
Romeo E et al	2002	ITI	187	7 anos	95,11%: mandíbula 100%: maxila
*Davarpanah M et al	2002	3I	1583	5 anos	96,5%
Simon RL et al.	2003	Lifecore; ITI; 3i; Frialit;	126	6 meses a 10 anos	96%

REFERÊNCIAS BIBLIOGRÁFICAS

1. Zarb GA, Schmitt A. The longitudinal clinical effectiveness of osseointegrated dental implants: The Toronto study. Part I: Surgical results. J Prosthet Dent 1990; 63: 451-7.

2. Buser D, Mericske-Stern R, Bernard JP, Behneke A, Hirt HP, Belser UC et al. Long term evaluation of non-submerged ITI implants. Part I: 8 year life table analysis of a prospective multi-center study with 2359 implants. Clin Oral Impl Res 1997; 8(3), p. 161-172, 1997.

3. Adel R, Lekholm B, Rocker B, Bränemark P.-I. A 15-year study of osseointegrated implants in the treatment for the edentulous jaw. Int J Oral Surg 1981; 10: 387- 416.

4. Lekholm U, Gunne J, Henry P, Higuchi K, Linden U, Bergstrom C et al. Survival of the Branemark implant in partially edentulous jaws: a 10-year prospective multicenter study. Int J Oral Maxillofac Implants 1999 Sep-Oct; 14(5):639-45.

5. Eckert SE, Wollan PC..Retrospective review of 1170 endosseous implant placed in partially edentulous jaws. J Prosthet Dent 1998; 79: 415-21.

6. Kallus T, Bessing C. Loose Gold Screws Frequently occur in Full-Arch Fixed Prostheses Supported by Osseointegrated Implants After 5 years. Int J Oral Surg 1994; 9: 169-78.

7. Eckfeld A, Carlsson GE, Böjesson G. Clinical evaluation of single-tooth restorations supported by osseointegrated implants: a retrospective study. Int J Oral Surg 1994; 9: 179-83.

8. Hebel KS, Gajjar RC. Cemente-retained versus screw-retained implant restorations: Achieving optimal occlusion and esthetics in implant dentistry. J Prosthet Dent 1998; 77:415-21.

9. Daftary F. Dentoalveolar morphology: evaluation of natural root form versus cylindrical implant fixtures. Pract Periodontics Aesthet Dent 1997; 9(4):469-77.

10. Tarnow DP, Magner AW, Fletcher P. The effect of the distance from the contact point to the crest of bone on the presence or absence of the interproximal dental papilla. J Periodontol 1992; 63(12):995-6.

11. Listgarten MA, Lang NP, Schroeder HE, Schroeder A. Periodontal tissues and their counterparts around endosseous implants. Clin Oral Implants Res 1991 Jan-Mar, 2(1).1-19.

12. Berglundh T, Lindhe J. Dimension of the periimplant mucosa. Biological width revisited. J Clin Periodontol 1996; 23(10):971-3.

13. De Bruyn H, Collaert B. The effect of smoking on early implant failure. Clin Oral Implants Res Dec 1994;5(4):260-4.

14. Buser D, von Arx T, tem Bruggenkate C, Weingart D. Basic surgical principles with ITI implants. Clin Oral Implants Res 2000; 11(Suppl 1): 59-68.

15. Ohrnell LO, Hirsch JM, Ericsson I, Branemark PI. Single-tooth rehabilitation using osseointegration. A modified surgical and prosthodontic approach. Quintessence Int 1988; 19(12):871-6.

16. Jansen CE, Weisgold A. Presurgical treatment planning for the anterior single-tooth restoration. Compend Contin Educ Dent 1995; 16(8): 746, 748-52, 754.

17. Kois JC, Kan JY. Predictable peri-implant gingival aesthetics: surgical and prosthodontic rationales. Pract Proced Aesthet Dent 2001;13(9):691-8.

18. Kinsel RP, Lamb, RE, Ho D. The treatment dilemma of the furcated molar: root resection versus single-tooth implant restoration: a literature review. Int J Oral Maxillofac Implants 1998; 13(5):720.

19. Tarnow dP, Cho SC, Wallace SS. The effect of inter-implant distance on the height of inter-implant bone crest. J Periodontol 2000; 71(4):546-9.

20. Small PN, Tarnow DP, Cho SC. Gingival recession around wide-diameter versus standard-diameter implants: a 3- to 5-year longitudinal prospective study. Pract Proced Aesthet Dent 2001; Mar; 13(2):143-6.

21. Kois JC. The restorative-periodontal interface: biological parameters. Periodontol 2000 1996; 11:29-38.

22. Becker W, Becker BE. Flap designs for minimization of recession adjacent to maxillary anterior implant sites: a clinical study. Int J Oral Maxillofac Implants 1996;11(1):46-54, 1996

23. Groisman M, Frossard WM, Ferreira HM, de Menezes Filho LM, Touati B. Single-tooth implants in the maxillary incisor region with immediate provisionalization: 2-year prospective study. Pract Proced Aesthet Dent 2003; 15(2):115-122, 124.

24. Buser D, Ingimarsson S, Dula K, Lussi A, Hirt HP, Belser UC. Long-term stability of osseointegrated implants in augmented bone: a 5-year prospective study in partially edentulous patients. Int J Periodontics Restorative Dent, 2002; 22(2):109-17.

25. Cochran DL, Buser D, ten Bruggenkate CM, Weingart D, Taylor TM, Bernard JP et al. The use of reduced healing times on ITI implants with a sandblasted and acid-etched (SLA) surface: early results from clinical trials on ITI SLA implants. Clin Oral Implants Res 2002;13(2):144-53.

26. Bornstein MM, Lussi A, Schmid B, Belser UC, Buser D. Early loading of nonsubmerged titanium implants with a sandblasted and acid-etched (SLA) surface: 3-year results of a prospective study in partially edentulous patients. Int J Oral Maxillofac Implants 2003;18(5):659-66.

27. Cochran DL. The scientific basis for and clinical experiences with Straumann implants including the ITI Dental Implant System: a consensus report. Clin Oral Implants Res 2000; 11 Suppl 1:33-58.

28. Levine RA. Multicenter retrospective analysis of the solid-screw ITI implant for posterior single-tooth replacements. Int J Oral Maxillofac Implants 2002;17(4):550-6.

29. Romeo E. Long-term survival and success of oral implants in the treatment of full and partial arches: a 7-year prospective study with the ITI dental implant system. Int J Oral Maxillofac Implants 2004;19(2):247-59.

30. Ekfeldt A, Carlsson GE, Borjesson G. Clinical evaluation of single-tooth restorations supported by osseointegrated implants: a retrospective study. Int J Oral Maxillofac Implants 1994; 9(2):179-83.

31. Wheeler S. Use of the Frialit-2 Implant System in private practice: a clinical report. Int J Oral Maxillofac Implants 2003; 18(4):552-5.

32. Strietzel FP, Lange KP, Svegar M, Hartmann HJ, Kuchler I. Retrospective evaluation of the success of oral rehabilitation using the Frialit-2 implant system. Part 1: Influence of topographic and surgical parameters. Int J Prosthodont 2004; 17(2):187-94.

33. Kallus T, Bessing C. Loose gold screws frequently occur in full-arch fixed prostheses supported by osseointegrated implants after 5 years. Int J Oral Maxillofac Implants 1994; 9(2):169-78.

34. Joly JC, de Lima AF, da Silva RC. Clinical and radiographic evaluation of soft and hard tissue changes around implants: a pilot study. J Periodontol 2003; 74(8):1097-103.

35. Bengazi F, Wennstrom JL, Lekholm U. Recession of the soft tissue margin at oral implants. A 2-year longitudinal prospective study. Clin Oral Implants Res 1996; 7(4):303-10.

ÍNDICE

A

Análise estética 33-57
  decisão clínica 35-53
    análise estética 35-43
      aspectos a serem analisados na face 36, 38-43
      específica 35
      maneiras de realizar 35-36
    análise estética periodontal 43-45
      contorno gengival 43-44
      papila interdental 44-45
      saúde periodontal 43
      zênite do contorno gengival 44
    aparência estética dos dentes em grupo 45-50
      alinhamento dental 47
      ameia incisal e cervical 48-50
      corredor bucal 48
      curvatura incisal 45-46
      inclinação axial 47-49
      linha média dentária 46-47
      proporção entre os dentes 48-50
    microestética 50-53
      anatomia oclusal 52-53
      cor 51-52
      efeitos da dentina 52
      fluorescência 52
      forma 50-51
      opalescência 52
      proporção altura vs. largura do dente 51
      textura superficial 51
  diagnóstico 34-35
    motivos de solicitação de tratamentos odontológicos estéticos 34
    possibilidades de tratamento estético 34-35
  protocolo clínico 53-57
    fase entre as sessões clínicas 54-57
      análise estética nas fotografias 55-57
      avaliação das radiografias e dos modelos de estudo 55
    primeira sessão clínica 53
      entrevista com o cliente 53
      exame clínico 53
      filmagem 54
      obtenção de modelos de estudo 54
      radiografias 54
      realização de fotografias 53-54
    segunda sessão clínica 57
      apresentação da análise estética e do plano de tratamento estético 57

C

Clareamento dental 59-85
  decisão clínica 67-69, 74-76
    técnica de clareamento não-vital em consultório 75-78
      indicações 75
      riscos do uso da câmara pulpar para aplicação do agente clareador 76-78
    técnica de clareamento vital caseiro 67-69
      desenho de moldeira 68
      indicações 67
      peróxido de carbamida 68
      peróxido de hidrogênio 68
      sensibilidade 69
      tempo de uso diário do gel clareador 67-68
      uso de alívio interno na região vestibular da moldeira 69
      utilização do clareador por curto período de tempo e durante o dia 68
    técnica de clareamento vital em consultório 74-75
      comparação com a técnica caseira 74
      indicações 74
      sistema de luz 74
      uso de fonte de luz associada ao clareador 74-75
  diagnóstico 59-67, 83
    ação dos agentes clareadores 65
    alteração de restaurações existentes na presença de clareador 66-67
    associação de técnicas de clareamento 83
    causas das manchas intrínsecas 60-61
    dentes de difícil clareamento 61
    diferença entre peróxido de hidrogênio e peróxido de carbamida 61, 64
    efeitos colaterais 67
    grau de clareamento 65-66
    indicação 59-60
    limitações 60
    microabrasão 83
      indicações 83
      profundidade da descoloração 83
      vantagem do uso da técnica 83
    possibilidade de reescurecimento 66
    situações clínicas favoráveis 61
    substâncias para clareamento de dentes com escurecimento intrínseco 61-64
    técnicas de clareamento para pigmentos intrínsecos 61, 64
    técnicas empregadas em dentes não-vitais 65
    técnicas empregadas em dentes vitais 64-65
    tipos de descolorações dentárias 60
    tratamento das manchas extrínsecas 60
  evidência científica 83-84
  protocolo clínico 70-74, 76-83
    técnica do clareamento vital caseiro 70-74
      confecção da moldeira individual 70-71
      consultas de controle periódico 72-74
      instruções de uso 72
      moldagem e modelos 70
      recorte e prova da moldeira no paciente 72
      registro da cor 70
    proteção dos tecidos moles 76
    profilaxia e isolamento do campo operatório 78-79
    preparo e mistura do agente clareador 80
    tempo de ação e troca do agente clareador 80-82
    remoção final do agente clareador e polimento dental 81
Compósitos diretos em dentes anteriores, potencial dos; *Ver* Dentes anteriores, potencial dos compósitos diretos em
Compósitos diretos em dentes posteriores; *Ver* Dentes posteriores, restauração direta de compósitos em
Compósitos indiretos em dentes posteriores; *Ver* Dentes posteriores, restauração indireta de compósitos em

D

Dentes anteriores, aplicações clínicas dos sistemas cerâmicos em 251-283
  decisão clínica 254-259
    escolha da técnica de cimentação 259
    indicação de pino intra-radicular em dente tratado endodonticamente 256
    indicação de preparo parcial ou total 254

indicação de tipo de sistema cerâmico 256-259
limite cervical do preparo 255
rompimento do ponto de contato interproximal 255-256
diagnóstico 252-254
  condição do dente a ser restaurado 252
  expectativa e objetivo do paciente 254
  indicações 252-253
  macroestética do paciente 253-254
  oclusão do paciente 254
evidência científica 281
protocolo clínico 259-280
  coroa total de cerâmica 272-280
    acabamento/polimento 276, 279
    ajuste oclusal 276
    análise estética e encerramento de diagnóstico 272
    cimentação 279-280
    confecção do privisório 275
    moldagem 275
    preparo do dente 272-274
    prova da restauração 276, 278
    selamento da dentina ou pré-hibridização 275
    seleção da cor 275-277
    verificação dos contatos oclusais 272
  laminado cerâmico 259-271
    acabamento/polimento 268-271
    ajuste oclusal 268
    análise estética e encerramento de diagnóstico 259-260
    anestesia 260
    aplicação do sistema adesivo no dente preparado 265-268
    cimentação adesiva 267-269
    condicionamento da superfície interna do laminado cerâmico 265
    moldagem 263
    preparo do dente 260-262
    prova da restauração 264-265
    selamento da dentina ou pré-hibridização 262-263
    seleção da cor 263
    temporização 263-264
    verificação dos contatos oclusais 260
Dentes anteriores, potencial dos compósitos diretos em 145-173
  decisão clínica 148-161
    aspectos relacionados à cor 151-152
    fluorescência nos compósitos 159-161
    isolamento do campo operatório 148-149
    reprodução da opalescência do esmalte dental 158-160
    seleção da categoria de compósito 149-151
    sistema adesivo 149
    técnica restauradora e cores usadas 152-154
    translucidez/opacidade e significado clínico 154-160
    utilização dos corantes 160
  desafio clínico 171-173
  diagnóstico 146-148
    extensão e localização de lesão de cárie, restauração antiga ou área de fratura 147-148

fatores prioritários 148
indicações 146-147
limitações 146-147
perfil do paciente 146
evidência científica 173
protocolo clínico 162-170
  acabamento/polimento da restauração 170
  ajuste da oclusão 170
  análise da oclusão 163
  aplicação do sistema adesivo 165
    reconstrução da superfície palatina 165
  confecção da guia palatina 162-163
  escolha da técnica restauradora 162
  inserção e fotopolimerização do compósito 165-170
    caracterizações específicas na "dentina artificial" 167
    confecção da "dentina artificial" 166-167
    confecção do "esmalte artificial" 167, 170
    construção do halo incisal 167
    obtenção de contato interproximal 167
    reprodução da opalescência do esmalte 167-169
  isolamento do campo operatório 164
  preparo do dente 163
  seleção da cor 164
  seleção do compósito 164
Dentes posteriores, alternativas restauradoras com sistemas cerâmicos em
  decisão clínica 222, 224-229
    contato interproximal e preparo das restaurações parciais de cerâmica 224
    envolvimento de superfícies hígidas no preparo dental 228-229
    escolha da técnica de cimentação 226-227
    escolha do tipo de moldeira 225-226
    evitação da sensibilidade pós-operatória 225-226
    limite cervical do preparo 222, 224
    opção por restauração parcial ou total 227-228
    proteção do complexo dentina-polpa 225-226
    recobrimento das cúspides e restaurações cerâmicas parciais 224-225
    seleção do tipo de sistema cerâmico 226
    trincas no remanescente dental 227-228
  diagnóstico 220-223
    avaliação da condição prévia do dente 220
    dente antagonista e oclusão 221
    extensão do preparo dental 220-221
    indicações 220-221
    quantidade de remoção de tecido dental durante o preparo cavitário 221-223
  evidência científica 248
  protocolo clínico 229-248
    restauração unitária parcial em cerâmica 229-242
      acabamento/polimento 236, 238
      ajuste oclusal 236
      anestesia 229

aplicação do sistema adesivo na superfície dental 235-237
cimentação 236
isolamento do campo operatório 235
moldagem 232-234
preparo cavitário 229-230
prova da restauração 234-235
selamento da dentina ou pré-hibridização 230-23, 233
seleção da cor 232
temporização 232
tratamento da superfície interna da restauração 235
verificação dos contatos oclusais 229
restauração unitária total em cerâmica 242-248
Dentes posteriores, restauração direta de compósito em 103-127
  decisão clínica 107-112
    escolha do aparelho fotopolimerizador 112
    evitação da sensibilidade pós-operatória 110-112
    obtenção de adequado ponto de contato interproximal 109
    proteção do complexo dentina-polpa 107-108
    remoção ou não de todo o tecido cariado 107
    sistemas adesivos 108
    tipos de compósitos 108-111
  desafio clínico 122, 124-127
    cavidade próximo-oclusal com ampla abertura vestibulolingual 122, 124-125
    dente com restauração antiga deficiente de amálgama na oclusal e lesão de cárie na proximal 122, 126-127
  diagnóstico 104-107
    dente antagonista 107
    indicação 104-105
    isolamento do campo operatório 107
    limitações 105
    localização e extensão da área a ser restaurada 105-107
    perfil do paciente 105
  protocolo clínico 113-123
    acabamento/polimento 119, 122-123
    ajuste oclusal 119
    anestesia 113
    inserção do compósito 118-121
    isolamento do campo operatório 116-117
    preparo do dente 116
    seleção da cor 113-115
    sistema adesivo 117-118
    verificação dos contatos oclusais 113, 116
Dentes posteriores, restauração indireta de compósito em 128-142
  decisão clínica 129-131
    cobertura de cúspides 129
    evitação da sensibilidade pós-operatória 130
    rompimento do contato interproximal 129
    sistema adesivo 130-131
    tipo de agente de cimentação 131
    tipos de compósitos 129-130
  diagnóstico 128-129

condição de isolamento do campo
operatório durante a etapa de
cimentação adesiva 128-129
dente antagonista 129
dificuldade técnica ou de acesso 128
extensão da cavidade a ser restaurada 128
indicação 128
perfil do cliente 129
quantidade de restaurações 128
evidência científica 141-142
protocolo clínico 131-140
fase laboratorial 136
primeira sessão clínica 131-136
anestesia 131
moldagem 135-136
pré-hibridização 132, 135
preparo cavitário 132-134, 136
seleção da cor 135
temporização 135-136
verificação dos contatos oclusais 132
segunda sessão clínica 136-141
acabamento/polimento 140-141
ajuste oclusal 137
cimentação 137, 139
hibridização na superfície dental 137-138
isolamento do campo operatório 137
preparo da superfície interna da restauração 137-138
prova da restauração 136-138

G

Gerenciamento de clínica de odontologia estética 15-31
administração 25
agenda 24
biossegurança 31
comunicação com o cliente 28-30
comunicação com o laboratório de prótese 30-31
decisão clínica 16, 20-22
divisão da clínica em setores 20-22
diagnóstico 19, 24, 27
estratégia 16-17
ética 31
funcionamento da equipe 22-23
atualização 22-23
funcionalidade e agilidade nos atendimentos 22
padronização 23
pontualidade 22
valorização 23
odontologia interdisciplinar 17-18
orçamento e pagamento 25-26
primeira consulta 26-27
protocolo clínico 27-28
análise estética 28
anamnese 27
entrevista 27
exame clínico 27
levantamento radiográfico 27
modelos de estudo 28
registro de imagens 27-28
recepção do cliente 23-24
segunda consulta 28
trabalho em equipe 19

I

Implantes dentais, considerações clínicas para elementos unitários 285-303
decisão clínica 290-302
colocação de implante após a exodontia 290-291
distância biológica em implantes 294-298
próteses sobre implantes e técnicas parafusada e cimentada 294-295
seleção do tipo ou da marca de implante 290
superfície lisa ou tratada e implantes unitários 291-292
tipo de conexão protética indicado para implantes unitários 291-292
diagnóstico 286-290
altura e espessura de tecido ósseo para colocação de implantes dentais em áreas edêntulas na região posterior 288-289
contra-indicações para implantes unitários 287-288
indicações para implantes unitários 287
limite de idade para colocação de implantes ósseo-integrados 288
parâmetros clínicos para seleção de implantes na dentição anterior 289-290
evidência científica 303

M

Materiais e técnicas para o selamento 87-101
decisão clínica 94-100
procedimento para efetivação da união entre estrutura dental, adesivo, cimento resinoso e material restaurador 94-96
técnica de cimentação convencional ou emprego da técnica de selamento da dentina associando adesivo e compósito de alto escoamento 96-100
diagnóstico 87-93
características dos materiais e das técnicas restauradoras adesivas estéticas 87-88
agentes de cimentação que podem ser utilizados 90, 92
cimentação adesiva de restaurações indiretas estéticas 88
classificação e ação dos sistemas adesivos contemporâneos 89-91
limitações na associação entre a tecnologia dos sistemas adesivos e a do cimento resinoso 92-93
morfologia das superfícies do esmalte da dentina 88-89

P

Pinos intra-radiculares diretos estéticos 175-197
classificação dos pinos intra-radiculares 180-181
decisão clínica 180-187
comprimento e diâmetro do pino intra-radicular 184

indicação de pinos intra-radiculares estéticos ou não-estéticos 184
materiais para confecção de núcleo ou reconstrução coronária 186-187
seleção de pinos intra-radiculares indiretos ou diretos 180-182
seleção de pinos intra-radiculares rígidos ou flexíveis 182-184
sistema adesivo, escolha 184-185
tipo de cimento 185-186
desafio clínico 190, 192-195
dentes posteriores com fratura próximo-proximal 190, 194
dentes com luz do canal ampla, não-cilíndricos ou com raiz debilitada 190, 192, 195
diagnóstico 176-181
análise da quantidade de tecido coronário restante 177
condição da raiz e morfologia do canal 178
expectativa estética do cliente 180
função 177
indicações 176-177
localização do dente e função 177-178
overbite 179
presença de restaurações 178
tipo de restauração a ser realizada 179-180
evidência clínica 195-197
protocolo clínico 187-190
aplicação do sistema adesivo no canal radicular e na estrutura dentária remanescente 189-190
avaliação clínica 187, 189
confecção do núcleo de preenchimento 190-193
desobturação e preparo do canal radicular 187, 189
exame radiográfico 187
inserção do cimento resinoso 188, 190
teste do pino no canal radicular 187-188, 189
tratamento da superfície do pino intra-radicular 188-189

R

Restauração direta de compósito em dentes posteriores; Ver Dentes posteriores, restauração direta de compósito em
Restauração indireta de compósito em dentes posteriores; Ver Dentes posteriores, restauração indireta de compósito em

S

Selamento; *Ver* Materiais e técnicas para o selamento
Sistemas cerâmicos, fundamentos dos 199-216
cerâmica e porcelana 200
classificação 200-211
características ópticas das cerâmicas de infra-estrutura 209
cerâmica feldspática 200-201
cerâmicas reforçadas 201-208
cerâmica com alto conteúdo de alumina 202-203

cerâmica com alto conteúdo de zircônia 203-204
cerâmica de vidro ceramizado 204-206
cerâmica feldspática reforçada com alumina 202
cerâmica feldspática reforçada com leucita 202
cerâmica infiltrada de vidro 207-208
cimentação adesiva 211
cimentação de restaurações cerâmicas livres de metal 210-211
   sistemas mecanizados 209-210
   sistema CAD-CAM 209-210
   sistema Celay 210
protocolo clínico 211-216
   ácido fluorídrico 211-213
   jateamento com óxido de alumínio 211
   silanização 211-216

Sistemas cerâmicos em dentes anteriores, aplicações clínicas dos. *Ver* Dentes anteriores, aplicações clínicas dos sistemas cerâmicos em

Sistemas cerâmicos em dentes posteriores, alternativas restauradoras com. *Ver* Dentes posteriores, alternativas restauradoras com sistemas cerâmicos em